CHINESE
MEDICAL IMAGING TECHNOLOGY

中华医学影像技术学

影像设备结构与原理卷

主　编　石明国

副主编　冯　骥　赵海涛　王红光　陈　勇

人民卫生出版社

图书在版编目（CIP）数据

中华医学影像技术学 . 影像设备结构与原理卷 / 石明国主编 . —北京：人民卫生出版社，2017

ISBN 978-7-117-24998-0

I.①中…　II.①石…　III.①影象诊断 – 医疗器械

IV.①R445

中国版本图书馆 CIP 数据核字（2017）第 201957 号

| 人卫智网 | www.ipmph.com | 医学教育、学术、考试、健康，购书智慧智能综合服务平台 |
| 人卫官网 | www.pmph.com | 人卫官方资讯发布平台 |

ISBN 978-7-117-24998-0

9 787117 249980 >

中华医学影像技术学
影像设备结构与原理卷

主　　编：石明国
出版发行：人民卫生出版社（中继线 010-59780011）
地　　址：北京市朝阳区潘家园南里 19 号
邮　　编：100021
E - mail：pmph @ pmph.com
购书热线：010-59787592　010-59787584　010-65264830
印　　刷：北京人卫印刷厂
经　　销：新华书店
开　　本：889×1194　1/16　印张：22
字　　数：681 千字
版　　次：2017 年 9 月第 1 版　2017 年 9 月第 1 版第 1 次印刷
标准书号：ISBN 978-7-117-24998-0/R・24999
定　　价：128.00 元

打击盗版举报电话：010-59787491　E-mail：WQ @ pmph.com
（凡属印装质量问题请与本社市场营销中心联系退换）

编者（以姓氏笔画为序）

王　陵	第四军医大学
王红光	河北医科大学
王敏杰	第二军医大学
石　磊	第四军医大学
石明国	第四军医大学
冯　骥	甘肃省人民医院
曲保忠	吉林医药学院
吕庆波	新乡医学院三全学院
朱　霆	第四军医大学
向辉华	湖北民族学院
李林枫	天津医科大学
余厚军	第四军医大学
宋少娟	山东医学影像研究所
陈　勇	兰州大学
国志义	吉林大学
赵海涛	第四军医大学
赵雁鸣	哈尔滨医科大学
胡军武	华中科技大学
胡鹏志	中南大学
段　炼	长治医学院
韩闽生	河北大学
谭必勇	恩施州中心医院

丛书目录

1. 中华医学影像技术学·影像设备结构与原理卷

主　编　石明国

副主编　冯　骥　赵海涛　王红光　陈　勇

2. 中华医学影像技术学·数字 X 线成像技术卷

主　编　余建明

副主编　刘广月　罗来树　李　萌　朱　凯

3. 中华医学影像技术学·CT 成像技术卷

主　编　高剑波

副主编　郑君惠　赵雁鸣　陈　晶　雷子乔

4. 中华医学影像技术学·MR 成像技术卷

主　编　李真林　倪红艳

副主编　李文美　丁莹莹　宋清伟　王世威

5. 中华医学影像技术学·影像信息技术卷

主　编　付海鸿

副主编　胡军武　李小宝　孙晓伟　马新武

中华医学影像技术学丛书编写委员会

主 任 委 员 余建明 石明国 付海鸿

副主任委员 高剑波 李真林 倪红艳

委 员（以姓氏笔画为序）

丁莹莹 马新武 王世威 王红光 冯骥 朱凯

刘广月 孙晓伟 李萌 李小宝 李文美 宋清伟

陈勇 陈晶 罗来树 郑君惠 赵海涛 赵雁鸣

胡军武 雷子乔

中华医学影像技术学

主任委员简介

余建明

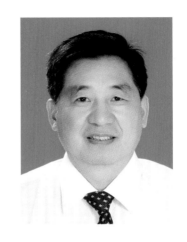

三级教授,主任技师,硕士生导师。现任中华医学会影像技术分会主任委员,伦琴学者,全国医学影像技术学科建设终身成就奖和首席专家,全国医学影像技术临床技能培训基地主任暨特聘教授。全国高等学校医学影像技术专业国家十三五规划教材评审委员会主任委员,全国高职高专医学影像技术专业教育教材建设评审委员会副主任委员,全国行业教育教学指导委员会委员,华中科技大学《医学影像技术学》精品课程负责人。中国医学装备协会普通放射装备专业委员会副主任委员。全国卫生人才评价培训研究和管理专家,全国大型医疗设备上岗考试命审题专家。湖北省医学会放射技术学会主任委员,湖北省放射医学质控中心副主任兼办公室主任,湖北省职业卫生技术评审专家,湖北省辐射类建设项目环境影响评价审查专家。《中华放射学杂志》等6本杂志编委。主持省部级课题8项,获得省科学进步二等奖,正副主编教材15本,正副主编专著10部,以第一作者或通讯作者在权威和核心期刊发表专著80余篇。

石明国

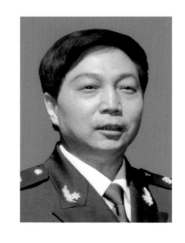

第四军医大学西京医院医学影像学教研室主任、教授;山东泰山医学院兼职教授、硕士生导师。荣立三等功2次、荣获国防服役金质奖章;全国、全军医学影像技术学科建设终身成就奖、"伦琴学者"。中华医学会影像技术学会第六届委员会主任委员、中国医学装备协会常务理事、中国医学装备协会CT工程技术专业委员会主任委员、全军医学影像技术专业委员会主任委员、陕西省医学会医学影像技术学会名誉主任委员。中华医学科技奖评审委员会委员,第一届全国高等学校医学影像技术专业教材评审委员会副主任委员。承担国家九五攻关课题一项、获陕西省科学技术二等奖2项、全军科技进步三等奖5项、承担国家自然科学基金项目2项、获国家发明专利3项。主编专著及教材16部,副主编4部,参编多部,在各类专业杂志发表论文160余篇。

付海鸿

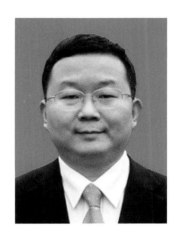

男,1969年生于云南省昆明市,高级工程师。泰山医学院兼职教授,硕导。现任中华医学会影像技术分会候任主任委员,北京医学会放射技术分会主任委员,北京医师协会医疗信息化专业委员会副主任委员。中华医学会医学工程学分会委员,北京医学会医学工程学分会委员,北京医学会理事。中国医学装备协会磁共振应用专业委员会副主任委员。国家卫生计生委人才交流服务中心全国卫生人才评价专家,全国卫生专业技术资格考试专家委员会委员,全国医用设备使用人员业务能力考评命审题专家。主编、副主编影像技术专业教材和专著9部。负责中国卫生经济学会课题1项,并获得中国卫生经济学会优秀课题奖。参加卫计委重大项目1项、国家自然科学基金2项、北京市自然科学基金1项。担任《中华放射学杂志》审定稿专家、《中国医疗设备》杂志编委。

副主任委员简介

高剑波

医学博士,教授,博士生导师。郑州大学第一附属医院副院长,兼任放射科主任,影像学科学术带头人、医学影像专业负责人。担任中华医学会影像技术分会副主任委员、中华医学会放射学分会腹部专业委员会副主任委员、中国医学装备协会普通放射装备协会专业委员会主任委员、河南省医学会医学影像技术专科分会主任委员等学术职务。曾在美国霍普金斯大学短期访问学习。《中华放射学杂志》等国内外 10 余种学术期刊的常务编委、编委或审稿人。发表学术论文 300 余篇,其中 SCI 收录 40 余篇。主编及参编医学影像学专著和高校教材 10 余部。承担和完成国家自然科学基金等科研项目 20 余项。获省部级科技进步二、三等奖 9 项。获得河南省优秀专家、河南省优秀青年科技专家、河南省优秀中青年骨干教师、河南省卫生系统先进工作者、河南省师德标兵、河南省自主创新十大杰出青年、河南省"五一"劳动奖章等荣誉。

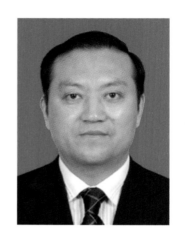

李真林

主任技师,硕士,硕士生导师。四川大学华西医院放射科副主任。中华医学会影像技术分会副主任委员,四川省医学会影像技术专业委员会主任委员;国际放射技师协会会员;四川省放射医学质控中心副主任,四川省有突出贡献的优秀专家,四川省卫计委学术技术带头人。获四川省科技进步一等奖,四川省卫生计生系统先进个人。担任国家卫生和计划生育委员会"十三五"规划教材(供医学影像技术专业用)《医学影像成像理论》主编,国家卫生和计划生育委员会十三五研究生规划教材《医学影像设备学》主编。主编教材 3 部,专著 2 部,副主编 3 部,参编 6 部。任 *The British Journal of Radiology* 审稿人,《实用放射学杂志》《临床放射学杂志》《中华放射医学与防护杂志》等编委。近 5 年,以第一作者、共同第一作者、通讯作者发表 SCI 论文 6 篇;中文核心期刊和 Medline 第一作者 5 篇,通讯作者 20 余篇。获国家自然科学基金 1 项,省级科研课题 5 项,四川大学教改课题 1 项。

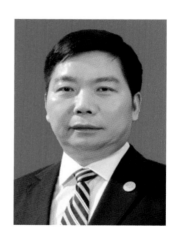

倪红艳

博士,研究员,硕士生导师,天津市第一中心医院放射科磁共振部门负责人。2003年7月至2006年1月美国 Rochester 大学医学中心放射科访问学者。现任中华医学会影像技术学分会副主任委员,天津医学会影像技术学分会副主任委员,中国医学装备协会普通放射装备专业委员会常务委员,天津市放射诊断质控中心委员,天津医学高等专科学校影像技术专业学科带头人,中华医学会医学科学研究管理分会临床研究管理学组委员,天津医学会临床科研管理分会常务委员,天津市生物医学工程学会理事,天津市物理学会常务理事,《中华放射学杂志》通讯编委,《国际医学放射学杂志》编委,《天津医药》编委,《临床放射学杂志》和《磁共振成像》审稿专家。

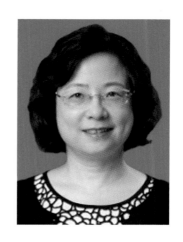

中华医学影像技术学

序

　　为了顺应医学影像技术学科的快速发展,在影像设备及其新技术周期不断变短的今天,经中华医学会影像技术分会主任委员会研究决定,组织全国影像技术知名专家编写中华医学影像技术学丛书,丛书的编写是推动医学影像技术学科建设向前健康发展的一个重大举措。对此,中华影像技术分会组织相应专家积极申报,人民卫生出版社通过评审立项,将丛书作为重点建设项目。

　　该丛书包括《中华医学影像技术学·影像设备结构与原理卷》《中华医学影像技术学·数字 X 线成像技术卷》《中华医学影像技术学·CT 成像技术卷》《中华医学影像技术学·MR 成像技术卷》《中华医学影像技术学·影像信息技术卷》5 个分册,内容涵盖了医学技术一级学科下影像技术二级学科中各个亚学科的内容。

　　中华医学影像技术学丛书是影像技术学科的一个整体,分门别类的叙述了各种影像设备及其附属设备的构造、性能特点、成像技术参数及其临床意义和成像原理,以及各种影像设备的安装要求;各种影像设备检查技术的临床适用范围、检查技术要点、图像质量控制措施等;医学影像信息技术是一个新的影像技术分支学科,与影像技术密不可分。

　　中华医学影像技术学丛书是医学影像技术学科及其亚学科内涵的大全,具有医学影像技术学科内涵的完整性、系统性、理论性、科学性和实用性。丛书的每个分册又自成一体,分别叙述了医学影像技术各个亚学科的发展历程,各种影像设备的检查技术,以及各个影像技术亚学科的发展趋势。

　　中华医学影像技术学丛书是影像技术人员的工具书,也是医学影像专业学生的辅导书,同时也是临床医师的参考书。本丛书在临床应用中不断地锤炼和完善,将对医学影像技术学科的发展具有极大的促进作用,必将造福影像技术学科和广大影像技术工作者。

中华医学会影像技术分会主任委员　余 建 明

2017 年 3 月

中华医学影像技术学

前　　言

　　医学影像设备的发展和当代科技的发展紧密相关,20 世纪 70 年代初,伴随着物理学、电子学、计算机和微电子技术等的飞速发展,全新的影像设备如 CT、MRI、DSA、CR 和 DR 等不断涌现。医学影像设备的快速发展推动了影像技术的创新驱动,影像精准,技术先行。医学影像设备不断更新换代,医学影像新技术层出不穷,在这从传统影像设备向现代化影像设备转型的关键时期,《中华医学影像技术学·影像设备结构与原理卷》应运而生。本卷共分九章,分别介绍普通 X 线设备、CR、DR、DSA、CT、MRI、超声成像设备、核医学成像设备和辅助成像设备的结构与原理。

　　本卷编写以实用为目的,重点阐述医学影像设备的结构与工作原理,以医学检查设备为主线,删除了过时和滞后的内容。注重系统性和逻辑性,重点突出,由浅入深,深入浅出。介绍每种成像设备均遵循基本结构、基本原理和基本应用的原则。

　　本卷内容是在广泛吸收全国不同医院和医学院校丰富的教学和临床工作经验的基础上编辑而成。在吸收了同类专著精华的同时,内容充实新颖、前后衔接紧密,理论联系实际,注重实用性、科学性和系统性。书中对现代不断涌现出来的新成像设备、新技术进行了较详细的讲解,赋予了时代的内涵。

　　本卷的编者均来自全国不同地区的医院和医学院校,均在各医学院校的临床第一线工作多年,基础扎实,临床经验丰富,在各自的专业领域都参加编写过医学影像设备方面的专著或教材。在编写过程中,各位编者倾尽全力,认真负责。在时间紧、任务重、做好本职工作的同时,加班加点,圆满而高质量地完成了编写任务。第四军医大学的领导和同志们对本卷的编写给予了大力支持,对在各方面给予本书关心和帮助的同道们,在此一并表示最诚挚的感谢。

　　由于我们水平所限,时间仓促,难免存在不足之处。望各位同道在使用中提出宝贵意见,以便再版时修订和改进。

主编:

2017 年 6 月

第 一 章

普通 X 线成像设备结构与原理

第一节　基础知识

一、X 线的发现与产生

（一）X 线的发现

1895 年 11 月 8 日，德国物理学家威廉·康拉德·伦琴在研究阴极射线管气体放电现象时，发现了一种人眼看不见，但能穿透物体的射线，即 X 线，后人为纪念伦琴的这一发现，把 X 线称为伦琴射线。

（二）X 线的产生

X 线产生的必备条件有三个，即：电子源、高速电子的产生和电子的骤然减速（图 1-1）。

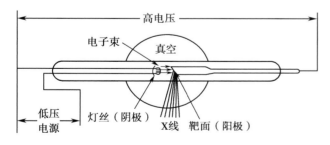

图 1-1　X 线产生原理

电子源：X 线管阴极的灯丝通过电流加热，释放电子，这些电子在灯丝周围形成空间电荷，即为电子源。

高速电子的产生：在 X 线管的阴、阳极间加以高电压，X 线管保持高度真空，使灯丝发射的电子以高速冲击阳极。

电子的骤然减速：是 X 线管阳极靶面阻止的结果。阳极的作用：阻止高速电子，形成高压电路的回路。

二、X 线 能 谱

X 线的产生是高速电子和阳极靶物质的原子相互作用的过程中能量转换的结果。X 线的产生是利用了靶物质的三个特性：即核电场、轨道电子结合能和原子存在于最低能级的需要。诊断用 X 线的能谱有连续放射和特性放射。

（一）连续放射

连续放射又称韧致放射，是高速电子与靶物质原子核相互作用的结果（图 1-2）。连续放射产生的 X 线是一束波长不等的混合能谱射线，其 X 线光子的能量取决于电子接近核的情况、电子的能量和核电荷。

如果一个电子与原子核相撞，其全部动能丢失转换为 X 线光子，其最短波长（λmin）为：

$$\lambda min = hc/kVp = 1.24/kVp（nm）$$

可见，管电压愈高，产生的 X 线波长愈短。

（二）特征放射

特征放射又称标识放射，是高速电子击脱靶物质原子的内层轨道电子而产生的一种放射方式（图 1-3）。

当 K 层电子被击脱时，K 层电子的空缺将由外层电子跃迁补充，外层电子能级高，内层能级低。高能级向低能级跃迁，多余的能量作为 X 线光子释放出来，产生 K 系特性放射。若是发生在 L 层，称 L 系特性放射。

特征放射的 X 线光子能量与冲击靶物质的电子能量无关，只服从于靶物质的原子特性。同种靶物质的 K 系特性放射波长为一定数值。管电压在 70kVp 以上，钨靶才能产生特征 X 线。特征 X 线是叠加在连续 X 线谱内的。

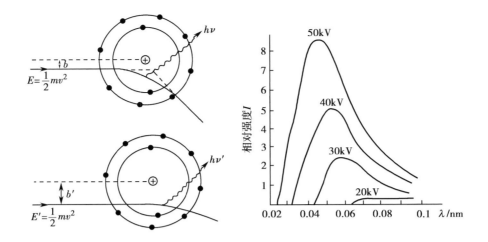

图 1-2　连续放射示意图

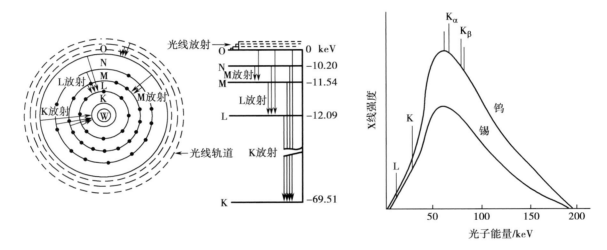

图 1-3　特征放射示意图

三、X 线的基本特征

（一）穿透性

X 线具有很强的穿透力,能穿透一般可见光不能穿透的各种不同密度的物质。X 线的穿透力与 X 线管电压密切相关,电压愈高,所产生的 X 线的波长愈短,穿透力也愈强;反之,电压低,所产生的 X 线波长愈长,其穿透力也弱。X 线的穿透力还与被照体的密度和厚度相关。X 线穿透性是 X 线成像的基础。

（二）荧光效应

X 线作用于荧光物质,使波长短的 X 线转换成波长较长、肉眼可见的荧光,即荧光效应。荧光效应是进行透视检查的基础。

（三）感光效应

X 线能使涂有溴化银等感光物质的胶片感光,形成潜影,经显、定影处理,产生了影像,即感光效应。感光效应是 X 线胶片成像的基础。

（四）电离效应

X 线进入人体,产生细胞的电离作用,即电离效应。电离效应引起生物学方面的改变,即生物效应。电离效应和生物效应是放射防护学和放射治疗学的基础。

四、X 线的主要效应

X 线与物质相互作用的过程中,产生光电效应、康普顿效应、相干散射、电子对效应、光核反应等。

（一）光电效应

光电效应是 X 线与物质相互作用的主要形式之一,是以光子击脱原子的内层轨道电子而产生(图1-4)。光电效应产生的概率受 3 个因素影响:①光子必须有克服电子结合能的足够能量;②光子能量

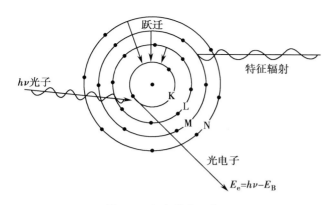

图 1-4　光电效应示意图

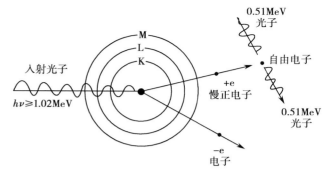

图 1-6　电子对效应示意图

与电子结合能接近相等或稍大于;③轨道电子结合的越紧,越容易产生光电效应。

在诊断 X 线范围内,光电效应产生的概率为 70%。

光电效应在 X 线摄影中的意义:①不产生有效散射,对胶片不产生灰雾;②可增加 X 线对比度;③光子能量全部被吸收,患者接受的剂量相对较多。

（二）康普顿效应（或称散射效应）

康普顿效应是 X 线与物质相互作用的另一个主要形式。当一个光子击脱原子外层轨道电子时,入射光子就会偏转,以新的方向散射出去,光子能量的一部分作为反跳电子的动能,而绝大部分能量作为光子散射(图 1-5)。在诊断 X 线范围内,康普顿效应产生的概率为 25%。

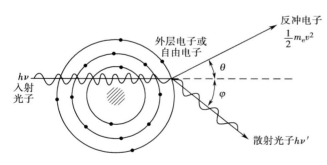

图 1-5　康普顿效应示意图

（三）相干散射（或称不变散射）

在诊断 X 线范围内,产生的概率最多为 5%。

（四）电子对效应

在原子核场或原子的电子场中,一个入射光子突然消失而转化为一对正、负电子,这就是电子对效应(图 1-6)。要求入射光子能量要大于 1.02MeV。在诊断 X 线范围内不发生。

（五）光核反应

光核反应是 X 线光能量在 17.5MeV 以上时发生,它使原子核分裂,释放出能量。在诊断 X 线范围内不发生。

第二节　普通 X 线机基本结构

一、概　　述

X 线机的基本组成:X 线管、高压发生器及控制台等辅助装备构成。

X 线管是 X 线机的重要部件之一,其作用是将电能转化为 X 线。诊断用 X 线管的发展经历了从最早的电子射线管、静止阳极 X 线管到旋转阳极 X 线管及特殊 X 线管等的技术发展过程。目前在 X 线机应用较多的是旋转阳极 X 线管,CT 和 DSA 机应用较多的是特殊 X 线管。

高压发生装置也是 X 线机的重要部件之一,其主要作用是为 X 线管两端提供高压,为 X 线管灯丝提供加热电流。高压发生装置主要由高压变压器、灯丝变压器、高压整流器等构成。X 线机最初使用的高压发生器为工频高压发生器,随着电子技术发展,目前工频高压发生器基本被中频或高频高压发生器取代。

除了 X 线管、高压发生装置等关键部件外,X 线机还需要其他辅助装置协调工作,才能产生 X 线,用于临床成像和诊断。对于诊断用 X 线机,辅助装置包括 X 线管支持装置、遮线器、滤线器、滤过板、检查床、操作台等。

二、普通摄影 X 线机

X 线机的基本组成:X 线管、高压发生器、摄影控制台、摄影床、立式摄影架、滤线栅、遮线器等构成。

X 线管的作用是发射 X 线。

高压发生器在 X 线管两端输送直流高压,为灯丝提供加热电流;控制台控制管电压、管电流和曝光时间。

三、普通 X 线透视

X 线透视是利用人体各部分组织对 X 线的透过与吸收不同,在荧光屏或监视器上形成影像,以诊断体内器官和组织是否正常的一种临床检查方法。

早期 X 线透视的荧光屏物质多为硫化锌镉(ZnCdS)类,这类设备在荧光屏上产生的荧光影像亮度很弱,医生必须在暗室条件下观察。目前,透视用 X 线机均配备影像增强电视链系统,影像亮度及质量有了很大的提高,使透视检查由暗室操作变为明室操作,提高了诊断率,降低了 X 线剂量。专用于透视的 X 线机有淘汰趋势,一般都是透视和消化道摄影兼用。

根据临床诊断的需要,透视胃肠兼用 X 线透视机要求可在明室条件下进行透视,X 线剂量小,影像清晰;影像亮度自动调整;控制操作灵活方便;带有自动遮线器及透视摄影限时器;可适时摄影等。

四、床旁移动与便携式 X 线机

移动式 X 线机分为移动 C 形臂和移动拍片机两类。移动 C 形臂 X 线机的发生器和控制部分集于一体,安装在可移动的车架上,X 线管支架采用 C 形臂,能从各方位接近患者。在急症室、手术室、骨科、心内科的透视诊断中得到广泛应用。移动拍片机高压发生器和控制装置基于一体,X 线管安装在可在一定范围活动的立柱或横臂上,主要应用于床旁诊断。

C 形臂移动式 X 线机应用于外科临床,具有移动方便、体积小、X 线谱宽、灵敏度高、输出量大等特点。其工作原理与影像增强器电视系统是一致的,只是其高压发生器输出功率与体积相对较小。

移动拍片机主要应用于床旁拍片,具有电源电压适应性好的特点,有些移动式拍片机还自带蓄电池或电容,从而摆脱了对病房电源的依赖。

便携式 X 线机在 20 世纪 90 年代前较多应用于体检中,90 年代后基本淘汰。

(一)移动 X 线机

移动 X 线机系统对电源质量要求不高,一般采用电容充放电方式和逆变方式。曝光参数控制与普通 X 线机相近。通常可达到高压 125kV,功率 10~30kW。

为适应流动性,系统安置在移动座车上。座车上设有立柱及横臂以支持 X 线管组件,工作时能在患者固定的情况下适应各种部位和位置的摄影需要。其功能也接近落地式。座车要支持这些部件的较大重量,而且要求活动灵活。

(二)C 形臂 X 线机

C 形臂 X 线机高压发生器多采用中频变压器、组合机头方式,其体积小,重量轻,在需要将机头置于手术台下或肢体之间时方便灵活。除具有透视功能外,还具有摄片功能,但其输出功率较小,一般在 90kV、40mA 以下。

C 形臂的两端分别安装着 X 线管和影像增强器组件,由于两者是通过 C 形臂圆心对置的,故 C 形臂处于任何状态,X 线中心线都正对增强器的中心。

C 形臂由安装在台车上的支架支持。支架可以携带 C 形臂做升降、前后移动、左右摆动和沿人体长轴向倾斜等动作,并能在支架支撑下绕患者长轴转动,各动作都有开闭锁功能。

五、齿科 X 线机

齿科 X 线机是临床口腔科使用的专门 X 线设备,包括口腔牙齿 X 线机和口腔曲面全景 X 线机两类。

(一)口腔牙齿 X 线机

口腔牙齿 X 线机是把专门制作的牙片放入口腔中,使 X 线从面部射入口中,经牙龈及齿槽骨等组织到达牙片进行摄影的方法。这种机器输出功率小,常用组合机头方式,口腔牙齿 X 线机所用照射野范围很小,采用指向性强的遮线筒,直接对准受检部位。在患者体位固定后,仅移动机头就可对任意牙齿进行合理方向的投照。

口腔牙齿 X 线机的容量小,控制台很简单。管电压调节范围在 50~70kV,管电流在 10~15mA。使用范围固定,所用条件分为门齿、犬齿和臼齿,有的机器直接以这三种用途设钮选用条件;有的机器千伏值和毫安值都是固定的,不同牙齿的摄影只用时间调节。

(二)口腔全景 X 线机

口腔全景 X 线摄影是把呈曲面分布的颌部展开排列在一张 X 线照片上的摄影方法。口腔全景 X 线机是口腔全景 X 线摄影专用设备。

1. 结构 口腔全景 X 线机架由立柱、升降滑架、用作头颅测量的摄影组件等组成。图 1-7 是机架结构的外形图。

(1)升降滑架:调节升降,其上装有转动系统和

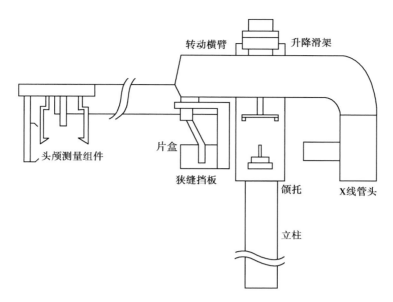

图1-7 口腔全景X线机外形

患者定位系统。转动横臂及其驱动装置都由滑架支持。

（2）转动横臂：转动横臂的一端支持X线管组合机头,窗口设缝隙遮线器,转动横臂的另一端安装胶片盒支架,片盒呈弧形,在片盒的前方有狭缝挡板。在横臂转动中,挡板缝隙始终与X线输出窗的缝隙遮线器形成的片状X线束相对应。片盒除在转动臂携带下公转外,还有自转动作,其角速度与转动臂的角速度相等。有的暗盒是平板形,它在曝光过程中按一定速度从曝光缝隙后方经过。其速度等于X线束扫过体层面的速度。

转动部分的结构决定了横臂转动时的轴位方式,口腔全景X线机装置的改进也主要在横臂转动部分的结构方面。

（3）立柱：支持全部组件上下移动和转动,以适应不同高度的患者。柱内有平衡砣,对上述组件进行平衡。也有电动升降式的,但活动范围较小。

2. 原理 如图1-8所示,O_1、O_2为两个等圆,它们以相反方向等角速度转动。X线以贯穿O_1、O_2方向辐射,则O_1圆上的A点在O_2圆上有投影点B。虽然X线是锥形辐射,两点在一定范围内仍能保持同步运动,这样在该范围内A点在O_2圆上就有固定的投影点。而与A在同一直径上的其他点随着转动,其投影与A点不能保持同步,在O_2圆上也就没有固定的投影点。推广之,在两个圆同步转动中O_1圆上的每一个点,在一定范围内都会在O_2圆上有固定的投影点,即只有当该点移动到A点附近时,才会在O_2圆上有清晰的投影点。

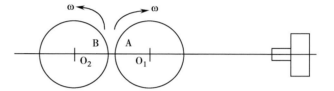

图1-8 口腔全景X线摄影原理图

这样,假设颌部基本呈半圆形,并置于O_1圆位置,把胶片弯曲成半圆形,置于O_2位置（图1-9）,X线管固定不动,接箭头方向同步转动患者和胶片,就能在照片上得到颌部的展开像。在胶片与颌部之间设置铅板狭缝,使胶片只在转过狭缝期间曝光,与胶片同步转过狭缝的部位被投影,狭缝一般宽6~10mm。

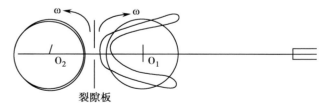

图1-9 口腔全景摄影示意图

3. 机器类型

（1）单轴转动方式：X线管和胶片转动,使患者固定不动。患者颌部定位在O_1圆位置,X线管和X线片支架固定在横臂两端,以对应于O_1的位置为轴心一起转动。在此同时,X线胶片以相同角速度、相同时针向自转。这样构成了胶片颌部各部位的局部相对静止关系。

（2）三轴转动方式：下颌骨的曲度与正圆相去甚远。用上述设备照得的照片颌骨各部放大量不一致，有的部分还可能偏离体层清晰带范围，另外投影方向不能处处与穿过部分平面垂直，有些部分可能变形较大，为此又发展了三轴转动方式，它的体层清晰带的形状接近颌骨形状，投影变形失真小。

（3）连续可变轴方式：三轴转动方式可以部分解决颌骨形状与圆不符的问题，但仍不能模仿颌骨的实际形状。现在又发展了连续可变轴转动方式，它的体层清晰带做得与人体颌部牙列的弧线一致，可以较少产生变形。

随着数字化 X 线机的技术发展，近年来，CR 和线扫描型数字 X 线机在齿科中的应用也越来越广。

六、乳腺 X 线机

因乳腺是由腺体、间质组织、脂肪、血管、皮肤等 X 线吸收系数相近的组织构成，为显示出乳腺疾病，必须使用对软组织有高对比的专用 X 线设备摄影，即乳腺 X 线机，其主要结构有：

1. X 线管靶面　传统乳腺摄影 X 线机阳极靶面采用钼靶，DR 乳腺机 X 线管阳极靶面多采用双靶，即钼靶，钨靶。

2. 滤过材料　乳腺机的滤过板有钼，铑，铝三种不同的材质。根据不同的乳腺类型选取，更换方式有手动和自动两种。

靶和滤过板的不同组合，会使 X 线光谱发生变化，同时也会对像质和辐射产生很大影响，必须按照乳腺密度和厚度进行适当选择。

3. 探测器　数字乳腺机多为非晶硒平板探测器。

4. 加压装置　有至少 4 种类型的压迫板可供选择，如半圆形，长方形，正方形等。有压力表显示，可以自动或手动压迫。

七、专用 X 线成像附属装置

X 线机除了高压发生器、探测器等关键部件外，还需要其他的装置才能使整个系统配合协调工作，实现最佳成像和临床诊断效果。对于传统诊断 X 线机这些装置包括 X 线管支持装置、遮线器、滤线器、滤过板、点片装置、断层摄影装置、床台、机械部件等。数字化 X 线机，辅助装置还需有读片机、显示器、相关软件、操作控制系统、操作台等。除了核

心控制系统及相关软件以外，这些装置有时还被称之为 X 线机辅助装置。

（一）自动曝光控制系统

X 线管电压、管电流和曝光时间是操作人员可以设置的重要曝光参数。自动曝光系统是在 X 线通过被照物体后，以达到胶片上所需的感光剂量（即胶片密度）来决定曝光时间，即胶片感光剂量满足后，自动终止曝光。所以，自动曝光系统实际上是一种间接的限时装置，即以 X 线的感光效果来控制曝光时间，所以也称为 mAs 限时器。

传统的自动曝光控制（automatic exposure control，AEC）有两种，即以荧光效应控制的光电管自动曝光控制和以 X 线对空气的电离室效应为基础的电离室自动曝光控制。它们的共同特点是：采用对 X 线敏感的检测器，把 X 线剂量转换成电流或电压，时间积分后的电压正比于所接受的 X 线剂量。当把积分电压与一个正比于图像密度的设定电压进行比较后，由一个门限检测器给出剂量到达设定值的曝光终止信号，以切断高压，就形成了自动曝光控制。

1. 光电管自动曝光系统　图 1-10 是利用光电倍增管构成的自动剂量控制原理图。由影像增强器输出屏发出的可见光经分光采样送至光电倍增管，它的输出信号经放大后变为控制信号。这种控制信号正比于光电倍增管所接受的光强度，因而信号也正比于影像增强器所接收的 X 线剂量率。当它达到某一定值时，便由门限检测器给出曝光结束信号，切断高压，就形成了自动剂量控制。

2. 电离室自动曝光系统　电离室（ionization chamber）自动曝光系统利用的是电离室内气体电离的物理效应，使 X 线胶片在达到理想密度切断曝光。它比光电管自动曝光系统的应用范围广泛，在各种诊断 X 线机的摄影中几乎都可采用。

电离室的结构包括两个金属平行极，中间为气体。在两极间加上直流高压，空气作为绝缘介质不导电。当 X 线照射时，气体被 X 线电离成正负离子，在强电场作用下形成电离电流。利用这一物理特性，将电离室置于人体与检测器之间。在 X 线照射时，穿过人体的那部分 X 线将使电离室产生电离电流，此电流作为信号输入到控制系统。电离室输出的电流正比于所接受的 X 线剂量率，经过多级放大后，在积分器内进行时间积分。这种积分后的电压正比于电离室接受的 X 线剂量率与时间的乘积，积分电

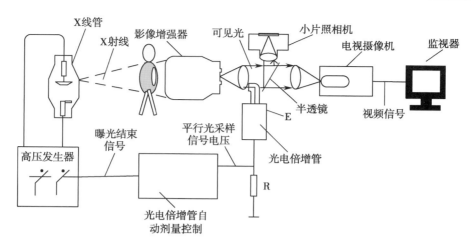

图 1-10　光电倍增管自动剂量控制工作原理

压经放大后送到门限检测器。当积分电压到达预设的门限时,X 线剂量达到设定值,输出信号触动触发器,送出曝光结束信号,立即切断高压。图 1-11 示胸部摄影"三野"电离室。

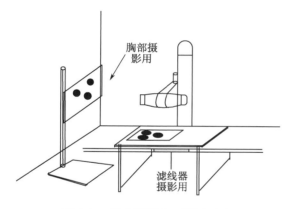

图 1-11　胸部摄影"三野"电离室

3. DR 自动曝光控制　DR 数字化成像时,由于其自身就是由无数个探测器所组成,因此完全可以利用自身探测器来进行曝光,工程上,往往在布满平面的探测器中选用具有代表位置的探测器进行加权平均从而进行自动调整(图 1-12)。

(二)遮线器

遮线器是一种安装于 X 线管组件管套输出窗前方的机电型光学装置,利用可调空隙的铅板,遮去由窗口射出的不必要的原发射线,从而控制了射线束的大小,以便在能够满足 X 线成像和诊断的前提下,尽量减小投照范围,避免不必要的剂量;并能吸收一些散乱射线,提高影像清晰度。此外,它还能指示出投照中心和照射野的大小。

遮线器是 X 线摄影和防护上不可缺少的一种辅助设备。包括简易遮线器和活动遮线器。

1. 简易遮线器　有遮线板式和遮线筒式两种。遮线板式是在 X 线管套窗口附加安装一块开有一定大小的方形或圆形孔的铅板,铅板的开孔以 X 线中心线为对称中心。当进行投照时,在一定距离上即可得到与孔的大小相对应的照射野。一般一台 X 线机配有多块不同孔径的遮线板,并在上面标明相应距离的照射野大小,以供选择使用。遮线筒式遮

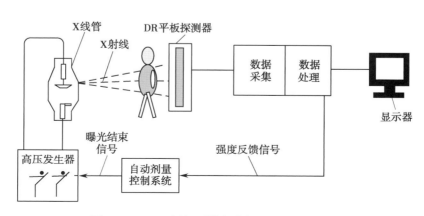

图 1-12　DR 平板探测器自动剂量控制工作原理

线器的外形为一圆锥状金属筒,有的还衬有薄铅皮以增加遮线防护的效果。投照时,它主要是靠筒壁对 X 线的阻挡吸收来限制照射野的,因此照射野的大小可由遮线筒的长度和直径来决定。其照射野一般为圆形。

2. 活动遮线器　在功能可连续调节照射野的大小,满足任意距离上各种尺寸胶片的遮线要求,为现代 X 线机普遍采用。在结构上,早期的活动遮线器由两对能独立启闭的铅叶分两层相互垂直排列而成,每对铅页的活动是以 X 线中心线为对称中心的,两对铅叶各自开闭,分别控制了照射野的长度和宽度,达到灵活调整照射野大小和形状的目的。为了进一步提高遮线效果,遮线器内部的结构从一组"#"形铅叶增加到两组,同一方位的上下两对铅叶能同步活动,但它们的活动幅度不同,其目的是为了使两对铅叶各自形成的照射野能始终保持一致。此外,在两组铅叶之间加有方筒,用以吸收遮线器内产生的散乱射线;在遮线器上还装有吸收软射线的滤过板,并根据需要可更换不同厚度的滤过板。

根据遮线器铅叶开闭的驱动方式,又可分为下列几种:

(1) 手动遮线器:手动遮线器多用于摄影中。这种遮线器铅叶的开闭是通过手工调节来实现的。其内部结构除前述内容之外,尚设有照射野指示系统。采用指示灯泡模拟 X 线管的焦点,以可见光来代替 X 线,经由反射镜的反射,照射到床面上。反射后的可见光光路与 X 线穿透反射镜后的光路是一致的,因此它能够预先指示出照射野的大小。多用于上球管摄影。

(2) 电动遮线器:电动遮线器多用于透视检查中,便于远距离控制,是遥控透视机和胃肠机必不可少的组件。电动遮线器铅叶的开闭一般是由微型直流电机驱动的,适当控制直流电机的正转、反转及运转时间,可将照射野调整到所需要的尺寸。电动遮线器照射野的调节既有在遮线器上进行的,也有在床边的操作台上进行控制的,后者除了可作连续调节外,尚有各种固定大小的照射野选择按钮,只要按下这些选择按钮,电机即带动铅叶运动至所选的照射野后固定下来,以满足特定要求的摄影。电机的运转在铅叶关闭和最大张开位置设有限位开关,自动限位保护。

专用于透视的电动遮线器,尤其是在配用影像增强器的透视检查装置中,因需要随时调整照射野的大小,因此不需要照射野预示和灯光指示。由于

影像增强器的输入屏为圆形,所以电动遮线器的照射野也应为圆形,遮线铅叶的结构一般采用叶瓣式,它在电机操纵下使照射野的直径可作连续变化。

(3) 全自动遮线器:全自动遮线器与电动遮线器在结构上差异不大,不同的是全自动遮线器内部设有铅叶的状态检测装置。在功能上随着焦 - 屏距的改变,全自动遮线器具有自动保持其照射野大小的能力,多用于透视中。

(三) 滤线器

X 线照射于人体后,一部分射线在穿越人体的过程中会产生散射线,由于散射线的辐射方向是杂乱无章的,当它作用于 X 线胶片时,影响 X 线影像清晰度,因此必须予以清除。清除散射线的装置称为滤线器。

1. 滤线栅　主要组成部分是滤线栅,它一般是用薄铅条与易透 X 线的填充物,发木条、塑料、纸片等交替排列起来,黏合成平面或圆弧状的结构。根据铅条的排列方式,滤线栅又分以下几种:

(1) 平行式滤线栅:铅条平面都是互相平行排列的,这种滤线栅离辐射中心一定角度之外的原发 X 线也被滤线栅所吸收。因此平行式滤线栅在使用时要求有一定的焦 - 屏距,并使用小尺寸的胶片。

(2) 聚焦式滤线栅:为了克服平行式滤线栅的缺陷而设计的。其铅条排列按一定规律倾斜,且都会聚到一条聚焦线上,只要 X 线管的焦点处于此会聚线上,或在允许的一定调节范围之内,原发 X 线能顺利通过滤线栅,而散射线却被大部分滤去。这种滤线栅要求 X 线管只能沿着铅条本身长度方向倾斜,而不能沿铅条长度的垂直方向倾斜,射线的中心线必须与滤线栅中心对准。

(3) "#"式滤线栅:两组互相垂直的铅条排列而成,一般是一组垂直置于另一组之上。其优点是对两个方向上的散射线都予以滤除。但这种滤线栅并不常用,主要是由于它对 X 线管组件的投照角度及 X 线中心线的准确性要求较高;同时由于栅密度的增加,要求曝光条件提高也较多。

2. 固定滤线器与活动滤线器

(1) 固定滤线器:在曝光过程中滤线栅始终是静止不动。固定式滤线器适用于移动 X 线机中,作为一个单独部件既可置于暗盒之上,也可固定在暗盒之内。除此之外,它尚能用于手术室,并可用于透视装置中。

固定式滤线器用于摄影时,照片上会留有铅条阴影的缘故,在栅密度过低时会影响到诊断效果;而

若采用高栅密度的滤线栅,虽然可消除胶片上的阴影,但原发 X 线却衰减得较多。为克服上述缺点,一般多采用活动式滤线器。

(2) 活动滤线器:在曝光时一直处于运动状态之中,它既能滤去散射线,通过原发射线,提高胶片对比度,又能使铅条在胶片上的投影因运动而被模糊掉。活动滤线器要求在曝光开始时就已处于一定的运动状态,而且滤线器的活动时间长于曝光时间。

活动滤线器由栅板、驱动机构、暗盒托盘和框架组成。所用滤线栅面积要满足最大尺寸的胶片横放或竖放使用。托盘用于夹持片盒,使之定位于滤线器中心。栅板驱动机构是滤线器的核心,驱动栅板按一定方式移动,在适当时间接通电路而曝光,并要求曝光在栅板移动速度最大的瞬间开始,栅板活动时间要长于曝光时间,曝光过程中栅板不能停顿。因驱动方式不同,活动滤线器分电机式和减幅振荡式两种。

电机式:栅板由小型电机驱动,常见的凸轮电机式。滤线栅由小型电机带动的桃形凸轮驱动。滤线栅由弹簧牵拉,其边缘与凸轮相接触。摄影时,电动机在曝光前的电转动,带动凸轮旋转,凸轮通过碰撞栅板使之作往复运动,其速度均匀恒定。

减幅振荡式:滤线栅板由四个簧片支持悬浮,当栅板受外力活动后,即在簧片支撑下作往复减幅振荡,直至最后停止,其振动时间可达 8 秒以上。根据其启动方式又有储能释放式和触动式。

3. 衡量滤线栅的技术参数

(1) 半径:也称焦距(f0),是指铅条会聚线到栅板的垂直距离,一般有 80cm、90cm、100cm 及 120cm 等。

(2) 栅比(R):指铅条高度与铅条间隙之比,一般摄影用栅比为 1∶5~1∶8,高千伏摄影用 1∶8~1∶12。比值大,滤线效果好,但对原发 X 线损失的百分率也大。

(3) 栅密度(N):指单位距离内铅条的数量,常用栅密度为 24~43 线 /cm 之间。

4. 滤线器摄影台　使用活动滤线器摄片时,患者肢体不能直接置于滤线栅板上。常用的方式是滤线器安装在专用检查台面下方,用台面承担患者肢体重量,滤线器在台面下的轨道中,对准受检肢体进行摄片。滤线器摄影台通常是固定在地面上的,也有的做成移动式。

(1) 卧式滤线器摄影检查台:分固定台面和活动台面两种。固定台面卧式滤线器摄影台,其外形恰似一张简单的平床,故也称滤线器床。活动台面卧式滤线器摄影台,检查台台面能在长轴和横向移动一定距离,称为浮动台面。这种台面便于位置调整,减少患者的痛苦,提高了工作效率。

(2) 立式滤线器摄影架:胸部 X 线摄影、颈椎正侧位摄影等部位摄影需要使用立位滤线器,其基本形式是滤线器加护板后竖直安放,并配有重砣平衡,可沿轨道作上下移动。有的滤线器本身可以翻转到水平位,并可在其间任何位置固定下来使用。还有的可使滤线器在本身平面旋转 ±180°,使用起来更灵活。

(3) 移动式滤线器摄影台:把活动滤线器安放在专用台车上,滤线器可在水平至直立位间转动,固定于任意角度使用。台车在地面上可以移动和固定,可以在机房内任何位置配合支架上的 X 线管使用,也可以配合到任意机器上组合使用。滤线器的高度由电动升降调节,所以这种摄影台也称万能滤线器摄影台。

(四) 诊视床

1. 基本结构　一般诊视床由床体、适时摄影装置及其平衡系统、动力及其传动系统三部分组成。

(1) 床体:床体由底座、床身和床面组成,床座是床体的基础,床身是诊视床实现各种功能的主体。床面承担患者重量,并带动患者移动。

(2) 适时摄影装置:用于透视和点片。

(3) 动力系统:一般诊视床有两套动力传动系统,一是床身回转动力及传动系统,多用单相或三相电动机,经变速由卧轮、卧杆或齿轮组传动。二是床面移动动力及传动系统,多用单相电动机,经变速由链条传动。

2. 基本功能

(1) 床身上卧功能:为适应胃肠透视各种体位的需要,一般诊视床的床身能在直立(+90°)、水平(0°)和负角度(≤30°)范围内绕底座支轴回转,并能停于任一位置。在直立位、水平位和负角度最大位设有限位开关,床身到位后,自动停止运转。

(2) 床面移动功能:大多数诊视床的床面能在一定范围内作升(伸)降(缩)移动。较好的诊视床,其床面还可左右移动,以作为点片装置移动范围的补充。坐床身处在水平位时,床面还可带动患者移出床身一定距离,至换片器上方做造影检查。

床面移动范围,一般诊视床向头端可伸出 50~100cm,向足端可伸出 20~40cm,在上述范围内可停于任一位置。在最大伸出位设有限位开关,床面到位后自动停止。

（3）适时摄影装置移动功能：该装置也称点片装置，一般诊视床都采用床下设 X 线管、床上设点片装置的结构方式。点片装置应能与床下的 X 线管同步作上下左右移动，又能自身前后移动，并能对三维移动进行锁止。有些诊视床设有床下滤线器，不作透视时，点片装置可脱离与 X 线管的固定关系而移至一边，或点片装置立起推至一端，利用床上管进行普通摄影和滤线器摄影。

3. 摇篮床　一种功能较多、自动化程度高的遥控床。其结构多采用固定底座和 C 形滑槽，实现床身的垂直、水平和负角度回转。在 0°~90° 时，回转速度为 90°/16s；-90°~0° 时为 90°/32s。床面可绕其纵轴做 ±360° 旋转，在水平位置时，可向头端伸出 50cm，向脚端伸出 20cm，横向可移动 25cm。管头和影像增强器可绕患者转动 ±90°，因此对任意方向的投照定位极其方便。

摇篮床除具有遥控床的全部功能外，还有：①患者被固定在凹形床面上，随床面转动可做 360°~720° 旋转，在患者自己不动的情况下可方便地进行各种体位的透视或点片摄影。这也是摇篮床名称的由来。②在患者不被转动的情况下，X 线管和点片架一起绕患者转动，以便对患者同一部位进行不同体位的观察。

4. 遥控床　将影像增强器、X 线电视和诊视床合理组合，并实现全自动化的新型诊视床。遥控床主要应用于胃肠机。

（五）X 线管件支持装置

1. X 线管件支持装置功能　用于把 X 线管件锁定在任意所需的位置和角度上，使 X 线管在一定的距离和角度上对胶片进行曝光的一种装置。在 X 线摄影中，根据不同的被检部位，要求 X 线中心线以不同方向入射和以不同的焦片距进行曝光。为了尽量避免移动患者，要求 X 线管件能够上下、左右和前后三维移动，能绕 X 线管长轴和短轴转动，即要求 X 线管能有较大的移动范围和灵活的转动功能，并保证在 X 线曝光过程中管件不移位、不颤动。而这些要求均由 X 线管件支持装置来完成。

最简单的 X 线管件支持装置由立柱、滑架和横臂等组成。X 线管头由管头夹固定在横臂上。横臂由滑架与立柱联系在一起。滑架能带动横臂在立柱上作上下移动。横臂本身能作伸缩移动。立柱沿轨道的移动范围一般在 3m 以上，滑架升降范围在 2m 左右，臂伸缩 24cm 以上。

2. X 线管件支持装置类型　普通摄影用 X 线管件支持装置分为立柱式、悬吊式和 C 形臂式等。

立柱式结构简单，安装方便，使用最为广泛，多用于中、小型 X 线机的 X 线管件的支持。按其结构又分为天地立柱式、双地轨道立柱式和摄影床轨道附着式。

天轨悬吊式支持装置，主要用于大型固定 X 线设备，由固定天轨、移动横轨、伸缩吊架、横臂、控制盒和管件固定夹组成。这种结构的特点是充分利用空间，不占地面位置，有利于诊视床、X 线电视系统等设备配合，使工作人员的操作十分方便。由于 X 线管能在较大范围内做纵横、上下移动及转动，从而能满足 X 线摄影检查各种位置和方向的需要。但结构复杂，对安装的房间有一定的要求，安装较困难，价格贵，特殊需要时采用。

C 形臂支持装置是为适应不同的 X 线特殊检查而设计的一种新型 X 线管件支持装置，因其形状 C 形而得名。C 形臂的一端装有 X 线管件和遮线器，另一端则装有 X 线影像转换和记录系统，如 X 线影像增强器、电视摄像机、点片照相机和电影摄影机等。C 形臂可以与悬吊装置结合；也可以与专用底座结合，组成落地 C 形臂支持装置。C 形臂与台车、支架结合组成移动式 C 形臂。C 形臂在空间上可以做出各种运动，如沿其周向的运动以及将整个 C 形臂沿着水平方向旋转等。

（六）医用液晶硅显示器

1. 医用液晶硅影像显示器（LCOS）的构造　液晶材料涂于 CMOS 硅芯片表层。芯片包含了控制电路，并在表层涂有反射层。在芯片外部或者内圈设置有隔离器以保持盒厚的均匀性。盒厚只有 1μm 左右。取向层可以确保液晶分子取向一致。由于液晶须通过一部分电流，因而在晶体上部加设了一个次级透明电极。玻璃基板用以保护液晶和稳定液晶的位置。

LCOS 面板的结构有些类似 TFT LCD，同样是在上下二层基板中间撒布：用来加以隔绝后，再填充液晶于基板间形成光阀，借由电路的开关以推动液晶分子的旋转，从而决定画面的明与暗。LOOS 面板的上基板是 ITO 导电玻璃，下基板则是硅晶圆 CMOS 基板，LOOS 面板最大的特色在于下基板的材质是单晶硅，因此拥有良好的电子迁移率，而且单晶硅可形成较细的线路，与现有的 HTPSLCD 及 D LP 投影面板相较，LOOS 是比较容易达成高解析度的投影技术。

2. 医用液晶硅影像显示器(LCOS)工作原理
在 LCOS 微显示器中所采用的是扭曲向列相液晶材料。当电流到达液晶体时,液晶分子的扭曲程度会发生变化。根据这个原理,光束要首先通过一个起偏器以使光波传播保持特定的偏振方向,然后在液晶介质中光的偏振方向随着液晶分子的扭曲方向的变化而变化,接着光束又经过 LCOS 反射表面的定向反射,然后再穿过一个检偏器。

第三节　高压发生装置

一、高压发生装置的基本结构

高压发生装置由高压变器、X 线管灯丝变压器、高压整流器和高压交换闸等高压元件构成,高压元器件除 X 线管组件和高压电缆之外,其余的都封装在高压发生器箱内。高压发生器主要由高压变压器、X 线管灯丝加热变压器、高压整流器、高压交换闸、高压插座、高压绝缘油等组成。

高压发生器的作用是:产生并输出 X 线管所需要的直流高压;产生并输出 X 线管灯丝加热所需要的低电压;完成多管 X 线机中不同 X 线管的管电压及灯丝加热电压的切换。

二、工频高压变压器的结构与特点

(一)工频高压变压器的结构

传统的工频高压变压器的结构由铁芯、初级线圈、次级线圈、绝缘物质及固定件等组成,作用是将 100~400V 的交流电压升高为 100~150kV,再经整流供 X 线管使用。它是一个初、次级线圈匝数比很大的升压变压器,其工作原理与分析方法同普通变压器。要求结构紧凑、体积小、重量轻;具有良好的绝缘性能,线圈内阻尽量小以使其在工作时内部不产生过大的电压降。

1. 铁芯　作用是给磁通提供通路,高压变压器的铁芯选用热轧碳素硅钢片 D41-D44 或冷轧碳素硅钢片 D310、D320、D330 制成。现代高压变压器的铁芯,广泛采用 C 形卷绕铁芯,用带状冷轧硅钢片经过卷绕、成形、退火、浸渍和切割等多种工序加工而成。这种 C 形铁芯,由于卷绕紧密,接缝量小,导磁性能较好,因此磁化电流低,空载电流小,与相同容量的其他形状铁芯相比,可减少铁芯重量和体积。

2. 初级线圈　在 X 线发生装置工作电路中,虽然加在高压变压器初级线圈上的电压不高,一般在

400V 以下,但是在负载情况下,高压变压器初级线圈流过的电流很大,摄影时瞬间电流可达到上百安培。因此,生产变压器时其初级线圈所用的导线要有足够线径,机械强度要高。一般采用环氧树脂漆包线、玻璃丝包圆铜线或扁铜线,分层绕在用绝缘纸及纱带包好的铁芯上成为一个完整的线圈线包,层与层之间用绝缘纸隔开绝缘。

有的高压变压器将初级线圈绕制成两个,然后串联或并联在一起使用。此时要特别注意两个线圈的首尾端接线不能接错,否则磁通将反向抵消而无输出。

3. 次级线圈　为提高效率,高压变压器的初、次级线圈通常绕在铁芯的同一个臂上,次级线圈绕在具有一定厚度且有足够的机械强度和绝缘性能的绝缘筒上,绝缘筒套在初级绕组上,兼作初、次级间的绝缘。

在 X 线发生装置中,要求高压变压器的次级线圈输出电压为 40~150kV,但是负载时流过线圈的电流很小,一般不超过 1500mA。故绕制次级线圈所用的导线多采用 QZ 序列线径较小的高强度漆包线。因输出电压高,所以其绕制线圈的总匝数多达数万匝或数十万匝,从里到外绕制成若干层。各层的绕线匝数不同,最里面的一层绕线匝数最多,从里向外各层的绕线匝数依次减少,绕制完后整个线圈呈阶梯形。层间用电容器纸或黄蜡绸等隔开绝缘,绝缘纸的宽度每边均要超过线圈绕线宽度 5~15mm,以防止相邻的两层之间产生放电击穿现象。为了增加线圈的机械强度,最里面的层及最外面的二层、三层都用线径较大的高强度漆包线绕制。线圈的外表面围绕一条宽约 2cm 的不闭合薄铜片,该铜片与线圈绕线的末端相连,对外方便引线和接线牢固。

次级线圈通常绕成匝数相等的 2 个(或 4 个)线圈,两个线圈的始端接在一起并接地,该处位于线圈的最里层,距离初级线圈最近,电位最低。两个次级线圈的末端(即线圈外表面铜片引出线端)就是高压变压器的输出端。这样次级线圈的电压随着由里层到表层层数的增加而增加,一般层间电压差为 1000~1500V。有的高压变压器在初、次线包之间绝缘筒上放置一层不闭合的薄铜片隔开,并将铜片接地,以防高压初、次级间击穿时对机器和人身产生损害。

4. 高压变压器次级线圈的中心接地　诊断用 X 线发生装置高压变压器的次级线圈通常绕成参数相同的两个线圈,两线圈的始端连接在一起,并将此

中心点接地称为高压次级中心接地,又叫次级线圈的中心接地。

高压变压器次级中心接地后,该中心的电位就与大地相同,为零电位,这样两个次级线圈的另一根输出线对中心点的电压就为两根输出线间电压的一半(图 1-13)。假如高压变压器要产生 100kV 的电压,则两根输出线间的电压为 100kV,而每根输出线相对中心点的电压却为 50kV,这样,制造高压变压器所需要的各种元器件的绝缘要求就降低了一半,输出高压的两根电缆线的绝缘要求也降低了一半,所以高压次级中心接地的主要目的是降低高压变压器、高压电缆的绝缘要求,所以称作工作接地。另外,由于高压变压器次级中心点电位为零,就可以在此处串入指示管电流的毫安表。因此处电位趋于零,毫安表可安全地安装在控制台面上,方便技术人员在操作中观察表的指示情况,保证了操作人员的安全。此时为防止毫安表电路断路故障而使中心点电位升高,特设有保护装置。多数 X 线发生装置都是在该中心点两根引出线的接线柱上并联一对放电针或一个充气放电管。当断路发生,中心点电位升高时,放电针放电或充气放电管起辉导通,将高电位处对地接通,起到保护作用。

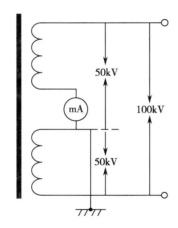

图 1-13　高压次级中心接地

5. 高压油箱　在高压发生器发展的初级阶段,实现高压下的正常工作并不是一件容易做到的事,为了保证在高压下主机的正常工作,除了选用可靠的高耐压器件,还需要在设计高压油箱时采取相应的技术措施,这包括适当的元器件间的空间距离和爬电距离;变压器的绝缘保证;绝缘高压油的选用;注油工艺等。以注油工艺为例,为了保证变压器或浸入油箱中的器件中不存有可能导致击穿的气泡,在加油的过程需要先经过加热以去除吸附于固体之

上的气体或水汽,然后再缓慢从底部逐渐注油,在注油过程中还需要采用加热、振动、真空、超声等辅助方法以减小存在气泡的可能性。

6. 单相与三相电供电　X 线发生器诞生的 100 多年来,基于工频的高压发生器经历了工频单相自整流、工频单相半波整流、工频单相全波整流、三相 12 波整流等几个发展阶段,从工程上看采用三相供电相当于将高压的频率提高到原来的三倍,这对于减小高压的纹波进而减小射线中的无效成分显然是有益的。图 1-14 是各种供电方式输出高压经整流后的高压波形。

(二)工频高压变压器的工作原理

高压变压器的工作原理同普通变压器,遵循如下分析:

1. 初、次电压之比等于初、次级绕组匝数之比,计算公式为:

$$K=U1/U2=N1/N2$$

式中 K 为变压器的变压比,U1 为初级电压,U2 为次级电压,N1 为初级绕组,N2 为次级绕组。

高压变压器因是一个次级升压很高的变压器,所以其变压比大,可升压数百倍,该变压比是高压变压器的重要参数。

根据公式可知,在变压比不变的情况下,调节初级输入电压就获得了不同的次级输出高压电压,这就是多数 X 线发生装置用来调节管电压的方法。

2. 当忽略不计高压变压器本身的损耗时,变压器遵循能量守恒定律,初级输入功率等于次级输出功率。公式为:

$$P1 =U1I1,P2=U2I2 \quad U1I1=U2I2$$

公式表明,高压变压器的输出功率是由初级提供的,工作中需要输出功率高时,在初级电压一定时,其初级电流就越大。

3. 当高压变压器空载时,初级线圈中有一很小的励磁电流流过,称为空载电流,是衡量变压器质量的参数之一。空载电流的大小决定了无功功率的大小,对变压器来说,空载电流越小越好。

(三)工频高压变压器存在的不足

随着电子技术的发展,工频机高压变压器的设计显现出很大不足。

1. 结构笨重　变压器铁芯截面的大小与交流的频率相关,频率低则面积大,因此工频变压器的体积与重量往往都很大,这给安装和运输带来许多不便。

2. 线束频谱宽　由于工作频率低,因此升压后

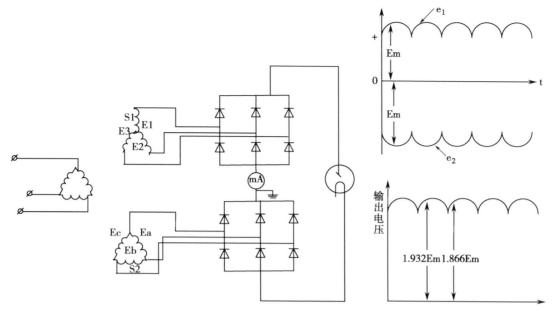

图 1-14 三相十二波高压整流电路

经整流如果需要滤波将不得不采用耐压高、容值大的电容,这在工程上是有难度的,传统的高压发生器往往在升压整流之后未加有效滤波就直接将脉动的高压施加于 X 线管之上,X 线管上的一个高压脉动周期上,其产生的 X 线在不同时刻的谱分布是不一样的,由此可见在一个脉动周期内射线中的无效成分加大了,这将导致患者和医师吸收 X 线剂量较大,不利于防护;而且成像质量差,易形成伪影,影响医生诊断。

3. 曝光参量精度低 由于自耦变压器的内阻与碳触点的位置有关,空间电荷效应具有非线性,所以管电压(kV)补偿和管电流(mA)抵偿的准确度下降;曝光时间长,一次最短有效曝光时间大于 3 毫秒。此外传统的高压发生器只能交流供电,否则无法使用。

由于工频机存在上述诸多不足,许多国家已不再使用,目前国际上 X 线机多用中高频高压变压器。我国中频机技术也正趋成熟。

三、中、高频高压发生器

随着电子原器件、计算机技术的进步以及大功率高压技术的突破,极大地推动了中、高频高压发生器的技术发展。

(一)中高频高压发生装置的系统构成

中、高频 X 线机的控制同工频 X 线机的控制有着较大的区别,一般需要借助计算机完成,尤其对于数字 X 线机而言,系统中还包括了图像采集等,计算机成为协调各部分工作必不可少的核心控制单元。因此对于数字 X 线机而言,整个电气系统同传统 X 线机相比有较大的区别。图 1-15 是一个数字 X 线机电气系统逻辑框图。

图 1-15 所示的数字 X 线机系统逻辑框图中,X 线机的高压发生模块逻辑框图和其相应的控制部分可以看成是高压发生器子系统,图 1-16 示出了这一子系统的完整逻辑框图。这一子系统由主电路(工频电源—整流电路—主逆变和灯丝逆变—高压发生器)、功率控制电路(主逆变触发控制、灯丝逆变触发控制)、阳极启动等其他控制电路和计算机系统等构成。

高频高压发生装置主要由控制系统(系统电源、HT 控制 CPU 板、调整板、灯丝驱动板、低速启动板、IPM 驱动板、主逆变、放电板、采样板、接口板、LCD 控制 CPU 板、按键显示、保护系统、监控系统、与其他系统之间的通讯与配合)、高压变压器等组成。

(二)中高频机工作原理

中、高频机的工频电源电压 U0 经过整流、滤波之后变为几百伏的直流电压 U1,此电压经主逆变电路后成为几百赫兹至十万赫兹的中、高频电压 U2,该电压被送到高压变压器初级,经升压以及整流、滤波(多为倍压整流)后变为恒直流高压 U3,作为 X 线管的管电压。灯丝加热也采用类似的方法,工频电源电压 U0 经过整流、滤波之后变为几十或几百伏左右的直流电压 U4,此电压经灯丝逆变电路后成

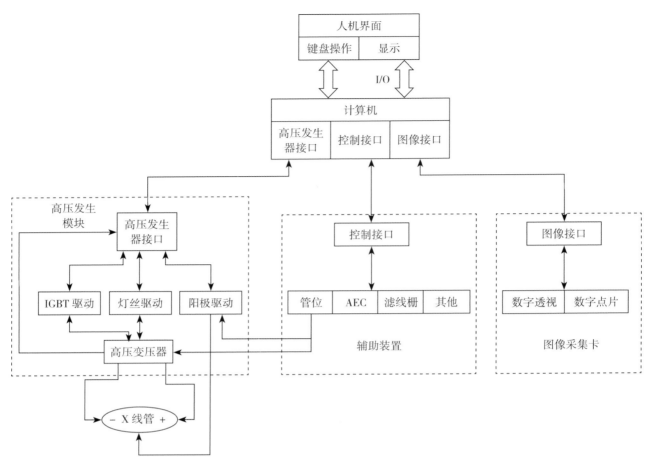

图 1-15　数字 X 线机电气系统逻辑框图

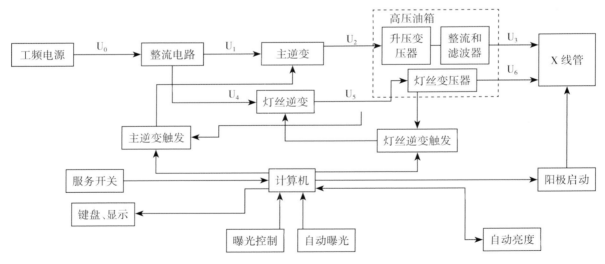

图 1-16　高压发生器原理框图

为几千或几万赫兹的中、高频电压 U5,该电压被送到灯丝变压器初级,其次级输出电压作为 X 线管的灯丝加热电压。

计算机控制电路是整个中、高频机的核心,其主要作用是通过读、写数据并发出指令来协调整机

电路有条不紊的工作。它一般由单片机和外围电路组成。主逆变触发和灯丝逆变触发大多采用闭环控制模式,在曝光过程中,千伏值检测信号和毫安值 检测信号与曝光参量设定值进行实时比较,比较信号不断跟踪调整主逆变触发脉冲的频率和灯丝逆

变触发脉冲的宽度,从而实时调整千伏值和毫安值。通过服务开关可以设置 X 线管、主机以及主机外围设备的一些参数,同时还可以调用服务程序完成模拟曝光、显示实际千伏值和毫安值、显示 X 线管热容量等多种功能。键盘操作、数码或液晶显示、曝光操作以及 X 线管阳极启动等都由计算机系统控制和管理。若配以相应的装置,中、高频机还可实现自动亮度控制(automatic brightness control,ABC)和自动曝光控制(automatic exposure control,AEC)。中、高频机多设有较完善的故障检测及保护,故障显示等电路。

在高频高压发生器中,中、高频的逆变是较为关键的一个部分,它直接决定了高频高压发生器的关键技术参数,长期以来它一直是高频高压发生装置的发展的制约环节。

(三)中、高频机的优势

中、高频机从工频机发展而来,它克服了工频机的许多不足,改变了工频机的传统结构模式,具有一系列独特的优点,正逐渐成为高压发生器的主流。

1. 输出高质量的 X 线　中频机的 X 线频谱单色性好。在工频范围内不易使用电容对高压进行滤波,但在中、高频范围内只需使用容值相对较小的电容即可获得有效的滤波,因此输出的电压更稳、单色性更好,高压输出的脉动量非常小,近似直流将提高 X 线质的平均强度(半价层)或感光有效成分,因此皮肤接受的剂量低,曝光时间短,图像质量高。

从物质吸收 X 线的规律可知,对单能窄束 X 线,其物质吸收遵守指数衰减规律,X 线通过物质后,只有光子数量的减少,没有光子能量的变化。但物质对于连续 X 线的衰减,就不遵守指数衰减规律,X 线通过物质后,不仅有光子数量的减少,而且其能量谱也发生变化,产生 X 线的硬化效应(即透射 X 线中的高频成分的比例加大)。硬化效应会形成伪影,一般来说,硬化效应越大,影像质量就越差。中频机相对工频机来说,谱线单色化程度大大加强,确保了成像质量进一步提高。

2. 输出剂量大　由于中频机输出的 X 线谱线中高能成分大大增多,在获得胶片黑化度相同的情况下,中频机的 mAs 是工频机的 60%,减少了患者接受 X 线照射量。

例如,单相工频机中一个脉冲的持续时间为 10ms,而大于 0.707 倍峰值的持续时间约为 5ms,其

中另外 5ms 内产生的 X 线都是无用的。而中频机的波形近似直流,整个曝光时间周期内产生的 X 线都是有用的,所以,中频机如果曝光 10ms 的剂量,则工频机就需要曝光 20ms,曝光时间增加了一倍,这不仅加大了患者的辐射剂量,而且由于成像加长势必增大了动态模糊度,严重影响了成像质量。

如果曝光时间相同,中频机使用 300mA 提供的 X 线剂量与工频机使用 500mA 提供的 X 线剂量相同。

3. 实时控制,控制精度高　中频机中千伏值和毫安值都是由微机管理的,采取闭环控制。根据实际检测值进行跟踪调整,实现了实时控制,控制精度很高。而在工频机中都是采用预调的办法,不可能实现实时控制。

4. X 线输出稳定、重复性好　中频机中都是采取闭环控制,由于中频机的曝光参数的设定值可以做得很精确,检测电路可以做得很稳定,所以不论影响千伏值和毫安值的因素有多少,只要它们变化在某一允许范围内,则中频机每次曝光的输出量都可以保持一致。由于闭环控制具有实时性,所以中频机不需要千伏值补偿电路和空间电荷等补偿电路。

5. 实现了结构小型化　根据变压器原理,电压 /(频率 × 匝数 × 铁芯截面积)= 常数,所以要得到同样的电压,其电源频率需要提高几倍,才能使匝数、铁芯截面积的乘积减小几倍。因此,中频机在功率不减小的前提下,发生器可以制作的很小,实现了结构小型化。大容量的组合式管球制作也成为可能。大容量的组合式管球在 CT 机上也有非常重要的应用,为滑环 CT 机的应用提供了前提。

6. 有利于向智能化发展　中频机已全部电子化,很容易与计算机进行配合,计算机技术的应用将使 X 线机的性能(降落负载、实时控制、状态监测、故障报警与诊断、自动化处理、系统控制等)提高到一个数字化的崭新水平。

7. 可直接用直流供电　中频逆变是从直流逆变而来的,所以许多中频机,可直接用直流供电,这意味着可利用储能器件解决电源条件的难题,对于缺少交流电或电源条件差的场所,如边远地区、地质和野战等恶劣条件下,具有特殊意义。有些移动式的 X 线机也使用电容储能方式或电池储能方式工作。

此外效率高也是中频机的一个优点。

表 1-1 给出工频机和中频机的性能比较。

表 1-1　工频 X 线机与中频 X 线机的比较

项目	工频 X 线机	中、高频 X 线机
高压波形	脉动高压（1~12 脉冲）	近似直流,恒压
X 线能谱	很宽	较窄
稳定性	不稳定	较稳定
X 线有效成分	低、中	中、高
管电压（kV）准确性	<10%	<5%
噪声时间	<5ms	>1ms
mAs 准确性	−20%~20%	−10%~10%
患者皮肤剂量和射线质量	过大、较差	较小（低于工频机 40%）、较好
设备的体积和质量	都较大	都较小,仅为工频机 1/5~1/3
对电源的适应能力	极严格,所需电源容量不少于 20kW,或专用电源供电	可使用直流供电,可利用储能器件,可运用于条件较差农村或边远地区
智能化程度	低,使用不方便	极高,非常方便使用

四、高压整流器

高压整流器是一种将高压变压器次级输出的交流高压变为脉动直流高压的电子元件。有自整流、桥式整流和高压硅堆整流三种:

自整流 X 线机:利用 X 线管本身的整流作用整流的 X 线机称之。

桥式整流:通过桥式整流电路进行的整流。

高压硅堆整流:许多单晶硅做成的二极管以银丝串联而成,外壳采用环氧树脂。

中高频 X 线机由于本身进行了交流逆变为高压直流,故不需要整流电路。

五、高压电缆

高压电缆把高压发生器产生的高压输送到 X 线管两端,把灯丝加热电压输送到 X 线管阴极。其结构由内向外依次为:导电芯线、内半导体层、高压绝缘层、半导体层、金属屏蔽层、保护层。

1. 导电芯线　位于最内层,多股铜丝制成,外包绝缘橡皮。作用:传送高压、传送灯丝加热电压。芯线数目不一,二芯供单焦点 X 线管用,三芯供双焦点 X 线管用,四芯供三焦点 X 线管用等。

2. 内半导体　由具有半导体性能的橡胶制成,位于非同轴电缆芯线外围。其作用是使芯线与高压绝缘层之间的静电场分布均匀。避免凸起部分发生击穿。

3. 高压绝缘层　位于导电芯线（或内半导体层）

外侧。厚 4.5~20mm,灰白色天然橡胶制成,或用高绝缘性塑料制成,耐压要求:50~200kV（峰值）之间。其作用是使芯线的高电压与地之间绝缘。

4. 半导体层　紧包在高压绝缘层外,由具有半导体性能的橡胶制成。其作用是防止高压静电场引起的不良影响。

5. 金属屏蔽层　紧包半导体层,直径不大于 0.3mm 的镀锡铜丝编制网状。其作用是一旦高压击穿,芯线与金属屏蔽层短路,屏蔽层通过固定环接地,保护操作者和患者安全。

6. 保护层　机械保护、防止有害气体、油污和紫外线对高压电缆的危害。

六、其他高压部件

其他高压部件有高压交换闸,高压插头与插座,变压器油等。

第四节　灯丝加热变压器

一、X 线管灯丝加热变压器的功能

灯丝变压器的作用是为 X 线管提供灯丝加热电压。为降压变压器。双焦点 X 线管配备两个结构相同、规格不同的灯丝变压器。

灯丝变压器次级绕组与 X 线管的阴极相连,X 线管工作时灯丝变压器次级绕组的电位与阴极高压等电位,要求绝缘强度不低于高压变压器最高输出

电压的一半。

二、X 线管灯丝加热变压器的基本结构

X 线管灯丝加热变压器的基本结构由铁芯、初级绕组、次级绕组组成。

1. 铁芯　涂漆硅钢片交错叠片的方法制成，形状有"口"形、"C"形、阶梯形。

2. 初级绕组　匝数 1000 匝，电流小，导线直径很细（0.19~0.93mm）的漆包线，分数层绕在绝缘纸包好的铁芯上，或绕在绝缘筒上再套在铁芯外面。

3. 次级绕组　匝数少（数十匝），电流大，导线直径 2mm 沙包或玻璃丝包圆铜线，分数层绕制。

初次级间绝缘强度较高的绝缘筒作绝缘材料。

第五节　X 线 管

一、概 述

X 线管是 X 线机重要的部件之一，它是产生 X 线的核心部件，其作用是将电能转化为 X 线。诊断用 X 线管的发展经历了从最早的电子射线管、静止阳极射线管到旋转阳极射线管及特殊的 X 线管等的技术发展过程。目前在 X 线机系统中应用较多的是旋转阳极 X 线管。

二、静止阳极 X 线管

静止阳极 X 线管的结构由阳极、阴极和玻璃壳三部分组成。

（一）阳极

由阳极头、阳极帽、阳极柄三部分组成。它的作用一是吸引和加速电子，并约束高速电子运动轰击靶面而产生 X 线；二是把产生的热量传导和辐射出去，电子束中一般只有不到 1% 左右转换为 X 线能，其余全部生成热，所以靶面材料一般选用高熔点且 X 线发射率较高的钨制成。

1. 阳极头　由靶面和阳极体组成。靶面承受电子轰击，靶面的工作温度很高，一般都用钨制成，称为钨靶。钨具有熔点高、原子序数大、蒸气率低的特点。由于钨的导热率低，常把导热系数大的由无氧铜制成的阳极体与钨靶焊在一起，以提高阳极头的散热效率。

静止阳极靶面是静止不动的，电子束总是轰击在固定的位置上，而单位面积上承受的最大功率则非常有限（钨靶，一般为 200W/mm^2），相比之下旋转阳极的最大功率则要高许多。

2. 阳极罩　又名阳极帽，在靶外面，用含有一定比例钨的无氧铜制成，套在阳极头上。主要作用是吸收二次电子和散射 X 线。阳极罩有两个窗口：正对阴极的窗口是阴极电子束的入口，侧面正对靶面中心的窗口是向外辐射 X 线的出口，有的 X 线管在该出口上加装金属铍片，以吸收软 X 线。

高速电子轰击靶面时，会有少量电子从靶面反射出来，称为二次电子。每个电子的出射能量为入射能量的 90% 左右。如果没有阳极罩，二次电子轰击在玻璃壳上，会使玻璃壳温度升高而放出气体，降低管内真空度，甚至使玻璃壳击穿漏气；二次电子也可能再次轰击靶面，辐射出大量的散射线，严重影响成像质量。阳极罩可大大减轻上述危害。

3. 阳极柄　由无氧铜制成，是阳极引出管外的部分。它和阳极头的铜体相连，浸在变压器油中，通过与油之间的热传导将阳极头产生的热量传导出去，以提高阳极的散热效率。

（二）阴极

阴极主要由灯丝、阴极头（聚焦槽）、阴极套和玻璃芯柱组成。其作用是发射电子，并聚焦高速电子束，使电子束具有一定的形状、大小轰击靶面而产生具有焦点的 X 线。灯丝电压一般为 50Hz、5~10V，灯丝电流一般为 2~12A。

1. 灯丝　灯丝的作用一是在高压的作用下产生电子，单位时间内这些电子电荷的数量就是管电流，二是在灯丝电路的控制下产生热量，当产热与散热达成平衡时，灯丝温度相对稳定，由于在一定的高压下，在一定范围内，灯丝电压愈高，通过灯丝的电流愈大，灯丝温度就愈高，发射的电子数量也愈多。因此，灯丝控制电路被用来确定管电流。大多数 X 线管灯丝由钨绕制成螺管状。钨具有较大的电子发射能力和较高的熔点，在高温下也不易蒸发，其伸展性好，容易加工成细丝。

为了提高 X 线管的使用效率，绝大多数 X 线管的阴极均装有两条灯丝，称为双焦点。一条较长，形成大焦点；一条较短，形成小焦点。

2. 阴极头　又称为聚焦槽，由纯铁或铁镍合金制成的长方形槽，其作用是对钨丝发射的电子进行聚焦。钨丝加热产生大量电子，由于电子之间存在着排斥力，致使外围电子向四周扩散呈发散状。为了使电子束聚焦成束状飞向阳极，将灯丝安装在直形凹槽或阶梯凹槽中心，灯丝的一端与阴极头相连，获得相同的负电位，借其几何形状形成对电子束向

中心靠拢的聚焦。

（三）玻璃壳

玻璃壳用来支撑阴、阳两极,保证其几何中心正对,即灯丝与靶面中心正对和保持管内真空度。通常采用熔点高、绝缘强度大、膨胀系数小的钼玻璃制成,以避免因温度变化使玻璃破裂和漏气。有的 X 线管还将 X 线出口处玻璃加以研磨,使之略薄,以减少玻璃对 X 线的吸收。

静止阳极线管的不足是焦点尺寸大、瞬间负荷功率小,现已多被旋转阳极 X 线管取代。

三、旋转阳极 X 线管

旋转阳极 X 线管同样也由阴极、阳极和玻璃壳三部分组成。除了阳极外,其他结构与静止阳极 X 线管的结构相似。旋转阳极 X 线管的阳极主要由阳极靶面、转子、转轴、轴承套座、玻璃圈等组成。与静止阳极 X 线管相比关键的不同点是阳极靶面不是固定的一小块钨,而是一个高速旋转的钨盘,有负载时,从偏离管中心轴线的阴极发射出电子,轰击旋转的靶面,电子轰击产生的热量,被均匀地分布在转动的圆环面积上,使实际焦点迅速增加,单位面积上的热量也就大为减少,从而提高 X 线管的功率。

旋转阳极 X 线管最大的优点是:瞬时负载功率大,焦点小,摄影清晰度高,较好地解决了静止阳极 X 线管难以解决的矛盾。它的散热方式主要是热辐射,散热速度较慢,适合于大功率瞬时负载。目前旋转阳极 X 线管的功率多为 20~50kW,高者达 150kW,有效焦点多为 1~2mm^2,微焦点为 0.05~0.03mm^2,极大地提高了 X 线影像的清晰度。

（一）靶面

靶面中心固定在钼杆(转轴)上,钼杆另一端与转子相连。靶面倾角在 6~17.5° 之间,过去靶面由纯钨制成,纯钨产生的 X 线性能很好,但热容量较小,散热性和抗热膨胀性能都较差。改进后多采用铼钨合金(含铼 10%~20%)做靶面,钼或石墨做靶基,构成钼基铼钨合金复合靶或石墨基铼钨合金靶。铼钨合金靶面晶体颗粒细,抗热膨胀性高,靶面龟裂机会减少。随着曝光次数的增加,无论是铼钨合金靶还是纯钨靶其输出剂量都会有所下降,在相同条件下曝光 2 万次,两者分别下降 13% 和 45%,显然,铼钨合金靶面明显优于纯钨靶面。靶基往往选用重量轻、热容量大的材质,从而可有效地提高了 X 线管连续负荷的能力,靶基的材料通常选用钼或石墨。

（二）转子

转子是由无氧铜管制成,在转子周围加一旋转磁场后,转子发生转动。为增加热辐射,通常将转子表面黑化。转轴装入由无氧铜或纯铁制成的轴承套中,两端装有两只轴承。转子的转速越高,电子束在某点停留的时间越短,靶面温差就越小,X 线管的功率也就越大。转速为 2800r/min 的旋转阳极 X 线管称为低速旋转阳极 X 线管,超过 8500r/min 的旋转阳极 X 线管称为高速旋转阳极 X 线管。

一般旋转阳极 X 线管用于透视时阳极可不需转动,但用于摄影时必须转动至额定转速后才能在阳极和阴极间加上高压,否则大量电子轰击在靶环的固定点上会引起靶面损坏。所以使用旋转阳极 X 线管的 X 线机电路中均设置有旋转阳极启动延时(0.8~1.2 秒)保护电路,待阳极转到额定转速后才能曝光。

曝光结束断电后,由于惯性使转子在很长时间内静转(静转时间是指切断定子电源开始到转子停止转动所用的时间),一般为数分钟甚至几十分钟的无用空转,其对轴承有一定的磨损,因此,在有的机器中,当 X 线管结束负载后即对转子制动,这样可以延长轴承的寿命。对高速管来说,无论是启动还是制动过程都存在着一个共振转速,在这个转速附近 X 线管整体将会产生一定幅度的振动,严重时可大大缩减整个 X 线管的寿命。这个转速的具体数值与 X 线管的结构和材料特性有关,一般在 5000~7000r/min 之间,在启动和制动时都需要尽量快地使转子迅速越过临界转速,从而避免管子损坏。静转时间有时也被用来对低速管进行评价,如果转子的静转时间低于 30 秒,就说明轴承已明显磨损。

（三）轴承

为防止由于高温造成 X 线管损坏,X 线管中的轴承需进行特殊的设计,在先进的 X 线机设备中还有专门的电路对 X 线管给予保护。旋转阳极 X 线管与静止阳极 X 线管的散热方式不同,靶面受高速运动的电子流轰击会产生的巨大热量,这些热量约为 X 线管消耗功率的 99%,一只工作在电压 100kV、电流 1A 条件下的 X 线管,其瞬间功耗为 100kW。旋转阳极 X 线管中产生的大量热量主要依靠辐射进行散热,散热效率低,连续负荷后阳极热量急剧增加,靶盘温度不断上升达到非常炽热的状态。靶盘的高温直接导致轴承温度升高,因此 X 线管的轴承都由耐热合金钢制成,可以承受较高的工作温度(约 400℃左右)但不能超过 460℃。为避免过多的热量传导到轴承,导致其损坏,通常把阳极端的转轴外径做得较细或用管状钼杆,减少热传导,少量由阳极靶面传导过来的热量则大部分通过转子表面辐射出去。

为保证轴承在高温下的正常工作,同时也为了有利于热量传导,轴承的润滑剂通常采用固体材料润滑,如二硫化钼、银、铅等。选用不同的润滑材料,转子的静转时间亦有不同。

四、特殊 X 线管

特殊 X 线管有栅控 X 线管、软 X 线管和金属陶瓷旋转阳极 X 线管。

(一)栅控 X 线管

栅控 X 线管具有可快速响应的独特性能,不仅可使患者和操作者接受的 X 线辐射剂量减少、X 线管使用寿命延长以及 X 线影像的模糊度降低、清晰度提高等,同时还可用于快速 X 线脉冲曝光,目前主要应用于血管造影 X 线机、电容充放电 X 线机等方面。

1. 栅控 X 线管结构　栅控 X 线管是在普通 X 线管的阴极和阳极之间加上一个控制栅极,在结构上类似于电子管,故又称三极 X 线管。当栅极上加一定大小的负电位或负脉冲电压(相对阴极灯丝而言),管电流被截止,不发生 X 线;负电位或负脉冲消失时,管电流导通,发生 X 线。可见,对于栅控 X 线管,辐射 X 线的产生不仅取决于灯丝加热电流和管电压,还取决于栅极电位的变化。由于栅极电压远低于管电压,因此控制相对容易,这意味着产生 X 线的过程可以大大缩短,射线中由于过渡过程产生的无用射线比例将大大减小,如果栅极电位采用脉冲电压方式供电,就能实现快速断续 X 线摄影,例如电影摄影,摄影频率可达到每秒 200 帧。栅控 X 线管除了阴极结构特殊外,其他部分与普通 X 线管相同。栅控 X 线管的阴极在聚焦槽中装有灯丝,灯丝前方装有栅极,灯丝与栅极之间相互绝缘。栅极电位就加在灯丝和聚焦极之间。

2. 特性

(1)灯丝发射特性:由于栅极负电位对电子流起着阻碍作用,因此栅控 X 线管的灯丝发射特性要比一般 X 线管差。发射相同的管电流时,栅控 X 线管的灯丝加热电流要大得多。为了提高栅控 X 线

管的管电流,设计出另一种结构的栅控 X 线管,使灯丝与阴极头相互绝缘,负电位加在阴极头上。这样,阴极头既起着聚焦作用,又起着栅极作用。阴极头上装有两组灯丝,加热的同时发射电子,在聚焦极的作用下两束电子流轰击到靶面的位置稍有差异,形成近似高斯分布的焦点,从而使焦点 X 线辐射强度分布较为合理,灯丝发射特性也得到了改善。它的焦点直径为 1.2mm,最高工作电压 125kV,栅极切断电压为 −2.5kV。

(2)截止特性:不同管电压、管电流截止的栅极电位也不同。例如在由高压电容器充电后提供管电压的 X 线机(电容充放电 X 线机)中,当管电压为 125kV 时,截止管电流的栅极电位为 −2.5kV。栅极电位的变化会引起灯丝附近的电位分布发生变化,从而焦点宽度也随着改变(焦点长度变化不大)。因此,一般在灯丝两端使栅极金属丝的间隔变小,以改变上述现象。

(3)栅极的控制特性:使用栅控 X 线管进行瞬时 X 线摄影时,需要在栅控 X 线管的栅极上加一矩形控制负脉冲电压,它相当于是一个门控信号,X 线管在接到此信号之后,加于阴极和阳极间的高压将瞬时产生大量的电子束,继而产生 X 线。对 X 线管本身来说,瞬时摄影时间可短到 10μs,但由于高压电缆存在电容和电感,因此,其实用的临界值为 1ms。显然,比起普通 X 线管,X 线产生的过程被大大缩短了。

3. 焦点　前面提到,为使栅控 X 线管截止,必须给栅极或阴极头施加足够的负偏压。如果所加负偏压值小于使 X 线管截止的值,阴极头上这一负偏压将使电子流聚集起来。将 400V 的负偏压加于阴极头上,即可获得直径为 0.1mm 的焦点;若负偏压值再小些,可获得 0.2mm 的焦点。微焦点 X 线管对放大摄影是理想的。使用 0.2mm 的焦点,腹部血管造影放大两倍;而用 0.1mm 的焦点,手、足血管造影可放大 3 倍。

由于栅控 X 线管的灯丝发射特性差,不能产生大的管电流,而且管电流越大,为保持管电压平稳的电容器容量也越大,所以,栅控 X 线管不适用于大容量的 X 线机。目前,栅控 X 线管一般用于电容充放电 X 线机及管电流为 200mA 的电影摄影 X 线机。前者对电源要求低,常用于对患者进行床边 X 线摄影;后者不仅使患者和操作者接受的 X 线辐射剂量减少,X 线管的负载降低,而且由于摄影时间短,使 X 线影像的模糊度降低,亦即清晰

度提高。

（二）软 X 线管

1. 特点 在对乳房等软组织进行 X 线摄影时，为了提高 X 线影像反差，必须使用大剂量的软 X 线，为此须采用软 X 线管。软 X 线管具有以下特点：

（1）要求 X 线输出窗的固有滤过小；

（2）在低管电压时能产生较大的管电流，从而大大缩短曝光时间；

（3）焦点小以减小几何失真。

2. 构造 目前，软 X 线管的输出窗口大多用铍制成。

（1）铍窗：铍的原子序数为 4，其吸收性能低于玻璃。因此软 X 线管以铍制成输出窗口，可以辐射出大剂量的软 X 线。

（2）钼靶：软 X 线管的阳极靶一般由钼（原子序数 42，熔点 2622℃）或者铑（原子序数为 45，熔点为 1966℃）制成。临床实践证明，软组织 X 线摄影时最适宜的 X 线波长为 $(6\sim9)\times10^{-11}$m；而钼靶 X 线管在管电压高为 20kV 时，除辐射出连续 X 线外，还辐射出波长分别为 6.3×10^{-11}m 和 7.0×10^{-11}m 的特征 X 线。可见，对软组织进行 X 线摄影，起主要作用的是钼靶的特征 X 线辐射。使用钼靶软 X 线管时，一般要加上 0.03mm 厚的钼片进行过滤。由于钼片对 6.3×10^{-11}m 以下的 X 线具有强烈的选择吸收作用，使该波长以下的较硬 X 线被衰减，同时 7.0×10^{-11} 以上的较软 X 线被钼所吸收。这样一来，无用的软 X 线以及较硬的 X 线都被衰减掉，余下的 X 线正好适用于软组织的 X 线摄影。

（3）极间距离缩短：软 X 线管的管电压较低，由于空间电荷的影响，管电流较小。为了改善其灯丝发射特性，可以缩短阴极与阳极间的距离，使极间场强增大，以降低空间电荷的影响。普通 X 线管的极间距离一般为 17mm 左右，软 X 线管的极间距离一般为 10^{-13}mm。因此，软 X 线管的最高管电压不能超过 60~80kV。

（三）金属陶瓷 X 线管

金属陶瓷旋转阳极 X 线管，这种 X 线管的灯丝和阳极靶面与普通旋转阳极 X 线管类似，只是玻璃壳改为由金属和陶瓷组合而成，其间的过渡材料采用铌，用铜焊接。

限制 X 线管负荷能力的因素之一，是灯丝的最高"安全"温度，该温度不仅与灯丝的熔点有关，也

与钨丝的蒸发程度有关。钨丝蒸发不仅能使灯丝变细，而且会导致 X 线管玻璃壳内表面上形成薄薄的钨层。薄钨层对 X 线束滤过不会造成严重影响，但对于玻璃管壳，却能成为使 X 线管损坏的第三电极（第三电极将使玻璃管壳受到电子轰击而易于损坏）。

金属陶瓷 X 线管中有一部分钢制管壳，位于 X 线管中间，在阳极端嵌入玻璃壳中，在阴极端嵌入陶瓷内，X 线管中的玻璃与陶瓷部分起绝缘作用，金属部分接地，以捕获杂散电子。由于管的金属部分接地，准直器可以较普通 X 线管更贴近阳极，使焦点外辐射的影响减小。

大功率金属陶瓷 X 线管的阳极在两端有轴承支撑的轴上旋转，有一直径 120mm 的复合阳极靶盘。因为没有玻璃壳那种钨蒸发所致 X 线管损坏的危险，所以可将灯丝加热到较高温度，以提高 X 线管的负荷。金属陶瓷旋转阳极 X 线管寿命长，还可在低管电压条件下使用较高的管电流进行摄影。

五、X 线管的焦点

在 X 线成像系统中，X 线管的焦点对成像质量影响很大。X 线管的焦点分为实际焦点、有效焦点或和标称焦点。

1. 实际焦点 实际焦点是指高速电子在靶面上的实际轰击面积。目前诊断用 X 线管的灯丝均绕成螺管状，灯丝发射的电子经聚焦后，以细长方形状轰击在靶面上，所形成的焦点亦为长方形，称为线焦点。实际焦点的大小（主要指宽度），主要取决于聚焦罩的形状、宽度和深度。实际焦点越大（因靶面积越大，能承受的功率值相应增加），X 线管的容量就越大，曝光时间就可以缩短。

阴极电子轰击在阳极靶面上的实际面积称为实际焦点。实际焦点的形状是由灯丝的形状决定的，由于灯丝位于阴极头内。阴极头的作用是使电子被聚焦，故实际焦点大小，主要取决于槽的形状、宽度及灯丝位于槽中的深度。

2. 有效焦点 有效焦点又称为作用焦点或标称焦点，是指实际焦点在 X 线投照方向上的投影，实际焦点垂直于 X 线管长轴方向上的投影又称为标称焦点。

如实际焦点宽度为 a，长度为 b，投影后的长度为 bsinθ，宽度不变，则：有效焦点 = 实际焦点 × sinθ。

其中的夹角 θ 是阳极靶面与 X 线投照方向夹角。当投照方向与 X 线管长轴相垂直时,θ 角称为靶角或阳极倾角(一般为 7°~20°)。阳极倾角是与管容量和 X 线强度的分布密切相关的重要参数。

在要求有效焦点一定的条件下,靶角越小,实际焦点越大,管容量也越大,但靶角不能太小,它受到有用照射野的限制。有效焦点与成像质量有密切关系。有效焦点尺寸越小,影像清晰度越高。

3. 标称焦点 由于 X 线管焦点的尺度非常微细(精度为 0.1mm),实际生产过程中会有误差,而焦点大小对图像质量有决定性的影响,因此为了统一概念,便于在生产、流通和使用过程中的互相交流,国际电工委员会标准 IEC 336 规定了焦点尺寸的容许误差范围,称为焦点标称值的容许值(表 1-2)。

4. 焦点增涨——焦点与管电流的关系 有效焦点的大小与 X 线管的管电流和管电压有关。在管电流一定的条件下,管电压越高,电子间的斥力增大,有效焦点尺寸将明显增加,这种现象称为焦点增涨。所以测量有效焦点时,既规定了与管轴垂直的投照方向,还应规定相应的管电流和管电压值。一般取管电流最大值 50%,管电压为 75kV 作为测试条件,并以针孔成像的办法进行测量。用针孔照相法拍摄的焦点像,在管电压一定时,焦点增涨的程度视管电流的大小而定;管电压对焦点增涨的影响较小,甚至出现管电压升高而焦点尺寸略显缩小的趋势。因此,有效焦点的大小与投影方位及管电流大小有关,焦点增涨的程度主要由管电流而定,且随焦点而异,一般小焦点增涨幅度大。

表 1-2 焦点标称值的容许值

焦点标称值(f)	焦点尺寸容许值(mm)	
	宽度	长度
0.1	0.10~0.15	0.10~0.15
0.2	0.20~0.30	0.20~0.30
0.3	0.30~0.45	0.45~0.65
0.5	0.50~0.75	0.75~1.10
0.6	0.60~0.90	0.90~1.30
0.8	0.80~1.20	1.10~1.60
1.0	1.00~1.40	1.40~2.00
1.2	1.20~1.70	1.70~2.40
2.0	2.00~2.60	2.90~3.70

5. 焦点大小与其寿命、成像质量的关系 当阴极电子高速轰击阳极靶面产生 X 线的同时将伴随大量热量的产生,温度急剧上升。该热量从实际焦点面积上向外逐渐传导出去,由于钨靶单位面积承受功率的能力很小(一般为 200W/mm^2),所以从保护阳极靶面、延长其寿命的角度来看,实际焦点越大越好。而从几何光学成像原理可知,当有效焦点为点光源时,成像清晰度高;当有效焦点具有一定尺寸时,胶片上所形成的图像将出现半影而产生模糊,焦点尺寸越大,半影越大,模糊度就越大,清晰度就越低。所以从成像质量角度来讲,希望焦点越小越好,旋转阳极 X 线管的出现在一定程度上解决了这对矛盾。

六、X 线管管套

X 线管管套是保护、支持 X 线管,并对 X 线管具有冷却作用的部件。

七、X 线管冷却

X 线管要求一定的真空度,在工程上一般将阳极、阴极和轴承封装于玻璃壳中,对于旋转阳极,这就存在着如何隔着玻璃壳让阳极旋转的问题,目前采用的办法是通过旋转磁场实现热传递。

X 线管在实际工作中需要将其置于油封之中,油封的作用有四个,一个是 X 线管玻璃外壳的保护,二是减少散逸射线,三是为高压提供安全保障,四是让 X 线管产生的热量有效地外传。

热量外传途径有两个:一是通过轴承—玻璃壳—油封传递,另一个是通过辐射进行热传递。

第六节 基本结构与电路

一、X 线发生器的基本结构

X 线发生器的基本结构包括 X 线管、高压发生装置、控制装置,基本电路包括电源电路、高压初级电路、高压次级电路、灯丝加热电路、控制电路。

二、电源电路

X 线机电源电路是给自耦变压器供电的电路。

主要元件:电源接触器、电源保险丝、自耦变压器、电源电压补偿调节装置、指示仪表。

电路由保护装置(35A 保险丝)、电源接触器 LC、按钮开关 LS、自耦变压器 T1、电源电压表及指示灯组成。

电源电路包括:电源接触器 LC 线圈供电电路;电源接触器自控电路;自耦变压器电路;电源电压表指示电路等。

三、灯丝加热电路

灯丝加热电路由稳压器、毫安调节器、空间电荷补偿装置、灯丝变压器等组成,是为 X 线管灯丝提供加热电源的电路,又称 mA 调节电路。灯丝加热电路分灯丝初级电路和灯丝次级电路。次级电路与 X 线管的阴极灯丝相连。

灯丝加热电压↑→灯丝温度↑→灯丝发射的电子数量↑→管电流↑→X 线量↑,所以 mA 的调节可通过改变灯丝变压器初级电压来实现。在初级电路中串联电位器实现 mA 调节。透视:半可调电阻,摄影:可调电阻。

透视管电流的调节:当调整好 R2 后,即将管电流限制在某一定值,R1 的旋钮在控制台面上,并装有刻度盘。同时可作为透视毫安的预示。

摄影管电流调节器:在电路里串联一个或数个有若干抽头的半可调电阻,利用分线器在控制台进行操作,其对应的毫安值也由台面预示,故称毫安选择器。

空间电荷补偿装置:由于空间电荷作用,管电流不仅与灯丝的加热电流有关,而且与管电压的变化有关。在一定范围内,毫安值随千伏值的增高而增大,使 X 线的质和量不能分开调节。其原理是通过改变灯丝加热电压的办法来补偿千伏值对毫安值造成的影响。即在增加千伏值的同时,相应地减小灯丝加热电压,使毫安值保持不变。

变压器式空间电荷补偿电路是将补偿变压器的初级线圈与高压变压器的初级并联,即初级电压随千伏值调节而改变。千伏值增高初级电压亦增高,反之则低。其次级线圈与灯丝变压器初级线圈相互串联,并使补偿器次级所感应的电压与灯丝变压器的电源电压极性相反。因而即使增加管电压,由于灯丝加热电压随千伏值增加而减少,管电流仍保持不变。

电阻式空间电荷补偿原理与变压器补偿法基本相同。在 X 线管灯丝加热电路初级中串联一个电阻,从电阻上接出若干抽头,通过与千伏值调节器联动而选择一定电阻值。千伏值越高,所串联的电阻值越大。这样千伏值增加引起的管电流得到补偿。使管电流保持相对稳定。

交流稳压器:多采用谐振式磁饱和稳压器。稳定达 ±1%。

四、工频 X 线发生器高压初级电路

工频 X 线高压初级电路是指由自耦变压器到高压变压器初级线圈所构成的回路。包括管电压调节电路、管电压控制电路、管电压预示、管电压补偿电路、接触器等。

(一)管电压调节电路

管电压调节电路,是用改变高压变压器初级输入电压的方法来调节管电压。高压变压器 B₂ 初级线圈经控制元件的触点,从自耦变压器 B₁ 上取得电压。电压的改变采用手动的多接点调节器与自耦变压器不同输出的抽头相连接,从而得到不同数值的输入电压。

(二)管电压控制电路

管电压控制电路的作用是控制 X 线管管电压的得失。控制方法有电磁接触器控制高压初级电路、晶闸管(可控硅)控制高压初级电路、初次级配合控制与三极 X 线管控制、电磁接触器控制高压初级电路。

1. 防突波装置　初级电路断开与闭合瞬间,由于电磁感应,使高压次级发生暂态过电压,即突波。

2. 晶闸管(可控硅)控制高压初级电路　两个可控硅 SCR1、SCR2 组成反并联电路。当 A、B 与 C、D 之间无触发信号时,电路呈切断状态,高压变压器初级 HT 无电压输入。在曝光前,接触器 SC 的触点先闭合。此时因 SCR1、SCR2 未导通,电路无负荷电流,故 SC 闭合瞬间无电弧放电。在电路设计上 SC 导通时间比可控硅早 0.8 秒,后由可控硅导通。

3. 管电压预示电路　对 X 线管千伏值的测量采取预示的方法。即在 X 线管空载时,测量高压初级电压,根据高压变压器的变压比,计算出高压次级电压,预先将本次曝光 X 线管两端可能加的实际千伏值指示出来。例如:一个高压变压器初、次级电压对应关系是 190V/100kV,由此计算出,初级 1.9V 对应 1kV。这样可将交流电压表刻度盘上 190V 处改刻为 100kV,95V 处改刻为 50kV。如此等。

4. 管电压补偿　管电压负载时,X 线管两端的实际千伏值要小于预示的千伏值,且随毫安的变化而变化,这种现象严重影响摄影效果,所以中高型 X 线机在千伏值预示电路中设置了千伏值补偿电路。千伏值补偿的基本原理是:用某种方法按不同毫安值预先增加高压变压器的初级电压,以补偿负载时

的电压下降。补偿的 kV 值正好等于负载时降落的 kV 数值。在 kV 表电路里串联一个多抽头可调电阻器,各抽头分别与管电流选择器的相应档次相连,并与管电流选择器联动。

五、中、高频 X 线发生器高压初级电路

中、高频 X 线发生器高压初级电路通过逆变电源可将低压直流经交流化而升至高压直流的部件。实际的逆变过程中,要经过了由工频转换为直流、再由直流转换为中频交流的两个阶段,所以,中频逆变器由直流电源、直流逆变和逆变控制三部分组成:

(一) 直流电源

小型逆变式 X 线机可直接用蓄电池供电,或由交流电经整流后变为直流电。15kW 以下的逆变式 X 线机一般使用单相电源,经桥式整流或倍压整流后转换成直流电源。15kW 以上的逆变式 X 线机多采用三相可控桥式整流电源。如图 1-17 所示为 SX32-I 型逆变式 X 线机的开机及三相整流滤波电路。

当变压器 T_1 初级(1,2)端输入 220V 后,T_1 次级(3,4)端输出 18V 的交流电压。经硅桥 V_1 整流,电容器 C1 滤波后产生 24V 的直流电压。因此时开机和关机按键均处于开路状态,三极管 V_3 截止,继电器 KS 不工作。

开机时,将"⊙"按下,则 24V 电源经 R1 R2 分压后使 V_3 偏置导通,继电器 KS 吸合。其二对触点闭合使 KS 自锁;另一对触点闭合后使电源接触器 KL 得电工作。其触点闭合,则三相 380V 50Hz 电源输入到三相桥式整流电路。然后经继电器 KX 触点

(摄影准备时闭合,结束时断开)或电阻 RX(透视时 KX 断开)加于电容器 CA,CB。经滤波后输出 540V 直流电压,送往 VMOS 逆变电路,作为逆变电路的直流电源。同时通过降压变压器 T_2(图 1-17)提供控制台本身和外部床台使用的各种交流电压。

关机时,按下"○·"时,V_3 反偏置截止,KS 和 KL 释放,380V 和 T2 电源被切断。

(二) 直流逆变电路

1. 桥式逆变原理 多用于高压逆变和灯丝加热逆变电路中,其原理如图 1-18 所示,图中 K_1~K_4 是 4 只开关器件(可以用晶闸管、场效应管等),Z 为 X 线管的等效负载阻抗,通过适当控制 4 只开关的动作来实现直流到交流的逆变。

若电路上能确保 4 只开关按以下顺序开闭,则在负载 Z 上的电压波形就是正、负交替的矩形波(图 1-19)。

时间 t_1:K_1,K_2 闭合,K_3,K_4 断开,电流为 i_1,Z 上电压为 E。

时间 t_2:K_1,K_2 断开,K_3,K_4 断开,电流为 0,Z 上电压为 0。

时间 t_3:K_1,K_2 断开,K_3,K_4 闭合,电流为 i_2,Z 上电压为 -E。

时间 t_4:K_1,K_2 断开,K_3,K_4 断开,电流为 0,Z 上电压为 0。

t_1~t_4 为一个周期 T,然后周而复始。如果周期 T 适当,就可输出正负交替的矩形波。

图 1-19 中 t_2 和 t_4 的作用是为了防止实际中可能存在的 K_1、K_4 或 K_2、K_3 同时导通而产生巨大的短路电流。

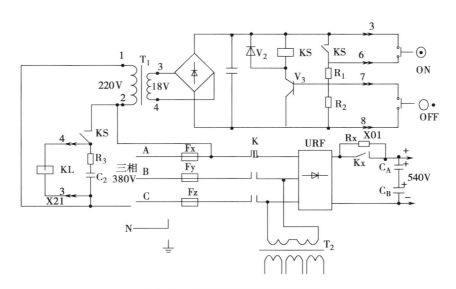

图 1-17 开机及三项整流滤波电路

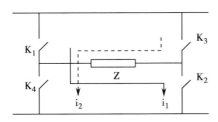

图 1-18　桥式逆变原理

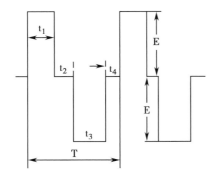

图 1-19　桥式逆变在负载上的波形

图 1-18 所示的桥式逆变又称为全桥式逆变,与此对应还有半桥式逆变,图 1-20 为原理图。

2. 桥式逆变器示例　图 1-21 所示是一个典型的基于 VMOS 的 RLC 串联桥式逆变器。电路中包括有 K_1,K_2,K_3,K_4 4 个 VMOS 管。

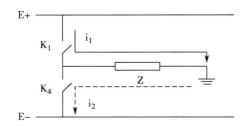

图 1-20　半桥式逆变电路示意图

当转换开关,4 个 VMOS 被交替触发,在 RLC 串联电路中形成衰减振荡。当 K_1,K_2 被触发而导通,振荡电流为 i_1,但衰减的正弦电流只能出现在一个周期中,因为在通过 D_1,D_2 形成 i_1 负半周期的过程中,K_1,K_2 已被截止,所以第二个周期不可能出现。当 K_3,K_4 被触发而导通,振荡电流为 i_2,但 i_2 与 i_1 反向,也只能在一个周期内出现。即如果 K_1、K_2 闭合后,稍大于半周期的某一时刻,将 K_3、K_4 闭合,总电流 i 如图 1-22 所示,形成近似的正弦波电流,并通过互感线圈输出。

在高频高压发生器问世的最初阶段,逆变主电路中功率器件以可控硅为主要的选择,由于可控硅的可靠性差、对负载电路的纯阻性要求较高,因此电路的稳定性不高,近年来,VMOS、IGBT、IPM 等更多地被选择为高压发生器的功率器件。

(三) 逆变控制

交流电压的有效值为 $U = \frac{1}{T}\int_0^T u\,dt$ 式中 T 为周期,U 为电压有效值,u 为电压瞬时值。由此式可知调节电压有效值有两种方法:调宽控制和调频控制。

1. 调宽控制　在电压 u 的周期 T 不变时,通过改变变压器初级回路中电压 u 的脉冲宽度(占空比),来实现改变输出电压的控制方式(图 1-23)。虚线表示的信号占空比大于实线表示的信号占空比。调宽控制法常被用于灯丝电压的调整电路。

2. 调频控制　通过改变变压器初级回路中电压 u 的频率来实现改变输出电压的控制方式(图 1-24)。实线表示的信号周期为 T1,虚线表示的信号周期为 T2,T_1 大于 T_2,即频率 f_1 小于频率 f_2 调频法常被用于管电压的调整电路。

3. 控制方式示例　图 1-25 为逆变式 X 线机调

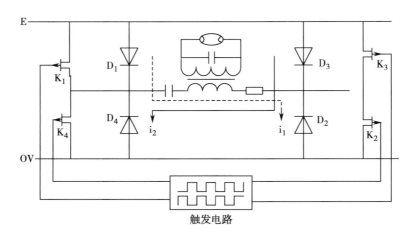

触发电路

图 1-21　串联格式逆变电路示意图

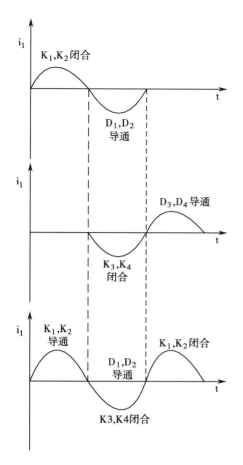

图 1-22 逆变器电流输出波形

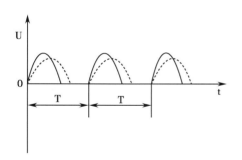

图 1-23 调宽控制电路

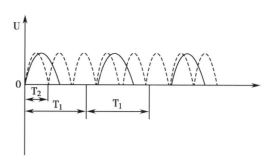

图 1-24 调频控制原理

频控制管电压的原理方框图。控制电路由千伏值检测、比较器、压频变换器（V/f）等组成。主电路由直流电源、桥式 VMOS 管逆变器、高频高压变压器、整流滤波电路、X 线管等组成。

比较器的同相输入端输入电压 Vs 为管电压预置值，反相输入端输入电压 Vr 为实际管电压的取样值，它与实际曝光时加在 X 线管两端的直流高压呈正比，比较器输出电压 Vd 与两者的差值呈正比，Vd 控制压频变换器（V/f）的输出频率，即比较器的输出电压控制压频变换器的输出频率，从而改变逆变器中的 VMOS 的触发频率，实现调整管电压的千伏值。

在曝光开始的瞬间，由于预置电压一定，高压还未形成，触发频率最高，高压滤波电容的充电速率最大，千伏值迅速上升，随着实际千伏值的增大，触发频率下降，千伏值上升速度变慢。当预置电压值等于实际千伏检测值，误差电压为零，触发频率稳定，使千伏值维持在预置值的水平上。若因某种原因，例如电网电压波动使千伏值发生变化，则因调频控制过程是闭环控制，该闭环回路立即自动跟踪调整，千伏值发生相反方向的变化，使千伏值维持在预置值上，克服了电网电压波动对千伏值的影响，所以逆变式 X 线机对电源要求较低。

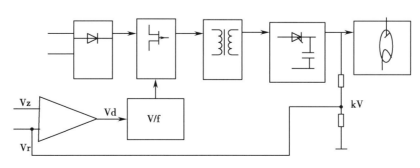

图 1-25 调频控制式逆变电源原理框图

六、高压次级电路

高压次级电路是由高压变压器次级线圈到 X 线管两极所构成的回路。有单相全波整流高压次级电路、三相全波整流高压次级电路等类型,本节以单相全波整流高压次级电路为例讲解。

1. 高压整流电路　单相全波桥式高压整流电路由四个高压硅堆构成整流桥。在交流电的任一半周,都能产生 X 线。高压变压器次级中心点接地。

2. 管电流测量电路　在单相全波整流电路里,一般将次级中心点的交流电流整流后,再用毫安值表进行测量。

3. 毫安表测量电路

七、控　制　电　路

(一) 限时电路

限时电路是控制 X 线曝光时间的长短,通过它能准确地控制 X 线的照射量(毫安值一定时)的电路。目前,大中型 X 线机一般采用电子限时电路,其基本工作原理是利用电容器和电阻构成的 RC 充放电特性。

在控制 X 线曝光时间的方法上,过去一般是将限时电路的控制接点串接在高压接触器的线圈电路中,用控制高压接触器的工作时间来达到控制曝光时间的目的。由于所使用的交流接触器本身的固定释放延迟,使最短曝光时间受到限制。目前,大中型 X 线机已广泛使用晶闸管无触点开关,代替常用的交流接触器。这样,可根据限时电路的信号,直接控制高压的接人和关断,能够准确、有效地做到零相位接入高压,避免过电压的产生。

(二) 自动曝光控时电路

自动曝光控时电路是在 X 线通过被照物体后,以达到胶片上所需的感光剂量(即胶片密度)来决定曝光时间的;胶片感光剂量满足后,自动切断高压,所以自动曝光控时电路也称为 mAs 限时电路。自动曝光控时电路分为光电管自动曝光控时电路和电离室自动曝光控时电路。

1. 光电管自动曝光控时电路　它利用可见光的光电效应来达到控制目的。它通过一个薄板状的"光电拾光器",将摄影时荧光板发出的荧光经反射沿有机玻璃板导入光电倍增管的锑 - 铯光电阴极上,利用其光电效应获得光电子,经光电管倍增放大后转换成光电流,再经放大器、积分 / 比较放大器、逻辑电路等,驱动控时执行元件,完成自动曝光控制。光电流的大小与穿过人体之后的 X 线辐射强度呈正比例。这种系统的要求是:当照片感光量达到要求值时,恰恰等于积分电容器的两端电压足以推动控制系统,而使曝光结束。改变光电拾光器的位置,能使一台通用 X 线机进行各种部位的光电管自动曝光控时摄影。

2. 电离室自动曝光控时电路　它是利用电离室内气体电离的物理效应,使 X 线胶片在达到理想密度时自动切断曝光。它比光电管自动曝光系统的应用范围广泛,在各种诊断 X 线机的摄影中几乎都可采用。

电离室的结构包括两个金属板平行电极,中间为气体。两极板间加上直流高压,气体作为绝缘介质并不导电;但当 X 线照射时,X 线量子被两极间的气体分子吸收而使气体分子电离。

气体离子在强电场作用下,不断移动而形成电离电流。电离电流的大小与 X 线辐射强度呈正比例。利用这一物理特性,将电离室置于人体与胶片暗盒之间,X 线照射时,被人体吸收后的那部分 X 线,仍可使电离室产生电离电流。此电离电流作为输入控制信号,待 X 线胶片达到一定密度时,令执行元件切断曝光。由上所述,当 X 线辐射强度大时,电离电流大,曝光时间短;反之,如 X 线辐射强度小,电离电流小,X 线曝光时间则自动延长。

电离室的外形尺寸为 $400mm \times 400mm \times 15mm$。根据人体各种生理部位摄影的需要,在电离室某些有利区域安置"测量野"。一般每个电离室表面装有两个或三个面积约为 $50cm^2$ 的测量野,多采用"三野结构"。三个测量野多安置于电离室表面中心位置,以使胶片中心的被检部位影像密度均匀。但也因一些器官对称于人体某部位,如肺等部位摄影时就可使用对准于两肺中心的测量野。三个测量野可根据不同部位摄影的要求,用开关选择单独使用或任意组合使用。

(三) 旋转阳极启动、延时与保护电路

旋转阳极 X 线管的功率是基于阳极转速达到额定值时的功率,如果在阳极转速尚未达到额定值时曝光,将会造成 X 线管的靶面熔化损坏。因此,使用旋转阳极 X 线管的 X 线机均设有旋转阳极启动、延时、保护电路。

由于旋转阳极 X 线管内的阳极端装有与阳极靶同轴的转子,因此要使阳极转动,必须在管子玻璃壳外壁靠近阳极端装一个由铁芯和绕组构成的定子,构成单相异步电机。定子绕组分启动绕组和

工作绕组,为使电机能够自行启动,两个绕组以 90°空间角镶嵌在圆形定子铁芯上,并把在时间上相差 90° 的两相交流电引入定子绕组,便产生旋转磁场,使阳极转动。一般情况下,启动绕组和工作绕组由同一单相电源供电,为使两个绕组中的电流在时间上有一相位差,可在启动绕组中串接电容器进行移相,此种电机称为电容剖相式电机。在启动绕组中串入电容后还加大了启动转矩,其大小与电容器的容量呈正比例。

为了加大启动转矩,也可加一较高的启动电压,待旋转阳极正常运转后,再将此电压降低。由于旋转阳极启动电机工作时间不长,亦可采用同一启动电压。不管是哪种方式,启动、正常运转时两个绕组都必须接入电路。

旋转阳极转动的方向,决定于启动绕组与工作绕组的接法。如果将任一绕组的两端换接,将会改变转动方向。新型 X 线管对转向没有具体要求。

中型诊断 X 线机一般采用低速旋转阳极 X 线管,当电源频率为 50Hz 时,其阳极转速理论值为 3000r/min,实际转速为 2800r/min 左右。在大型 X 线机中,为了提高 X 线管的功率,常采用 3 倍频以提高阳极转速,其阳极转速理论值为 9000r/min,实际转速可高达 8500r/min 左右。

中、大型 X 线机一般均配备旋转阳极刹车装置。尤其是装备高速旋转阳极 X 线管的大型 X 线机都装有旋转阳极刹车装置,刹车装置一旦损坏,就绝对不能启动 X 线机。

同时,为在曝光前确保旋转阳极启动,并达到规定转速后才能接通高压进行曝光,采用了旋转阳极延时保护电路。一般在工作绕组中串联一电流继电器或电流互感器,以监测工作绕组是否有启动电流流过;在启动绕组串接的剖相电容两端并联一电压继电器或电压互感器,以监测启动绕组是否有启动电流流过。只有当工作绕组和启动绕组工作均正常时,延时器才开始延时,经过 1 秒左右的延时,旋转阳极达到规定的转速后,旋转阳极延时、保护电路才允许 X 线机曝光。

(四)X 线管安全保护电路

X 线管的正确使用是保证 X 线管安全和延长 X 线管寿命的根本措施。它包括 X 线管容量保护电路、过电压保护电路、过电流保护电路和冷高压保护电路等。

每只 X 线管都有它自己的最大额定规格,即最大允许容量,如果使用不当,超过它的极限,就会造成 X 线管的损坏。为了避免这种情况的出现,保证每次曝光都是在它的最大允许负载之下进行,大、中型 X 线机中都设有 X 线管容量保护电路。

由于 X 线管的瞬时负载大小,主要决定于千伏值、毫安值和曝光时间三参数的乘积,所以 X 线管容量保护电路是以 X 线管瞬时负载特性曲线为依据的。例如,XD51-20·40/125 型旋转阳极 X 线管瞬时负载特性,对每个焦点,每次摄影所选择的千伏值、毫安值和曝光时间所对应的坐标点,都应落在瞬时负载特性曲线之下,如果落在曲线之上,保护电路就要动作,自动阻止曝光。

X 线管容量保护电路也叫做容量限制电路、过载保护电路、或瞬时负载保护电路。它可从电路结构上防止操作者在选择摄影条件时超过 X 线管的额定负载,属于一次性预置保护,即防止 X 线管一次负荷(一次曝光)过载的保护。对额定值内的连续重复曝光而出现的累积性过载是不起保护作用的。对累积性过载问题,应根据 X 线管和管套的热容量特性,严格遵守该管的曝光间隔要求,保证相邻两次曝光之间有足够的间隔时间,以便让 X 线管冷却,这样,才能确保 X 线管的安全。

1. 参数连锁式容量保护电路 在三钮制控制台中,千伏值、毫安值和曝光时间是分别调节的,均采用三参数连锁式容量保护电路。其基本做法是使三参数连锁控制,当某一个参数超过额定值时,由保护电路发出指令,使曝光系统不能工作。

2. 负荷率式瞬时负载保护电路 "负荷率"是指 X 线管一次曝光的负荷占最大允许负荷的百分数。这种保护电路的基础也是三参数连锁保护,将千伏值、毫安值、曝光时间三参数连锁的模拟信号送到负荷率指示仪表(实际是一直流电压表)上,当预置的一次曝光负载超过额定值时,则通过驱动电路使保护继电器工作,使曝光不能进行。由于设置了负荷率表,可以指示每次操作时 X 线管负荷的百分数,所以这种电路也称为负荷率电路。负荷率表所指示的也是一次性的曝光负荷率。

3. 降落负载式瞬时负载保护电路 在三钮制控制台中,千伏值、毫安值、曝光时间三个参量采用机械联锁或电路控制等容量保护电路,使 X 线管在某一额定电流值下对应着所允许使用的最高管电压和最长曝光时间,出现一个接近于最大负载的阶梯形曲线,但这种方法不能充分发挥 X 线管的使用效能。

在配备自动曝光系统的单钮制控制的大功率 X

线发生装置中,曝光时间由胶片感光密度决定。曝光一开始,X 线管即在选定千伏值下,使用最高的允许功率(kW),其焦点的温度接近到极限。然后,随曝光时间的增长,自动使管电流逐渐减小,所对应的管电流使焦点的温度近似恒定,充分发挥了 X 线管的效能,曝光时间保持最短。

有三级降落负载的曲线,第一级对应最大的管电流和很短的曝光时间 t1;如在第一级胶片的感光度(密度)不足时,控制系统便自动过渡到第二级。第二级为较低的管电流和较长的曝光时间 t2;假如前两级的输出能量仍不能使胶片达到理想的密度时,自动系统立即转入第三级。

此外,在自动降落负载时,由于管电流随曝光时间的增长而减小,必然导致主电路电压降的减小,使管电压相对增高,故在控制系统内必须有相应的管电压补偿电路。

(五)操作控制电路

操作控制电路是操纵 X 线发生装置以完成各种曝光的电路。例如台次选择、透视及点片摄影、一般摄影、滤线器摄影、体层摄影、间接摄影、双向血管摄影等操作控制,可通过开关或计算机发出信号,命令执行机构,使 X 线发生装置产生 X 线。

第七节　X 线 防 护

本节讲述 X 线对人体的辐射损伤,X 线防护目的、原则,常用的辐射量及其单位,X 线防护标准及剂量限值。

一、X 线对人体的辐射损伤

在 X 线应用于医学的早期,由于人们对 X 线的危害认识不足,致使一些从事 X 线工作者和接受 X 线诊断或治疗的患者受到 X 线的损伤,尔后人们逐渐认识 X 线对人体的危害性,加强了对应的预防。

(一)X 线对生物体的作用机制

X 线对生物体的作用是一种非常复杂的过程,机体从辐射能量吸收到引起损伤有一个原发和继发反应过程。首先从原子水平的激发或电离开始,继而引起分子水平的破坏(如蛋白质分子、DNA 链断裂和酶的破坏等),又进一步影响到细胞水平、组织器官乃至整体水平的损伤;遭受损伤的细胞、组织、器官继而引起机体继发性的损伤,使机体组织发生一系列生物化学的变化,代谢紊乱,功能失调,以及病理形态等方面的改变。

(二)影响电离辐射生物效应的因素

放射损伤受多种复杂因素的影响,如受照剂量、剂量率、照射面积和部位、受照个体与组织细胞对放射敏感性以及射线的能量等。

1. 照射剂量　小照射剂量对人体一般不会出现什么损伤,随着剂量的增加,会出现不同的损伤。

2. 剂量率　剂量率即单位时间内机体接受的照射剂量。一般总剂量相同时,剂量率越大,生物效应越显著,但当剂量率达到一定程度时,生物效应与剂量率之间便失去比例关系。

3. 分次照射　一定量的辐射剂量一次或分次照射,会引起不同程度的生物效应。相同剂量的同种射线,分次重复照射的生物效应远较一次照射的生物效应为低,其原因与机体的代偿和修复过程有关。分次越多,各次照射间隔的时间越长,生物效应也就越小。

4. 照射部位与面积　身体各部位对射线的敏感性不同,在照射剂量和剂量率相同的情况下,全身损伤程度以照射腹部最严重,其次是盆腔、头部和胸部。对一定的照射剂量,生物效应随照射面积的扩大而增强,全身照射比局部照射的危害大得多,如以 5Gy 剂量作全身照射时可发生重度骨髓型急性放射病,常引起患者死亡,而同样剂量照射面积为 $3\sim5cm^2$,临床上可完全不出现放射病的症状。

5. 受照个体与组织细胞的放射敏感性　在哺乳动物中,胎儿及幼年动物较成年者敏感。在人的个体发育不同阶段中,放射敏感性从胎儿、幼年、少年、青年至成年依次降低,老年人敏感性又增高。个体放射敏感性并非一成不变,机体的内部环境与外界因素都可以改变其敏感性。缺氧、低温环境可使耐受性增高;而营养不良、蛋白质和维生素缺乏、饥饿、剧烈运动和过劳、妊娠或月经期又可使机体对射线的耐受性降低。

身体组织的放射敏感性随细胞或组织的不同而不同。一般的规律是:分裂旺盛的细胞,代谢旺盛的细胞,以及比别的细胞需要更多营养的细胞,对射线更为敏感。胚胎及幼稚的细胞较成熟的细胞敏感。

6. 射线的能量　对 X 线来说,其能量不同,产生的生物效应也不同。低能 X 线造成皮肤红斑的照射量小于高能 X 线,低能 X 线主要被皮肤所吸收。

(三)外照射放射病

外照射急性放射病是指人体一次或短时间(数日)内,在事故照射、应急照射、医疗照射以及核战争等情况下受到大剂量照射引起的全身性疾病。根据不同受照剂量出现非随机性损害的临床特点和基本病理改变，分为骨髓型、肠型和脑型三种类型，其病程一般分为初期、假愈期、极期和恢复期 4 个阶段。

外照射慢性放射病是指放射工作人员在较长时间内连续或间断受到超剂量当量限值的外照射，达到一定累积剂量后引起的以造血组织损伤为主，并伴有其他系统改变的全身性疾病。

慢性放射性皮肤损伤系指局部皮肤长期受到超过剂量当量限值的照射，年累积剂量当量一般大于 15Sv 局部照射所形成的累积性的伤害。经常发生于从事放射性工作的人员，或由于急性放射性皮肤损伤的迁延所致。

急性放射性皮肤损伤是身体局部受到一次或短时间（数日）内多次大剂量照射所引起的皮肤损伤。

放射性皮肤癌在射线所致的角化过度或长期不愈的放射性溃疡基础上恶变而成的。四肢多为鳞状上皮细胞癌，面颈部多为基底细胞癌。

（四）电离辐射的远后效应

电离辐射的远后效应是指受照后几个月、几年甚至数十年发生的效应。远后效应可以显现在受照者本人身上，也可显现在后代身上，前者称为躯体效应，后者称为遗传效应。

二、X 线防护的目的与原则

（一）X 线防护的目的

X 线防护的目的就是为了防止有害的确定性效应发生，并限制随机性效应的发生率，使所接受的辐射剂量降低到可以接受的水平，同时消除各种不必要的照射。

防止确定性效应的发生，就需要制订相应的当量剂量限值，以保证在终身或全部工作期间内受到这样的辐射也不会达到阈值剂量。限制随机性效应使一切具有正当理由的 X 线检查保持在合理的最低水平，并不得超过为防止确定性效应所制订的有效剂量和当量剂量限值。

（二）X 线防护的原则

X 线防护的基本三项原则是：X 线检查的正当化、X 线防护实现最优化、个人受照剂量限值。

1. X 线检查的正当化 所谓正当化是指所进行的 X 线检查是必要的，其所带来的潜在性危害和从中得到的诊断利益相比是可以接受的，即所得的利益明显大于可能带来的危害，这样的 X 线检查就是正当的。

2. X 线防护的最优化 最优化是指为减少辐射危害而采取防护措施时，在考虑到社会、经济、技术措施等因素的条件下，用最小的代价，获得最大的净利益，使一切必要的接受剂量保持在合理可以达到的尽可能低的水平。防护设施应设计合理的方案和采用防护效果好、价格便宜、稳定性好、便于施工的材料。对一切正当的 X 线检查，应选用最适宜的检查方法和最佳的摄影条件，使检查既能获得准确的结果，又能合理降低受检者的受照剂量。

3. 个人受照剂量限值 在满足了 X 线检查正当性和防护最优化的同时，不一定能对每一个人提供合适的防护，还必须采取多种防护措施，使受照者接受剂量不超过相应的限值，以减少工作人员、受检者和公众的辐射危害。个人受照剂量限值用来限制个人的躯体效应和可能产生的遗传效应。

（三）X 线防护的措施

X 线防护的基本措施有三种：

1. 时间防护 人体受到 X 线照射的累积吸收剂量与受照射的时间呈正比，照射时间越长，个人累积剂量就越大。在不影响工作的情况下，尽量减少曝光时间，采用自动化、标准化操作，提高操作技术的熟练程度，缩短在辐射场所的停留时间来减少受照剂量。

2. 距离防护 X 线对周围空间产生的剂量率随距离增加而减少。X 线束似点状源，剂量率与距离的平方呈反比，即距离增加一倍，照射量率减少到原来的 1/4。因此，人体离 X 线源越远，照射量率越低，在相同时间内受到的照射量也越小。

3. 屏蔽防护 是利用射线通过物质时的减弱规律，在 X 线源和接触人员之间设置一种或数种能吸收 X 线的物体，以消除或减弱 X 线对接触人员的危害。屏蔽效果与 X 线的强度和能量、屏蔽材料的性质及其厚度有关。常用的屏蔽方法有铅隔离式控制室，铅橡皮围裙和手套等。

三、X 线个人受照剂量监测

（一）X 线防护标准

随着对 X 线辐射危害研究的逐步深入，X 线防护标准一直在不断的修改。早期 ICRP 采用红斑剂量来作为度量辐射单位。红斑剂量就是引起皮肤明显发红所需的辐射剂量，其值随辐射种类、能量、剂量率及受照部位变化很大，大约为 6Sv。接着引用了耐受剂量的概念，其值为每天 2mSv，这个数值相当于 1 个月内的累积剂量，为红斑剂量的 1%。随后

ICRP 逐步把耐受剂量的概念发展为最大容许剂量、剂量极限和剂量限值等概念，并把最大容许剂量由每天 2mSv 下降至每周 3mSv。还特别建议工作人员在 30 岁以前所接受的累积剂量不得超过 0.5Sv，全身照射时最大容许剂量规定为每周 1mSv，职业性放射工作人员全身均匀照射的年剂量限值为 50mSv。规定职业性放射工作人员全身均匀照射的年有效剂量限值为 20mSv。

我国电离辐射防护基本标准迄今经历了《放射性工作卫生防护暂行规定》《放射防护规定》《放射卫生防护基本标准》和《中华人民共和国辐射防护规定》《电离辐射防护与辐射源安全基本标准》的发展变化。

（二）剂量限值

现行放射防护基本标准，即《电离辐射防护与辐射源安全基本标准》，等效采用了国际原子能机构（IAEA）制定新的国际基本安全标准（IBSS）格式和剂量限值。

剂量限值包括有效剂量限值和当量剂量限值，有效剂量限值是限制随机性效应的发生率，当量剂量限值是防止确定性效应的发生。

表 1-3 是现行防护标准中，规定的职业照射和公众照射的剂量限值。

1. 职业照射的剂量限值

（1）职业性放射工作人员：接受照射的连续 5

表 1-3 剂量限值（mSv/ 年）

	职业放射人员	青少年	孕妇	公众
年有效剂量（五年平均）	20	6	—	1
眼晶体（年当量剂量）	150	50	—	15
皮肤（年当量剂量）	500	150	—	50
手和足（年当量剂量）	500	150	—	—
腹部（当量剂量）	—	—	2	

年的年平均有效剂量不超过 20mSv，且 5 年中任何 1 年不得超过 50mSv。

（2）16~18 岁的青少年其剂量限值不超过表 1-1 所规定。

（3）孕妇：腹部表面的剂量限值不超过 2mSv，在怀孕 8~15 周期间，严重智力障碍的危险度为 0.4/Sv。对需生育妇女所接受的照射，应严格按表 2-1 中职业照射的剂量限值予以控制。

2. 公众照射的剂量限值

（1）公众成员：所受到的平均剂量估算值不应超过表 2-1 规定的剂量限值。特殊情况下，如果连续 5 年的年平均剂量不超过 1mSv，则某一年份的有效剂量可提高到 5mSv。

（2）慰问者及探视人员：剂量限值不超过 5mSv，儿童受照剂量不超过 1mSv。

第 二 章

计算机 X 线摄影成像设备结构与原理

第一节　CR 基本结构

计算机 X 线摄影（computed radiography，CR）是将透过人体的 X 线影像信息记录在存储荧光板上，形成"潜影"。用激光束对存储荧光板上的"潜影"进行扫描读取，经计算机处理，通过改善影像的细节、图像降噪、灰阶对比度调整、影像放大、数字减影等，将未经处理的影像中所看不到的特征信息在荧屏上显示为图像，可用图像输出设备记录其图像。图像处理系统可行灰阶与窗位处理，便于按诊断要求做适于视觉的调整。CR 适用于多种方法的影像检查，包括平片、断层摄影、造影等。在此基础上，借助人工智能和神经网络等技术对影像做定量分析或特征提取，使计算机辅助诊断（CAD）工作得以实施。数字化图像可存储于光盘中，为医学影像存档与通讯系统（PACS）的应用创造了条件，为远程医学的发展奠定了坚实的基础。CR 最为难能可贵之处在于使大量传统 X 线机免遭淘汰，这也是有别于其他各类数字 X 线摄影的卓越之处。CR 的核心部件 PSL 能使照射的 X 线能和发光量有 $1:10^4$ 以上的直线相关，可提供的数据量大、分辨力高、数据获取速度快、曝光宽容度大，从而潜在地减低射线辐射，可免除曝光不足或过度时造成的影像不清晰，同时 IP 板可反复使用上万次。该系统自动操作，成像参数可预调，影像处理过程约需 5 分钟。总之，在实现平片信息数字化的过程中，CR 系统为主流方式之一。

CR 技术的发展是源于成像板（imaging plate，IP）技术的突破，20 世纪 70 年代菲利浦公司就开发出了 IP 板，但没有应用到 X 线机上。直到 1981 年日本富士胶片公司率先研制开发出用于 X 线成像

的 IP 板，解决了数字荧光成像中的不足，并推出首台用于临床应的 CR，才使 X 线机数字化得到进一步的发展。

富士公司推出的 CR，它是采用磷光体结晶构成的成像板即 IP 板吸收 X 线信息，IP 板感光形成潜影，再经过扫描转化成数字化信号进入计算机系统进行图像处理。由 CR 的图像处理技术过程来看，它不是直接的数字化 X 线摄影，但其技术仍在不断完善。2003 年富士公司又推出了能一次进行多线扫描的 CR 系统，采用对 IP（影像板）的双面读取技术，进一步提高了检测效率和分辨率，成像速度又有提高。

紧随富士公司其后的还有 KODAK 和 AGFA 等公司也相继研制开发出 CR 系统，2002 年以色列的 OREXCR 公司推出了新型 CR 系统，该系统进行图像采集装置、质量控制操作和拍片前透视确认等都可在一个房间完成。总之，CR 问世 20 多年来，其成像技术每年都有新的发展，图像质量越来越好，而成本不断下降。

CR 系统实现了平片影像的数字化，其工作过程为透过被照体的 X 线由 IP 板（影像板）吸收，再经读取装置读出 IP 板中储存的影像信息，通过计算机处理，再经过激光照相机成像或由存储装置存储而直接在荧光屏显示影像。CR 系统构成：影像板（IP 板）、影像阅读器、影像处理工作站、监视器、存储装置。按其作用可分为：信息采集部分、信息转换部分、信息处理部分和信息储存及记录部分。CR 系统基本构成如图 2-1 所示。

一、IP 的结构与特性

IP 板由表面保护层、辉尽性荧光物质层、基板层和背面保护层组成（图 2-2）。

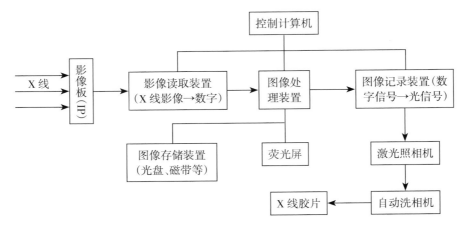

图 2-1　CR 系统的基本结构

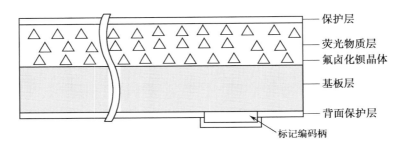

图 2-2　IP 板结构剖面图

（一）IP 的类型与规格

IP 板的类型有暗盒型和无暗盒型

1. 暗盒型 IP 板　它是将 IP 置入与常规 X 线摄影暗盒类似的暗盒内,此类暗盒可在任何 X 线机上使用,也就是凭借 IP 的暗盒,使常规 X 线摄影设备与 CR 的读出装置匹配,基本上不改变常规 X 线摄影操作模式的情况下,实施 CR 成像的方式。目前 CR 设备的 IP 尺寸有 35cm×43cm（14 英寸 ×17 英寸）、35cm×35cm（14 英寸 ×14 英寸）、25cm×30cm（10 英寸 ×12 英寸）、20cm×25cm（8 英寸 ×10 英寸）。

2. 无暗盒型 IP 板　无暗盒型读出装置是投照、读出一体化的设计,有立式与卧式。伴随着一些附加装置,很方便进行全身的立式或卧式投照。该设备需要专用机器,不能与常规 X 线摄影设备匹配。无暗盒型 IP 在 X 线曝光后无需经历打开暗盒和取出 IP 的过程,IP 直接被送到激光扫描和潜影消除部分处理,供重复使用。原理与暗盒型相同。

（二）IP 的基本结构

1. 表面保护层　表面保护层是为了在使用过程中防止荧光层受到损伤而设计的。因此要求它不随外界温度和湿度的变化而发生变化,使用过程中耐弯曲和耐磨损;另外要求透光率高,且在非常薄的基础上具有上述功能。聚酯树脂类纤维具有此种特性而用于制造这种保护层。

2. 辉尽性荧光物质层　该层是将辉尽性荧光物质混于多聚体溶液中,然后涂在基板上,再干燥而成。多聚体溶液起到使荧光物质的晶体互相结合的作用,对于这一多聚体的要求是:使荧光物质分布均匀;能在基板上形成均匀的膜;不因湿度、温度、放射线、激光等的影响而发生物理性质的变化;具有适度的柔软性和机械性强度。一般使用硝化纤维素、聚酯树脂、丙烯及聚氯甲酸酯等。辉尽性荧光物质结晶的大小平均直径 $4\sim7\mu m$,一般随晶体直径的增大发光量也增强,但影像清晰度下降。灵敏度和影像质量不仅由晶体大小决定,还有其他诸多因素,如晶体内照射后变色等。

3. 基板层　基板的作用是保护荧光物质层免受外力的损伤。要求具有良好的平面性和适度的柔软性及机械强度,材料也是聚酯树脂纤维胶膜,厚度 $200\sim350\mu m$。为防止激光在荧光物质层和基板层之间发生界面反射以提高清晰度,故将基板制成黑色。同时,为防止光透过基板影响下一张影像板,也可以在基板中加一吸光层。

4. 背面保护层　此层是为了防止影像板之间在使用过程中的摩擦伤而设计的,其材料与表面保护相同。

以上四部分是影像板的基本组成。还有为了防止在输送过程中产生静电的干扰,影响影像质量而设计的导电层等。

(三) IP 的特性

IP 影像板是 CR 系统中的影像接收和读出的关键部件。荧光物质层 PSL(光激励发光层)是 IP 影像板的核心,是一种光激励存储荧光体(photostimulable storsage phosphor,PSP),它是 BaFBr 化合物,并掺杂 Eu^{2+} 活化,并可以重复使用。

CR 系统成像需要对 IP 影像板两次激发:X 线照射 IP 时(第一次激发),入射的 X 线被 IP 荧光层内的 PSL 荧光体吸收,释放出电子,其中部分电子散布在荧光体内呈半稳定态,形成潜影,完成 X 线信息的采集和储存。当用读出装置的激光来扫描已有潜影的 IP 时,即产生光激励发光现象(二次激发,即光致发光现象),产生的荧光强度与第一次激发时 X 线的能量精确呈正比,通过读取装置对荧光进行光电转换和模数转换,完成 X 线信息的光学影像数字化记录(图 2-3)。

二、读取装置

(一) 结构

CR 系统的 IP 影像板中潜影的读出装置是系统的另一个关键部件,如图 2-4 所示为潜影阅读器结构。它采用激光点扫描的方式,将 IP 影像板上的潜影信息逐点读出,形成数字影像。

影像读取装置,其作用是读取 IP 的带潜影信息,形成图像数据,向工作站输出图像数据,对 IP 进行擦除处理。

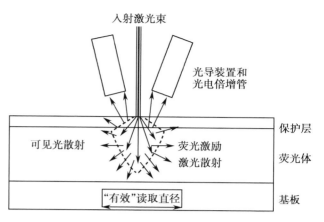

图 2-3　IP 板被两次光激发原理

其构成主要由 IP 拾取器、激光扫描器、光电倍增管、A/D 转换器等组成。

(二) 图像读取原理

1. 激光扫描　由 HeNe 或二极管发出的激光束,经由几个光学组件后对荧光板进行扫描。激光束横越荧光体板的速度的调整,要根据激励后发光信号的衰减时间常数来确定(BaFBr:Eu^{2+} 约为 0.8ms),这是一个限制读出时间的主要因素。激光束能量决定着存储能量的释放,影响着扫描时间、荧光滞后效果和残余信号。较高的激光能量可以释放更多的俘获电子,但后果是由于在荧光体层中激光束深度的增加和被激发可见光的扩散而引起空间分辨率降低。

到达扫描线的终点时,激光束折回起点。荧光体屏同步移动,传输速度经过调整使得激光束的下次扫描从另一行扫描线开始。荧光屏的扫描和传送继续以光栅的样子覆盖屏的整个区域。屏的传送速

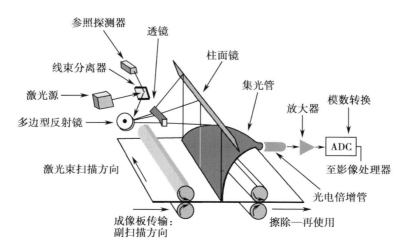

图 2-4　CR 潜影读出装置结构及工作原理

度根据给定屏的尺寸来选择,使扫描和副扫描方向上的有效采样尺寸相同。

读出过程结束后,残存的潜影信号保留在荧光屏中。在投入下一次重复使用之前,需要用高强度的光源对屏进行擦除。

2. PSL 信号的探测和转换 PSL 从荧光屏的各个方向发射出来,光学采集系统捕获部分发射的可见光,并将其引入一个或多个光电倍增管(PMT)的光电阴极。光电阴极材料的探测敏感度与 PSL 的波长(例如 400nm)相匹配。从光电阴极发射出的光电子经过加速和放大,使之适宜影像质量的曝光量。输出信号的数字化需要最小和最大信号范围的确认,因为大多数临床使用曝光量在 100~400 动态范围内改变。

3. 数字化 数字化是将模拟信号转换成离散数字值的过程,信号必须被采样和量化。采样确定了 PSP 接收器上特定区域中 PSL 信号的位置和尺寸,量化则确定了在采样区域内信号幅度的平均值。PMT 的输出在特定的时间频率和激光扫描速率下测量,然后根据信号的幅度和可能数值的总量,将其量化为离散整数。

模数转换器(A/D)转换 PMT 信号的速率远大于激光的快速扫描速率(大约快出 2000 倍,与扫描方向的像素数相对应)。特定信号在扫描线上某一物理位置的编码时间与像素时钟相匹配,因此,在扫描方向上,A/D 采样速率与快速扫描(线)速率间的比率决定着像素大小。副扫描方向上,荧光板的传输速度与快速扫描像素尺寸相匹配,以使得扫描线的宽度等同于像素的长度(也就是说,像素是"正方形"的)。像素尺寸一般在 100~200μm,据 IP 的尺寸而定。

由于来自 PMT 的模拟输出在最小和最大电压之间具有无限范围的可能值,所以 A/D 要将此信号分解成一系列离散的整数值(模拟到数字单位)以完成信号幅度的编码。用于近似模拟信号的"位"数,或者"像素浓度"决定了整数值的数量。PSP 系统一般有 10、12 或 16 位 A/D,故而有 $2^{10}=1024$、$2^{12}=4096$、$2^{16}=65536$ 个可能数值来表达模拟信号幅度。

第二节 CR 成像原理

一、CR 成像原理

(一)CR 的原理

CR 工作原理如图 2-5 所示。IP 板经 X 线曝光

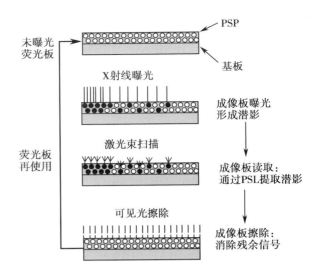

图 2-5 CR 工作原理示意图

(第一次激发)后,记录了受检者某一部位的信号,形成了潜影,此潜影是模拟影像。将 IP 板送入影像阅读处理器,经激光扫描器扫描(第二次激发)读出影像,至此,已将模拟影像转化成了数字影像。数字影像可输出给激光打印机或其他终端进行显示或存储。第二次激发过的 IP 用强光照射,使 IP 板上的潜影消失,IP 板可下次再使用。概括起来,CR 的工作原理实际上是 IP 板经两次激发后,抹消潜影再使用的过程,因此,IP 板是 CR 成像系统中成像的核心部件,起着至关重要的作用。

(二)CR 的工作流程

1. 信息采集 CR 系统用影像板来接受 X 线下的模拟信息,然后经过模/数转换来实现影像的数字化。

2. 信息转换 指存储在 IP 上的 X 线模拟信息转化为数字化信息的过程。信息转换部分主要由激光阅读仪、光电倍增管和模/数转换器组成。IP 在 X 线下受到第一次激发时储存连续的模拟信息,在激光阅读仪中进行激光扫描时受到第二次激发,而产生荧光(荧光的强弱与第一次激发时的能量精确地成比例,呈线性正相关),该荧光经高效光导器采集和导向,进入光电倍增管转换为相应强弱的电信号,进行增幅放大、模数转换成为数字信号。

3. 信息处理 指用不同的相关技术根据诊断的需要实施对影像的处理,从而达到影像质量的最优化。CR 的常用处理技术包括有谐调处理技术、空间频率处理技术和减影处理技术。

4. 信息的存储与输出 IP 被扫描后所获得的信息可以同时进行存储和打印。影像信息一般被存储在光盘中,随刻录随读取,一盘存储量为 2G 的光

盘(有 A、B 两面),在压缩比为 1∶20 的前提下,若每幅影像平均所占据的存储空间是 4M,那么,每面盘可以存图像 5000 幅。而且能够长久的作为网络资源保存,以供检索和查询为医学诊断提供帮助。

二、CR 的分类

(一)普通型

普通型 CR 是指可用于人体大部分位置摄影的 CR 装置

(二)专用型

专用型 CR 设备是指专用于某一或某些部位的 CR 装置,如乳腺摄影 CR 等。

第三节　CR 图像处理技术

一、图像的处理环节

(一)第一个环节

影像分割模式识别。

(二)第二个环节

曝光野识别(决定中心点、曝光野边缘点探测和确定曝光野形态)。

(三)第三个环节

直方图分析。

二、读取灵敏度自动设定

从曝光后的 IP 上采集到的影像数据,通过分割曝光模式识别、曝光野识别和直方图分析,最后来确定影像的最佳阅读条件,此机制就称为曝光数据识别(EDR)。那么,就是说,最佳阅读条件的决定还有赖于分割曝光模式识别、曝光野识别和直方图分析。(X 线影像密度的直方图根据摄影部位和摄影技术所不同,分别具有不同特色的形状)。

三、四象限影像理论

(一)第一象限

显示入射的 X 线剂量与 IP 的光激励发光强度的关系。它是 IP 的一个固有特征,即光激励发光强度与入射的 X 线曝光量动态范围成线性比例关系,两者之间超过 1∶104 的范围。此线性关系使 CR 系统具有很高的敏感性和宽的动态范围。

(二)第二象限

显示 EDR 的功能,即描述了输入到影像阅读装置(IRD)的光激励发光强度(信号)与通过 EDR 决定的阅读条件所获得的数字输出信号之间的关系。IRD 有一个自动设定每幅影像敏感性范围的机制,根据记录在 IP 上的成像信息(X 线剂量和动态范围)来决定影像的阅读条件。

(三)第三象限

显示了影像的增强处理功能(谐调处理、空间频率处理和减影处理),它使影像能够达到最佳的显示,以求最大程度的满足放射和临床的诊断需求。

(四)第四象限

显示输出影像的特征曲线。横坐标代表了入射的 X 线剂量,纵坐标(向下)代表胶片的密度,这种曲线类似于增感屏 / 胶片系统的 X 线胶片特性曲线,其特征曲线是自动实施补偿的,以使相对曝光曲线的影像密度是线性的。这样,输入到第四象限的影像信号被重新转换为光学信号以获得特征性的 X 线照片。

四、图像识别技术

(一)分割曝光模式的识别

IP 在 X 线摄影中,经常以采集单幅图像的形式来使用,但根据摄影的需要,有时也被分割成肌肤的现象,被分割进行摄影的各个部分都有各自的影像采集菜单。如果对分割图像而未加分割识别,那么综合的直方图不可能具有适合的形状,S1 和 S2 也不可能被准确地获取,从而也不能得到理想的阅读条件。

因此,直方图分析必须根据各个分割区域的曝光情况独立进行,以获得图像的最佳密度和对比度。在 CR 系统中分割模式有四种类型,即无分割、垂直分割、水平分割和四分割。

(二)曝光野识别

在整个 IP 和 IP 的分割区域内进行影像采集时,曝光野之外的散射线将会改变直方图的形状,那么,直方图的特征值 S1 和 S2 将不能被准确探测。有效图像信号的最小强度 S2 被错误的探测,理想的阅读条件就不能被确定下来。而带有准直曝光野的影像采集,影像数据的直方图分析都能够准确执行,且这个区域能自动识别。整个 IP 和分割区域是否被准直决定着曝光野的识别算法,也影响到曝光区域内信息的自动获取。

(三)直方图分析

直方图分析是 EDR 运算的基础,利用曝光野区域内的影像数据来产生一个直方图,然后利用各个直方图分析参数(阈值探测有效范围)对每一幅图像的采集菜单进行调整,有效图像信号的最大和最小强度 S1 和 S2 被确定,即阅读条件被决定下来,以便 S1 和 S2 能转换为影像的数字输出值 Q1 和 Q2(每一幅图像采集菜单都是单独调整),即使 X 线曝光剂量和 X 线能量发生了变化,灵敏度和成像的宽容度被自动调整,所以,阅读的影像信号总是在数字值的标准范围内,最终能获得最佳的密度和对比度。

五、图像处理技术

(一)标准化和灰度处理

谐调处理也叫层次处理,主要用来改变影像的对比度、调节影像的整体密度。在 FCR 系统中,它以 16 种协调曲线类型(GT)作为基础,以旋转量(GA)、旋转中心(GC)和移动量(GS)作为调节参数,来实现对比度和光学密度的调节,从而达到影像的最佳显示。

在常规的屏 / 胶摄影系统中,若给定适当的 X 线曝光剂量,能得到一幅好的照片;若选择的曝光量过高或过低,那么所得到的影像无法进行放射诊断。而 CR 系统利用 IP 有很宽的曝光宽容度,即给每一个部位的曝光条件是一个范围,即使曝光量高一点或低一点,通过谐调处理技术,都能把读出的影像调节为符合诊断要求的图像。

(二)动态范围压缩

多年来,胸片摄影中始终存在着不能很好解决的一个问题是,胸片中肺野和纵隔区域的密度差异太大,尽管采取了许多措施如用铝滤过、计算机处理技术对 X 线在吸收上的差异作了一些补偿,但胸片的信息诊断范围总不能达到一个理想的程度。但 CR 系统的 DR 压缩处理完全能够解决这一问题。

DR 压缩处理是在谐调处理和空间频率处理的前期自动进行的。它是一种在单幅影像显示时提供宽诊断范围的影像增强的新型影像算法,在具有高密度的胸部及四肢成像中显示出特殊的价值。

(三)空间频率处理

空间频率处理技术是通过对频率响应的调节突出边缘组织的锐利轮廓。在传统的屏 / 片系统中,频率越高,频率响应却越小,可是在 CR 系统中是根据图像的显示效果的需要来控制频率的响应。比如,提高影像高频成分的频率响应,那么就增加了此部分的对比。决定空间频率的响应程度有频率等级(RN)、频率增强(RE)和频率类型(RT)组成。

第四节　CR 的产品主要技术参数

一、关于图像质量相关参数

(一)扫描矩阵

像素尺寸一般在 $100\sim200\mu m$,CR 系统一般有 10、12 或 16 位 A/D,故而有 $2^{10}=1024$、$2^{12}=4096$、$2^{16}=65\,536$ 个可能数值来表达模拟信号幅度。

(二)空间分辨率

空间分辨率(Spatial Resolution)为图像中可辨认的邻近组织空间尺寸的最小极限,即对影像细微结构的分辨能力。常用的单位是毫米距离内多少线对,即 LP/mm。空间分辨率是衡量影像质量的重要参数之一,与图像矩阵大小有关。它与单位面积内含有的像素数目呈正比。

CR 在细微结构的显示上,与常规 X 线检查的屏 - 片组合相比,CR 系统的空间分辨率有时显得不足。

二、图像工作站的相关技术参数

具有多种处理技术:谐调处理、空间频率处理、时间减影、能量减影、体层伪影抑制、动态范围控制;

具有多种后处理功能,如测量(大小、面积、密度)、局部放大、对比度转换、对比度反转、影像边缘增强、多幅显示以及减影等;

第五节　CR 临床应用

一、普通摄影

CR 系统的图像谐调处理和空间频率处理的结合使用,在全身各系统检查中均发挥了明显的作用。通常,将低对比处理和强的空间频率处理结合使用,可提供较宽的处理范围并实现边缘增强,有利于显示软组织。高对比处理和低空间频率处理结合使用,可提供和传统屏片组合技术类似的影像,对骨结构显示清晰。可以清晰显示肠管积气、气腹、结石、气液平面等,扩大了 X 线摄影在腹部检查中的应用范围。

二、乳腺摄影

CR 系统具有很高的密度分辨力(低对比分辨力),达到 212~214,明显高于传统 X 线照片的低对比分辨力。通过谐调处理、空间频率和线性反转等处理技术可以清晰显示乳腺微小病变,明显优于传统 X 线检查。

三、床边摄影

CR 系统作为一种数字化的 X 线摄影技术,大大改善了床边摄影的成像质量。CR 系统由于曝光的宽容度大,通过后处理技术(谐调处理、空间频率处理等)的调节,使用一次曝光可清晰显示不同解剖部位、不同组织密度的结构影像。这一特性尤其适用于床边摄影,大大提高了床边摄影的成功率和工作效率。

第六节 CR 质量控制

在计算机 X 线摄影系统中,信息的采集、信息的读出和信息的处理与记录这三个环节共同决定计算机 X 线摄影影像的质量。入射到成像板的 X 线量子被成像板的成像层内的荧光体吸收,释放出电子。其中一部分电子散布在荧光体内呈半稳定状态,形成潜影(信息采集)。当用激光照射(二次激发)已形成的潜影时,半稳定状态的电子转变为光量子,即发光激励发光(PSL)现象。光量子随即由光电倍增管检测到,并被转换为电信号。这些代表模拟信息的电信号再经 A/D 转换器转换为数字信号(信息读取)。然后,数字信号被传递到存储与显示元件中作进一步处理(信息的处理与记录)。

一、影响 CR 图像质量的因素

(一)激光束的直径

计算机 X 线摄影影像的锐度基本上是由成像板自身的特征与读出系统的电子和光子特征决定的,尤其是与二次激发使用的激光束光点的直径和激光光线在成像板荧光体内的散布有关。计算机 X 线摄影系统设计上已根据成像要求使激光束的光点足够小,并使激光光线在成像板的荧光体内的散布尽可能少。至于激光束二次激发产生的 PSL 光线,尽管也会在成像板荧光体内散布,但不会影响影像的锐度。因此,和计算机 X 线摄影影像锐度有关的因素对计算机 X 线摄影系统的影响很小。计算机 X 线摄影系统在设计上已充分考虑了对于成像板和激光读出需要的足够的频率响应特征。这样,计算机 X 线摄影系统可对每一个投照部位和每一个投照方法提供适当的补偿,在额定但较宽的范围内影

像的质量不会因像素的大小、扫描成像板的激光能量、激光束的直径和读出速度等因素而改变。

(二)CR 系统的噪声

CR 系统的噪声分为量子噪声(X 线量依赖性噪声)和固有噪声(非 X 线量依赖性噪声)。

1. 量子噪声 量子噪声分为 X 线量子噪声和光量子噪声。

(1) X 线量子噪声:计算机 X 线摄影系统中,X 线量子噪声是 X 线被成像板吸收过程中产生的噪声。如同在物理学定义中规定的,X 线量子噪声是指 X 线量子依 Polsson 分布的统计学法则随机产生的空间波动。噪声量与 X 线检测器(计算机 X 线摄影系统即成像板)检测到的 X 线量呈反比,同时,相应地与入射的 X 线量呈反比。也就是说,入射的(检测到的)X 线剂量越大,X 线量子噪声越小。噪声量通常以均值平方根(root mean square, RMS)表示。在低剂量区,RMS 值对 X 线辐射剂量响应的变化近于一直线样递减,提示该区域的噪声主要是由 X 线量子的波动(量子噪声)引起的;在高剂量区,RMS 值大致接近一恒定值,几乎不依赖于 X 线辐射剂量,提示在此区域,固有噪声是决定性因素。根据上述原理,若入射的 X 线剂量在允许剂量下限之上且恒定时,计算机 X 线摄影影像噪声的量则由成像板的吸收特性来决定。从这个意义上讲,若能增加成像板的 X 线量子检测能力,则可进一步提高计算机 X 线摄影的影像质量。

(2) 光量子噪声:计算机 X 线摄影系统中,光量子噪声是光电倍增管在成像板荧光层被二次激发时产生的 PSL 转换为电信号过程中产生的噪声。也即光量子依 Polsson 分布的统计学法则随机产生的时间上的波动。光量子噪声的量与光电子数呈反比,即与入射的 X 线量、成像板的 X 线吸收率、成像板的光激发发光量、聚集 PSL 的光导器的集光效率以及光电倍增管的光电转换率呈反比。根据上述原理,提高成像板荧光体的 PSL 的辉度是进一步降低光量子噪声的措施之一。此外,从读取装置来讲,以更高输出功率的激光束激发成像板的荧光体,从而增加成像板的 PSL 量;使用集光效率更高的光导系统和光电转换效率更高的光电倍增管均可进一步降低光量子噪声。

2. 固有噪声 固有噪声是计算机 X 线摄影系统运行中产生的非 X 线量依赖性噪声。计算机 X 线摄影系统的固有噪声包括成像板的结构噪声、激光噪声、模拟电路噪声、模/数转换过程中的量子化

噪声等。从宏观上看,上述各种固有噪声中,成像板的结构是最重要的固有噪声来源,起支配作用。成像板的结构噪声是成像板的荧光体颗粒层内荧光体分布的随机性产生的。为提高成像板荧光体内颗粒的发光效率,变换颗粒的尺寸是研究的重点之一。在计算机 X 线摄影系统中,和最初的设计相比,成像板荧光颗粒的尺寸已逐渐变小。在已可实用的成像板中,荧光体颗粒的尺寸大约已为最初使用者的 1/2,体积大约仅为最初使用者的 1/8。

(三)X 线机相关因素对 CR 图像质量的影响

1. X 线球管 X 线机球管有效焦点小,影像清晰度高;反之,清晰度下降。另外由于球管使用时间较长,转子磨损后摩擦力上升,转速下降或靶面温度过高,造成阳极表面粗糙等原因,使图像清晰度下降。

2. X 线的曝光量 在图像采集时要保证有足够的、适量的曝光量来包含更多的有用信息,在 CR 后处理时才能获得较为大的信息取值范围,以保证图像质量。

3. X 线图像对比度 主要由加在球管两端的管电压(KVp)决定,选择适当的 KVp 值来摄取影像,才能有丰富层次的人体组织结构信息,有利于对疾病的诊断。

4. 滤线栅 栅比越高,吸收散射线的效果越好,图像对比度好,活动滤线栅优于固定滤线栅。

5. 摄影距离 胶片距(焦点到 IP 板距离)增加,肢片距(人体被摄部位到 IP 板的距离)越小,图像清晰度越高。

(四)CR 部件对图像质量的影响

1. 激光扫描仪 激光扫描仪的激光束越细,采集的数据量越大,越能保证有好的图像质量,激光扫描仪和光电倍增管老化,造成其工作性能不稳定,直接影响 CR 图像质量。

2. IP 板 IP 板上的信息在扫描仪上被读出,通过强光灯将潜影擦除后能反复使用。IP 板在使用过程中容易受到灰尘污染或内部发光物质的影响,故要定期对 IP 板进行清洁处理。24 小时内没有使用过的 IP 板,再一次使用时要进行擦除处理,去除伪影,以保证图像质量。

3. 删抹灯 CR 清除 IP 板上的潜影、余影和外源性噪声时使用删抹灯,它是由一组强光灯组成,删抹灯有一定的使用寿命,使用一段时间后亮度会有所下降,影响删抹效果,造成图像质量下降,此时应更换删抹灯。

4. 暗盒 装有 IP 板的暗盒表面若有对比剂、石膏、血迹等污染物,要及时清洗。

5. 显示器 CR 要求高清晰度、高分辨力的图像监视器,对图像进行精细调整,使得有一个高质量的图像传送到目的地。

6. 后处理

(1) 输入部位、体位必须与处理参数模式相对应,否则得不到高质量的影像。

(2) 各种图像处理软件的合理应用。

二、CR 应用中注意事项

CR 系统的空间分辨率比相同感光度的屏/片系统低,这一分辨率还与 IP 板尺寸相关。CR 系统的密度分辨率则与系统的灵敏度、照射量和信噪比有关。但 CR 系统 IP 板的敏感区域大,因此拍片剂量的变化范围相应较大,比如 CR 系统的拍片最大剂量要比 400 感度屏/片系统高 2 倍,这主要是 CR 系统的低吸收效率、系统本身的量子和电子噪声、潜影阅读器效率低造成的。另外需要注意的是为了提高 CR 系统的影像质量,使用中需要配合抗散射的滤线栅。

由于 CR 系统具有低成本、高性能并与传统 X 线机相融,因此在临床上得到广泛使用。CR 的 IP 板与传统的 X 线机具有相融性,很多 X 线机不经改造即可使用 IP 板,其成本增加较低,目前,一块寿命为四万次的 IP 板约合一万元左右;从技术讲 CR 与传统机相比还具有灵敏度高、线性度好、动态范围大、宽容度大等优点,同时 CR 系统还装有曝光数据识别技术和直方图分析软件,能更加准确地扫描出影像信息,显示最理想的高质量图像,因此,CR 系统一经上市很快得到推广应用。

另外,因 IP 板获取的信息能自动调节 PSL 和放大增益,可在允许范围内对摄影部位以任意 X 线曝光剂量获取稳定的、最适宜的光学密度影像。可以最大限度地减少 X 线的曝光剂量,降低对患者的辐射损伤,延长 X 线管的寿命。

尽管 CR 具备上述优点,但同时也存在不足,CR 的时间分辨率差不能满足动态器官的影像显示,空间分辨率也相对较低,在细微结构的显示上与常规 X 线屏/片系统相比 CR 系统的空间分辨率有时显得不足,曝光剂量偏高;临床应用表明,与常规屏/片系统相比,除了对信噪比要求不严格的摄影部位外要获得等同的影像质量,CR 影像所需的曝光剂量要高出 30% 甚至更多,此外,CR 的工作流程相对来讲较为复杂。灵敏度随时间逐渐降低也是 CR 的不足之一。

三、日常保养与维护

（一）IP 的保养

IP 板要定期进行擦拭,避免污渍;尽量避免 IP 板摔落而损坏。

（二）读取装置的保养

读取装置是 CR 图像采集的关键部件,要定期擦拭,电源电压稳定,室内温度、湿度稳定。

（三）图像后处理工作站的保养

图像后处理工作站要定期刻盘、清理储存空间。

第 三 章

数字化 X 线摄影成像设备结构与原理

第一节 概 述

一、DR 结构与原理

(一) DR 定义

DR(digital radiography)是一个泛指的、广义的名词,它包括了各类数字化 X 线摄影技术。单从 DR 这一名称,无法了解设备的技术和性能,并且常常会被由其带来的一些模糊概念所混淆。因此应从技术的角度了解其技术基础和实现这一技术所采用的器件才能对设备有正确的了解。传统 X 线机分为透视和摄影两大部分,因此人们将数字化技术也分为透视和摄影两类,即数字化透视(digital fluorography 简称 DF 或 DSI,DSF)和数字化摄影(digital radiography 简称 DR)。数字化透视有用影像增强器(I.I.)加上摄像机采集信号和用 FPD(flat panel detector,FPD)采集信号两类。数字化摄影则分为直接转换方式(DDR,direct digital radiography)和间接转换方式(IDR,indirect digital radiography)。直接方式采用的器件有电离室、非晶硒等,间接方式采用的器件有多种形式,II+CCD,非晶硅 + 光敏探测器,以及碘化铯 + 互补型金属氧化物半导体(complementary metal oxide semiconductor,CMOS)探测器等。

目前所说的 DR 技术有三种:①非晶硅(a-Si,一种硅平板探测器),间接转换式的平板探测器;②非晶硒(a-Se 平板探测器),直接转换的平板探测器;③荧光板 + 光学系统 +CCD(或 CMOS)。基于前两者所制造出的面阵型探测器也被称之为平板 DR 探测器(FPD)。

(二) DR 成像原理

现在普遍应用的 DR 主要是采用平板探测器(FPD),它或者将 X 线强度直接转变成各阵元的电信号,或者在极为有限的空间内先将 X 线信号转变为可见光,再通过光电二极管组成的薄膜晶体管(thin film transistor,TFT)转换成电信号,然后再由专门的读出电路将这些电信号直接读出并送计算机系统进行处理。

(三) DR 基本结构

完整的数字化 X 线机成像部件包括了探测器图像采集器、控制器和影像监视器三部分:

1. 探测器图像采集器 主要由探测器、探测器电源和保护结构等构成。探测器中或有 X 线灵敏单元对 X 线敏感直接记录,或有荧光屏可将 X 线转换为可见光,再由光灵敏单元对可见光信号进行信号采集和记录,这些灵敏单元的大小直接决定图像的空间分辨率。

2. 控制器 控制器有图像采集控制器和系统控制器。图像采集控制器主要由计算机控制的探测器的采集电路获取数字图像;系统控制器是计算机系统,包括操作程序、图像处理程序、图像存储、打印、网络管理程序等。

3. 影像监视器 它是用来显示摄影图像的,为诊断工作人员提供影像质量参考。由于在工程上影像监视器相对独立,因此一般在讲到探测器时往往忽略了这一部分。

二、DR 的基本分类

(一) 按 X 线曝光方式分类

分为线扫描方式和面扫描方式。

(二) 按能量转换方式分类

分为直接转换方式和间接转换方式。

1. 直接转换方式 包括直接转换平板探测器(非晶硒)和多丝正比电离室狭缝扫描方式或半导体

狭缝扫描方式。

2. 间接转换方式　包括间接转换平板探测器（碘化铯＋非晶硅，或使用硫氧化钆:铽）和闪烁体＋CCD 摄像机阵列。

第二节　非晶硅平板探测器成像

一、非晶硅平板探测器的基市原理

（一）能量转换和光传导基础知识

非晶硅平板探测器，是一种以非晶硅光电二极管阵列为核心的 X 线影像探测器。它利用碘化铯（CsI）的特性，将入射后的 X 线光子转换成可见光，再由具有光电二极管作用的非晶硅阵列变为电信号，通过外围电路检出及 A/D 变换，从而获得数字化图像。由于经历了 X 线、可见光、电荷图像、数字图像的成像过程，通常被称作间接转换型平板探测器。

（二）碘化铯晶体与物理特性

探测器采用的闪烁体材料由厚度为 $500\sim600\mu m$ 连续排列的针状碘化铯晶体构成，针柱直径约 $6\mu m$，外表面由重元素铊包裹，以形成可见光波导，防止光的漫射。出于防潮的需要，闪烁体层生长在薄铝板上，应用时铝板位于 X 线的入射方向，同时还起光波导反射端面的作用。

（三）TFT 工作原理

非晶硅光电二极管阵列完成可见光图像向电荷图像转换的过程，同时实现连续图像的点阵化采样。探测器的阵列结构由间距为 $139\sim200\mu m$ 的非晶硅光电二极管按行列矩阵式排列，若间距为 $143\mu m$ 的 17 寸 × 17 寸（1 寸 =3.3cm）的探测器阵列则由 3000 行乘以 3000 列，共 900 万个像素构成。

形成针状晶体的碘化铯像光纤一样把散射光汇集到光电二极管，以提高空间分辨率。碘化铯 X 线吸收系数是 X 线能量的函数。随着 X 线能量的增高，材料的吸收系数逐渐降低，材料厚度增加，吸收系数升高。在诊断 X 线能量范围内，碘化铯材料具有优于其他 X 线荧光体材料的吸收性能。此外，碘化铯晶体具有良好的 X 线 / 电荷转换特性。据实验研究，单个 X 线光子可产生 $800\sim1000$ 个光电子。

每个像素元由具有光敏性的非晶硅光电二极管及不能感光的开关二极管、行驱动线和列读出线构成。位于同一行所有像素元的行驱动线相连，位于同一列所有像素元的列与读出线相连，以此构成探测器矩阵的总线系统。每个像素元由负极相连的一个光电二极管和一个开关二极管对构成，通常将这种结构称作双二极管结构。

二、非晶硅平板探测器的类形

根据探测器光导材料的不同，非晶硅平板探测器常见的探测器有碘化铯型的非晶硅平板探测器、硫氧化钆型非晶硅 X 线平板探测器。

碘化铯型的非晶硅平板探测器光导材料为碘化铯。硫氧化钆型非晶硅 X 线平板探测器光导材料为硫氧化钆。由于碘化铯的光导性能由于硫氧化钆，碘化铯型的非晶硅平板探测器成像质量高于硫氧化钆型平板探测器。但硫氧化钆型平板探测器的价格较低廉。

三、非晶硅平板探测器的主要特点

平板探测器（flat panel detector，FPD）具有高量子检出率（DQE）、低剂量和小余辉的特点，在获取相同图像时平板探测器的剂量可节省 20%~60%，因此可用于心脏血管造影机做快速高效的信号采集（非晶硅）。由平板探测器取代传统的 I.I-TV 影像链，可省去中间环节的多次转换，使得影像层次丰富，细节清晰可辨，亮度和对比度适中，图像中无过白或过黑区域，无饱和伪影，尤其对于低密度的导管和支架等图像的显示较为清晰，是传统的 I.I-TV 影像链所不能比拟的。但也存在图像显示欠柔和，噪声颗粒较多，厚部位噪声更明显等不足。

由于工艺上的制约，平板探测器上几百万个灵敏单元中会出现损坏，造成有坏点、坏线、坏区域，这些坏区域大到一定程度之后整个板子将因为可能的误诊而废弃，当这些坏区域处于可容忍的范围内时常通过软件处理对图像进行修复。

国际上医疗器械行业的科研机构和企业非常重视 DR 探测器技术的研究，如美国 GE 公司自 20 世纪 80 年代开始，累计投入 2 亿美元开展平板探测器技术和采用平板探测器的 DR 产品研究，固有像素为 0.2mm，目前系统性能稳定、技术不断成熟。法国 Trixell 公司集中了法国泰雷兹、德国西门子、荷兰飞利浦、日本东芝四家公司的力量，90 年代投资 1.5 亿欧元研制出固有像素 0.143mm 的非晶硅平板探测器，据说目前成品率已接近 10%，平板探测器提供给西门子、飞利浦、东芝等公司使用，也卖给其他合作伙伴。由于平板型探测器技术上的先进性，受到实力雄厚的企业的高度重视，近 2 年技术上有了显著的进步,可靠性得到提高的同时,辐射剂量在不断降低,已接近普通胶片的水平。

第三节　非晶硒平板探测器成像

一、非晶硒平板探测器的基本成像原理

非晶硒平板探测器以非晶硒(a-Se 膜)材料作为 X 线转换膜把 X 线能量直接转变成数字信号(电荷改变)。用非晶态硒涂覆于薄膜晶体管(TFT)阵列上,每个薄膜晶体管单元尺寸 $139\mu m \times 139\mu m$,即每毫米内有 7 个点。在常用的 $35cm \times 43cm$(14 英寸 ×17 英寸)胶片面积内的单元数有 2560×3072,可满足几乎所有诊断要求。每个基本像素单元在控制电路的触发下,像素储存电荷按顺序传到外围读出电路,经 14bitA/D 转换,直接输出数字化信号。

二、非晶硒平板探测器的结构

非晶硒平板探测器主要结构由基板、集电矩阵、硒层、电介层、顶层电极和保护层等构成(图 3-1)。集电矩阵由按矩阵排列的接收电极和薄膜晶体管(thin-film transistor,TFT)组成。非晶态硒层涂覆在集电矩阵上,再上是电介层、顶层电极。放大器和 A/D 转换器都置于探测器封装扁平外壳内,构成平板探测器(flat panel detector,FPD),从外部看,探测器是接收 X 线照射而直接输出数字图像信息,所以称作直接 X 线摄影。

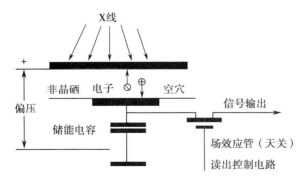

图 3-1　非晶硒平板探测器结构示意图

三、直接数字化 X 线摄影的特点

非晶硒平板探测器具有许多优越性,由于可将 X 线直接转变为电信号,减少了中间环节,因此图像没有几何失真,这种直接方式还大大地提高了图像质量;因此,装有非晶硒平板探测器的 X 线机系统

的曝光宽容度大,一次成功率接近 100%,动态范围可达可达到 104~105,还有 DQE 和 MTF 高、时间分辨力高等优点。

但非晶硒平板探测器系统在使用中也有一些缺憾,如只能专机专用,对环境要求高(温度范围小,容易造成不可逆的损坏),存在疵点(区域)等,另外,由于探测器曝露在 X 线下,其抗射线损坏的能力相对较差,此外,目前非晶硒平板探测器的响应时间较慢,因此还不能满足心血管等动态快速连续摄影的造影检查。非晶硒平板探测器的成本较高,这也妨碍了其临床上的广泛使用。

非晶硒平板探测器适用于脑部、头颅、颈部、静脉肾盂造影、胃肠造影及乳腺检查。但总体而言,非晶硒平板探测器的市场比重比非晶硅平板探测器要少,一方面是几家大的整机厂均采用了非晶硅的技术路线,另一方面非晶硒平板探测器本身存在不足。

非晶硒平板探测器在技术上的下一个目标是环境适应性更好、成本更低、成像更快速等,此外也有不少关于新的 X 线 / 电信号转化物质的方面的探索。

第四节　CCD 探测器成像

一、CCD 探测器成像原理

电荷偶合器件(charge coupled devices,CCD)平面传感器成像方式是先把入射 X 线经闪烁器(如荧光屏)转换为可见光,经反光镜反射由组合镜头或由组合镜头直接偶合到 CCD 芯片上,由 CCD 芯片将可见光信号转换成电信号,再由计算机把电信号变为数字信号。CCD 平面数字成像技术在 20 世纪 90 年代中期就推入市场,是一种比较成熟的技术,但由于受诸多条件的限制,图像质量不理想、剂量较高。近年来,很多新技术的引入(如材料、结构、图像处理等),使该成像技术有了长足地进步,还出现了用光纤替代组合镜头的 CCD-DR。CCD 平面数字成像技术主要有以下 3 个方面的改进和提高:

其一是与碘化铯 + 非晶硅平板探测器一样,X 线闪烁体采用了针状结构的碘化铯(Tl:CsI 或 GdSO:Tb 及 GdSO:Eu),减少了光散射,提高了图像的锐利度和清晰度;其二是光学组合镜的改进,采用了航天高清晰高倍组合镜,有的还采用了 Hubble 望远镜技术,提高了灵敏度和可靠性;其三是采用充填系数为 100% 的 CCD 芯片,像素尺寸减小(现有 <100μm 的)、接受面积增大,从而使获取的图像信噪

比增加、分辨率提高。

二、CCD 探测器的类型

（一）多块 CCD 型 X 线摄影设备

由于 CCD 的制作工艺限制，一块 CCD 的面积不会很大，否则将会使成本大大增加，因此 CCD 探测器通常要由几个 CCD 拼合而成，早先的探测器要由 4 个 CCD 组成，现在已经减少到 2 个 CCD。

（二）单块 CCD 型 X 线摄影设备

2004 年加拿大 IDC 公司研制出 1 个 CCD 的产品，固有像素达到 0.1mm。

（三）平板 CCD 阵列扫描探测器

平板 CCD 阵列扫描探测与碘化铯＋非晶硅平板探测器一样，X 线闪烁体采用了针状结构的碘化铯（Tl:CsI 或 GdSO:Tb 及 GdSO:Eu），减少了光散射，提高了图像的锐利度和清晰度；光学组合镜的改进，采用了航天高清晰高倍组合镜，有的还采用了 Hubble 望远镜技术，提高了灵敏度和可靠性；采用充填系数为 100% 的 CCD 芯片，像素尺寸减小（现有 <100μm 的），接受面积增大，从而使获取的图像信噪比增加、分辨率提高。

第五节　DR 影像质量评价

一、X 线探测器评价项目

X 线探测器评价项目有：量子检测效率（DQE）、调剂传递函数（MTF）、动态范围（宽容度）等。

二、量子捕获效率

DQE 表示了探测器性能，即所给剂量量子实际给予图像的百分比，它是剂量和空间频率的函数，被系统不同器件噪声的影响所限制。在 CR、DR 等系统中，由于多个中间环节的存在，不可避免地增加了最终所得图像的噪声，图像质量受到影响，而在平板探测器下，光电转换过程和程序被压缩到一块平板上，中间环节的减少确保了低噪声的维持，图像质量得以保证。

DQE＝探测器输出 SNR^2/ 探测器输入 SNR^2

DQE 的极限值为 1，即没有噪声情况。DQE 法的特点在于它可同时测量信号与噪声的传递，可根据背景噪声探测信号。理想的探测器不会在 X 光束中增加噪声，在现有探测器中，以 CsI 为闪烁体的平板探测器 DQE 最高，其次为非晶硒平板探测器。

两者的 DQE 要比 CR 和屏／片组合明显提高，噪声大大降低。

三、调制传递函数

MTF 与对比度传递函数相似，是用比条纹更准确的正旋波组成的光学图表示。选择频率信号的振幅被称为该频率的调制深度。整个系统的 MTF 可以用单个元件的 MTF 相乘来定义。在两种类型的平板探测器中，硒探测器的 MTF 高于 CsI 闪烁体探测器 MTF，因为前者直接将 X 线光子转换为电信号，没有任何附加因素的影响。

四、探测器动态范围

探测器的动态范围（即宽容度）是能够显示为信号强度不同（或常规胶片密度不同）的从最小到最大辐射强度范围。探测器的转换特性在 1：104 范围内是线性的，明显高于胶片，系统的宽动态范围不但扩大了曝光的宽容度，减少了过度曝光机会，图像数据将包括更多的图像信号灰阶。

五、像素与图像质量

除一般 X 线机共有的 X 线管焦点大小、机器结构的精度等因素影响图像质量外，对于数字图像的质量则又与矩阵大小、图像基础模糊度、位深及噪声有直接关系。图像矩阵小，数字图像的分辨率低；反之，矩阵大，分辨率高。一般数字 X 线机成像的矩阵大小以 256×256、512×512、1024×1024 和 2048×2048 较为常见。构成图像矩阵的单元是像素。像素数量少、尺寸大，观察到的原始图像细节就少；像素尺寸小，观察的图像细节就多。像素尺寸小于图像基础模糊度时，图像模糊度超出标准。像素中结构的平均密度决定其灰度值，而像素密度由不同位数的二进制数位深表示，即 2n 决定，n 就是位深。每个像素数字表示的密度范围从 1 位到 8 位（256 个灰阶），相邻灰阶间的密度差决定着图像的对比分辨率。噪声无处不在，它限制着图像的对比分辨率，故提高机器的信噪比就是降低噪声、提高数字图像质量的重要指标之一。

第六节　数字乳腺成像

一、基本成像方式

应用于临床乳腺 X 线机成像方式主要有两种：

间接数字化成像和直接数字化成像。

1. 间接数字化成像　间接数字化成像目前主要有 3 种：CR、CCD 和非晶硅（aSi）平板探测器。CR 的分辨率能达 10LP/mm；CCD 一般有效尺寸只有 5cm×5cm 左右，用于高分辨率的局部数字化乳腺摄影，其分辨率可高达 20LP/mm。它是将闪烁体直接偶合到 CCD 表面上，这种闪烁体一般主要采用掺杂的 CsI 结构闪烁屏，CsI 掺杂 T1，因为 T1 的光输出（λ=540nm）与 CCD 有良好的响应匹配；aSi 平板探测器一般有效尺寸为 18cm×23cm 或更大，实现 FFDM。它是在一定面积的玻璃基板上生成非晶硅薄膜，然后渗以氢并扩散 P - N 结，再用金属、绝缘体等材料制成薄膜晶体管（thin film transistor，TFT）与光电二极管矩阵以及引线排。一个薄膜晶体管和一个光电二极管构成一个像素元。每个像素均与一条基线、一条控制线和一条信号线相连接。薄膜晶体管（TFT）与光电二极管矩阵上面有一定厚度的能把不可见光 X 线转为可见光的荧光闪烁晶体层，荧光闪烁晶体一般用碘化铯，为减少光的散射，提高空间分辨率，现大多数采用新型针状结晶结构的碘化铯荧光闪烁晶体。

2. 直接数字化成像　直接数字化成像的平板探测器是以非晶硒（aSe）平板探测器为主要代表，它与 aSi 平板探测器的主要不同是直接将不可见光的 X 线转换成电荷，没有中间环节，所获得的图像质量较好，能更好地分辨出乳腺组织细节。该板的像素尺寸为 70μm，有效视野尺寸 24cm×29cm。利用光导半导体材料俘获入射的 X 线光子，直接将接收到的 X 线转换

成电信号，这些电信号由每个像素单元的电容存储起来，再由二维排列的薄膜晶体管（TFT）阵列将这些电信号读出，即可获得数字化的 X 线影像。它是在 TFT 阵列上涂敷 500μm 厚的非晶硒层，其上是介质层和表面电极层及保护层等构成。

二、数字乳腺成像新技术

1. 双能量减影（dual - energy subtraction）　由于钙化组织相对正常软组织对低能量 X 线吸收率要高，而对高能量 X 线的吸收两者没有明显的差异，所以这样两幅图像进行减影处理可以使软组织完全被减除掉，从而获得钙化组织的图像信息，有助于早期乳腺癌的诊断。

2. 数字断层合成技术（digital tomosynthesis）　这种断层与常规断层不同，只是 X 线管组件做弧形运动（弧形角度 20°~30°），探测器不动，一般对感兴趣区采集 8~10 幅图像，通过数据重建技术获得每一层面的图像，每一层面只有 5~8mm。同时可以采用三维重建技术，获得感兴趣区的三维图像，从而可更好地观察到病灶与准确定位，有助于提高乳腺疾病诊断的准确率和手术定位准确性。

3. 基于硅微带探测器（silicon microstrip detector）数字乳腺成像技术硅微带探测器是一种采用硅半导体技术的固体探测器。它是间距非常小的 P - N 结半导体排，在反向偏压作用下，P - N 结的载流子被耗尽，在耗尽区域的每一个光子反应产生一个可以被检测到的电流脉冲，由读出电路读取其电流脉冲。读出电路是由前置放大器、鉴别器和十六比特的计数器组成。当放大的信号超过鉴别器的设定的阈值时，计数器加 1，即计数一个电流脉冲。它的电子学部分的结构与多丝正比室（multi-wire proportional chamber，MWPC）线扫描系统的基本相同，图像处理系统也基本类似。每排（25~200μm 厚）硅微带探测器装配在 200~300μm 宽的薄膜片上，它的通道长度最大可达几个厘米。将多排（通道）硅微带探测器组装在一起（30 排以上）就构成了实际应用的探测器。探测器的像素尺寸与分辨率受其每排探测器的厚度和每排介质厚度的影响，每排探测器的厚度和每排介质厚度越薄分辨率就越高。读出电路是取决于探测器的通道数和单个电子计数容量多路并行计数的混合模 / 数电路，该电路是一个低噪声多路计数电路。实验室图像获取时，X 线管组件与探测器固定不动（实际应用时这两者同步移动），图像模型置在移动平台上，平台移动，扫描移动的模型，由探测器和读出电路采集 X 线穿过模型后的信息。进入检出器的 X 线光子 95% 被吸收，探测效率是非常高的，每次摄影的剂量 0.25~1.0mGy。

4. 锥束乳腺成像技术（cone beam volume breast imaging）　由于传统的乳腺 X 线机技术是投影在 X 线胶片上成像的，因此二维图像上叠加了三维空间中不同的组织结构，使得很难检测出微小的乳腺癌病变。该项技术不但成功地解决了不同组织的叠加问题，还提高了对小的乳腺肿瘤的检测能力。更为重要的是：为检测小于 5mm 的乳腺肿瘤，X 线剂量少于传统的乳腺 X 线机技术。因此，基于平面检测器的乳腺锥束成像技术具有很大的应用前景。

第 四 章

数字减影血管造影成像设备结构与原理

数字减影血管造影成像设备（digital subtraction angiography，DSA），简称 DSA 设备，是具有数字减影功能的血管造影设备，是常规血管造影术、计算机及图像处理技术相结合的产品。

DSA 设备是由美国的威斯康星大学的 Mistretta 组和亚利桑那大学的 Nadelman 组首先研制成功，于 1980 年 11 月在芝加哥召开的北美放射学会上公布于世。我国于 1984 年引进 DSA 设备，1985 年初应用于临床，其后迅即推广至全国大、中城市的许多医疗、教学及科研单位。

21 世纪以来由于 DSA 设备硬件、软件不断改进，其时间和空间分辨力以及图像质量明显提高，X 线辐射剂量明显降低；平板探测器逐步替代了影像增强器（image intensifier，I.I）、摄像机及电视系统组成的图像采集及处理系统（成像链）；随着 DSA 设备的更新换代，成像方式也日新月异，如：数字脉冲透视及存储、路径图及 3D 路径图、智能三维路图导航穿刺技术、旋转 DSA 及 3D-DSA、步进 DSA、下肢跟踪 DSA、虚拟支架植入术、自动最佳角度定位、C 型臂锥形束 CT 技术以及自动分析功能等被广泛应用于临床；以 DSA-CT 或 DSA-MRI 一体机为主组成的杂交手术室正在兴起，DSA 设备正朝着一体化、程序化、自动化以及智能化等方向发展。

目前，DSA 设备主要应用于心血管、脑血管及全身各部位血管造影检查及介入治疗。本章主要讲述 80kW 及以上的大型 DSA 设备。

第一节　基本结构与原理

一、基本结构与主要功能

（一）基本结构

DSA 设备主要包括 X 线发生系统、图像采集及处理系统、C 型臂及导管床控制系统、控制装置等子系统，它们之间通过一套计算机通信系统组成局域网。图 4-1 为 Angiostar plus 型 DSA 设备方框图，主要由高压发生系统 POLYDOROS IS、C 型臂及导管床控制系统 MULTISTAR、采集控制单元 ACU（acquisition control unit，ACU）、视频采集系统 VID S（videomed S）、计算机柜 POLYTRON T.O.P 内的成像系统 imaging system 和系统控制器 system controller，通过专用通信系统 ACS（angio communication system，ACS）组成计算机网络，相互通信，协同工作。

（二）基本参数

DSA 系统的技术参数反映了该系统的特性及功能，不同机器的技术参数不完全一样。

1. 供电电源与接地要求　三相四线制交流 400V ± 10%，电源内阻不得大于 100mΩ。具备良好的接地地线，一般接地电阻小于 2Ω。

2. 高压发生系统和影像检测装置的技术参数

（1）高压发生系统

1）X 线管：X 线管的阳极连续高速旋转，高者转速可达 9000r/min 以上，阳极热容量都在 2.4MHU 以上，保证了术中采集图像的需要；X 线管采用油冷加水冷的双模式冷却，更好地达到冷却效果；X 线管采用液态金属轴承技术，减小摩擦阻力，增加 X 线管的整体性能。X 线管焦点一般都大于等于三个，即大、小、微三个焦点，不同采集部位更具选择性，图像质量越好。应急使用中，如果大焦点烧断，可以修改器官程序中的设置，改为小焦点摄影采集，不至于影响手术进行。目前，有的设备小焦点采用平板灯丝技术，增大散热面积，延长灯丝寿命。

2）高压发生器：功率一般采用 80~100kW，最大管电流采用 1000~1250mA，管电压范围采用 40~125kV，逆变频率采用 60~100kHz。

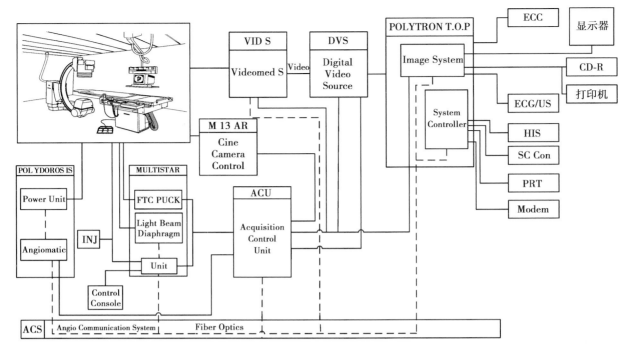

图 4-1　DSA 设备构成

（2）影像增强器：根据用于心血管还是外周血管选择不同的入射野尺寸的影像增强器。其极限分辨力最小值随机型不同而异。一般不小于 3.6LP/mm。影像增强器、摄像机及监视器逐步被平板探测器所取代。

（3）数字化平板探测器：心血管专用平板探测器尺寸目前主要为 18cm×18cm、20cm×20cm 大小；适用于心血管、脑血管及全身各部位血管介入的平板探测器尺寸主要为 30cm×38cm、41cm×41cm 等。平板探测器能实现多视野分档调节透视与采集。多视野的大平板探测器（全视野、多档放大）很好地满足了血管检查的全部临床应用。目前常用的平板探测器的参数：像素尺寸为 154μm、200μm 两种；密度分辨力为 12bits、14bits 两种；空间分辨力为 2.5LP/mm、3.25LP/mm 两种；量子转换效率 77% 以上。优质的平板探测器参数大大提高了图像质量。

（4）智能滤过技术：不同形状附加滤过板和补偿滤过板更好地减少了辐射剂量，提高了图像质量。在不发射射线的条件下能够进行照射野大小和补偿滤过板位置的调整，减少不必要的照射。新型设备实现了全智能控制插入与切换，减少了操作者和被检者无谓的软射线伤害。

（5）主动防护技术：是在保证图像质量的前提下，对不需要射线的操作过程尽量不出射线，充分利用计算机的辅助和模拟技术来实现；在只需极低射线剂量的手术操作中提供尽可能低的 X 线辐射剂量，这就是所谓的"主动防护技术"。主动防护技术也包括尽可能短的 X 线脉宽，自动的射线硬化技术等。相关技术与功能如下：

1）无射线缩光器调整技术是在不出射线情况下，进行缩光器的设定与调整。

2）无射线患者定位技术是 X 线中心线显示在显示器的末帧保留图像上，使操作者在射线野中进行被检者定位，从而避免了不必要的曝光。

3）射线剂量监测功能是实时监视和显示操作者和被检者的受照射剂量数值，并能提供每一次采集所发生的剂量报告，可作为今后的参考。

3. 机架和导管床的技术参数

（1）C 型臂机架的技术参数：悬吊 C 型臂机架比落地固定 C 型臂机架的活动范围大，更灵活方便。目前推出的落地活动 C 型臂机架结构活动范围加大，灵活性也很大，非常方便手术操作；转轴数目越多使用范围越大，目前 3 轴机架为基本要求，4 轴、6 轴机架已经大量用于临床工作；C 型臂深度即为 C 型臂机架的半径大小，更能使 C 型臂运动空间满足手术所需角度的要求；机架多位置预设，提供了存储大量摄影位置的功能，使体位操作选择更细化。

（2）缩光器与影像增强器或平板探测器的自动跟踪旋转技术：无论 C 型臂机架与检查床在任何投照角度，影像增强器或平板探测器始终与 X 线管保持相对静止,实时图像始终保持正直向上且无偏转,避免产生歪曲画面而影响诊断和手术顺利进行。

(3) 智能床旁控制系统的灵活性:操作者可以方便灵活地通过床旁控制系统控制机架和导管床的运动,控制缩光器照射野的大小,选择采集视野的尺寸等。目前,一些较高级的床旁控制系统还可以选择采集模式(器官程序),调阅采集序列图像,更换参考图像,存储透视图像,进行图像后处理等。智能床旁控制系统方便了操作,缩短了手术时间,提高了手术安全性。

(4) 机架防碰撞保护装置:C 型臂支架、X 线管、平板探测器的防碰撞保护装置,用于保护被检者及设备安全。

(5) 导管床相关

1) 床长尺寸适中既保证被检者检查所需的运动距离,大范围的覆盖效果,同时避免床板过长在抢救时造成折断。适中的床宽避免对 C 型臂运动带来的过宽干扰,床的最大承重满足被检者体重和抢救所需的压力,床面的升降范围及其旋转要求方便被检者的上下床及术者的操作。

2) 导管床的三边可放置液晶触摸控制屏,满足操作者站位的需求。配备立体三键鼠标手柄便于操作,并且防止操作者和被检者的误碰触带来的机架运动。

3) 自动角度定位系统是从两个投影角度大于 45° 的血管图像,计算出两条平行走向的血管在 360° 球体范围内的最佳展示投射角度。在临床应用中可利用正侧位 DSA 图像,测算指出某一段迂曲走行血管的最佳显示投照角度,可控制 C 型臂一次调整到最佳角度来显示此段血管。

4. 图像处理算法　包括基本算法、图像后处理以及一些特殊功能软件。基本算法包括对数放大、降噪、图像的合成或积分、减影、灰阶变换、线性/反对数放大、黑/白翻转等。图像后处理如窗口技术(即亮度/对比度调节)、空间滤过、再蒙片及像素移动等。

(三) 主要功能

DSA 设备设有普通图像处理功能,并备有心血管分析软件包等各种血管造影检查的特殊功能。可作心血管、脑血管及全身各部位血管检查。

1. 透视、脉冲透视、连续透视　透视是诊断用 X 线设备的基本功能,DSA 设备的透视一般包括脉冲透视和连续透视两种。脉冲透视(pulse fluoroscopy)是指在透视影像数字化的基础上实现

的,利用 X 线管栅控技术降低 X 线辐射剂量的一种透视技术。设备的数字脉冲透视技术可有 9 档(0.5,1,2,3,4,6,7.5,15,30 帧/秒)选择。脉冲率越小,脉宽越窄辐射剂量越小,介入操作者受辐射的剂量越少。但脉冲频率太低时,活动影像透视将出现动画状跳动和拖曳;脉宽太窄时透视影像质量下降。设备能对脉冲透视影像进行增强、平滑、除噪等滤波处理,从而改善影像的清晰度。

脉冲率大于 25 帧/秒以上的脉冲透视通常称为连续透视(continuous fluoroscopy)。脉冲透视较常规透视辐射剂量减少约 40%。

每次透视的最后一帧影像被暂存,并且保留在监视器上显示,称为末帧影像冻结(last image hold,LIH)。充分利用 LIH 技术,可以减少不必要的透视,明显缩短总透视时间,达到减少辐射剂量的目的。在 LIH 状态下还能调整 DSA 滤板和隔板。

自动动态透视图像存储是优于影像冻结单幅图像的一项新技术,可存数百幅图像,用低剂量的透视来替代采集,获得清晰的动态图像,方便反复调取观察和会诊,极大地减少了剂量。

2. DR 采集、DSA 采集、单帧采集、序列采集　DSA 设备中除透视外,还有一个重要功能就是脉冲式数字化摄影,通常称为图像采集。按照采集方式不同分为 DR 采集和 DSA 采集。按照图像采集数量分为单帧采集和序列采集。按照采集过程中是否变化采集帧率分为固定帧率采集和变速采集。

DR 采集可以采用单帧采集和序列采集两种方式,主要用于采集掩膜像(蒙片)和造影像。以数字式快速短脉冲进行影像采集。根据采集矩阵的大小决定采样时钟的速率,对 512×512 矩阵,采样频率需大于 100MHz;对 768×572 矩阵和 1024×1024 矩阵,需要的采样频率分别为 15MHz 和 20MHz。按照对数字影像灰度级的要求选择 A/D 转换器的量化等级,即位(bit)数,一般为 12bits 或 14bits。目前设备的常规 DR 采集帧率选择范围为 0.5 帧/秒~30 帧/秒。

DSA 采集一般采用固定帧率的序列采集方式,获得一个序列的血管减影图像。目前设备的常规采集帧率选择范围为 0.5~7.5 帧/秒。

数字电影减影以快速短脉冲曝光进行数字图像采集。高速采集帧率在 1024×1024 矩阵选择范围为 7.5~30 帧/秒,选择减小空间分辨力时可达 60 帧/秒。这种采集方式多用于心脏、冠状动脉等运动部位。

3. 旋转 DSA 及 3D-DSA

（1）旋转 DSA：是在 C 型臂旋转过程中注射对比剂、进行曝光采集，达到动态观察的检查方法。它利用 C 型臂的两次旋转动作，第一次旋转采集一系列蒙片像，第二次旋转时注射对比剂、曝光采集充盈像，在相同角度采集的两幅图像进行减影，以获取序列减影图像。旋转 DSA 的优点是可获得不同角度的血管造影图像，增加了图像的观察角度，能从最佳的位置观察血管的分布，有利于提高病变血管的显示率。对脑血管造影尤其适用。

（2）3D-DSA：是近几年在旋转 DSA 技术上发展起来的新技术，是旋转血管造影技术、DSA 技术及计算机三维图像处理技术相结合的产物。其作用原理为通过旋转 DSA 采集图像，在工作站进行容积重建（volume rendering，VR）、表面图像显示等后处理，显示血管的三维立体图像，可以任意角度观察血管及病变的三维关系，在一定程度上克服了血管结构重叠的问题，比常规 DSA 能提供更丰富有益的影像学信息，在临床应用中发挥了重要作用。

4. 路径图及 3D 路径图

（1）路径图技术：为复杂部位插管的方便及介入治疗的需求而设计，具体方法是，先注入少许对比剂后摄影采集（"冒烟"），使用峰值保持技术，将对比剂流经部位的最大密度形成图像，将此图像与以后透视的图像进行叠加显示。图像上即有前方血管的固定图像，也有导管的走向和前端位置的动态图像，利于指导导管及导丝更容易地送入病变部位的血管内。也有利用同一部位刚做过的 DSA 图像，叠加在透视图像上，作为"地图"引导导管插入。

（2）3D 路径图技术：三维路径图技术是对该部位行血管重建，形成三维血管图像后，随着对三维图像的旋转，C 型臂支架自动跟踪，自动调整为该投射方向的角度，这样使三维图像和透视图像重合，可以最大程度的显示血管的立体分布，以利于引导导管和导丝顺利地进入到欲进入的血管内。另外，由于三维血管成像，则更容易选择性进入病变区的 C 型臂工作位，且易显示病变形态，如颅内动脉瘤，可清晰显示瘤颈，易于确定微导管进入瘤腔内的角度和动脉瘤颈与载瘤动脉的关系；可以指导体外对微导管前端进行弯曲塑形，使之更容易进入动脉瘤内，并可在载瘤动脉内有最大的支撑力，这样在送入微弹簧圈时才不易弹出，更能较容易地完全致密填塞动脉瘤。

5. 下肢跟踪 DSA

采用快速脉冲曝光采集影像，曝光时 X 线管和影像增强器保持静止，导管床携人体自动匀速地向前移动（有的设备在造影过程中，根据造影情况可以实时调节床的运动速度，自动选择采集参数，包括千伏值、毫安秒、注射参数等。），从而获得下肢血管数字减影图像，图像显示方式又分为分段显示或自动拼接显示，主要用于四肢血管检查和介入治疗；还有一种设备的采集方式，导管床不动，C 型臂可从头向足侧（或从足向头侧）移动采集图像。

6. C 型臂锥形束 CT

C 型臂锥形束 CT 是平板探测器 DSA 与 CT 技术结合的产物，是利用 C 型臂快速旋转采集数据重建出该处的 CT 图像。一次旋转可获得区域信息，重建出多个层面的图像。由于平板探测器每个像素的面积很小，采集数据的信噪比差。目前的水平是空间分辨力优于 CT，而对比度分辨力不及 CT。图像可与 3D 血管图像相重叠，更直观。3D 与 C 型臂锥形束 CT 同步处理技术，可同时得到 3D 和 CT 重建影像，并且能够同屏显示、同步处理；不仅可观察 3D 血管，还能多角度、多断面观察血管周围软组织的 CT 影像进行综合分析和判断，制定最佳手术方案；还解决了介入治疗过程中，需对手术效果评估而进行 CT 检查的要求。

7. 自动分析功能

在心室和血管造影后，计算机利用分析软件实时提取与定量诊断有关的功能性信息，添加在形态图像上。其功能主要包括：

（1）左心室体积计算和分析功能：是利用从 DSA 图像得到的左心室舒张末期像和收缩末期像，计算左心室的体积；根据这个结果再算出射血分数、室壁运动、心排量、心脏重量及心肌血流储备等功能参数。

（2）冠状动脉或血管分析软件：是计算机运用几何、密度法等处理方式，测量血管直径、最大狭窄系数、狭窄或斑块面积、病变范围及血流状况等。

（3）功能性图像：是利用视频密度计对摄取的系列图像绘出时间视频密度曲线，再根据从曲线获得的参数形成的一种图像。这种图像反映功能性信息，与传统的反映形态学范畴信息的图像不同。从曲线可以提取对比剂在血管内流动的时间依赖性参数，局部血管的容量或深（厚）度参数，以及局部器官实质血流灌注参数，这些参数对心血管疾病的确诊和治疗不可缺少，可在早期发现病灶。

8. 虚拟支架置入术

置入支架对很多疾病是很好解决方案，但要取得手术成功的关键是正确选择合适的置入支架。虚拟支架置入系统可在有待进行支架置入的病变血管部位形象地展示支架置入的效果,可清晰地模拟显示内支架置入后的情况,包括支架置入的位置、大小是否合适、支架贴壁情况、封闭部位是否合适,如不合适可再次更换支架,直至欲置入支架十分适合时,再选择同样支架置入体内,就会取得一个良好的治疗效果。

9. 穿刺导航技术　在专用工作站上,以 C 型臂锥形束 CT 图像为基础,确定靶点及进针点,计划进针的方向和路径。同时,在实时显示器上显示进针的路径,引导进针的过程,以实现在 DSA 设备上进行穿刺的技术。此技术需配备被检者体表穿刺点激光灯十字定位系统。

10. 实时模糊蒙片 DSA　实时模糊蒙片(real-time smoothed mask,RSM)DSA 是 DSA 的另一种减影方式。它是利用间隔很短的两次曝光,第一次曝光时影像增强器适当散焦,获得一幅适当模糊的图像,间隔 33 毫秒再采集一幅清晰的造影图像,两者进行减影可以获得具有适当骨骼背景的血管图像。在对比剂注射后,可在一次运动中获得减影图像,避免了普通 DSA 需要两次运动采集的麻烦和两次采集间被检者移动造成减影失败的可能。由于蒙片像随时更新,且相间隔仅为 33 毫秒,因此不会产生运动伪影。

11. 岁差运动 DSA　利用 C 型臂支架的岁差运动进行 DSA 采集方式进行检查的技术,主要用于头颅、腹部、盆腔血管重叠部位的检查。

综上所述,随着 DSA 技术的不断发展,设备性能、造影方法的不断改进,DSA 设备的不足逐步得到改善。例如,运动部位成像及运动性伪影,可通过图像处理或者改进高压发生器,使用超短脉冲快速曝光加以改善等。

二、图像检测装置

(一)光阑

1. 结构　光阑是影像增强器和摄像机之间的光学结构中的一部分,位于准直透镜和聚焦透镜之间(图 4-2)。

2. 性能　DSA 成像链中的影像增强器的动态范围很大,它能输出较暗的图像和很亮的图像。且在不同的曝光剂量下都能输出良好对比度的增强图像。但其后的摄像机则不同,当光线亮度太低时,会使产生的视频图像噪声过大;反之,当光线亮度太高时,则出现饱和现象,图像全部变亮。因此,DSA 设备成像链的动态范围响应主要依靠影像增强器和摄

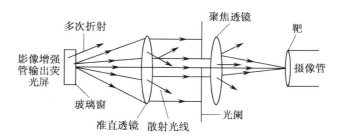

图 4-2　DSA 设备成像链的光学转换图

像机之间光学结构中的光阑控制和调节。当影像增强器输出的光线很弱时,光阑打开,摄像机接受全部来自影像增强器的成像信息;反之,当影像增强器输出的光线很强时,光阑关闭到最小,摄像机仅接受从光阑的中心小孔中照射过来的光强信息。因此,光阑中心孔径大小的调整能使成像链对不同 X 线强度曝光信息进行成像。

对 DSA 成像链来说,光阑的作用并不局限于调整光通量和平衡摄像机的照度水平,它还屏蔽一些产生图像噪声的折射光和散射光。DSA 系统图像采集分为透视和摄影采集。两者 X 线剂量差别大(信噪比差别大),要求镜头光圈能随时调节,保证摄像器件在适宜照度下工作。两种情况频繁交换使用,所以摄像机的光学系统采用大孔径、可自动调节的电动光圈镜头。

(二)影像增强器

影像增强器是 DSA 设备图像成像链的重要构成部分,它的好坏对 DSA 设备图像成像链的性能起决定性作用。影像增强器由增强管、壳体和电源三部分构成。

1. 增强管

(1)结构

1)输入窗:X 线的入射窗口,由球面(或双曲面)状玻璃或对 X 线吸收较小的薄金属板等构成。

2)闪烁体:X 线换能器,可将 X 线图像转换成荧光图像。近代都采用碘化铯作为闪烁体,它能将 X 线转换成蓝光,蓝光强度与入射的 X 线强度呈正比。

3)光电阴极:一层极薄的光电发射膜。光电阴极受光照射时逸出光电子。光电子密度与入射的蓝光强度呈正比。

4)电极:管内一些特制的金属零件,最接近输出端的为阳极,中间的电极为栅极,最接近输入端为光电阴极。在阳极和光电阴极之间加直流正高压,对光电阴极逸出的光电子起定向加速作用。在栅极上加一定的直流电位,对阴极发射的电子束起聚焦

作用。

5）输出荧光屏：在玻璃基板上涂敷一层荧光粉，其上敷有一层铝膜，高速电子可以通过铝膜到达荧光粉层。此时电子能量将转换成可见荧光，铝膜的作用是防止光的反向传播以及给电子提供电气通路。

6）输出窗：由玻璃或光纤面板制成，是输出荧光屏上的荧光图像输出窗口，摄像头可摄取此窗口荧光图像。

7）管壳：由输入窗、管身（金属或玻璃），输出窗等构成，管壳是一个大型的真空器件（图4-3）。

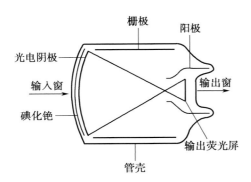

图4-3　增强管的结构示意图

（2）主要技术参数

1）转换系数是衡量X线增强管转换效率高低的一个物理量。它的定义为输出屏亮度和输入屏接受的X线剂量率之比。转换系数越高，达到摄像亮度所需的X线剂量率就越低。

2）分辨力是衡量增强管分解图像细节能力的物理量。以每厘米能区分的线对数来表示分辨力的大小，单位为LP/cm。

3）对比度是体现增强管输出图像反差强弱的物理量。通常情况下，对比度越高，增强管输出图像所包含的层次就越多。

4）增强管的有效视野一般为6″~14″，最常用的视野是9″。

2. 壳体　由光电阴极激发出来的光电子，对电磁场极为敏感，为防止电磁场对增强管工作的干扰和X线泄漏，需采用金属管壳进行电磁屏蔽并吸收X线。壳体材料一般由铝材或铁皮加工而成，且壳体内加有铅层和铍膜合金屏蔽层。

3. 影像增强器的电源　不同型号的增强管，所使用的电源不同。其所用电源常称为小高压，要求具备：

（1）输出的高压持续、稳定，纹波系数小，以使增强管输出屏上呈现的荧光图像的亮度稳定、噪声小；

（2）聚焦电压稳定，且可调，以使增强管有良好的聚焦效果，并可根据不同的增强管，适当调整聚焦电压值。

4. 多视野影像增强器　除单视野影像增强器外，还有二视野和三视野影像增强器。与单视野影像增强器相比，多视野影像增强器所使用的增强管内部的电极结构及数目不同。通过调节辅助阳极和栅极上的电位，可改变电子透镜的放大倍率，就可改变输入图像的尺寸（输出屏大小不变），即进行增强管的视野变换。

5. 影像增强器的工作原理　如图4-4所示，X线穿过人体被检部位后，由于被检者组织的密度、厚度不同，对X线的吸收程度亦不一样，因而形成一个强度受密度、厚度调制的X线图像。输入屏将X线图像转换成亮度很低的荧光图像，该荧光图像使光电阴极激发出光电子，获得光电子数目多少不同的光电子图像。光电子在阳极和阴极之间直流高压的加速以及栅极聚焦电位的聚焦下，高速轰击到输出屏上，在输出屏上可获得缩小了几十分之一的、亮度比普通荧光屏强数千倍乃至上万倍的荧光图像。

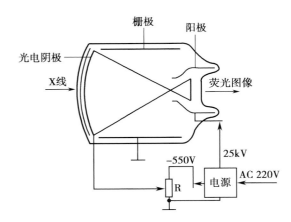

图4-4　影像增强器的工作原理示意图

（三）光学系统

为了对影像增强器输出屏上形成的荧光图像进行电视摄像，在影像增强器输出屏和摄像机之间均安装光学镜头、光分配器及光阑等光学器件。

1. 串列式镜头　物镜对准影像增强器的输出屏，输出屏的位置在物镜的焦距上。使影像增强器的输出荧光图像经物镜后变成平行光束传送。再用像镜将平行光聚焦成像在摄像机的靶面上。

2. 光分配器　光分配器过去有单通道光分配

器、直型双通道型、三通道光分配器型。目前常用单通道光分配器,分为直线通道式和弯型通道式两种,都只能安装摄像机。DSA 设备多用弯型单通道式(图 4-5)。

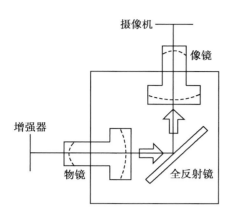

图 4-5 弯型单通道光分配器

为了适应所有 X 线剂量范围(即输入光量变化范围)大的特点,要求使用大孔径、光圈可自动调节的镜头,有的镜头还内含电动的中性滤光片,以防止摄入强光。

(四)真空管摄像机

1. 基本结构 DSA 设备成像链中的真空管摄像机核心部件是摄像管,种类很多,大多采用视像管(光电导摄像管)。DSA 设备常用硫化锑视像管,其外形是一个玻璃真空管,长约 15cm,最大直径 2.5~5cm。其结构由电子枪、光电导靶、管体与引脚三大部分构成。

(1)电子枪:它的功能是产生电子束。它由下列电极构成:用来加热阴极的灯丝(H),阴极(K),用来控制电子束电流的大小控制极(G_1),用于产生一个加速电场阳极(G_2),用于电子束电聚焦的聚焦极(G_3),用于电子上靶时的减速,使靶不会产生二次电子的网电极(G_4)。

(2)光电导靶:摄像管的玻璃窗口内壁上蒸镀一层氧化锡,形成透明导电极,称为信号板。在信号板上再均匀地镀上一层光电导材料三硫化二锑(Sb_2S_3)形成光电导靶。为防止玻璃窗口对光线的反射并提高光线的透过率,通常在光学玻璃外面加上一层防反射膜。摄像管的输出电流信号(I_s)由靶环引出,它与信号板相连通。

(3)管体与引脚:电子枪与靶面均封装在玻璃管体内。管体内抽成高真空。靶面信号板信号由靶环引出,电子枪的各电极和灯丝由管脚引出(图 4-6)。

2. 工作原理 阴极被灯丝加热,当阴极温度达

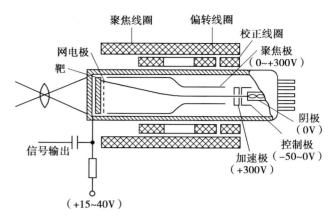

图 4-6 硫化锑光电导摄像管结构

到 2000K 时,便大量地激发出热电子。通过调节控制极的电位(一般约为 -50V),可控制飞出的电子数量。加速极加约 +300V 的电位,使飞出控制极的电子得以加速,聚焦极加 0~+300V 的电位,可以使电子束在聚焦磁场的作用下使焦点刚好落在靶面上,达到聚焦目的。网电极加 +450 电位,使电子上靶时的速度减低,使靶不会击出二次电子。

光电导靶面的信号板上的靶电位约为 15~40V,图像信号的产生分两步:

(1)被摄景物的光像经过镜头成像在靶的外侧,靶上各像素光电导的变化使靶面各像素的阻抗产生变化,形成电导图像。

(2)由电子束扫描靶内侧,从上向下逐点扫描阅读靶面上记录的图像形成电流信号,经信号板送出,形成图像的视频信号。

由于真空摄像管迟滞特性,在脉冲影像方式和隔行扫描制式下,每一场的影像信号幅值不等,采样需等到信号幅值稳定后才能进行,因此使得曝光脉冲宽度增加,浪费了剂量,已趋于淘汰。

(五)固体摄像机

固体摄像机又称 CCD 摄像机,是使用 CCD 摄像器件取代摄像管而制成的摄像机。CCD 摄像器件是由光电转换、电荷存储、电荷转移以及信号输出等部分构成。DSA 设备使用的 CCD 摄像机是由很多个以行列方式排列成矩阵的光敏单元组成。

1. CCD 摄像机常见的光电转换器件 CCD 摄像机常见的光电转换器件分为 MOS 电容器型和光敏二极管型两大类。

(1)MOS 电容器型:在 P 型半导体 Si 衬底的表面上用氧化的方法生成一层厚度为 100~150nm 的 SiO_2,再在 SiO_2 表面蒸镀一层金属以形成多晶硅,在金属层和衬底间加一个正电压,形成了一个 MOS 电

容器。当光线照射时,光子穿过透明金属层及氧化层,进入 P 型(或 N 型)Si 衬底,部分 Si 原子的价电子将因吸收光子能量而脱离原子核的束缚,变成自由电子,同时形成空穴,这些电子和空穴就形成信号电荷。

(2)光敏二极管型:在 P 型 Si 衬底上扩散一个 N 区域而形成的 P-N 结二极管。多晶硅二极管加反向偏置,形成一个定向电荷区,即耗尽区。光子穿过多晶硅二极管时,将产生光生电子 - 空穴对。在耗尽区内,光生电子 - 空穴分离,光生电子被收集到耗尽区形成电荷包,称为信号电荷。光敏二极管与 MOS 电容相比,具有灵敏度高、光谱响应宽、蓝光响应好、暗电流小等优点,所以在 CCD 摄像器件中,光敏二极管型已逐渐取代了 MOS 电容器型。

2. 工作原理 当光线照射 CCD 摄像器件时,产生与光强度呈正比的电子电荷量,经过光电转换器件的存储、偶合与转移形成信号电荷,在保证输出信号信噪比及带宽的情况下,将信号电荷变换为信号电压(或电流)输出,再经过一系列的信号处理,最终形成视频信号。

3. 性能参数

(1)光谱响应范围为 400~1100nm,包含红外线区域。

(2)分辨力是衡量 CCD 摄像器件性能的重要参数,其水平方向上的分辨力是水平像素数的一半,垂直方向上的分辨力是垂直像素数的一半。

(3)暗电流是 CCD 摄像器件本身的缺陷,是 Si 衬底价电子受热激发而产生的电子 - 空穴对,限制了器件的灵敏度和动态范围。

(4)灵敏度一般用输出清晰图像所需的最低照度来衡量。

(5)动态范围是指电荷成比例地收集到势阱内的能力。

(六)数字平板探测器

以平板探测器(FPD)取代体积庞大的影像增强器、摄像机和电视成像链的直接数字化 DSA 系统已在临床广泛应用。其优势是:C 型臂结构紧凑、控制灵活,图像的空间分辨力高、成像的动态范围大、余辉小、可作快速采集、需要的射线剂量低、患者面前开阔及无压抑感等。平板探测器按材料分为直接转换(非晶硒)型和间接转换(碘化铯 + 非晶硅)型两种。按用途分为心血管专用平板和适用于心血管、脑血管及全身各部位血管介入的平板两类。

平板 DSA 系统的采集系统输入的不再是视频信号,而是数字信号。采集板主要包括采集帧缓存、积分电路、积分帧缓存和 PCI 接口四部分(图 4-7)。

1. 采集帧缓存 主要是接受来自 A/D 转换后的数字信号,将图像进行反转后输出至积分电路和积分帧缓存。采集帧缓存内包括几个小的帧缓存,这样可方便数据的进出。

2. 积分帧缓存 主要实现图像的降噪和图像的保存。实时透视和电影的图像噪声可在这通过递归和非递归的算法进行降噪,另外还有一种特殊的运动校正噪声抑制,它主要目的是降低运动物体产生的运动伪影,例如心脏等。

3. 积分电路 通过对输入透视和电影图像数据进行实时积分而完成数据的平均,实现降噪。

4. PCI 接口 将从 PCI 总线传来的控制信号传递给其他部分。

第二节 设计与性能测试

常规 DSA 设备的整体设计是以数字影像采集、处理系统为主。即从 X 线发生系统产生一束高质量的 X 线穿过被检体,到达影像增强器输入屏,经影像增强器增强、转换为高清的可见光图像显示在输出屏,通过光学镜头及摄像机扫描该图像获得模拟视频信号,经过 A/D 转换器转换成数字信号,传送给图像采集与处理系统,进行对数转换、减影等处

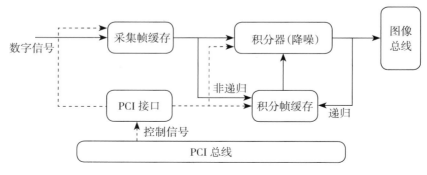

图 4-7 采集板结构示意图

理,再通过 A/D 转换器转换成模拟信号显示在显示屏上;同时,通过对此视频信号进行同步分离,获得同步定时信号,为 X 线高压发生系统和影像采集系统的协同工作提供同步信号。整个系统是一个计算机局域网络的设计(图 4-8)。

一、DSA 系统的设计

(一)DSA 系统

1. 对 X 线源的要求　首先是脉冲图像采样方式要求发射 X 线的 X 线管能够承受连续多次脉冲曝光的负荷量。其次要求 X 线能量必须稳定,即获得稳定的直流高压,且 X 线剂量在时间轴上是稳定可靠的,保证每幅图像感光量均匀一致。采集数字 X 线图像要求 X 线的强度高,目前大型 DSA 设备要求管电流达到 800 毫安以上。X 线剂量与图像信噪比的平方呈正比,提高射线剂量可以提高各系统的信噪比。

2. 采样与曝光匹配同步　模拟信号进行 A/D 转换过程称之为采样,对 DSA 设备来说,采样是指对模拟视频信号经过 A/D 转换,变成数字图像信号的过程。采样与曝光匹配的同步涉及几个方面的情况:采样时应注意视频制式的特点,曝光时应考虑何时利用光强信息,匹配同步时应了解设备系统的反应速度以及能达到的时间精度。

(1)摄像机与电视制式:对于真空管摄像机对

DSA 设备成像的问题是它对亮度信号的建立和消除响应都有一个迟滞效应,也就是从 X 线曝光到图像的形成有一个反应过程,这种现象称为摄像管的迟滞特性。目前 DSA 设备成像链中,已用高质量的 CCD 固体摄像机取代了传统的真空管摄像机;对于 X-TV 的隔行扫描制式,如何保持两场图像取样时光强的稳定性是必须考虑的一个问题。否则,两场图像一强一弱,最后形成的图像将是一种闪烁的使人不舒适的图像。

(2)采样与曝光时序:在 DSA 设备的超脉冲和连续减影方式中,在整个血管造影期间,每一视频场 X 线照射量都是均匀的,在隔行扫描普通电视制式下的采样,所采集到的每一帧图像无疑是均匀的。对于 DSA 的脉冲减影方式,由于摄像管成像的迟滞特性,每一视频场图像的信号幅值是不相等的,所以不能在曝光脉冲一开始就进行采样,必须考虑视频信号幅值的稳定时间。等到信号幅值实现稳定时进行采样,这样所得到的图像才能保证两场之间的信号幅值一致性。对不同类型的摄像管,实现信号稳定的滞后时间是不一致的。

脉冲减影方式的最大脉冲采样频率并不是随意设定的,是依据采样图像质量的脉宽和 X 线管的负荷容量共同确定的一个数值,对不同的设备,这个数值是不相同的。以往普通的隔行扫描电视制式的 X-TV 系统,采用真空管摄像机,脉冲图像方式对 X

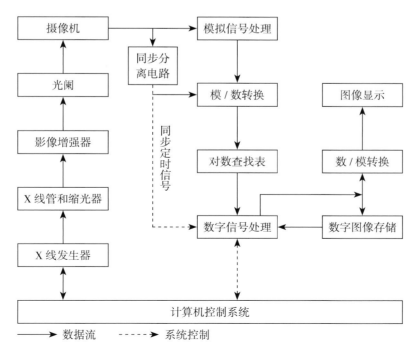

图 4-8　DSA 设备的系统设计

线曝光的利用是低效的,大量的X线剂量浪费在信号稳定迟滞方面。目前采用CCD摄像机以及逐行电视制式,脉冲图像方式的效率大大提高了。

对于超级脉冲图像方式的采样与曝光匹配同步还要注意:X线曝光时,脉冲宽度窄,控制的时序精度要求高,须采用可控硅控制或数字化控制的方法。

(二)DSA完备的控制系统

DSA设备的一体化考虑和设计,很重要的一点是信号互联。把系统的各个部分有机地结合在一起,使系统在进行血管减影时能确保各个部分都处于正确的状态,并能准确地按规定要求实现时序控制下的各项动作。因此,这就要求DSA设备各部分建立起一种局域网式的完备的信号反馈控制系统。DSA设备图像采集时,系统控制的流程框图如图4-9所示。整个设备的控制包括:

1. 启动开关信号　启动开关1闭合使X线机接受计算机控制,由计算机对X线机发出曝光准备信号;同时,计算机发出光阑控制信号,调整光圈孔径。启动开关2闭合使造影过程开始,计算机启动高压注射器,并对X线机发出脉冲曝光启动信号。

2. 联络信号　X线机准备完毕后,向计算机发出准备就绪信号,表示可以进行脉冲曝光。曝光开始后,向A/D转换电路发出采样开始信号;转换结束后,向计算机发出指令读取数字信号,再次进行脉冲曝光,采集下一帧图像。

(三)DSA软件的设计

在理想的DSA设备硬件基础上,如果没有正确的软件,数字减影血管造影功能仍无法实现,硬件的优点也无法充分发挥,DSA设备的软件设计具有重要的意义。

1. DSA设备软件目标和模块

(1)DSA设备软件系统设计的目标:实现DSA功能的各种减影方式,处理和显示良好的血管减影图像,做好所采集的X线造影图像的管理,控制好计算机数字图像处理硬件同所连接的各种设备的关系。设计的软件功能好,具有容错性,实用价值高;系统易学、易掌握、操作方便;软件设计菜单化或功能键化,操作界面美观大方。

(2)DSA设备软件系统模块:整体设计必须明确突出数字X线图像这一主线,细致、合理地做好一致性规则。主要的功能模块包括:

1)采样模块:包括各种实时采样方式和减影方式、透视监视和引导监视等;包括不同显示方式下的自动回放和手动回放,原像回放和减影回放等。

2)管理模块:包括患者信息登记、修改、图像存取等。

3)处理模块:具有各种处理方法,主要作用是把减影结果图像和原始图像处理成视觉效果好,有利于诊断的图像。

4)其他模块:包括设备的系统状态调整、数据开放接口、工具软件等。

2. DSA设备软件设计内容　软件设计是针对每一项具体的任务和具体的硬件设备,规划出每一个具体的程序模块,软件设计不等于程序编程,首先必须弄清系统各部分间的关系。DSA设备数字图像软件系统的设计首先必须根据所选用的计算机机型、数字图像部分硬件、计算机操作系统及程序设计语言,选择合适的软件工具。

DSA设备数字图像软件系统在总体规划和设计上,必须处理好各功能模块与计算机图像处理硬件系统状态的关系。图像载体(帧存、硬盘)与图像病例管理、显示方式的关系,图像阵列大小与操作运行方式的关系,图像内容与图像处理的关系等,以保证软件系统本身的协调一致性。在图像的采集、存储、管理、显示、分析、处理系统的设计,还必须充分考虑到软件的操作使用者是医务人员,而不是计算

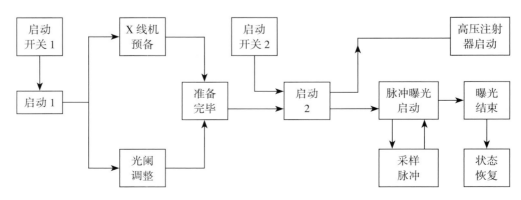

图4-9　DSA设备图像采集控制流程

机和图像处理研究人员。因此,不能把计算机和图像处理中的一些不直观的概念,较深层的概念保留在用户提示和操作界面上,使用一些简单易懂,易被医务人员接受的提法和概念,采用被医学界接受的国内外普遍采用的名称和术语。

DSA 设备设计最基本的问题是图像。DSA 设备成像过程中的图像有掩膜像(mask 像)、造影像和减影像,每一帧图像(指 512×512 阵列)都是 256K 字节的数据量。对于帧存或硬盘图像保存,都必须选择是保存原始图像,还是保存减影图像,从原理上讲,两者只需保存其一。因为减影像是 mask 像和造影像的差值图像,当保存了 mask 像后,造影像和减影像就可以从已知的任意一个计算出另一个。对于数字血管减影来说,还常常需要重选 mask 像进行减影与处理,所以保存原始图像是可取的。

几种图像阵列同时并存,在软件设计中是比较难的,有些参数希望通过程序直接设定,不需要操作人员进行选择。因为选择本身就意味着请操作者去学习概念、搞清选择理由。省去一些选择,一方面能加快软件的操作,另一方面可减少操作人员的负担。例如,采用隔行扫描制式做心血管造影,由于一帧两场的图像实际上带有时间差。因此,图像上经常出现心脏冠状动脉血管图像抖动现象,原因是心脏运动较快,造成在两场间隔的时间内心脏血管位置偏移。解决的方法是以场代帧,即把同一场的数据重复 2 次,构成一幅毫无抖动的新一帧图像。这幅图的数据实际上是 256×512 像素。所以在心血管造影系统中,除了 512×512 以外,还应增加一种 256×512 阵列。程序可以隐含规定,只要连续以 25 帧/秒速度采样,则自动转换为 256×512 阵列,并且不作任何提示,也不加说明。

图像数据和受检者信息的一致性管理也是系统中一个重要的问题。通常在计算机硬盘中必须保存几十个,甚至上百个患者的图像数据资料,这些资料的保存和查找要求进行序列管理,也就是图像数据同患者登记信息一致,做到患者登记信息同图像文件两者同时增加,同时改变,同时取消。

二、性能测试

DSA 设备安装完毕、故障维修后及每年设备年检都要进行性能检测,除 X 线发生系统的基本性能(千伏值、毫安值、ms、半价层等)外,主要包括空间分辨力、低对比度分辨力、对比度和空间的一致性以及对比度线性四部分。

(一)DSA 设备的空间分辨力

DSA 设备的空间分辨力,又称高对比度分辨力。是指在影像中高对比条件下所能分辨相邻两物体的能力。空间分辨力可用调制传递函数来描述,但 MTF 的测量非常复杂,实际使用线对卡来测量。影响系统分辨力的因素很多,主要有影像增强器及平板探测器的分辨力、系统几何放大倍数、X 线管焦点尺寸和电视系统分辨力等。

检测标准:在经减影和未经减影情况下,系统在垂直、水平和 45° 三个方向上的分辨力都不应低于设备说明书的要求。

(二)DSA 设备的密度分辨力

DSA 设备的密度分辨力,又称低对比度分辨力。是指从背景中能分离并显示低对比血管影像的能力。相对于常规 X 线透视、摄影设备来说,DSA 系统的低对比度分辨能力有很大提高。系统的低对比度分辨能力主要受几何放大倍数、像素大小、X 线线质和 X 线辐射量等因素的影响。

检测标准:记录在减影像中可分辨的最小模拟血管直径或最大线对数,检测结果应不低于设备说明书的要求。

(三)DSA 设备的对比度和空间的一致性

1. 对于常规透视、摄影设备,在不同厚度或密度的组织覆盖下的血管虽充有密度相同的对比剂,但它们的图像对比度是不同的;对于 DSA 系统,即使覆盖血管的组织的密度和厚度变化很大,也能使这些血管图像的对比度相同,此特性称为对比度一致性。

2. 空间一致性是指在影像增强器视野内系统的放大倍数是一致的。由于增强器的入射面不是理想平面,以及电视系统和增强系统的非线性的影响,要得到较好地空间一致性是困难的。如果系统空间一致性得不到满足,图像就会产生严重畸变。

检测标准:模拟血管和减影像的对比度和直径应保持不变。在显示器上测量图像中心和边缘的血管尺寸,或将图像进行拷贝后用直尺测量。它们的尺寸不应有明显差异。

(四)DSA 设备的对比度线性

是指 DSA 系统能使图像的对比度与碘对比剂的浓度呈正比,而不受 X 线剂量的影响。系统的对比度线性不仅与对数处理电路有关,还受影像增强器、电视系统和模数转换电路线性的影响。因此这个参数是对系统整体线性性能的综合反映。

检测标准:以碘的质量浓度(mg/cm³)为横坐标,

以平均像素值为纵坐标作图。若 DSA 对比度线性良好,此图应是一条直线。

第三节　图像显示及处理

一、DSA 图像显示

(一) DSA 信号

DSA 使用投射 X 线成像,经减影形成仅含有对比剂的血管图像。在造影期间进行两次曝光,一次是在对比剂到达感兴趣区之前,一次是在对比剂到达感兴趣区并出现最大浓度时,相应的图像被称为 mask 像和造影像。如果患者在曝光过程中保持体位不移动,则两图像之间的唯一差别就是含有对比剂的血管,他们两者的差值就是 DSA 的信号。这个信号与整个未减影的视频信号范围相比是非常小的,图像显得非常平淡几乎难以判断出来。但经过对数或线性放大、窗口技术等处理,将差值信号放大到充满整个亮度范围,这就是通常所说的 DSA 具有检测非常小的信号等级的能力,被描述为对比灵敏度或对比分辨力。与此同时,图像的背景噪声也被增强,影响对细小血管的观察,所以说噪声是影响 DSA 图像的一个重要因素。DSA 中减影与放大是两个不可缺少的步骤,它们分别提供了对比剂的分离和增强。

在 DSA 减影中,图像对比百分比被规定为差值信号的数值与 mask 图像中同一点所测的信号百分比。即公式(4-1):

$$图像对比度(\%)=\frac{s-s'}{s}\times 100\%$$

公式(4-1)

对 IA-DSA 和 IV-DSA 中较小的血管成像来说,图像对比度通常在 1%~10% 范围内,然后再通过放大等技术使对比增强。在投影的 X 线成像中,图像的对比度由横切物质的总长度决定。在非减影的 X 线成像中,这个"长度"被规定为物质密度和沿着 X 线束路径的实际长度的乘积。对于 DSA 来说,由于减影步骤,实际的相关长度是在 mask 像与造影像之间,这"长度"是血管内碘浓度(P^I)与血管直径(d)的乘积,随着 P^I 和 d 的增加,DSA 差值信号也增加。由此可见,DSA 信号是由对比剂的投射浓度和血管直径的乘积 P^Id 决定的。因为碘浓度的单位是 mg/cm^3,直径是 cm,所以 DSA 的相关物理量的单位则是 $P^I d=mg/cm^3\times cm=mg/cm^2$。

物体对比与 P^Id 有如下关系[公式(4-2)]:

$$物体对比(\%)=\frac{\mu}{P^I}\times P^I d\times 100\%$$

公式(4-2)

式中 μ/P^I 是 X 线光谱成像时碘的团块衰减系数,此值可以从 X 线的指数衰减的基本物理规则中推导出来。在实际 DSA 图像中测得的图像对比百分比绝对不会大于物体对比百分比,这是由于 X 线散射线和系统调制传递函数的衰落的影响。检测器所检测的投射碘浓度可能来自 1 支以上的血管,当 2 支含对比剂血管横交时,在相关点上所测得的投射碘浓度增加,信号也增加,如果窗口技术运用得当,就可以显示 1 支血管位于另 1 支血管的上方或下方或发源于此。

综上所述,一个 DSA 图像的形成是在感兴趣部位的对比剂团块到达之前采集 1 张 mask 像,然后在对比剂充盈时采集第 2 张图像,两张图像相减,分离出对比剂的信号,最后将差值信号放大而进一步增强。在 DSA 中,感兴趣区的信号是对比剂的投射碘浓度,即血管的直径与该处血管内碘浓度的乘积,随着两者的增加,DSA 的差值信号也增加。

(二) DSA 的信号幅度

在进行 DSA 检查之前,了解被成像的信号幅度是很重要的,它可帮助我们去选择为获得足够对比信号的检测能力和最大允许的系统噪声等级而需要的曝光剂量。在造影过程中,利用 DSA 设备附带的视频密度计可把记录到的视频信号量转化为视频密度值,以时间值为 X 轴,视频密度值为 Y 轴作图,即得到时间—视频密度曲线。视频密度值是影像增强器输入端接收的 X 线强度的模拟,一个感兴趣区的时间—视频密度曲线反映的即是透射该感兴趣区的 X 线衰减的时间变化。从另一方面讲,透射任何感兴趣区的 X 线的衰减,在 X 线管输出能量不变的情况下,主要决定于感兴趣区结构的密度和厚度。在血管造影中,同一感兴趣区不同时相的图像对 X 线衰减的变化,取决于感兴趣区内的碘含量。时间—视频密度曲线则间接地反映该感兴趣区血管内碘的廓清过程。但是,DSA 检测到的视频密度值为一亮度值,或称灰度,其亮度值是由感兴趣区含的碘信号与 X 线透射量共同决定的。只要知道感兴趣区的 X 线透射量就可求得感兴趣区含碘量,视频密度曲线与时间—浓度曲线相关,最理想的时间—浓度曲线是高的脉冲峰值和窄的脉冲宽度。

图 4-10 是测量主动脉中对比剂浓度随时间变

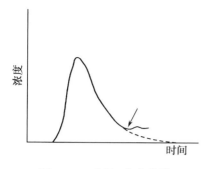

图 4-10 时间 - 密度曲线

化的情况。箭头所示为对比剂的再循环;曲线的高峰值表示浓度的高低,图像的信噪比高;窄的宽度表示成像序列短,可避免在造影中因患者移动、吞咽而产生伪影。在实际工作中,许多因素影响时间—浓度曲线。

在 DSA 中,血管显影所需的最低限度的碘量与血管直径呈反比。在较大血管显示上,于显影高峰期间增加碘浓度,使之超过最低限度值并无助于获取更多的信息。相反,在直径较小的血管,增加血管内的碘浓度将改善显示。

(三)DSA 的曝光条件

在选择 DSA 的相关参数时应明确一条基本规律,即 DSA 显示血管及病变的能力(图像质量或信噪比)与血管内浓度及辐射曝光剂量的平方根的积呈正比。即公式(4-3):

$$SNR(信噪比) \propto 碘浓度 \times \sqrt{X线剂量}$$
公式(4-3)

提高 X 线曝光剂量可以相应的改善图像质量,更好地显示小血管。例如,在使 1 支直径 4mm 与内径 2mm 的狭窄血管同样成像,则前者需要将碘浓度加倍或将曝光量增加 4 倍。当然,在这种情况下增加碘浓度更可取。

1. X 线光谱 X 线检测器和成像物质(碘)的吸收特性将影响 DSA 所需的 X 线光谱的选择。碘剂之所以作为对比剂,一个重要原因是碘在物理性能上具有很理想的 K 层结合能(33keV),这是诊断 X 线的平均能量。用碘剂作对比剂,可比原子序数更高的的其他物质吸收更多的 X 线,产生高的对比图像。在诊断 X 线能量的范围内,X 线与碘的相互作用中,光电吸收所占的百分比为 80% 以上。光电作用能够提高图像质量,其原因有二:

(1)它不产生散射线。

(2)由于光电效应产生的概率与原子序数的四次方呈正比,从而扩大了不同组织的 X 线对比度。

DSA 成像时能使隐含在大量软组织和致密骨组织中的小量碘剂显影,现在我们将人体软组织和骨组织的衰减系数同碘的衰减系数比较一下(图 4-11)。

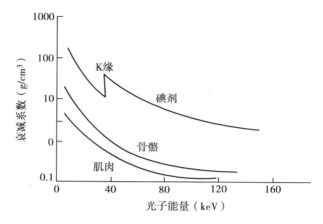

图 4-11 碘与人体组织对 X 线衰减比较图

从图中可看出,软组织和骨组织的衰减系数随着射线能量的增加而平稳地下降,因为软组织为糖类,碳和氧的 K 层结合能分别为 0.283keV 和 0.531keV,骨骼的 K 层结合能为 4.038keV。而碘的衰减系数在 33keV 时,物质衰减系数迅速增至 6 倍,这种不连续状态即为碘的 K 缘,它是由入射 X 线能量与碘原子 K 层电子的结合能作用产生的。碘的 K 层结合能为 33.164keV,X 线的能量恰好达到碘物质 K 层电子结合能程度时,光子透过率发生突变,透过的概率几乎为零。若 X 线光子与吸收物质之间全部产生光电吸收,就有 80% 的吸收产生在 K 轨道。X 线摄像范围为 20~150keV,这对人体来说不产生选择性吸收,而碘和钡的 K 轨道电子则产生选择性吸收。物质原子序数越高,轨道电子结合越紧,越容易产生光电吸收,其产生的概率与原子序数的四次方呈正比。对于一个已知量的碘投射浓度,入射线能量在 33keV 时,衰减系数最大,能够提供最大幅度的碘的对比信号,X 线效率最高。

在 Ⅳ-DSA 中,采像千伏峰值的选择很重要,当射线能量从 65kVp 增至 85kVp 时,碘信号幅度大约下降 1/3。因为增加射线能量,就增加了透过光子的百分数。当能量增加时,光电吸收下降到只剩下散射吸收。光电效应与光子能量的三次方呈反比,这就是低电压技术能扩大组织间的射线对比度,从而获得较高对比度图像的缘故。

2. 曝光要求 DSA 的曝光剂量的选择应根据感兴趣区血管的大小、噪声情况、病变部位及病变观察的细致程度等决定。一般来说,感兴趣区血管越小,对比越低,所需的曝光剂量越大。采像期间辐射剂量依赖千伏峰值的设置、遮光器的设置、滤线栅的应用及采像帧率等。采集的图像越多,可供存储和利用的信息越多,曝光剂量就越高。每次采集的曝光剂量与帧频呈正比。为了减少X线剂量,可在对比剂到达感兴趣区前使用低帧频采像,对比剂到达感兴趣区期间改用高帧频采像。

DSA的另一个特性是,减影步骤虽然消除了来自静止背景结构的信号,但增加了图像噪声。如Mask像和充盈像的各自具有噪声等级为σ,那么它们的差值具有$\sqrt{\sigma^2+\sigma^2}=1.4\sigma$的噪声幅度,或者说噪声增加了40%。有时我们误认为DSA提高了信噪比,恰恰相反,DSA的差值图像的信噪比比未减影的含对比剂图像差。

下面来探讨曝光与噪声等级、对比信号和物体尺寸之间的关系。即Rose模型计算公式[公式(4-4)]:

$$N=\frac{2}{P^2C^2d^2} \qquad 公式(4-4)$$

式中C是预期的对比等级,d是物体尺寸,P是所需要的精度,N增强器输入屏检测的曝光量,附加系数2是补偿上述差值图像中所增加的40%噪声。在DSA中,需求最小对比C为1%,血管尺寸d为1mm,如果要求噪声等级不大于最小对比的一半时,P为0.5,那么:$N=\frac{2}{P^2C^2d^2}=\frac{2}{0.5^2\times0.1^2\times0.001^2}=$ 8 000 000 检测X线/cm²,即每平方厘米应检测到800万的X线流量。

这个数值可直接转换成辐射曝光单位,对于标准DSA X线光谱,1mR曝光量相当于2500万X线流量/cm²。那么

$$X=\frac{8\,000\,000cm^2}{25\,000\,000cm^2}=0.3 \qquad 公式(4-5)$$

则被检测到的曝光量为0.3mR,即300μR,由于影像增强器典型的检测效率最多为50%。所以,检测入射到增强器的曝光量必须是600μR。其实严格的计算应该包括X线散射、患者厚度范围、调制转换函数在高空间频率中的衰减等,这样又会使曝光量增加2~3倍。

如果碘浓度提高3倍,对于同样的血管尺寸和精确度,所需的曝光仅为1/9。Ⅳ-DSA中动脉内含对比剂浓度由于体、肺循环的稀释比注射对比剂时浓度小20倍,IA-DSA的对比剂浓度仅为Ⅳ-DSA所用的1/4,但动脉内浓度却高数倍,能显示较小的血管。IA-DSA检测较大血管时曝光条件可以降低,随着感兴趣区内血管变小,曝光条件将很快恢复到Ⅳ-DSA水平。

(四)DSA设备控制与自动曝光

1. DSA设备的控制方法 DSA设备的控制方法有两种,第一种是所有的控制流程以数字图像结构部分的计算机为主体控制机器;第二种是控制X线机,计算机只作部分控制。

(1)第一种控制包括7种连续信号:

1)手闸闭合信号:DSA启动手闸直接连到计算机的控制接口电路板上,手闸闭合意味着启动DSA方式。手闸松开则退出DSA方式,恢复X线机原来状态。

2)电路切换信号:当接受到手闸闭合信号后,计算机对X线和曝光控制电路作切换,使X线机接受计算机控制。

3)曝光预备信号:X线机控制电路被切换后,计算机对X线机发出曝光准备信号。

4)光阑控制信号:计算机对光阑状态进行切换,主要作用是关小通光孔径。

5)X线机准备完毕信号:X线机向计算机反馈,表示已可进行脉冲曝光。

6)高压注射器启动信号:计算机发给高压注射器,表示从此时起,可按预设程序进行运作。

7)脉冲曝光控制信号:计算机发给X线机指令,控制X线机进行脉冲曝光。

在此方式中,由于用计算机控制主机,故曝光脉冲和采样脉冲之间无需信号传递,只在计算机内部做软件调整即可。

(2)第二种控制:这种方式是手闸控制整个X线机的运行,包括对高压注射器的控制。实际控制信号有:手闸第一键闭合信号;光阑控制信号;电路切换信号,使X线机高压曝光启动置于计算机控制之下,此信号由计算机接受手闸第一键信号后发生;造影开始信号,由X线机对计算机发出;脉冲曝光控制信号,由计算机发给X线机。

上述两种控制中最关键的问题是由计算机控制的曝光脉冲必须合理、准确,并对X线机的X线管容量留有余地,实际中多采用X线机系统的脉冲曝光功能。在软件编程时序控制中,让计算机每次检测到X线机曝光开始后,延迟时间开始采样,然后再等待下一个X线曝光脉冲,直到手闸释放。

2. 配置影像增强器的DSA设备的自动剂量控制

(1)利用光电倍增管的方式:利用光电倍增管的

输出量进行自动亮度控制 ABC（automatic brightness control，ABC）及自动曝光控制 AEC。如图 4-12 在增强管和摄像机的光学通道内放置一小块反射棱镜，将影像增强器的输出光反射到光电倍增管的输入窗，经光电倍增后，输出光电流，去控制 X 线机的曝光参数。光电流的大小与影像增强器的输出光强度呈正比。经光电倍增管放大的光电流送到运放，在运放的输入端先经电流 / 电压转换后，再与基准电平相比较，运放的输出信号控制调整装置，以调整 X 线机的曝光参数。

（2）利用光电二极管矩阵的方式：DSA 设备的自动剂量控制包括自动亮度控制 ABC 和自动曝光控制 AEC。透视时，在成像链的光学系统中，通过光学镜头上安装的光电二极管矩阵，将光信号转变为成比例的剂量控制信号。这一信号传递至实时控制装置，使其与器官程序中设置的透视曲线比较，自动计算，确定透视参数决定屏幕亮度。通过透视参数来确定摄影采集的参数，实现自动曝光。光电二极管矩阵模拟电离室，同真正电离室一样并可选择不同采样区域组合，实现自动曝光控制。整个过程是自动剂量控制的过程。

3. 配置平板的 DSA 设备的自动剂量控制 透视或摄影采集自动剂量控制是在平板上设定一个或几个区域，用户界面还有模拟的电离室选择区域，通过对该区域的选择，在透视或摄影采集下获得的平板探测器曝光指数（detector exposure index，DEXI）与系统中器官程序存储的 DEXI（在工厂实验室通过模体实际测得的）进行比较，自动计算，优化透视或摄影采集的千伏值、毫安值、ms、铜滤过等相关参数，从而改变剂量，实现自动亮度控制和自动曝光

控制。对设备进行保养时，设备的透视或摄影采集平板探测器 DEXI 调整时，器官程序中存储的各透视采集模式的平板探测器的 DEXI 值都随着一起调整。

（五）DSA 图像采集

1. 一般资料输入 在患者进行 DSA 检查治疗前，应将有关资料输入或通过 PACS/RIS 调入计算机内，便于检查后查询，对图像进行分析，为复查提供依据，同时也为图像拷贝或激光照相留下文字记录，避免张冠李戴的现象发生，提高工作质量和效率。

2. 确定 DSA 方式 不同的 DSA 装置有不同的减影方式，确定该方式之前，操作者应对各种减影方式的特点、适应范围全面掌握，仔细复习病历资料，根据不同的病情需要及诊断要求，进行全面权衡。选择与造影部位和患者状态相适应的减影方式。例如：盆腔、四肢血管选用脉冲方式，采像帧率 2~3f/s 即可，而冠状动脉则应选用超脉冲方式，心脏可选心电图触发脉冲方式，25f/s 以上等。

3. 采集时机及帧率 采集时机及帧率的选择原则，是使对比剂的最大浓度出现在所摄取的造影系列图像中，并尽可能减少患者的曝光量。

采集时机可在 DSA 键盘上输入计算机，也可在高压注射器上进行选择，即采集延迟或注射延迟。所谓采集延迟就是先注射对比剂，然后曝光采集图像；所谓注射延迟则先曝光采集图像，后注射对比剂。延迟的选择取决于造影方法及导管顶端至造影部位的距离，在Ⅳ-DSA 或导管顶端距感兴趣区较远时，应使用采集延迟；IA-DSA 特别是选择性和超选择性动脉造影时，应选用注射延迟。如延迟时间选择不当，出现在曝光采像时对比剂先流走，图像上无

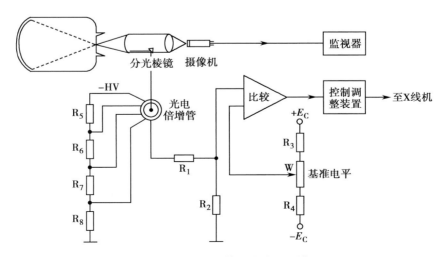

图 4-12 光电倍增管式自动剂量控制

碘信号;曝光时间很长,图像上出现的碘信号达不到要求,延迟时的选择必须恰到好处。

采集帧率依 DSA 装置、病变部位和病变特点不同而不同。大多数 DSA 装置的采像帧率是可变的,一般 有 2f/s、3f/s、4f/s、6f/S、12f/s、25f/s、30f/s 等。有的超脉冲式和连续方式采像帧率高达 50f/s。这些帧率在造影前进行选定,输入计算机内执行。

一般来说,头颅、四肢、盆腔等不移动的部位,采像帧率取 2~3f/s;腹部、肺部、颈部较易运动的部位,每秒取 6f,对不易配合者采像帧率可取 25f/s;心脏和冠状动脉运动大的部位采像帧率在 25f/s 以上,才能保证采集的图像清晰。至于采集的时间要依据插管动脉的选择程度、病变的部位和诊断的要求而定,如腹腔动脉造影时又要观察门静脉,颈内动脉造影要观察静脉窦期等,采像时间可达 15~20 秒。

4. 选择相关技术参数　DSA 检查前都要选择减影方式、矩阵大小、增强器输入野的尺寸(放大率)、摄像机光圈大小、X 线管焦点、X 线管的负载、X 线脉冲宽度、千伏峰值和毫安值、采像帧率、mask 的帧数、积分帧数、放大类型、曝光时间、注射延迟类型和时间、对比剂总量和浓度、注射流率、噪声消除方式等。这些参数的选择依据 DSA 的装置不同而不一样,有的参数是机器自动进行调节,有的参数某种机器没有设置,有的参数则是在操作时选定。对于上述参数的选择应该从整体出发,全面权衡某一参数的价值及对另一参数的影响,不可顾此失彼,偏废某一方面。既要考虑图像质量,又要考虑患者接受的 X 线剂量,患者对对比剂的量及流率的耐受性以及 X 线管的负载,病变的诊断要求等,选出一个照顾各方面的折中方案,以满足成像质量的要求,例如:心脏 DSA 成像需要高帧率、大剂量对比剂和快注射速率,而四肢血管 DSA 成像则需要低帧率,低浓度对比剂。在四肢动脉末梢血管成像时,需要曝光延迟,提前注射对比剂。此外,补偿滤过是 DSA 检查中一个不可缺少的步骤,直接关系到成像质量,采像时应将视野内密度低的部分加入一些吸收 X 线的物质,使 X 线在被照射区域内的衰减接近均匀,以防止饱和状伪影的产生。

5. mask 像的选择与充盈像的相减组合　采像后减影图像在监视器上显示,其效果在于选择 mask 像与充盈像以及它们之间的相减组合。mask 像和充盈像的相减组合可在造影前设定,倘若出来的差值图像不理想,还可在后处理中重新选择 mask 像和充盈像,并进行配对减影。

DSA 的后处理一般是将整个造影过程复习一遍,再确定其减影。mask 像既可选在对比剂出现之前,又可选择在对比剂从血管中消失之后,也可选在对比剂充盈最佳时。若对比剂出现之前的 mask 像由于患者运动,减影图像出现模糊,则此时可选用对比剂从血管中消失后的图像作 mask 像。如对比剂出现之前或消失之后的 mask 像噪声很大,还可以将多帧 mask 像叠加进行积分,以提高图像的信噪比。关于充盈像的选择,一般来说以对比剂在感兴趣区血管内充盈最佳为好。当 mask 像和充盈像选定后,然后进行配对相减,以获得符合诊断要求的差值减影像。

二、DSA 图像处理

(一)窗口技术

窗口技术(window technique)在 DSA 图像的处理中占有举足轻重的地位,每次 DSA 检查结束,必须恰当地运用窗口技术才能使图像达到所诊断和治疗的目的。判断病变性质和范围都是通过分析图像得到,图像的显示又是通过窗口技术来进行调节。例如,腹主动脉瘤的 DSA 检查时,瘤体充满含对比剂的血液,因而密度较大,难以分辨瘤体内的结构及动脉瘤的人出口动脉,只有运用不同的窗口技术,才能分别清晰地显示所要观察的结构,也就是说同一窗口技术不能使不同密度的图像都显示满意。

窗口调制是以一个系数来乘以每个像素的强度,像素强度的变换是在一个规定的公式上进行的,即用窗口技术来控制每个像素的强度转换。人眼检测能力在一幅图像上对暗度的变化约为 3%,使用了窗口技术后就能使低对比度的病变信号增强,使对比度为 5% 时也能观察到。

窗口技术是通过窗宽和窗位来调节的。调节有分档式和随意式。分档式调节的窗宽的数据在进行 DSA 检查前已输入计算机内,该数据是根据不同部位所需要的灰度级进行设计的,相邻的档次的数据有一定的间隔;随意式调节的窗宽、窗位调节是在 DSA 检查完后进行的,根据影像的情况、病灶的显示、诊断的要求与拷贝片的匹配等,通过调节键分别对窗宽窗位进行随意选择,按数据的顺序增加或减少,调节比较细致。

窗宽是指显示图像时所选用的灰阶范围,只有在这个规定范围内的不同数值,才有灰度级变化,而在这个范围的最低值和最高值以外,分别显示黑色或白色的图像。如灰阶在较低的窗宽范围显示为黑色(暗),灰阶在较高的窗宽范围显示白色(亮),改变窗宽则可增加图像反差。窗宽的大小直接影响图像的对比度和清晰度,窗宽小时显示的灰阶范围小,图像的对比度强,适用于显示密度差别大的组织结构,如大血管的疾病等。反之,窗宽较宽时,显示的灰阶范围大,图像的对比度差,但图像的轮廓光滑、密度亦较均匀,层次丰富,适用于显示密度较近的组织结构。

窗位亦称"窗高""窗平面",系指窗宽的上限及下限的平均值,是选择窗宽范围的一个"段落",其数值可由窗宽的最高值与最低值相加除以2而得之。窗位是以每个像素值的密度加或减一个固定值。窗位选择的原则应根据检查的要求,采取要观察的组织器官的最佳密度值为窗位,再根据对比度的要求,选用适当的窗宽进行图像观察。即可得到比较满意的效果。总之,窗位又显示组织器官灰度范围的中心。窗宽则以窗位为中心,选择适当的范围调节图像灰度。

窗宽、窗位的数值与每个像素的灰阶不一致。例如,13bits 约 8192 个灰阶,这样的灰度级别只有计算机才能识别,人眼是根本无法辨认的。于是计算机通过 ±256 的窗宽范围进行图像灰度的调节,此时每调节一个窗宽数就相当于像素的 16 个灰阶。按照生理学规律,人眼的感觉能力与光刺激的对数呈正比,即视觉增加 1 倍,则亮度必须增加 10 倍,也就是当 10、100、1000 的光线级进入眼内,人们只能感觉到亮度增加了 1、2、3 倍,可谓视觉对亮度的变化是相当迟钝的。这些光线级通过计算机的处理,给人们提供分析病变的确切数据。确切地说,亮度的科学定义应该用光密度来表征,而不应该用灰阶来描述。

（二）空间滤过

空间滤过(spatial filtering)是在一帧图像上选择性增强或减弱特殊空间频率成分,即通过实行边缘增强来补偿调制传递函数的一些下降。影像增强电视系统在检测中的敏感性随物体的减小而降低,这可由调制传递函(modulation transfer function,MTF)来定量表示。为了弥补 MTF 下降的不利结果,可以选择性地放大高空间频率。通常有 3 种滤过方式。

1. 低通滤过　低通滤过又叫平滑图像,用于减少数字图像上伪影的影响,对图像上每一点的灰度值用预先限定的周围像素值来平均,在图像的急剧变化中起平滑作用,建立一帧平滑的图像。低通滤过衰减了高频部分,对于低频范围的信号不衰减。

电阻或晶体管等元件中自由电子热驱动而形成的高频噪声,可用低通滤过器(低通滤波电路)来消除。

2. 高通滤过　高通滤过又叫边缘增强,能使图像的边缘亮度增加变锐。由于显影血管边缘部位与背景结构间的密度发生陡变,计算机指令去增强那些变化最大的像素,产生一条沿血管边缘的线,有利于显示血管的直径和狭窄。原理是使用一组像素的线性组合,加权的结果多为正数,对像素值求积分,这样高频率信息增强,低频率信息减弱,以致图像的边缘增强。但是,增强大多会减少软组织的对比度,增加背景的随机噪声,使某些诊断信息丢失。高通滤波电路由电容电阻组成,信号从电阻两端取出,频率越高,信号输出越小。

3. 中通滤过　中通滤过是消除图像噪声的方法。一个变化的窗宽内的中心像素被这个窗宽内像素的中心值代替。这样可减少图像边缘模糊,消除图像的人工伪影。在某些情况下,中通滤过可压缩噪声,与此同时也压缩了有用的信息。

（三）再蒙片与像素移位

再蒙片就是重新确定 mask 像,是校正减影图像配准不良的后处理方法,可以弥补造影过程中患者轻微运动所造成的减影对错位。机制是:在造影期间,对比剂团块流经血管时,产生一个曝光序列,假定第一次曝光被设定为 mask 像,而其后的则为含对比剂曝光,从每个造影图像中减去 mask,就得到了一系列的减影图像。一旦在 mask 像与选择的减影帧幅在曝光期间患者发生了移动,则该减影对的影像不能精确重合,即产生配准不良。一个简单的补救方法是改变(调换)减影对,通常是先观察造影的系列图像,然后用试凑法选择两帧相减以形成理想的减影效果。再蒙片的局限性是替换的 mask 本身含有一些对比剂,这就使减影后的差值信号降低。

像素移位(pixel shifting)是一种通过计算机内推法程序来消除移动伪影的技术。机制是:有两帧图像,第 1 帧仅包括骨结构,第 2 帧包括来自含碘的血管信号,假定在两帧图像中有骨移动,那么减影图像中将产生一个骨配准不良的伪影。为了改善减影对的配准,可以将蒙片的局部或全部像素向不同方向移动一定距离,使之与对应的像素更好地配准,再经减影,骨信号将被消除,仅留下血管的图像。

在实际应用中,按校准键一次,就可移动一个像素。当选像素为 0.01 时,则需按相应键 100 次才是一个像素,像素移位可以上、下、左、右及斜向进行。然而,影像中可有数十万个像素,这种像素移动仅在二维空间的图像上进行,而患者移动方式可能很复杂,是多维的。因此,通过像素移位改善伪影的能力是有限的。

(四)图像的合成或积分

在 DSA 检查的序列曝光中,可采集十几帧至几十帧的图像,而用作减影的仅为其中一对或几对,其他帧幅都被浪费掉了,从 X 线曝光的利用来考虑是低效率的。若将多帧 mask 像积分,并作一个负数加权(如 –1),若干帧含对比剂帧幅积分,并作一个正数加权(如 +1),再用这两个分别经积分和加权后得到的图像作减影,得到积分后的减图像,这种是图像若干帧幅总合后的平均。

图像合成或积分(image integrated)是一种空间滤过处理,即来自一系列图像的所有像素值被累加,以形成一个新的像素值。一般是将全部或部分mask 像和含对比剂充盈像分别累加,这种合成或积分可在 1~16 帧图像之间,即 2、4、8、16。例如:积分是 2,就是 2 帧合成一帧图像;积分是 8,则是 8 帧合成一幅图像。积分因素越多,图像噪声越低,图像积分能有效地使一个图像平滑化,减少噪声的内涵。

图像合成时的 mask 像与充盈像的数目不必相等,但权数的总和必须是零,以保证消除静止的背景结构。图像合成积分有四个特征:

1. 提高信噪比,改善图像质量,通过输入的信息加权,增强了理想的信号,消耗了非理想的信号。若使用了几帧图像积分,则减影后的信噪比改善等于 n 的方根。

2. 因 mask 由多帧合成,主动地将 mask 像变得模糊,随之运动性伪影也变得模糊,降低了对运动性模糊的敏感性。

3. 碘对比信号相对提高,但图像积分过多,会增加合成时间,使时间分辨力下降,也可以在时间积分间期出现患者的移动,使图像模糊。

4. 帧幅的积分需要增加影像处理机的存储能力,2 帧积分需要 9bits 的存储器,4 帧积分需 10bits,而 8 帧积分需 12bits 存储器。

(五)匹配滤过与递推滤过

1. 匹配滤过 匹配滤过(matched filtering)是将系列减影图像加权以突出碘信号,降低背景结构信号和噪声的时间积分的处理方法。它的设想来自信号处理理论,即使用的权数与感兴趣区信号相匹配(对比剂团块曲线),可获得最佳的信噪比,最大限度地利用 X 线曝光。

匹配滤过是回顾性施行,将对比剂团块曲线上的每一点(代表相应帧幅的对比剂的含量),首先做加权处理,形成与该点对比剂含量呈正比的扩大或加权。构成权数"匹配"的对比剂团块曲线。经过加权处理扩大了对比剂信号,匹配滤过后的噪声比原始图像相应减少,消除了残留噪声及背景结构。

2. 递推滤过 递推滤过(recursive filtering)是应用视频图像处理方式,将 DSA 成像过程中的图像不断与以前的视频帧幅作加权累积,以提高图像对比分辨力。

(六)对数放大与线性放大

放大是指在实际减影步骤之前对视频信号的处理。在 DSA 中。系统以线性和均匀性的形式来描述对比信号。"线性"是指随患者体内投射碘浓度的变化。DSA 信号也成比例的改变,碘浓度的信号可引起 DSA 图像中差值信号的倍增。"均匀"是指含对比剂的血管的显影程序是同样的,不受体内非碘结构重叠的影响。在线性放大中,未减影图像中的像素值与电视摄像管读出的信号呈正比。在这种情况下所得的 DSA 信号如下式:

$$差值(线性) = S \cdot \left(\frac{\mu}{p}\right)^{\mathrm{I}} \cdot p^{\mathrm{I}}d \qquad 公式(4\text{-}6)$$

式中 S 是未减影图像中所测得的视频电平,$\left(\frac{\mu}{p}\right)^{\mathrm{I}}$ 为碘团块衰减系数,$p^{\mathrm{I}}d$ 为碘浓度与血管直径的乘积,即投射碘浓度。

在对数放大中,视频摄像管读出的信号在减影之前通过一个电子线路,该线路的输出与输入值的对数呈正比。这种情况下 DSA 的差值信号是:

$$差值(对数) = \left(\frac{\mu}{p}\right)^{\mathrm{I}} \cdot p^{\mathrm{I}}d \qquad 公式(4\text{-}7)$$

从公式(4-6)和公式(4-7)可以看出,两种情况的差值信号都与投射碘浓度($p^{\mathrm{I}}d$)呈正比。这样,线性和对数这两种放大类型均能满足上述的"线性"条件。然而,在线性放大中,图像某一点的 DSA 信号也与未减影图像中所测得的视频电平(S)呈正比,随着 X 线束通道内物质的不同,视频电平将变化。即使碘浓度保持固定,差值信号也将改变。所以,线性放大不能满足"均匀"性的要求。相反,在对数放大中,变量 S 从数学式中消除,而 $\left(\frac{\mu}{p}\right)^{\mathrm{I}}$ 在观察视野范围内近似常数。这样,对数放大仅取决于投射碘浓度,对数放大满足了线性和均匀性两个条件。

对数放大时,图像的高衰减区内噪声增强;而线性放大时,该区域内差值信号降低;其结果相抵消,故两种情况的信噪比相同。放大器的动态范围直接影响图像的分辨力。对于线性放大,动态范围是指设备中放大器的线性范围,即放大器输入信号和输出信号间呈线性关系的区域。一般用 dB 表示线性范围的大小[公式(4-8)]。

$$L(线性范围)dB = \frac{20 lg \mu\lambda_{max}}{\mu\lambda_{min}}$$

公式(4-8)

式中 $\mu\lambda_{max}$ 和 $\mu\lambda_{min}$ 分别是线性的最大、最小输入信号幅度。对于非线性放大器来说,一般线性范围被规定为输出幅度和输入幅度满足某规定函数关系的最大和最小输入值,以 dB 表示,动态范围的大小与图像分辨力的高低呈正比。这个函数可以是对数,也可以是指数,其输出和输入的关系应满足公式(4-9):

$$U_{出} = R lg \mu$$

公式(4-9)

综上所述,为了使含对比剂血管的 DSA 信号呈线性和均匀性,在减影前或后进行视频信号放大。线性放大不能提供均匀的 DSA 信号,受重叠的不含碘结构的干扰。对数放大消除了非碘结构对含碘图像对比度的影响。对数放大和线性放大提供同样的信噪比。

(七)补偿滤过与界标

DSA 检查中,要调整物体的动态范围(即患者的解剖结构)与系统的动态范围相匹配,使之得到最佳的减影图像。视频影像的动态范围常因辐射的衰减小而增大,致使感兴趣区被显示在太小的视频范围。

物体的动态范围也就是成像部位的 X 线衰减范围,与成像部位的对比分辨力有关。例如:若想检测到 1% 的对比变化,就必须具有比百分之一大得多的精度。如物体的动态范围小于 500 ∶ 1。只需要 9 位或 10 位就够了。若动态范围是 200 ∶ 1,就需要 11 位或更多。

在 DSA 系统中,决定系统动态范围的关键部件是 TV 摄像机系统。摄像机的输出是随时间变化的,代表图像中每一行的光强度变化的电压波形。当没有光线进入摄像机镜头时,它输出暗电流电平,光线的进一步增加,将不再在电压上产生增量饱和电流,这个饱和电流与暗电流之间的差额是可以利用摄像机的动态范围。动态范围与背景噪声电平的比率决定摄像机的信噪比。输入摄像机的光线等级由受控于计算机的可变光圈控制,该光圈可调整图像的平

均亮度水平。理想情况下,这个平均亮度水平将在摄像动态范围的中间,而最小与最大亮度值将分别落在暗电流之上,饱和电流之下,这样的动态范围 100% 用于减影。

实际上,这种理想状态是很难达到的,因为成像部位衰减值的动态范围常常大于 100%,也就是超出了摄像机可精确复制的信号范围,视频峰值超出动态范围时就产生饱和,在减影图像中出现均匀灰度值的饱和伪影,该区域内的诊断信息不可逆转失去。如颅内血管 DSA 检查时,侧位减影像上出现岩乳部的血管不显示。

用于降低物体动态范围的方法有 3 种:一种是增加千伏峰值;一种是附加滤过材料;另一种是降低摄像机的电增益。

补偿滤过是在 X 线管与患者之间放入附加的衰减材料,在成像区域内选择性地衰减特定的辐射强度区域,以提供更均匀的总的 X 线衰减。如头部用多边形滤光器,颈部四肢用矩形滤光器,心脏肺部用双弧形滤光器,这使视屏范围内密度基本一致,以免在 DSA 图像上产生饱和状伪影,影响减影血管的观察。如胸部 DSA 检查时,肺与心脏的密度相差太大,当中心线对准心脏时,肺部因 X 线剂量过大而被穿透。常用的滤过材料有:铝片、铜片、面袋及加工成与体位形状相一致的增感屏等。

界标(land marking)技术主要是为 DSA 的减影图像提供一个解剖学标志,对病变区或血管准确定位,为疾病诊断或外科手术作参考。因为减影图像是没有骨骼和软组织,只含有对比剂的血管图像,解剖定位不十分明显。如需要体内标志,可用一个增强了亮度的 DSA 减影像,与原始的未减影像重合,这样得到的图像同时显示减影的血管与解剖标志,即为界标图像。

(八)感兴趣区(ROI)处理

对病变部位(感兴趣区)的分析方法常用的有 7 种:

1. 对病变区进行勾边增强,建立图像轮廓、突出病灶,便于诊断和测量。

2. 对病变区进行系列放大、灰度校准及转换,附加文字说明

3. 对病变区进行加、减、乘、除运算,图像换算,以观察病变的细致程度。

4. 对病变区的计算 / 统计有图像密度统计(统计后显示出总密度)、像素总量、平均密度、标准误差、最大和最小像、平均背景密度、比较两个病变区

的密度、计算两个感兴趣区的密度比率及它们的总像素量的比率,建立病变区直方图,计算直方图密度统计曲线。

5. 建立时间—密度曲线。规定在做总的密度曲线时,病变区作为时间的函数,X轴是采像的时间,Y轴是所选病变区内的总密度;病变区曲线的处理,可以是单一曲线,也可以是多段曲线,前者为单一帧率采像。

后者是用不同的帧率采像所作的曲线,可以通过四则运算在曲线上不同点赋予相应的数值。同时对曲线进行积分,计算斜率等处理,便于定量分析。

6. 确定心脏功能参量,测定心室容积和射血分数、室壁运动的位相和振幅。这些需要在心脏的DSA图像上勾画出左心室在收缩末期和舒张末期的状态,用光笔在控制台上的描图板或直接进行勾画。确认后通过计算机计算,得出左心室舒张末期和收缩末期的容积和面积、主动脉瓣至心尖的长轴和短轴、左室的射血分数、像素的大小等。

7. 研究对比剂流过血管的情况,从而确定血管内的相对流量,灌注时间和血管限流。同时可以测定血管狭窄的程度、大小、相对百分比以及狭窄区的密度改变和百分比。

第四节　成像原理

一、DSA图像的形成

(一)图像的检测与显示

DSA的检测器为影像增强器,它接收X线透过检查部位的衰减值,并在增强器输出屏上模拟成像,再用高分辨力的摄像机对输出屏图像进行系统扫描,把连续的视频信号转换成间断的各自独立的信息,这些信息通过模/数转换成数字,经计算机的算术/逻辑运算,将这些数字排列成矩阵,矩阵中的每个单元经过数/模转换成模拟灰度,在阴极射线管上组成图像,通过监视器予以显示。

(二)图像的矩阵化与像素化

原始的X线图像是一帧模拟图像,不仅在空间而且在振幅(衰减值)都是一个连续体。计算机不能识别出来经转换的模拟图像,只有将图像分成若干单元,并赋予数字,计算机才能进行运算处理。

摄像机扫描就是将图像矩阵化,该阵列由纵横排列的直线相互垂直相交而成,一般纵行线条数与横行线条数相等,各直线之间有一定的间隔距离,呈格栅状,这种纵横排列的格栅就称为矩阵。格栅中所分的线条越多、图像越清晰、分辨力越强。常见的矩阵有 256×256、512×512、1024×1024,每组数字表示纵横的线条数,两者的乘积为矩阵的像素数,即信息量。一个典型的影像含有约25万个这样的像素。对于正方矩阵来说,像素的数目与矩阵的行数或列数的平方呈正比。

矩阵中被分割的小单元称为像素。图像的数字化是将模拟图像分解为一个矩阵中的各个像素,测量每个像素的衰减值(用不同的灰度级显示),并把测量到的数值转变为数字,再把每个像素的坐标和衰减值送入计算机处理。每个像素的信息包括在矩阵中的位置(横行地址和纵行地址)和X线的衰减值,即每个像素必然产生3个二进制数字,第1个数字相当于线数,第2个数字相当于像素在这条线上位置,第3个数字为被编码的灰阶信息。所以说数字图像就是在空间坐标上和亮度上都已经离散化了的模糊图像(图4-13)。

像素是构成图像的最小元素,其大小决定图像的空间分辨力。随着图像矩阵的细分,空间分辨力不断提高,但密度分辨力也逐渐下降。传统的X线图像分辨力可达10LP/mm,而数字图像分辨力只有1~4LP/mm。然而,数字X线摄影中检测器的动态范围比屏胶体系的动态范围大的多,X线胶片一般为1:100,增强器为1:500,而晶体半导体检测器为1:100 000。数字图像将模拟图像分成许多像素,并对每个像素赋予数字化,表现出来的是每个像素的不同亮度。表示像素的浓淡程度的数值有数十至数千级,以2的乘方数bit表示,一般来讲,一个N比特(bit)的二进制数字可表示 2^N 个灰阶水平,例如8bits就是 $2^8=256$ 级,13bits为 $2^{13}=8192$ 级。人的眼睛无法分辨这样的灰度级,只有通过窗口技术进行转换。正如CT的灰度一样,人体组织的CT值范围用Housfield单位计算,有 -1000~$+1000$ 的2000个分度,而显示图像的阴极射线管由黑(暗)到白(亮)的灰度是固定的,一般只有16个灰阶(人眼仅能分辨出16个灰阶)。

要用16个灰阶来反映2000个分度,则能分辨的CT值是2000/16,即为125Hu。也就是说,两种组织的CT值小于125Hu时,图像密度差不易分辨。

同理,DSA的灰度级(灰阶)如为13bits时约为8192,窗宽为 ±512,那么每个窗宽值就相当于

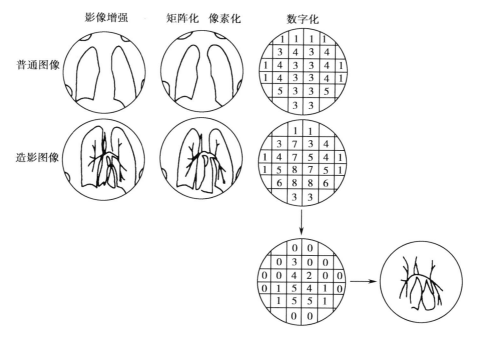

图 4-13　X 线数字减影流程图

8192/512，即 16 个灰度级。灰阶是指各种组织器官的微小密度差，反映在图像的黑、灰、白等图像层次。像素的数目和灰阶越大，图像越真实。

　　像素的大小由增强器的输入野及矩阵的大小所决定。输入野一定时，像素大小与矩阵的大小呈反比；矩阵一定时，像素大小与输入野大小呈反比。

　　（三）模 / 数转换

　　模 / 数转换器的功能是把来自电视摄像机的视频信号数字化。这种装置由一个非常大规模的集成线路内的 1000 个以上比较器组成，每秒可从一个视频信号采样 2000 万次，达到每个样本千分之一（10bits）灰阶水平的精确度。扫描将图像分成许多像素（连续的物理量），然后变成数字信号（不连续的物理量），在扫描中以高电压代表电视信号明亮的部分，低电压代表电视信号黑暗的部分，按扫描规律顺序将像素的明暗变化转为电信号。

　　若将高电压用二进制的 1 表示，低电压用二进制的 0 表示，则图像是由高低电压起伏的电信号变为二进制的数字信号 0 和 1 的变化，每个数位的值（1 或 0）经接通电子开关的"开"或"关"即可被记录。这样，电视摄像机所摄的 X 线图像也就一个换着一个点地变成数字。视频模拟电子信号转换成数形式，图像以数形式存储在存储器内，数字化的时间和摄像管扫描的时间要同步。

　　数字减影要求将 X 线信号增强，在光导摄像管和模 / 数转换之间加一个对数放大器，使图像的亮度从亮到暗，按密度函数的对数规律变化。如果图像强度从亮到暗的活动范围超过了摄像机的活动范围，或者超过了模 / 数转换器的活动范围，即产生图像饱和，导致有用的信息损失。用铝滤过板可减少强度的活动范围，从而限制了饱和状态的产生。

　　（四）数字逻辑运算

　　一旦一个图像或一个图像序列被数字化和存储，数字化处理便连续下去，从一个图像减去另一个图像仅需 33ms 或更短，数学化运算程序均由二进制运算的电子逻辑元件来完成。按惯例 0 表示一个正的二进制数，1 表示一个负的二进制数，有了负数后便可施行快速的减法运算，一个运算逻辑单元可在 1s 的 200 亿分之一内完成两个二进制数的加法或减法。从两个正的图像开始，第一个图像的每个像素的数字首先逐个地颠倒和加 1，这样处理后产生一个"负"图像。然后，组成这个负图像的二进制数字再逐个像素地与第 2 个正图像相应的数相加，产生第 3 个图像，即减影图像。

　　（五）数 / 模转换

　　数 / 模转换就是将电子计算机处理过的数字。通过数 / 模转换器变成模拟图像在监视器上显示。在数字 X 线摄影中，常使用滤过反投影法重建数字图像，即通过计算机对数字图像的基本数据组进行数字褶积实现图像重建。这种褶积大多数相当于一种高通滤过，图像的背景被压抑，从而降低了动态范围，突出了图像的轮廓。

二、DSA 的成像原理

1. 配置影像增强器、摄像机及显示器成像链的 DSA 设备的基本工作原理　造影前，利用影像增强器将透过人体的 X 线信号增强，再用高分辨力的摄像机对增强后的图像作一系列扫描。扫描本身就是把整个图像按一定的矩阵分成许多小方块，即像素。所得到的各种不同的模拟电信号经模 / 数（A/D）转换成不同值的数字信号存储起来（未造影的图像，即蒙片）。同理获得一组造影图像的数字信号，将它与蒙片的数字信号相减，获得不同数值的差值信号，经数 / 模（D/A）转换成各种不同的灰度等级，在显示器上构成图像。由此，骨骼和软组织的影像被消除，仅留下含有对比剂的血管影。图 4-14 为 DSA 设备成像链的基本工作原理示意图。

总之，数字减影血管造影是将未造影的图像和造影图像经影像增强器分别增强，摄像机扫描而矩阵化，经模 / 数转换成数字化，两者相减而获得数字化图像，最后经数 / 模转换成减影图像，其结果是消除了造影血管以外的结构，突出了被造影的器官图像。

（1）DSA 的减影过程：基本上按下列 4 个顺序进行：

1）摄制普通片；

2）制备 mask 片，即素片、蒙片、掩模片、基片；

3）摄制血管造影片；

4）把 mask 片与血管造影片重叠一起翻印成减影片；

1）与 3）为同部位同条件曝光。制备 mask 片是减影的关键，mask 片就是与普通平片的图像完全相同、而密度正好相反的图像，即正像，相当于透视图像。

（2）减影技术的基本内容：是把两帧人体同一部位的图像相减，从而得出它们的差值部分。造影前的图像，即不含对比剂的图像称之为 mask 像。mask 像不一定是造影的图像，mask 像是要从其他图像中减去的基准图像，造影过程中任一帧图像都可以作为 mask 像。注入对比剂后得到的图像称之为造影像，造影像是指要从中减去 mask 像的图像，造影系列中任何一帧图像都可以作为造影像，mask 像与造影像的确定依据所观察的血管期而定，如动脉期、毛细血管期、静脉期等。

2. 配置平板的 DSA 设备的基本原理　平板 DSA 设备使用平板探测器替代了影像增强器、摄像机及显示器组成的成像链，直接输出数字图像，通过类似的算法和软件对图像进行处理，形成造影图像、蒙片、减影图像。图像为长方形矩阵影像，而非影像增强器形成的圆形图像，视野更大，图像更清晰。

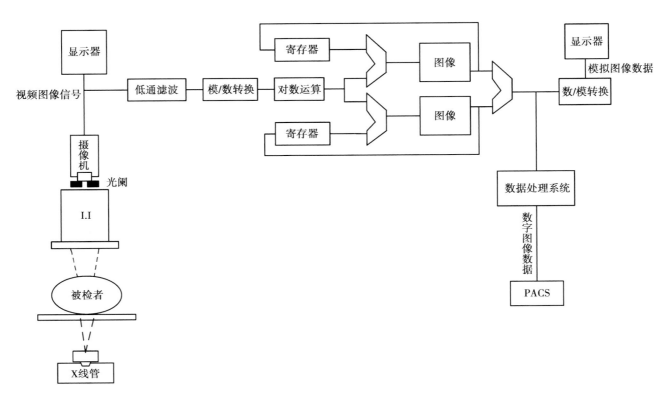

图 4-14　DSA 设备成像链的基本工作原理示意图

第五节　减影方式

一、时间减影

时间减影（temporal subtraction）是 DSA 的常用方式，在注入的对比剂团块进入感兴趣区之前，将一帧或多帧图像作 mask 储存起来，并与时间顺序出现的含有对比剂的充盈像一一地进行相减。这样，两帧间相同的图像部分被消除了，而对比剂通过血管引起高密度的部分被突出地显示出来。因造影像和mask 两者获得的时间先后不同，故称时间减影。鉴于减影中所用的 mask 和充盈像的帧数及时间不同，又可分为下列几种方式。

（一）常规方式处理技术

常规方式（normal mode）是取 mask 和充盈像各一帧进行相减，在确立这两帧图像时有手动和自动供选择。手动时由操作者在曝光期根据监视器上显示的造影情况，瞬间摄制 mask 和充盈像，mask 的选定尽可能在血管充盈前的一瞬间，充盈像的选定以血管内对比剂浓度最高为宜；自动时由操作者根据导管部位至造影部位的距离，患者的血液循环时间，事先设定注药至 mask 的时间，以及注药到充盈像的时间。这样，mask 像和充盈像就根据设定而确立，并做减法运算（图 4-15）。

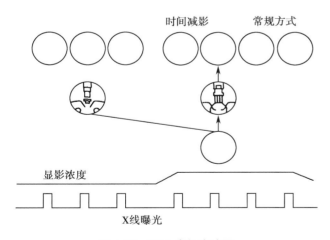

图 4-15　DSA 常规方式图

（二）脉冲方式处理技术

脉冲方式（pulse mode 或 serial mode）为每秒数帧进行 X 线脉冲曝光采像，对未注入对比剂于造影血管前和注入对比剂的过程中对 X 线图像进行采样和减影，最后得到一系列连续间隔的减影图像（图4-16）。脉冲持续时间（脉冲宽度）在数毫秒至数百

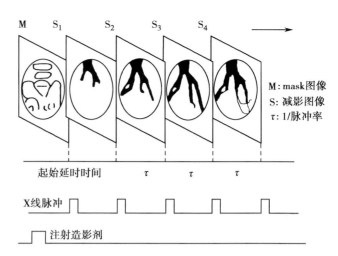

M：mask 图像
S：减影图像
τ：1/脉冲率

图 4-16　DSA 脉冲方式图

毫秒间变化，此方式与间歇性 X 线脉冲同步，以一连串单一的曝光为其特点，射线剂量较强，所获得的图像信噪比较高，图像质量好，是一种普遍采用的方式。这种方式主要适用于脑血管、颈动脉、肝动脉、四肢动脉等活动较少的部位，对腹部血管、肺动脉等部位的减影也可酌情使用。

（三）超脉冲方式处理技术

超脉冲方式（super pulse mode）是在短时间进行6~30f/s 的 X 线脉冲摄像，然后逐帧高速重复减影，具有频率高、脉宽窄的特点。要求 X 线曝光脉冲必须同视频均同步频率保持一致。其曝光信号有效间应保持在场消隐期内，对 CCIR 和 RSll70 制式，曝光脉冲频率分别应为 50Hz 和 60Hz，曝光脉冲宽度约在 3mAs 或 4mAs。这样，可以实时视频的速度，连续观察 X 线数字影像或减影图像，具有动态解像率。这种方式的优点是能适应心脏、冠状动脉、主肺动脉等活动快的部位。但对 X 线机要求较高，它需用大电流的大容量 X 线管及延时少的快速控制电路。一般用继电器控制曝光的 X 线机不能适应这种要求，无法达到小于毫秒级的脉宽精度控制，必须使用可控硅等其他脉冲控制方式（图 4-17）。

（四）连续方式处理技术

连续方式（continuous mode）与透视一样，X 线机连续发出 X 线照射，得到与电视摄像机同步，以25~50f/s 连续采集信号，类似于超脉冲方式，能连续观察血管减影的全过程。这种方式图像频率高，能显示快速运动的部位，如心脏和大血管，单位时间内图像帧数多，时间分辨力高（图 4-18）。

（五）时间之隔差方式处理技术

前面介绍的减影方式都以未注入对比剂的血管图像作 mask，用含有对比剂的序列图像作为充

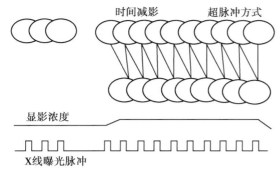

图 4-17 DSA 超脉冲方式图

盈像进行减影。而时间间隔方式处理技术(time interval difference,TID)方式则是 mask 像不固定,顺次随机地将帧间图像取出,再与其后一定间隔的图像进行减影处理,从而获得一个序列的差值图像(图 4-19)。mask 像时时变化,边更新边重复减影处理。TID 方式相减的两帧图像在时间上相隔较小,能增强高频的变化部分,降低由于患者活动造成的低频影响,能够消除由于相位偏差造成的图像运动性伪影。

(六)路标方式(road map mode)处理技术

路标技术(pathfinder technique)的使用为介入放射学的插管安全迅速创造了有利条件。具体方法是:先注入少许对比剂后摄影,再与透视下的插管作减影。形成一幅减影图像,作为一条轨迹,并重叠在透视影像上。这样,就可以清楚地显示导管的走向和尖端的具体位置,使操作者顺利地将导管插入目的区域。

这种方法分为 3 个阶段:

第 1 阶段,活动的数字化透视图像。踩脚闸到松开脚闸,最后的图像——辅助 mask 形成。

第 2 阶段,活动的减影透视。减影开始于一幅 mask 形成之后,只要没有注射对比剂,监视器上就没有图像。注射了少量对比剂后,血管开始显影,血管充盈最多时,对比度最高,此时充盈像代替了辅助

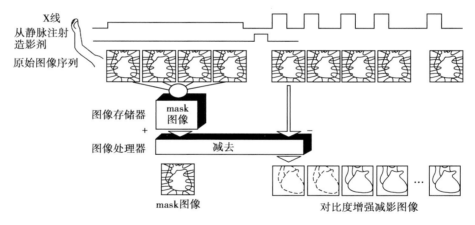

图 4-18 DSA 连续方式图

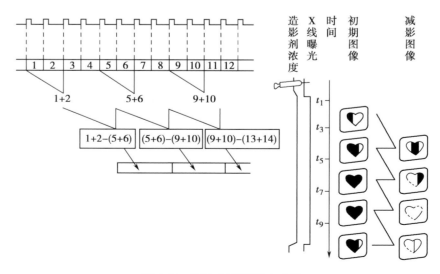

图 4-19 DSA 时间间隔方式图

mask。

第3阶段,活动的图像与透视 mask 相减,显示差值部分。当血管内仍然充满对比剂作 mask 时,减影图像无信号显示;当血管对比剂排空,被含对比剂的 mask 减影,血管显示最大的对比度,这时能使导管沿着轨迹准确地进行操作(图 4-20)。

综上所述,路标技术是以透视的自然像做"辅助 mask",用含对比剂的充盈像取代辅助 mask 作实际 mask,与后来不含对比剂的透视像相减。获得仅含对比剂的血管像,以此作为插管的路标。

(七)心电图触发脉冲方式处理技术

心电图触发(ECG mode)X 线脉冲与固定频率工作方式不同,它与心脏大血管的搏动节律相匹配,以保证系列中所有的图像与其节律同相位,释放曝光的时间点是变化的,以便掌握最小的血管运动时候。

外部心电图信号以 3 种方式触发采像:第 1 种方式是连续心电图标记,采用连续方式采像,在心电图信号发生的画面上作记号,这种方式最小频率为 5f/s。第 2 种方式是脉冲心电图标记,采用脉冲方式采像,在最接近心电图信号发生处的画面上作记号,其最小帧率亦为 5f/s。第 3 种方式是脉冲心电图门控,当心电图信号一发生,启动发生器,门控采像在每个触发器上储存一帧,在采像画面上标记以作触发点。此方式主要用于心脏大血管的 DSA 检查(图 4-21)。

二、能量减影

能量减影也称双能减影 /K 缘减影。在进行感兴趣区血管造影时,几乎同时用两个不同的管电压,如 70kVp 和 130kVp 取得两帧图像,作为减影对进行减影,由于两帧图像是利用两种不同的能量摄制的,所以称为能量减影。

能量减影是利用碘与周围软组织对 X 线衰减系数,在不同能量下有明显差异这一原理成像的。在质量衰减系数与能量的曲线上,碘在 33keV 时,其衰减曲线具有锐利不连续性,此临界水平称 K 缘。而软组织衰减曲线则是连续的,没有碘的特征,并且能量越大,质量衰减系数越小。图 4-22 有 3 条吸收系数随 X 线能量而变的曲线,分别为碘、骨组织和软组织的吸收系数曲线。所谓 K 缘概念是指碘在 33keV 能量水平时其射线吸收系数(衰减系数)显示锐利的锯齿形不连续性。碘的这种衰减特征与碘原子在 K 层轨迹上的电子有关。

若将一块含骨、软组织、空气和微量碘的组织分别用略低于和略高于 33keV 的 X 线能量(分别为 70kVp 和 120~130kVp)曝光,则后一帧图像比前一帧图像的碘信号大约减少 80%,骨信号大约减少 40%,软组织信号大约减少 25%,气体则在两个能级上几乎不衰减。若将这两帧像相减,则所得的图像将有效地消除气体影,保留少量的软组织影及明显的骨影与碘信号。若减影前首先将 130kVp 状态时

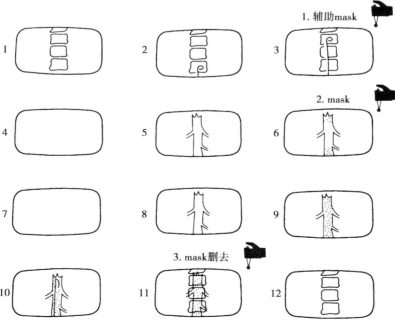

图 4-20　DSA 路标方式图

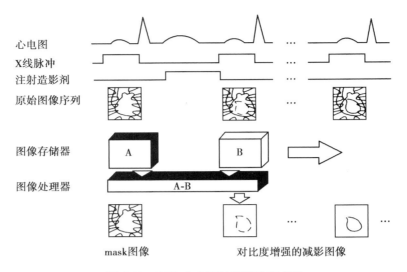

图 4-21　DSA 心电图触发脉冲方式图

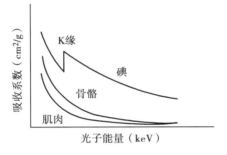

图 4-22　K 吸收缘原理

采集的影像由大约 1.33 的因数加权,则减影处理后可以很好的消除软组织及气体影,仅留下较少的骨信号及明显的碘信号。

能量减影法可以把不同吸收系数的组织分开,例如,骨组织或软组织从 X 线图像中除去,从而得到仅含软组织或骨组织的图像。具体方法是用两种能量的 X 线来获得两幅图像,一幅在低能 X 线下获得,另一幅在高能 X 线下获得,所获得的图像经过对数变化,相减后得到了消除骨组织或消除软组织的图像(图 4-23)。能量减影技术要求 X 线管的电

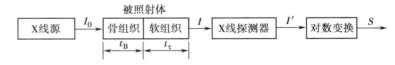

图 4-23　能量减影法

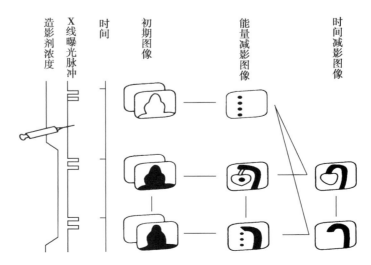

图 4-24　混合减影图

压在两种能量之间进行高速切换,这样就增加了设备的复杂性,同时这种减影不易消除骨骼的残影。

三、混合减影

混合减影(hybrid subtraction)是基于时间与能量两种物理变量,是能量减影与时间减影相结合的技术。混合减影经历了两个阶段,先消除软组织后。再消除骨组织(图4-24)。

第六节　影像质量控制

DSA对疾病的诊断依靠图像质量,它是影像学诊断和治疗的依据。然而,图像质量与DSA系统中的每个环节、每项因素、每个参数以及机器的各部分的性能等密切相关。

一、影响DSA成像的客观因素

(一)X线发生系统的功率

DSA的X线管和高压发生器与其他X线成像方式具有不同的特点,它要求在短时间内连续脉冲系列曝光采像,需要旋转阳极、高性能、大功率、高散热量的X线管。大容量X线机是获得多帧采像减影的必备条件,只有高管电压、大管电流、短照射时间的性能优良的高压发生器,才能产生快速脉冲曝光和脉冲透视。适应快速运动的心脏和冠状动脉DSA成像,实现高质量的减影图像,同时减少X线剂量,有利于防护;曝光时间缩短可避免运动性模糊图像产生。

旋转阳极X线管具有焦点小、功率大、散热快等优点,目前旋转阳极X线管的功率多为60~80kW,高者可达150kW,而有效焦点多为1~1.5mm,微焦点可达0.3mm,图像清晰度极高。旋转阳极转速达到额定值时(需要0.8~1.6秒)才接接通负载产生X线,转速越高,X线管的功能越大。它们之间的关系如公式(4-10):

$$P = K\sqrt{nd} \qquad \text{公式(4-10)}$$

式中P为功率,K为常数,n为转速,d为焦点轨道直径。可见功率与转速和靶面直径的平方根呈正比。当速度增加2倍时,允许功率增加1.4倍左右。靶盘直径越大,热容量越大,散热速度也越快,X线管的功率也增大。对旋转阳极及其控制有以下基本要求:

1. 有快速启动装置　要求在曝光前很短的时间内(对中速管为0.8~1.2秒)高速X线管约2.4秒,将转动惯量很大转子系统由静止状态达到额定转速(中速管2800r/min,高速管8500r/min)。这一点对旋转阳极来说是要求它的机械强度好,能耐受很大的角加速度;对电路来说,要求提供很大的启动电流,使启动电容是够大和启动电压足够高,以便输出很大的启动转矩。

2. 有延时装置　延时就是为了保证一定的启动时间,以便在阳极达到额定转速后才送出曝光开始信号。

3. 有降压装置　阳极一旦达到额定转速后,在曝光期间应该将启动状态的高压切换为工作状态的低压,以适应阳极的启动转矩大、运转转矩小的特点。

4. 有保护装置　保护装置是为了避免阳极未转动或转速不够而加高压曝光,造成X线管立即损坏。最常见的办法是在定子回路中设置电流、电压继电器或电流互感器来进行检测和保护。

5. 有制动装置　为了减少阳极轴承磨损,延长使用寿命,曝光结束后,阳极应在很短时间内停止转动,故应设置制动器。其原理是在曝光结束,定子的工作电压断开后,立即有一脉动直流流经工作绕组,以产生一个制动力矩,使已在旋转的阳极迅速停止转动,数秒后,又将此脉动直流电流自动切断。对于8500r/min的高速X线管,制动装置必不可少。因为转子系统的机械共振频率一般为5000~7000r/min。制动装置将使转子尽可能快速地通过这一临界转速,以避免出现共振而损坏管子。

X线发生器的另一个主要功能是使操作者能够控制3个物理量:

(1)管电压(kVp)。

(2)管电流(mA)。

(3)照射时间(s)。

(二)X线检测系统的能力

评价DSA的X线检测能力大小的主要器件的是影像增强器系统的性能,自从1952年影像增强器问世后,电视技术很快组合到影像增强器上,影像增强器将吸收的信息X线转变为可见光,可见光接着转变为电子,电子在激发输出荧光体之前在影像增强管内被加速,在输出荧光体内高能电子再转变为可见光而被观察到。由于电子能量大为增加及影像缩小,最终的图像亮度为荧光屏的500倍。后来将影像增器的输出连接到电视摄像机上,以及输入屏使用碘化铯荧光材料,使量子效率检测达到50%~60%。

影像增强器主要作用有两种:其一,将不可见的 X 线图像转换成为可见光图像;其二,将图像亮度提高到近万倍,再通过光电导摄像管把图像分解成具有一定电平的亮度信息,进行电视摄像。其特性有:

1. X 线剂量低　影像增强器是一种低照度、微光闭路电视系统,X 线的剂量大为降低。这样降低辐射剂量,有利于延长 X 线管的寿命。

2. 亮度高　使 X 线透视在宽敞明亮的环境里进行遥控操作和诊断,对心血管、骨科复位、整形、摘除异物等手术具有重要意义。

3. 提高了图像清晰度和信噪比　由于剂量低,X 线管负载减轻,有条件采用更小焦点进行工作。

4. 便于观察诊断　可供多人同时观察,扩大会诊和教学效果,也为科研打下基础。

5. 便于传递、录像和图像的信息处理　因为 X 线电视系统可把微光图像转换为具有一定电平的信息。

6. 便于实现遥控、遥测　使观察者完全避免 X 线辐射。

7. 便于进行动态记录和观察　由于图像亮度显著增强,可通过光学系统(透镜组、光学纤维)直接把图像偶合至快速电影机或摄像机。

(三) X 线信息传递系统的效率

X 线信息传递系统的效率与 DSA 成像链中各元件的特性有关,DSA 成像系统的每个环节都可影响 DSA 图像质量。DSA 成像链主要由 X 线源、患者、X 线检测器、图像处理与显示器件等组成,每个成像环节都有一个理想的状态,而许多因素又干扰这种理想状态。

1. 理想的 X 线源应具备条件

(1) 提供高的成像能量,X 线源应释放使碘成像所必需的 X 线光子能量,碘浓度越低或观察的结构越小,需要的 X 线源的能量越大。

(2) 点源,若辐射 X 线从一个无限小的“点”产生,这样对细微结构的成像能力就不会受 X 线源的影响。

(3) 单色辐射,由单一能量的光子构成 X 线束,照射人体特定的解剖部位来形成图像。

2. 理想的 X 线检测器应具备的条件

(1) X 线源的能量 100% 的检测效率,检测器应能检测到穿过患者的所有 X 线光子。

(2) 影响成像的散射 X 线能量为 0% 的检测,由于 X 线的散射现象,会从患者身上发出低能量的

X 线并激发检测器,如果检测器对它不产生应答,将避免散射 X 线对图像产生影响。

(3) 无噪声检测,检测器仅检测到有用的 X 线信息,不检测噪声。

(4) 检测器有无限的空间分辨力。

(5) 检测器的大视野,一次曝光所观察的解剖结构多。

(6) 检测器无图像失真现象,提供的图像应如实反映该部位的解剖结构。

3. 理想的图像处理系统应具备的条件

(1) 100% 显示检测器提供的解剖结构。

(2) 在模 / 数或数 / 模转换中无信息量的损失。

(3) 校正各种伪影,提供清晰的影像。

(4) 增强有用信息、删除无用信息。

在 DSA 的实际成像过程中,理想的状态受许多因素影响,同时,一种理想状态又受另一种环节的制约。

X 线源的设计包括产生 X 线的 X 线管及用于 X 线能谱选型的滤波器。在 X 线管内,高速的电子轰击阳极靶面,绝大多数能量转换为热能,不足 1% 的能量消耗产生 X 线。在 X 线辐射过程中电子能量被携出,在一定大小的面积上,向各个方向发射,仅在一限定的角度内的 X 线才被用于成像。这一角度发出的 X 线又不是单一能量,其能量跨越从零到很大能量范围的连续能谱,碘的影像对比少于单能 33keV 线束的一半,为了补偿这缺陷,X 线剂量必须增加 3~4 倍,X 线能谱可被大量地过滤,从产生近 33keV 的单能线束,低能的 X 线被 X 线管上方的固有滤过装置吸收。使用滤过材料必须增加管电流,以补偿被滤过吸收了的有用能级的 X 线光子,阳极的热能在要求加快散热的同时,也缩短了 X 线管的寿命。

X 线从产生到利用是低效的,实际应用的 DSA 成像必须释放的 X 线剂量是理想的成像所需 X 线剂量的 12~32 倍,也就是说一个实际的荧光成像链仅以理想状态的 3%~8% 效率运行。检测器包括光栅、影像增强管、光学系统和电视摄像机。光栅用于选择性地屏蔽出来自人体的散射线,影像增强管吸收 X 线并将该能量转换为光能,然后将光能强度放大,从而产生用于电视摄像机的充分的亮度;光学系统使影像在电视摄像机上聚焦和限制亮度强度以满足特定的成像要求。光栅在滤过散射线的同时,也吸收了部分原发射线,特别在 70keV 以下能级时,光栅只能透过原发辐射的 50%~60%,几乎牺牲大约

50%的原子辐射才能达到减少散射线的目的。

影像增强管是检测X线辐射野并将X线转换为二维光学影像,经过多个步骤处理形成的影像亮度比单纯使用CsI荧光体的亮度大5000~10 000倍,CsI荧光体晶体结构具有高X线吸收效率和减少光线侧向传播,产生优良的空间分辨力。增强管在吸收信息X线的同时,也吸收散射线,增强管的检测量子效率(DQE)一般为50%。同时也出现光线扩散和反射现象,这样降低了图像质量。用光纤维束代替增强管的玻璃封套,可基本上消除多重光反射。让影像增强器与患者之间留有一定的空隙,利用空气滤过散射线,可减少增强器对散射线的吸收。增强器的输入面为一凸面,目的是增加高真空管的强度,但曲面的输入窗造成了枕形畸变的影像失真,对视野外周部分的分辨力影响较大。若想替代这种结构,就要增加封套的厚度,这将会进一步限制X线的检测效率。

光学系统由以下结构组成:准直透镜使来自输出荧光体的偏斜的光线变成几乎平行的光束,第二个透镜用来将该光线聚焦于电视摄像机靶上,两个透镜之间是一个限光裂隙,用于调节入射到照相机的光线量。光线水平太低会使影像噪声过多,光线水平太高则照相机不能接受,产生饱和影像。监视器电视屏上的图像亮度则与激发电视靶的光线强度相关,检测到的辐射强度通过光学系统及应用的光学孔隙与电视靶上的光线强度相联系。改变孔隙即可改变电视图像亮度。随孔隙大小的增加形成图像必要的辐射量减少,而一个需要较大精确性的成像目的则需要较高水平的辐射。

摄像机检测、储存和转换亮度强度为电子扫描视频图像,视频信号将被数字化、储存和处理。电视摄像机是限制分辨力的重要元件,影像增强管输出的光线与入射的X线成比例的,最大的视频电压即相当于检出的最大的X线强度,随着检测到的辐射水平减少,图像亮度减弱,视频电压减少。

视频方式中的可见光转换为电流,测量到的电流与检测到的亮度及检测到的X线强度密切相关,亮度与电流的转换即为拾波管的亮度响应。DSA要求视频信号与检测到的X线辐射的对数成比例地被减影。

摄像机动态范围为采用的亮度水平的范围,即为亮度最大值和最小值的比率。对DSA成像,摄像机的动态范围必须适应(超过)入射到它的亮度值的动态范围,一般为1~1000。而颈部斜位未减影"蒙片"像的动态范围为6.8;厚度与结构均匀的腹部,动态范围为3;对于胸部及较大视野者,动态范围可能会大于10.9。

在图像处理过程可有一定量的信息被丢失,将模拟信号转换成数形式时,使一种信号人为地量化为彼此分离的数字灰阶,以致出现一些误差和不可复原的信息丢失,误差的量就是模拟信号转换为数字信号的差别。

显示器的性能及接口无疑也影响图像显示的质量,图像处理器的性能和速率也影响兴趣区的实时显示和图像后处理。

(四)计算机处理系统的速度

计算机系统是DSA的关键部件,是一种可以输入数据,利用存放在存储器中的程序执行算术或逻辑运算、对信息进行处理,并可在适当输出设备上显示输出数据的电子设备。它分为系统控制部分和图像处理部分。系统控制部分控制收集图像数据,控制X线发生器和曝光条件,控制扫描系统的工作。在数字检查系统内,可调节摄像机内各种参数,并改变光圈的大小,对储存图像在监视器上显示起控制作用。图像处理部分是对模/数转换后的数字进行各种算术逻辑运算,并对减影的图像进行各种后处理,以便使图像达到诊断的目的。

电子计算机有5大要求,即程序、过程、人、软件和硬件。软件是表示为了利用计算机解题而由人编制的所有的指令(程序流程图像等)。硬件是计算机的设备部分,构成了计算机的功能单元。

1. 数据获取系统 数据获取或采集系统(data acquisition systems,DAS)为X线、影像增强器及中央处理器之间提供接口,它接收来自增强器的信号,把它转换成适用于计算机处理的数字格式,并将已转换的信号送到中央处理机。来自增强器的信号在幅度上的变化可有10倍的差别,必须作高精度的对数放大,信号经过对数放大后为积分电路收集。积分电路的作用是在指定的一段时间内,其输出信号等输入信号的累加,并把它保持住,直到送至下一级为止,准备接收下一个X线脉冲。

存在于积分电路中的信号被送去按时间分配的模/数转换器内,转换成数字格式,即用多路调制器把信号依次逐个送到模/数转换器。送入的信号通常为电压信号,输出的为数码,它代表电压信号的幅度。转换精度取决于数码划分是否细致,但是模拟的信号总按"4舍5入"的法则进行,从而产生一定的误差。

2. 中央处理机 中央处理机（central processing unit,CPU）是计算机的心脏，为数据处理系统中执行算术/逻辑运算的部分，这些运算受存储于计算机寄存器中的指令随时指挥，产生特定结果的指令次序叫程序。次序中的一部分叫子程序，它是执行次程序的单条指令，当前子程序日益被微程序及微微程序等所取代，它能以更快的速度执行运算。

3. 存储器 存储器用来存储数据和程序等信息，可以划分为多个小区，即存储单元。在需要这些数据或程序时，必须找到它的存储地址，该地址通常用一个数来表示，计算机可以识别这个数字，并从该单元中读出存储的信息。当计算机存储新的信息时，该单元中原有的信息不复存在。存储器有主存储器和辅助存储器，主存储器又有磁芯存储器和半导体存储器，具有去磁化能力的存储器叫做"外易失"存储器，它不因停电而丢失所存的信息。

半导体存储器由晶体三极管和二极管组成。当电流有"通"和"断"变化时，数字就有"1 和"0"的变化。现代计算机都使用半导体芯片，它比磁芯速度更快，体积更小，同样体积具有更大的存储容量。

辅助存储器有磁盘、磁带，其功能是补充主存储器容量的不足。磁盘是一种双面覆盖有磁性材料（氧化亚铁）的金属盘，磁盘上有多个同心磁带和预先成型的扇形区。当在磁盘上确定某一信息的位置时，利用读写头装置来识别磁道和扇形区的存储单元，以快速找到存储地址。磁鼓为一圆筒形，表面覆盖有磁性材料，在存储和检索数据时，磁鼓不断旋转，数据的位置是靠离磁鼓表面一组读写头来识别的。磁带是塑料基上涂以氧化亚铁或其他金属粒子制成，磁带从供带盘绕到卷带盘上时，要通过一个读字头，如需要找所求的信息时，必须在磁带上搜索，直到找到该数据为止。查找这种信息所需的装置称为顺序存取装置。

（五）图像显示系统的分辨力

1. 空间分辨力 空间分辨力为图像中可辨认邻接物体的空间几何尺寸的最小极限，即对图像细微结构的分辨能力，常用单位距离内多少线对表征，即 LP/mm。空间分辨力是衡量图像质量的重要参数之一，与图像矩阵的大小相关，它与单位面积内含有的像素数目呈正比。DSA 的空间分辨力低，一般在 1~3LP/mm，而普通胶片为 10LP/mm，其原因是普通胶片上的感光乳剂颗粒（约 0.003mm）比数字图像上的像素（约 0.4mm）要小得多，而航空电影片感光乳剂颗粒就更细。因此，在同样的面积内，任何数字成像设备的图像像素数目均远不及胶片，特别对图像细微结构的观察远不如胶片。DSA 观察最小结构为 1~1.5mm，普通片可观察片 0.1mm 的阴影结构。像素大小与空间分辨力直接相关，像素越小，分辨力越大。DSA 图像是由增强管采集，图像的空间分辨力还与增强管的尺寸有关。在矩阵大小不变的情况下，增强管的输入野尺寸与图像空间分辨力呈反比，增强管尺寸越大，覆盖的视野越大，空间分辨力越低。

2. 密度分辨力 密度分辨力为图像中可辨认的密度差别的最小极限，即对细微密度差别的分辨能力。密度分辨力是衡量图像质量的另一个重要参数，与图像中每一像素接受的光子数目呈正比。

如前所述，单位面积内胶片图像所含像素数目远多于数字图像，当相同的光子数目入射时，同样面积内数字图像的像素接受的光子数目要远多于胶片图像的像素。这说明，数字图像具有更高的密度分辨力；换言之，数字图像是牺牲了部分空间分辨力，而换取了较高的密度分辨力；或笼统地说，胶片图像具有较高的空间分辨力，数字图像具有较高的密度分辨力。密度分辨力取决于 X 线束的能量分布，能量分布越均匀、密度分辨力越高。DSA 最大优点是密度分辨力高，它具有对于含碘量比常规血管造影低得多的血管的检测能力，即对微量碘信号敏感性高。加之影像增强器测能力高，动态范围可达 1：5000，能使密度差为 1% 的组织显示出来，扩大了图像的观察范围。

3. 时间分辨力 时间分辨力亦称动态分辨力，表征系统对运动部位血管的瞬间成像能力。时间分辨愈高，对运动器官的成像就愈清晰，DSA 的时间分辨力反映单位时间可采集图像的帧数，称帧频。DSA 对血管内（包括心脏）对比剂廓清的动态观察，要求时间分辨力高，特别是在心脏大血管的观察和动脉静脉异常交通部位的观察，通常需要高的采像帧频（30~60/s）。

DSA 的时间分辨力与图像的获取和处理的各个环节有关，特别是与摄像机的迟滞、图像矩阵的大小及计算机的运算处理速度有关。

4. 对比分辨力 对比分辨力表征系统对小的血管显示的分辨能力。对比分辨力高的系统，只需要较少的对比剂，就能得到较好的血管图像。对于静止部位血管，在采用脉冲方式时，其帧率较低，每帧的 X 线剂量及对比剂的量较高，积分帧数也可取得多，信噪比容易提高，对比分辨力也高。

对于运动部分血管造影,在采用超脉冲和连续减影方式时,图像频率高、X线剂量受到X线管温升的限制而取剂量小,每帧X线剂量及对比剂的量都较低。积分帧数少,其信噪比不易提高,这样图像对比分辨力低,此时可通过增加对比剂的量与浓度的方法来解决。影响DSA对比分辨力的因素有:X线剂量、增强器性能、造影部位、对比剂用量与浓度和注射流率,以及采集的帧率等。

(六)图像噪声

1. 概念　图像亮度的随机变化称之为图像噪声,表现为图像中可出现斑点、细粒、网纹或雪花状或结构异常。在DSA检查中,总希望得到的图像清晰,密度均匀,对比适中的图像。但实际上总有些因素引起图像浓淡的变化,减影图像中的噪声水平比原来的两幅图像都高,这是由于在每个图像内噪声随机分布所造成的。这种随机性的噪声使图像质量下降,特别对观察图像细节及对比度低的图像的影响尤为明显。

2. X线系统的量子噪声　在成像过程中,X线量子依泊松分布的统计学法则随机产生的空间波动称X线量子噪声。这是接收器的某一区面可能比另一区面接受更多的光子所造成的。

从图4-25可以看出,X线束的一部分对图像内一小区域形成照射,个别光子形成光于簇射光子随机地分布在图像区域内,就像下雨时初落地上的那些雨滴,在某些点可能有些光子(雨滴)的群集,而其他地方可能只聚集了极少光子,这种光子不均匀的分布在图像上表现为噪声。噪声的大小决定于在

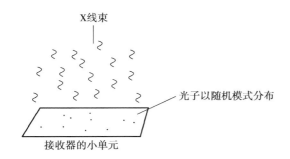

图 4-25　X线量子噪声

一个小图像区内不同点之间光子密集程度的不同。X线光子冲击检测器受光面完全是随机的,受光面光子流的这种逐点变化就是量子噪声源。量子噪声从原则上讲是难以消除的,它的起伏可将小亮度差别的图像掩盖起来。

量子噪声的大小可用光子数的变化来表征。如果在一个图像上,每个部位的光子数都相等,那么量子噪声源为零。但实际上,图像上的光子数不可能这样均衡。

图4-26为光子数变化图。大部分区域所接受的光子数不是多于就是少于平均数,光子数的统计学分布呈钟形,即高斯分布。图上的曲线表示光子数基于平均值的变化,是构成量子噪声源的自然变化,这种光子的密度变动,称为X线量子"统计涨落"。有时出现较大的变化或偏移,为此须规定一个平均变化量,它是以X线束的总截面去除以光子的总数,求出每个单位面积的光子平均数。

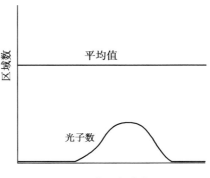

图 4-26　光子数变化图

量子噪声的大小与标准偏差呈正比,标准差表示光子数的变化,在图4-26表示2个$1mm^2$图像区域,把每个区域再分成9个相同大小的块。这两个区域之间的差别是光子落在这个2个区域内的光子密集程度(辐射量)的不同。第1区域每小块平均有100个光子,而第2个区域每小块则聚集了1000个光子。对于典型的诊断X线束,就相当于对接收器的曝光分别约为3.6μR和36μR。在第1区域内没有一个小方块正好为100个光子,不是高于它就是低于它,但是它们都较接近于平均值,能反映光子变化的标准偏差。标准偏差是一个经常在统计分析中用来表示量值之间的概率散度或变差的量。光子分布的特性之一是起伏大小(标准偏差值)与光子密集程度的平均值(或照射水平)有关。每个小方块光子数平均值的平方根为标准偏差值提供了非常近似的值,标准偏差是每小方块10个光子,即平均

值的 10%,反映了在这种曝光条件下,量子噪声(光子起伏)为 10%。

图 4-25 的另一块面积平均接受了 1000 个光子,其中也找不到哪一小方块正好接受 1000 个光子,光子密度范围在 964~1046 个光子。取光子密度程度平均值(1000)的平方根,得到标准偏差值为 33.3 个光子,这说明比另一个图像区有更高的光子起伏或噪声。然而,将标准偏差作为光子密集程度平均值的百分比来表示时,就会发现噪声水平实际降到了 3.3%。这个量子噪声重要的特征可用于成像过程中,通过增加光子密集程度(即曝光量)来减少量子噪声,量子噪声与接收器曝光量的平方根呈反比。对于一个具体 X 线束而言,被吸收的平均光子数与曝光量和接收器的量子探测率的乘积呈正比,也就是说曝光量增大,光子数趋于平均,检测器和检测率越强,相应的噪声越小。但从 X 线的防护来讲,需要低的曝光量,这时以增加量子噪声,降低图像可见度为代价,理想的是将患者的照射量减少到最小,同时得到一个可接受的图像质量,在实际应用中应合理地兼顾上述两个重要因素。

DSA 的图像积分、加权、平均、平滑等方式处理图像来消除噪声,其机制就是利用于平均光子数的方法。X 线量子化噪声的抑制效果与积分帧数的平方根呈正比。

在 DSA 的实际应用中,患者的曝光量依赖于成像部位的特征,随着兴趣区变小和对比减小,必须增加曝光量来减少噪声,曝光量与对比的平方呈反比。例如,Ⅳ-DSA 比 IA-DSA 对比减少 4 倍,若达到相同

的图像质量,Ⅳ-DSA 应增加曝光量 16 倍。同样在显示细微结构时也需要增加曝光量,它与空间分辨力改善的平方成比例。对一固定的碘浓度,血管直径减少 4 倍时曝光必须成比例地增加 4 倍。

3. 影像增强器的量子噪声　量子噪声在增强器的 X 线摄影中具有特殊的意义,这是由增强器在成像系统中的特殊地位所决定的。增强器既检测成像的有用信息,又检测了干扰有用信息的因子,同时自身也产生少量的噪声。

用增强器的 X 线投射,其量子噪声有时比屏-胶体系更为明显,这是因为接收器的灵敏度较高。改变光学孔径的大小是调整接收器灵敏度的量子噪声水平最常用的方法,缩小光学孔径可防止噪声的增长。

图 4-27 为调整影像增强器输入曝光量,以获得确定的量子噪声水平。在大多数系统中,自动曝光控制(AEC)电路的输入是一个监测影像增强器输出的光敏器件,增强器输出的发光率或曝光(发光率乘以时间),在电子线路中与预置的参考电平进行比较,来自动控制电路的输出信号,将 X 线机的曝光参数调节到能得到所要求的发光率成曝光量。

增强器发光率输出的参考水平,通常由两个控制器来进行调整,一是操作者使用的控制器,二是工程师用的控制器,前者是细调节,后者是粗调节增强器光输出。对一已设置好的参考水平,AEC 电路就产生一个影像增强器输入曝光量的确定值,借助它来重新调整参考水平,用以来改变输入曝光量和控制量子噪声。光学孔径和参考水平通常同时进行调

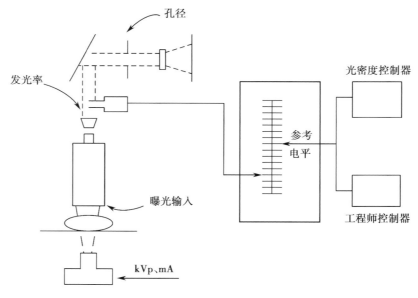

图 4-27　影像增强器、曝光剂量与量子噪声

整,以求获得所要求的增强器输入曝光量。

4. 电子噪声　视频图像中经常含有来自各种电子源的噪声,常把视频图像噪声称为"雪花"。组成视频系统的某些电子元件,可能成为电子噪声源。这种噪声处于一种随机形式,它的产生通常是设备内热骚动所致。其他的电器设备,如电动机和荧光灯,甚至大气中的自然现象,都会产生电噪声,而被视频系统拾取。

当图像信号很弱时,视频系统中呈现的噪声就显著。大多数视频接收器都有自动增益(放大)电路,它在出现弱信号时会增大放大倍数。这样就放大了噪声,使噪声在图像内变得相当明显。在荧光透视图像中,过多电子噪声常是由于视频系统有故障或失调而导致视频信号减弱而造成的。

此外,散射线也可引起噪声。辐射剂量减小,噪声增大;数据处理及转换过程中的误差可引起噪声,存储器或磁盘存取时可出现噪声,DSA的矩阵越大,像素越小,噪声越大。

5. 噪声特性　图像噪声可使图像不清晰,掩盖或降低了图像中某些征的可见度。可见度的损失对对比度低的物体尤为重要,如DSA图像中末梢血管的显示,噪声增大降低了物体的可见度。在DSA图像中将图像调节成高对比(如窗宽窄),噪声的可见度明显增加。图像的可见度通常因模糊的存在而降低。因为噪声有相当细微的结构。图像出现模糊就使每个图像点与它的区域有交融的趋向,结果使噪声的随机结构趋于平滑,使它不易看清楚。噪声的减少可以通过增大曝光量来处理,积分技术可减少噪声而不增加曝光量,明显的噪声也可以用交融单个像素的值与邻近一些像素的值的方法予以减小,图像平滑化和对比度减小等方法也可减少噪声。

(七)设备性伪影

伪影(artifact)是图中明显可见的,既不体现物体结构,也不能用噪声或系统的调制传递函数来说明的纹理。DSA设备性伪影可来自多方面,如X线管、X线束、探测器、数据处理和传输、灰阶图像显示及图像密度和对比度调节等。

1. 条纹伪影和漩涡伪影　摄影系统中的X线管、探测器、摄像机等性能不稳定造成。

2. 软件伪影

(1)条纹伪影:丢失的高频信号会在低频处以条纹的形式重新出现,以锐界面或物体边缘为明显。

(2)过冲伪影:当空间频率过高,在物体的锐界面以光密度的梯度出现。如头颅DSA成像中,这种光密度过冲使颅骨内侧出现密度减低环。

3. X线束的几何伪影　X线束的密度均匀性、宽度、长度,以及X线束与探测器几何尺寸的偏差或失准等都会引起X线束的几何伪影。

4. X线束硬化　X线束的平均能量随物体的厚度而增加,与之相应的衰减系数则减少,由此而产生X线束的硬化伪影。

5. C型臂锥形束CT扫描伪影　具备C型臂锥形束CT扫描功能的平板DSA设备在成像过程中也产生CT伪影。如果C型臂不稳同时产生运动伪影。

二、影响DSA成像的主观因素

(一)体位设计

1. 患者定位　DSA的局限性是所有血管同时显影,相互重叠,以外围静脉法最为明显,即使IA-DSA也有兴趣区的血管最佳显示问题。因此,在造影中选择适当的投射角度,对病变部位的观察至关重要。目前,大型心血管造影机普遍使用C型或U型臂配活动的导管床,为多角度投射提供了极大的灵活性,患者舒适不搬动,又能解决病变区最佳显示的问题,同时又减少患者因不适而运动所产生的伪影。智能型X线机,能记忆投射角度,当重新需要该体位时,一经选择它又回到原位置,极大地方便了介入放射治疗。

不同的成像部位有不同的投射角度,不同的病变又要求不同的投射角度,同一病变需要多方位投射观察,以达到病变的确切诊断和彻底治疗。不全的投射角度容易造成病变区的假象,给病变的诊断和治疗带来不利的影响.也可造成患者的痛苦和损害。错误的投射角度,往往是造成病变误诊或漏诊的一个重要因素。因此,正确的患者定位在DSA检查中至关重要。这点在冠状动脉造影中表现尤为突出,左、右冠状动脉的显示一定需要多角度多方位投射,才能显示全貌。在复杂先天性心脏病中,多角度多方位能提高先天性心脏病的病理解剖诊断水平。又如,颅内动脉瘤,最佳的体位是呈切线位显示,在常规的头颈正侧位的基础上,根据动脉瘤情况,选择适当的角度让动脉瘤蒂充分显示,便于外科手术。

2. 几何放大　在X线投射过程中,图像与实际物体的尺寸可能改变,引起图像的几何放大。X线管组件与检测器之间的距离,检测器与患者间的距离,观察野、焦点尺寸与X线管负荷等诸因素都与图像放大有关。要想得到感兴趣区血管的不同放大,可通过选择增强器的输入野以及X线管组件、患者和检测器之间距离的不同组合来进行。增强器的输入野的放大系数与输入野的尺寸大小呈反比,这已在前讨论。

通过 X 线管组件、检测器、患者三者之间的不同组合来使图像放大:根据几何学原理,锥体中正截面的面积之比等于各正截面到锥顶距离的平方比。因此,将被照体置于焦点和检测之间的预选距离中进行 X 线摄影,就可以得到相应放大的肢体图像,肢体图像放大的倍数叫作图像放大率,如果焦点至检测器的距离不变,肢体距检测器越远,所得的图像放大率越大。与中心线垂直且与检测器平行的肢体的图像放大率相等,与检测器不平行的肢体,各部的放大率不同,肢体距检测器近的部分放大率小。

放大摄影可产生如下的特殊效应:

(1)放大摄影有较高的检测率:可提高图像分辨力,将高频信号较换成低频信号。例如,一个径线为 0.12mm 的组织结构,一般摄影不易发现,而进行 2 倍的放大后,人眼可以分辨出来。

(2)背景弥散效应:即在均匀的背景上附加一物体,对比度低时难以辨认物体图像。图像放大时能够使物体的图像弥散在背景上,在高的对比度下,图像信息可清晰地分辨出来。

(3)半影滤过效应:焦点面大时,可产生半影。若物体小于焦点 1/2 时,图像将全为虚影,图像密度淡而易被漏掉;物体大于焦点面积时,可在放大图像中显示出来。

(4)散射线滤过效应:放大摄影主要用于摄取小病灶。当肢体—检测器距离为 30cm 时,由于空气间隙效应吸收散射线可以获得灰雾度小的图像。当摄取厚部位中的小病灶时,由于千伏峰值的增加,小病灶可能被穿透,同时厚部位产生的散射线使图像清晰度降低,均可引起小病灶的漏检。

(5)叠加效应:由于尖端效应,即细小物体吸收 X 线少,对比度低。放大后图像显示不佳,小灶不能成像,同时放大叠加可引起图像畸变。

3. 电子放大 影响增强器输入野的大小改变可引起荧屏上图像的大小改变。例如,分别选用 33cm、23cm、17cm 的增强器输入野,此时输出的图像就会逐渐放大,利用这种放大摄影可以观察细微结构的改变。输入野大小的改变是由施加在增强管上不同的电压来实现的,其中阳极电压的改变起决定性作用。改变电压的目的就是改变电子透镜的聚焦点,焦点变了,输入屏可观察的有效面积也改变,相应的输出屏的图像随之改变。

4. 体位设计的意义 DSA 成像是心脏、血管三维结构的平面投影,心脏各房室、血管起始部、交叉处互相重叠干扰,心脏血管可能出现缩短、拉长等变形,影响疾病的诊断。因此,为了对被照体形态及病变性质有一个客观的认识,就必须在 DSA 成像中选择适当的体位和变换不同的投射方,实地显示病变部位。一般来说,按各部位的常规体位能发现病变,且保持原有的形态。但有些较复杂的病变,常需要多方位、多角度,并结合透视找出一个适当的体位。如此看来,体位设计的意义就在于高像质地发现和显示病变的部位和形态,确定被检部位的立体概念。

5. 体位设计的方法 DSA 的图像是一个立体结构的平面投影,重叠是必然的,而要使病变在重叠的图像中单独清晰地显示出来,就必须具备两个条件:一是具有使病变显示出来的对比度。这要求我们使用合适的对比剂浓度和用量,恰当地运用窗口调节技术。二是具有显示病变的适当体位。

体位的设计有下列方法:

(1)选择恰当的标准体位,标准体位从解剖学上讲是最易发现和显示病变的体位。

(2)转动人体位或旋转 C 型臂,当病变部位与标准摄影体位不一致时,病变就很难显示出来。这时需要结合透视或对已摄影的体位进行分析或转动 C 型臂,找出一个合适的体位来才能显示病变。

(3)利用切线效应,在病变组织与其组织相重时(如动脉瘤),常规体位又难以辨别出病变的形态时,可在试注对比剂或对已摄影的体位基础上进行分析,转动 C 型臂使 X 线束向病灶或某组织的边缘呈切线位,例如心脏造影时主动脉瓣和肺动脉瓣的显示、动脉瘤蒂的显示等。这样,才能充分暴露欲观察的部位。

(4)使用特殊体位,常规体位有时难以将某一病变部位完全展开,为了避免 DSA 成像时的重叠,某些部位的成像需要特殊的体位。例如,心脏的四腔位能使心脏各房室展开呈平面显示,右冠状动脉的左前斜 45° 位能使右冠状动脉展开显示,心脏的左前斜 7° 能使肺动脉主干展开显示。

(二)注射参数

DSA 图像质量的好坏与注射参数的选择直接相关,确立注射参数直接决定 DSA 的碘信号。注射参数包括对比剂的用量和浓度、注射流率和斜率、注射压力和注射延迟等。

1. 对比剂的浓度及用量 在 DSA 检查中,不同的造影方式需要不同的对比剂浓度和用量,浓度随着观察病变的细致程度不同而不同,过高过低的对比剂浓度对血管的显示均不利。Ⅳ-DSA 的浓度一般为 60%~80%,按对比剂在血管内的稀释及行程情况,周围静脉法的对比剂浓度比中心静脉法高。IA-DSA 的对比剂浓度一般为 30%~50%,这个浓度的范围是基于导管端至感兴趣区的距离不一样而确定的,超选择性动脉法比一般动脉法对比剂浓度要低。

在对比剂的用量上,总的用量按患者的体重计算,成人一次量为 1.0ml/kg。儿童为 1.2~1.5ml/kg;注药总量成人 3~4ml/kg,儿童为 4~5ml/kg。在实际应用中,对比剂的每次用量应根据造影方式、造影部位和病情状况等全面考虑。若需要重复注射,两次间隔时间为 10~15min,特别是肾功能不良者应注意对比剂的用量。

对比剂的用量及浓度对 DSA 的成像至关重要。DSA 显示血管及病变的能力与血管内碘浓度与曝光量平方根的积呈正比。如一条直径为 4mm 的血管与一条直径为 2mm 的狭窄血管可得到同样的显示,则后者需要将碘浓度加倍或曝光量增加 4 倍。

根据对比剂—血管直径曲线可知,血管里所需最低对比剂的量与血管的直径呈反比。在直径大的血管,显影高峰期间增加对比剂浓度,使之超过最低限度值并无助于血管的显示。相反,在直径较小的血管,增加血管内对比剂浓度,将改善其血管的显示。一般 8mm 直径的血管中要求的对比剂浓度为含 12~6mg/ml,2mm 直径的血管中方合工 10~20mg/ml,而在 1mm 直径的血管中为含 120~37mg/ml。由此可知,即使有最合适的曝光条件和没有运动性伪影,通过静脉注药,所能达到的动脉内对比剂浓度远远不足以显示直径为 2mm 以下的动脉。在观察病变的毛细血管期时(如消化道出血时寻找出血部位),需要较高的对比剂浓度和用量。

2. 注射流率和斜率　注射流率指单位时间内经导管注入的对比剂的量,一般以 ml/s 表示。有的高压注射器还有 ml/min,ml/h,以适应不同的部位和不同的诊断目的。选择流率的大小原则上应与导管尖端所在部位的血管速度相适应,注射流率低于该部位的血流速度时,对比剂被血液稀释、显影效果差。注射流率增加,则血液中对比剂的浓度增高,图像的对比度提高。如注射流率过大,势必增加血管内的压力,造成患者不适,或有血管破裂的危险,尤其是血管壁脆性增加和血管壁变薄的病变,如动脉夹层、动脉粥样硬化等。这时,注射对比剂应避开这

些部位,或适当减小流率。

注射的选择流率往往大于实际流率,因为注射流率受多种因素的影响,即造影导管的内径、长度、单或侧孔、对比剂的黏稠度、导管端与血管的方位关系等。实际流率往往小于选择流率,在选择流率 20ml/s,总量 40ml 的 6F 导管,600psi 压限进行造影时,在注射对比剂后显示的实际流率为 12.7ml/s。从动力学的观点看来,要使导管内的对比剂做匀速运动,必须有一个外力来抵消内摩擦力,这个外力就是来自导管两端的压力差,即注射压力。实验证明,在水平小管(导管)内作片流(导管内液体的分层流动,靠管壁的流速为零,导管中轴的流速最大)的黏滞性液体,其流量(单位时间内流过的液体)与导管两端的压强差 ΔP 呈正比,即泊肃叶定律(Poiseuille law)[公式(4-11)]。

$$Q = \frac{\pi R_0^4 \Delta P}{8 \eta L} \qquad 公式(4-11)$$

式中 R_0 为导管的半径,η 为黏滞系统数,L 是导管的长度。从式中可知,流率与导管的长度呈反比,与对比剂的黏滞系数呈反比,与导管的半径的 4 次方及注射压力呈正比。可见导管的型号和对比剂的黏滞度对流率有影响,导管半径的微小变化,流率确会出现显著的变化,如果导管半径增加 1 倍,流率就增加了 16 倍。

对比剂黏滞性小时,对比剂能快速地注入血管内,避免了缓慢进入而使对比剂稀释。注射流率的选择不是一个绝对的定值,而有一定的动态范围。同一血管不同的造影时间或不同的诊断要求,流率的选择也不尽相同;同一患者同一部位的不同时期造影,该处的血管速度也会可发生改变。其原因是人体血管受神经体液的调节而发生舒缩,引起注射部位的血流改变,加上还有个体差异。此外,血管壁具有一定弹性,对一定范围的流率改变是可以适应的。

IA-DSA 的对比剂的注射流率的大小,与血管显示的数量级及影像的分辨力呈正相关。对显示较小的血管,常需要用较高的注射流率,这样就可形成较密集的对比剂团块,提高小血管内的碘浓度,对判断毛细血管改变的病变很有帮助。有人做过比较,从外周静脉注药观察主动脉弓与头臂干,分别以 12ml/s 和 25ml/s 的注射流率,其影像质量的差别无统计学意义。

注射斜率是指注射的对比剂达到预选流率所需要的时间,即注药的线性上升速率。相当于对比

剂注射速度达到稳态时的冲量,冲量越大,对比剂进入血管内越快,线性上升速率也就越高,反之亦然。线性上升速率的选择应根据不同的疾病,导管先端所处的位置等决定。一般来说,在靶血管承受范围内,线性上升速率与血管的显示率呈反比。

3. 注射压力　对比剂进入血管内做稳态流动需要一定的压力,也就是克服导管内及血管内的阻力。一般来说,压力选择是根据造影部位和病变要求决定,亦应与导管的型号相匹配。造影部位不同,注射压力不一样,压力常与血管的大小呈正相关;造影方式不同,注射压力也有区别,如外周静脉法与中心静脉法,选择性与超选择性造影时注射压力各不相同;病变的性质不同,注射压力不同;对于血管壁变薄、变硬和变脆的病变,注射压力较正常时要小;导管的型号不同,注射压力也有区别,各种不同型号的导管都有一定的压力范围。对于内径较小的导管,如选用的压力过高,导管端就会弹出靶血管。

目前所用的高压注射器基本上有两种类型,一种是流率型,一种是压力型。压力型注射器的对比剂注入速度由压力来控制,调节压力可改变注射速度。弹簧式、电动机式和压缩气体式注射器均属此类,其缺点是对注药速度的精确选择不够;流率型注射器注药速度由流率来控制,并可任意选择。压限须与流率相一致,压限选得过高,起不到压力限度保护作用;压限选得过低,达不到预选的流率就被切断。

(三)造影技术

1. 造影方式　DSA 的造影方式分动脉性和静脉性,动脉 DSA 又分一般动脉造影、选择性动脉造影和超选择性动脉造影。静脉 DSA 又分外周性和中心性静脉造影。静脉 DSA 在实际运动中的比较少。目前 DSA 以动脉法为主,超选择性动脉 DSA 应用更为广泛。

造影方式和 DSA 的减影方式与患者状态和造影部位密切相关。心功能不良者静脉 DSA 心排血量低,循环时间长、对比剂被大量血液稀释,不仅摄影时间难以准确掌握,而且造影部位的含碘量少,得到一个低而宽的对比剂时间—浓度曲线,使得图像质量进一步降低;胃肠功能紊乱者,明显地影响腹部的 DSA 检查,一则肠道内存有气体,二则造影过程中容易产生蠕动;小儿易哭闹,胸腹 DSA 时不能屏气,造影中易产生运动;有精神障碍者,很难术前训练好,术中也不易配合检查,一旦注射对比剂,患者更易躁动。所以,在选用 DSA 减影方式时,要针对

患者的状态和造影部位而定。心脏和冠状动脉 DSA 时,可选用心电图触发脉冲方式;腹部和肺部及难以配合易运动的患者,可选用超脉冲方式;一般部位 DSA 可选用脉冲方式。DSA 检查时,注射对比剂的导管端部位与感兴趣区距离的远近,与 DSA 成像质量关系极大,其图像质量的优劣依次为:超选择性动脉造影,选择性动脉造影,动脉法造影,中心静脉法,外周静脉法。而对比剂的浓度和用量则相反,超选择性动脉造影最低最少,外围静脉法最高最多。在注药参数的正常范围内,一般对比剂的浓度、用量、流率(或压力)与图像质量呈正比,与显示细小血管的程度呈反比。

(1) Ⅳ-DSA:发展 DSA 的最初动机是希望从单的静脉注射方式显示全身的动脉系统,因此,最早应用的 DSA 检查均采用外周静脉(如肘静脉)注射大量对比剂。后来实验与临床证实,静脉 DSA 的成像质量很难满足诊断要求。

静脉内团注的对比剂在到达感兴趣动脉之前要在各心腔与肺循环被稀释,稀释程度可以用简单的流量理论进行。稀释的碘平均动脉浓度(P^I)是所注射碘的总量除以造影团块通过期间的血容量(ml),即:

$$P^I = 对比剂浓度 \times 注射速率 \times 注射时间 / 团块通过期间的血容量$$
$$= P_C \cdot R \cdot T / V$$

公式(4-12)

在外周静脉注射法中,对比剂离开左心室时需要 8s,R 为 20ml/s,T 为 2s,假设心排血量为 100ml/s,将此值带入上式:

$$P^I = \frac{P_C \cdot 20ml}{S} \times \frac{2S}{800ml} = \frac{P_C}{20}$$

公式(4-13)

这就是说,当对比剂从外周静脉到达动脉系统时,其原来的平均碘浓度已被稀释为1/20。中心Ⅳ-DSA 是将导管顶端送到右心房或上、下腔静脉开口附近注射对比剂;外周Ⅳ-DSA 是在肘部穿刺后使导管沿正中或贵要静脉上行 10cm 以上注射对比剂。倘若将中心静脉法改为外周静脉法,若干因素使对比剂团块离开左室时变得更为稀释。

1) 降低了注射速率:为了减少外渗的可能性及血管内皮细胞的损伤,周围静脉注射对比剂其速率明显低于中心静脉法。

2) 稀释:周围静脉法时,注射部位与心脏的距离较远,对比剂与血液随机混合,对比剂团块到达心

腔之前就产生了涂布,在血流中逐渐扩散。

3)较大的中心血量:在外围静脉法时,含有对比剂团块的血容量增加,加之对比剂本身的渗透效应和对血管壁的刺激,也会增加中心血量,使对比剂的时间—浓度曲线和图像质量进一步下降,峰值动脉碘浓度下降。

Ⅳ-DSA 是一种高剂量的造影检查,每次检查需要多次注入大量对比剂,方能显示感兴趣区的全貌。

(2)IA-DSA:是Ⅳ-DSA 的改良,选择性动脉 DSA 和超选择性动脉 DSA 与Ⅳ-DSA 相比,在对比剂的用量和浓度、注射流率和成像质量等方面发生了极大的改变。由于 DSA 对于对比剂的对比信号很敏感,IA-DSA 时对比剂直接注入兴趣动脉或接近感兴趣动脉处,对比剂稀释要轻微得多,对比剂浓度低,用量少,对比剂团块不需长时间的传输与涂布,并在注射参数的选择上有许多灵活性。同时图像重叠少,DSA 成像受患者的影响减小,对患者的损伤也小,图像清晰,且质量高。

综上所述,Ⅳ-DSA 有以下缺点:

1)静脉内注射的对比剂到达兴趣动脉之前要被稀释约 20 倍;

2)需要高浓度和大剂量的对比剂;

3)显影血管相互重叠对小血管显示不满意;

4)并非无损伤性,特别是中心静脉法 DSA。IA-DSA 优点如下:①对比剂用量少,浓度低;②稀释的对比剂减少了患者不适,从而减少了移动性伪影;③血管相互重叠少,明显改善了小血管的显示;④灵活性大,便于介入治疗,无大的损伤。

2. 摄影技术　　正确地使用缩光器,适当地附加滤过,合理地添加面袋,用不同铅当量的铜板和铝板,遮盖照射野范围内密度低的部分,这对提高 DSA 的图像质量至关重要。例如,胸部 DSA 时,遮盖两肺,使心脏与肺部的密度趋于一致,有利于显示肺部病变或心脏结构。这是因 X 线剂量自动调节时是取照射野范围内密度的均值,若两肺没有过滤物质,显示的 DSA 图像一是肺部过穿透,出现饱和状伪影,肺内支气管动脉难显示;二是心脏没有完全穿透,图像太淡,心内结构显示不清。

X 线管组件的投射角度和体位要在检查前进行确定,如检查头颅蝶鞍病变,为了清楚显示颈内动脉与它的关系,摄华氏位较好;检查颈内动脉虹吸部,摄 30°的斜位较好;观察颈动脉分叉部,摄左或右后斜 70°位较佳;检查心脏和冠状动脉时更需多角度多方位投射。在 X 线投射中,中心线应对准感兴趣

区的中心,避免所显示部位的扭曲、变形和重叠。

对于不是自动曝光的 DSA 装置,应正确地选用照射条件。根据不同的个体、不同部位、不同的诊断要求,并参照以前的经验和体会作出 X 线曝光条件的合理选择。在确定探测器、X 线管组件和患者这 3 者的相对关系时,应满足最佳图像的前提下,尽可能减少患者的 X 线剂量,探测器与 X 线管组件的距离要符合滤线栅的要求。实际操作时应熟练正确、快捷,对图像形成及其影响因素都做到心中有数;避免和克服成像质量的不利因素,合理利用有利条件。

选择适当的 X 线成像参数时,需要在管电压、管电流、时间、X 线管负载、患者曝光剂量、病变部位及病变要求等方面平衡利弊,统筹兼顾。由于 DSA 检查的解剖区域变化很大,对病变观察的方法及程度不一,以及操作者的偏爱等,实际上很难规定一个最佳摄影技术条件。理想的摄影技术应使减影图像有足够高的信噪比、最低的患者曝光量、适度的 X 线管负荷和最小的 X 线脉冲宽度。

在实际应用中,有一些因素可改变曝光剂量:

(1)X 线管组件到患者距离的改变与曝光量呈反比。

(2)X 线管组件到检测器的距离改变,X 线强度与距离的平方呈反比,即距离增加 1 倍,X 线强度减到 1/4,X 线图像密度也降至 1/4。倘若是自动曝光,则以增加 X 线管的负载为代价(增加管电压、管电流)。相反,如果距离减半,到达检测器的 X 线强度约大 4 倍,X 线图像密度便提高了 4 倍。然而,距离与图像的清晰度互为相反关系。同时要考虑滤线栅对该距离的要求。

(3)附加滤过物质,在保证图像质量的前提下,通常可减少患者接受 X 线剂量。

(4)检测器的检测率高时,可减少患者剂量。

(5)对薄的部位及四肢可去掉滤线栅,可降低 40%~50% 的曝光量。

(6)另外,检查的部位、病变的性质、年龄、体态等不同,曝光剂量也不一样。

总之,一个摄影成像参数的最佳选择往往是以另一参数付出为代价。如附加滤过器有利于提高图像质量和减少患者剂量,但提高了曝光条件,增加了 X 线管负荷。所以,成像参数的选择要兼顾各方,灵活运用,达到一个动态平衡。如Ⅳ-DSA 的腹主动脉造影,碘信号低,腹部组织密度大、厚度大,这时应选用低千伏峰值、高毫安值。而心脏成像碘信号较高,心脏搏动的幅度和频率成为主要问题,此时应提高

千伏峰值,以换取曝光时间的缩短。

3. 插管状态　造影导管顶端所处的位置与 DSA 的采像时机和成像质量以及对比剂的浓度和用量密切相关。Ⅳ-DSA 时,有人做过比较,造影导管顶端位于上腔静脉与右心房之间和位于下腔静脉与右心房之间,在成像质量上没有统计学意义的差别,而导管顶端位要静脉,则成像质量有显著的差别。在其他条件不变时,导管顶端至感兴趣区的距离越近,成像质量越好,同时对比剂浓度也低,用量也小,反之亦然。

造影导管顶端的位置最好置于血管中间,并与血管长轴平行。根据流体力学可知,血管中心轴的液体流速最快,距血管壁愈近,流速愈慢,紧靠血管壁的液层,由于液体分子与管壁分子之间的附着力作用,流速为零。所以,在造影时导管顶端不要靠近血管壁,更不能抵在血管壁上。这个机制也解释了日常中遇到造影导管顶端抵在血管壁上,回抽无回血的现象。

根据伯努利方程可知,在水平管中流动的液体,流速小的地方压强大,流速大的地方压强较小。如果将导管顶端靠近血管壁,此处流速小而压强大。需要较大的压力,才能使对比剂注入血管内。同时对比剂进入血管内也较缓慢而被血液稀释,影响成像质量,也对血管内膜有一定的损伤。

另外,对于动脉瘤的患者,该部位的血管壁失去了正常的弹性,壁变薄,张力变大,血流在此处形成湍流,血管壁内外的跨膜压失去动态平衡。根据球面的"拉普拉斯"定律可知,一个由弹性膜所形成的球面,其凹面的一侧压强大于凸面的一侧压强。两侧的压强差与单位膜长的张力呈正比,与曲率半径呈反比。如果将导管顶端置于病体内注药,病体压力进一步增大,因血液湍流的压力不可以很快顺血流传递出去,此时瘤体就有破裂的危险。因此,造影时导管顶端应远离病变部位,对比剂顺常态血流来显示动脉瘤。

(四) 患者状态

1. 运动性伪影 (motion artifact)　伪影是 DSA 成像过程中所造成的虚假现象,泛指图像失真,影响病变的观察,降低了图像质量。在 DSA 的成像过程中,患者生理性和病理性的运动都可以使减影对不能精确重合,即配准不良出现图像模糊不清。由于 DSA 检查中患者或成像设备移动使减影对配准不良在图像上形成的伪影称为运动性伪影。图像模糊不清,轻微的运动伪影可不影响诊断或可通过后处理方式补救,严重的移动伪影将使减影图像无诊断价值。

(1) 常见的运动伪影有:

1) 离子型对比剂可引起舌根和咽部灼热感,使患者自主或不自主地出现咽部运动。解决的方法是选用非离子型对比剂或含漱 2% 利多卡因麻醉咽黏膜,或用冷却的对比剂缓慢注射,对比剂较少离子化而减少局部高渗性,以改善患者的耐受性。

2) 40% 以上浓度的复方泛影葡胺作四肢血管 DSA 时,对比剂对该处血管内膜的刺激,可引起患者反应性抖动,影响图像的清晰度,这与四肢血管内皮细胞的敏感性高有关。

3) 呼吸运动:肺部 DSA 成像时,因呼吸运动而使图像模糊。选影前训练患者屏气,或注药前吸入氧气以及用非离子型对比剂,可减少对呼吸道黏膜的刺激。

4) 胃肠蠕动:检查前 1 分钟可静脉注射胰高血糖素 1mg,若用造影导管注入胰高血糖素,必须用生理盐水冲刷,以防止胰高血糖素与对比剂接触而发生沉淀。腹部气囊加压,如疑有腹主动脉瘤,则禁止加压,或采用俯卧位推移肠管,或注入 654-2 注射液,训练患者屏气。

5) 心脏搏动:DSA 成像时心脏徐缓运动比心脏过速运动的影响更大,可通过某些药物解决,或选用 DSA 超脉冲方式和采用心电图触发方式来克服。

6) 精神紧张、躁动患者或小儿易动,检查前给予训练及解释,消除患者的顾虑,或给予镇静剂或适当麻醉,或将检查部位固定。

(2) 运动性伪影有几个特征:

1) 在结构的边缘处最明显,近结构的中心部相对轻微。

2) 伪影的量随结构边缘密度陡度增大而增大。

3) 伪影的量随移动的结构衰减系数增加而增大。如骨和软组织的厚度相等,移动相同距离,则骨的伪影较大。

4) 配准不良在 DSA 图像导致正性和负性伪影。

2. 饱和状伪影　DSA 系统一种视频显示技术,若成像区域内组织结构密度差别过大,则可出现视频饱和使视野内呈现斑片状信号缺失区。饱和状伪影 (saturation artifact) 就是由视频信号的动态范围增大引起,当视野内某部位过薄或密度过低又未使用补偿滤过,其 X 线衰减值的动态范围超过图像信号处理规定的动态范围,即为欲照射区厚度密度相差太大,不是密度大的部位,就是密度低的部位的局部视频信号饱和,失去信息,形成一片均匀亮度的无 DSA 信号的盲区,称为饱和状伪影。如头颅侧位的岩乳部使颈内动脉虹吸部颈段不能显示。肺部DSA时,支气管动脉常不能显示,是因为心脏密度大,肺组织密度低;腹部肠气多时也可出现无血管成像的盲区;肝上方的肺底,可使近肺底的肝血管不易显示。解决的办法是在密度低的解剖部位附加滤过物质,使欲照射的部位密度趋于一致,或者调整摄像机光圈大小来克服这些饱和状伪影。

第七节　常规维护与典型故障分析

由于 DSA 设备多种多样,各种故障的发生概率以及复杂程度差别较大,检测、保养及维修方法也不一样。因此在此我们只介绍一些基本原则、方法和典型故障举例。

一、故障检修基本原则

DSA 设备为高精度大型医疗器械,必须由具有 DSA 设备上岗证的技师和厂家工程师按照各自的职责和权限认真做好操作、维护、保养及检修。其他人员切勿擅自操作及检修以免造成事故,所有参考书籍的有关 X 线设备的故障检修基本原则基本适用于 DSA 设备。DSA 设备是由几部分子系统组成的一个局域网络,所以操作技师特别是工程师一定要了解和掌握设备的整体结构及工作原理、主要性能和操作方法,了解整个系统相互之间的关系,根据故障现象与故障错误代码,分清硬件故障还是软件故障,划定区域,逐步缩小范围,找出故障所在。软件故障很多情况只要重启设备就能够解决。

检修时,谨慎修改主机设定的相关参数,以避免事故的发生。如确实有修改的必要,请先记录原始数据(可采用拍照的方式),再进行修改设定。设备的安全升级要在规定时间内完成。

设备的启动及关闭要按照正规的流程严格执行,请勿在系统运行过程中强行关闭主机的供电设施,以免造成重要数据的丢失甚至电子元件的损毁;使用平板探测器的设备,平板需要 30 分钟的预热。为了能及时使用机器,不要关闭总电源,保持设备的终生通电。为避免对设备的电波动冲击和温度波动冲击引发的设备故障、损害使用寿命,除安装、维护检修或搬家时断电外,务必保持设备及其辅助设施,包括水冷、风冷、空调和除湿机的终生通电。

总之,以上方法都是为了保证整个系统正常、稳定、安全地运行,并充分发挥其功能和性能。由于系统的复杂性,在检查或治疗的过程中不能完全避免 X 线成像系统或其他系统出现故障,请务必设立相应的应急预案。

二、常规保养与维护

DSA 设备常规保养与维护要求建立三级保养及维护制度,并严格按照预留时间完成定期保养。如:一级为使用科室,二级为院级医学工程处,三级为设备厂家。要求建立日维护、周维护、年维护等制度及档案。

(一)一级保养及维护

主要由使用科室每日执行,内容包括记录 DSA 设备使用状态,设备清洁,图像删除,记录机房温湿度,记录附属设备状态等。对 DSA 设备的控制台、C 型臂、导管床的表面,每天早上开机前或下班后要用柔软的纱布轻擦浮尘,以防止开机扫描时灰尘吸附到电路板等电元器件上。每天应用半干的湿拖把清扫 DSA 机房地面,最好用吸尘器先吸尘,再用拖把清扫。不能用湿拖把清扫 DSA 机房,以防止潮气吸入机器内部,造成机器生锈和电器短路。禁止使用带有腐蚀性、挥发性的液体(如草酸,甲醛溶液等)清洁设备及机房。勤查设备间的上下水以及污水通道,以防管道破裂漏水漏气导致设备被污染。

(二)二级保养及维护

定期检查 DSA 设备的控制台、C 型臂、导管床、高压发生器和计算机柜等。控制台表面各按键是否灵活;导管床的浮动和升降是否灵活自如,有无运动障碍情况。C 型臂各连接导线有无松脱、断路,各螺丝、销钉有无松动等;高压发生器上的高压电缆有无松动。高压电缆的绝缘橡胶有无破损,X 线管和平板探测器的冷却系统如何等;计算机柜内有无异常的烧焦味,计算机柜内各电路板是否松动,计算机柜内的连接导线是否松脱和断开等。一旦发现异常,应及时修复和更换。

(三)三级保养及维护

设备厂家定期做设备保养,内容很多,包括备份系统设置、错误日志分析、机械部分检查、冷却装置检查、射线剂量校准、探测器校准等。

三、典型故障分析

(一)常见伪影故障

DSA 设备常见的故障就是图像中的伪影,有硬件、操作不当或操作人员技术问题引起,或由软件引起的伪影,现将典型的硬、软件引起的伪影分别列于表 4-1 和表 4-2 中。

表 4-1　由硬件、操作不当或技术问题引起的常见伪影

图像伪影特征	产生原因	处理与预防措施
减影或非减影图像中有均匀或不均匀的散在黑色或白色光点	摄像机或图像存储单元问题引起	校正摄像机、格式化图像存储硬盘,问题仍存在更换摄像机或硬盘
减影或非减影图像采集过程中正常,回放时图像小方格或似麻袋状阴影	摄像机或图像存储单元问题引起	校正摄像机、格式化图像存储硬盘,问题仍然存在更换摄像机或硬盘
减影或非减影图像模糊	摄像机或影像增强器问题	检测摄影机或影像增强器并进行调校
减影图像不清楚,有运动伪影	被检者在造影过程中移动或没有屏住气	在进行造影前给被检者交代清楚,在造影过程中保持不动或屏住气等,利用像素位移技术进行弥补
减影图像不清楚,感兴趣区以外呈白色灰雾状(即饱和伪影,尤以头颅为显著)	感兴趣区以外遮挡不好	利用准直器遮挡叶片或附带的 DSA 附属器件遮蔽
减影或非减影图像血管显示偏淡	造影剂浓度低或加液体过多或注射量少或注射速度慢	根据原因采取措施
减影图像饱和或浅淡	摄像机或增强器调整不当,X 线发生器 X 线剂量控制单元问题	检测摄像机或增强器以及 X 线发生器并进行必要的调校
减影图像中有白色导管阴影	注射造影剂没有延迟,高压注射器设置错误	造影曝光之前仔细认真检查各种参数设置是否正确
C 型臂 CT 图像运动伪影	C 型臂机架颤动	重新安装 C 型臂机架,固定底座
C 型臂 CT 图像星芒状伪影	造影导管或对比剂	改变导管材料或降低碘浓度
C 型臂 CT 图像同心圆状伪影	平板探测器参数漂移	探测器校准
图像不良自动更换蒙片	X 线管曝光剂量不足或探测器需校准等	厂家解决

表 4-2　由软件引起的常见伪影

图像伪影特征	产生原因	处理与预防措施
减影图像对比度太强	窗宽数值设置太小	重新设置或调整窗宽数值
减影图像对比差	窗宽数值设置太大	重新设置或调整窗宽数值
减影图像不清楚而非减影图清楚	减影处理软件问题	厂家解决

(二)其他常见故障

1. 时间的调整　DSA 设备及图像后处理工作站使用一段时间后,系统时间会出现误差,需要及时调整,保证图像采集后处理时间的准确性,涉及患者的检查时间与抢救时间的一致性。调整时间后需要重启设备。目前存在如果超过 24 小时后调整,需要重装系统软件,应引起注意。

2. 死机　DSA 设备是由若干子系统组成的局域网,其中某一个系统没有准备好,整个系统就不能运行。如果其中一个子系统出现问题,都能导致死机。死机后,进入维修界面,根据故障提示及代码,检查相应的子系统,排除故障后开机正常。当然,在不能进入维修界面的情况下,重启也是经常使用的

方法之一。但是,当 DSA 设备正在刻盘、传输图像、平板探测器校准等操作还未完成的情况下,重启设备可能造成应用软件丢失,需要重新安装应用软件。

3. 电源　DSA 设备一般配电箱设置为双路供电,不能不关机进行自动切换,需要关机后手动切换配电箱的电源。另外图像处理柜的弱电电源要求非常高,有些机型其供电电压稍有漂移,就导致死机。Angiostar plus DSA 设备就属于此类型。必要时在其前级增加稳压电源。

4. C 型臂机架及导管床的故障　最常见的为使用中的碰撞问题。由于 C 型臂的旋转和床板及防护帘之间经常发生碰撞而死机不动的情况。如果是床板与 X 线管和缩光器之间卡住,可以抬高一点

床板,移动 C 型臂机架即可解决问题。有时房间安装面积小,悬吊的 C 型臂滑车与显示器悬吊滑车之间距离太近报警,需要增加间距。

例如:Innova 4100 型 DSA 设备,C 型臂机架运动时断时续,主机报错 Positioner error,编码器(encoder)老化,更换后故障排除。导管床不能升降,主机同样报错 Positioner error,查控制柜 C2 机柜,经检测发现 230V 交流电源本身故障无输出,选用 220V 稳压电源代替,故障排除。

5. X 线管故障　灯丝烧断是其常见故障,但大、小焦点灯丝烧断后处理方法不尽相同。以 Angiostar plus 型 DSA 设备为例:透视正常,在采集过程中出现报错:"X Ray aborted by again?"怀疑高压电缆插头接触不良或者大焦点灯丝断,将器官采集程序中设置为小焦点,设备正常使用。说明 X 线管大焦点灯丝断,还可以临时使用,建议及时更换 X 线管,以防检查体厚较大的被检者时,由于小焦点功率不足而引起采集图像质量差,影响诊断与治疗。如果是小焦点灯丝断,处理方法因设备不同而不同,有的设备自检及透视采用小焦点,设备就只能更换 X 线管了;有的新型号的设备小焦点灯丝断,可用大焦点进行透视和采集,虽不影响工作,为安全起见,也要尽快更换 X 线管。

6. 水冷机故障　设备间空调停机造成环境温度过高,使水冷机高压保护停机的故障时有发生。如 Innova 4100 型 DSA 设备,术中透视不出射线,报错:"Tube cooling failure."维护空调使其正常工作,按压水冷机高压保护复位开关,重启 DSA 设备后正常。

第 五 章

计算机体层成像设备结构与原理

第一节　CT 的发展历程

计算机体层扫描（computed tomography 或 computerized tomography）简称 CT。它是 X 线体层技术与计算机技术结合的产物。CT 图像是人体横断面组织结构的重建图像，是人体轴向重叠组织结构中的某一层影像，彻底解决了普通 X 线摄影中组织影像重叠的问题。CT 的出现标志着医学影像进入一个新阶段，是医学史上继 1895 年发现 X 线之后又一次革命性的突破。

一、历史回顾

1917 年，丹麦数学家雷当（J.Radon）从数学上证明：某种物理参量的二维分布函数由该函数在其定义域内的所有线积分完全确定。该研究结果的意义在于：确定一个物理参量，寻找该物理参量的线积分，获得所有方向的线积分，就能够求得该二维分布函数。

1938 年，汉堡 C.H.F.Mubler 的弗兰克（Gabrial Frank）首次在一项专利中描述图像重建法在 X 线诊断中的应用，他设想用一种光学方法，使用一个圆柱形的透镜把已记录在胶片上的射影反投到另一胶片上，但此种"直接反投影"法并没有获得较 X 线体层摄影像更好的图像。

1956 年，布雷斯韦尔（Bracewell）第一次将一系列由不同方向测得的太阳微波发射数据运用图像重建的方法，绘制了太阳微波发射图像。

1961 年，奥顿道夫（William H. Oldendorf）采用聚焦成一束的 ^{131}I 放射源完成了著名的旋转位移试验，向人们揭示了获取投影数据的基本原理与方法，并获得了题为 "radiant energy apparatus for investigating selected areas of interior objects obscured by dense material" 的美国专利。

1963 年，美国的科马克（Allan M. Cormack）以人体组织对 X 线的线性吸收系数为物理参量，用 X 线投影作为人体组织对 X 线线性吸收系数的线积分，研究出了重建图像的数学方法。在《应用物理杂志》上详细叙述了他做的实验：采用一个铝制圆通，周围用环装木材围上，然后对其进行扫描而获得吸收系数的剖面图像。扫描后采用傅里叶变换计算法准确地获得铝和木材的实际吸收系数。此实验基本解决了图像重建的数学问题，从而为 CT 技术的深入研究打下了基础。

二、豪斯菲尔德的发明

1967 年，英国的豪斯菲尔德（Godfrey Hounsfield）博士在 EMI 实验研究中心，从事图像识别和利用计算机存储手写字技术的研究。当时重建数学、计算技术和 X 线探测器等 CT 的基本组成部分已经具备。他证实了有可能采用一种与电视光栅方式不同的另一种存储方式，提出了体层成像（tomography）的具体方法。

此方法需要从单一平面获取 X 线投影的读数，每个 X 线光束通路所获得的投影都可以看作是联立方程组的方程之一，通过解这组联立方程组能获得该平面的图像。根据这个原理，采用数学模拟法加以研究，然后以同位素做射线源进行实验，用 9 天的时间产生数据，2.5 小时重建 1 幅图像，最终得出能够区分相差 4% 的衰减系数的实验结果，X 线 CT 成像终于获得成功。

1971 年，在 Hounsfield 博士及其同事们的不懈努力下，第一台 CT 在 EMI 公司诞生，并与 1971 年 9 月第一台 CT 设备安装在英国的阿特金逊 - 莫利医院(Atkinson-Morley's Hospital)。1971 年 10 月 4 日,神经放射学家阿姆布劳斯(Jamie Ambrose)的指导下,用 CT 设备检查了第一位患者共同完成了临床试验。患者在完全清醒状态,仰卧,X 线管在患者上方,绕检查部位旋转,在患者下方装置一计数器也同时旋转。由于人体器官、组织对射线吸收程度不同,病理组织和正常组织对 X 线的吸收程度也不同。这些差别反映在计数器上,经电子计算机处理,便构成了身体部位的横断图像呈现在荧光屏上。验证了 X 线影像与相应位置人体解剖结构的一致性,得到了脑内体层分布图像。

1972 年 4 月 Hounsfield 和 Ambrose 在英国放射学年会上发表正式论文,宣告了 CT 扫描机的诞生。同年 11 月,在北美放射学会(RSNA)年会上向全世界宣布了他的这一具有划时代意义的重大发明。

1974 年,美国乔治城大学(George Town University)医学中心工程师莱德利(Robert S. Ledley)设计了全身 CT 扫描机。

CT 的发明被认为是自从伦琴 1895 年发现 X 线以来,在放射医学、医学物理和相关学科领域里,没有能与之相比拟的发明。尽管许多人提出了 CT 的思想,但是由 Hounsfield 首先把这个思想发展为 CT 扫描机,Hounsfield 因为对医学诊断科学的重大贡献而受到很多奖励,1972 年获得 McRobert 奖,1974 年获得 Ziedses 工厂体层图奖章。1979 年他和 Cormack 一起获得诺贝尔生理学医学奖他还与 Oldendorf 共同获得了拉斯克尔(Lasker)奖。

三、各代 CT 扫描机的主要特点

自 20 世纪 70 年代初期 CT 机问世以来,CT 设备发展非常迅猛,产品技术日新月异地发展。短短的 30 年间,已先后发展了从头颅 CT 到超高速 CT 等五代 CT,以及现在应用最多的螺旋 CT。

(一)第一代 CT 扫描机

第一代 CT 扫描机多属于头部专用机,采用平移(translation) + 旋转(rotation)扫描方式(T/R 扫描方式),由 1 只 X 线管和 1 个闪烁晶体探测器组成,X 线束被准直成像铅笔芯粗细的线束,称为笔形束(pencil beam)扫描装置(图 5-1)。X 线管与探测器连成一体,X 线管产生的射线束和相对的探测器环绕人体的中心作同步直线扫描运动,转 1°后,反向做直线扫描,再转 1°,直到 180°,穿过人体头部的 X 线束被另一端的闪烁晶体探测器接收,接收到的信号作为投影数据,即完成数据的采集过程,用于图像重

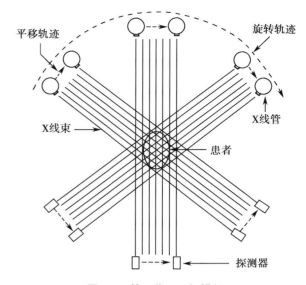

图 5-1 第一代 CT 扫描机

建的数据是在 180°内每一方位照射的集合。

在第一代 CT 扫描机扫描过程中,患者的头部被放置在一个充满水的圆形橡胶帽水袋中。用现代的观点,水袋起到了滤过器的作用,使得在水袋中产生的患者头部影像干扰比较小。成像矩阵为 160×160 像素。

第一代 CT 扫描机效率很低,扫描时间长,通常需要 3~5 分钟。重建 1 幅图像的时间为 5 分钟。所以在做 CT 检查时,计算机重建上 1 幅图像的同时采集下 1 幅图像的投影数据,如果患者需要扫描 6 个层面,则需要约 35 分钟的时间,仅能用于头颅的检查。由于其扫描速度慢,采集的数据少,重建的图像较差,已被淘汰。

(二)第二代 CT 扫描机

第二代 CT 与第一代 CT 采用同样的扫描方式,即 T/R 扫描方式,只是在第一代的基础上,将其单一笔形 X 线束改为窄扇形线束,探测器数目也增加到 3~30 个。由于 X 线束为 5°~20° 小扇形束,所以又称为小扇束 CT 扫描机(图 5-2)。由扇形排列的多个探测器代替单一的探测器,每次平移扫描后的旋转角由 1°提高至 3°~30°,这样旋转 180°时,扫描时间就缩短到 20~90 秒。但这个时间对于扫描腹部器官来说,仍然不能避免运动伪影的产生。

快速第二代 CT 具有 30 个以上的探测器,扫描时间减至 18 秒。为了提高图像质量,也可采用 240°、360° 直线加旋转扫描,这种扫描机比第一代 CT 扫描机各项指标均有提高,不但可以做头部的扫描检查,实际也已经具备了对全身进行扫描的条件。

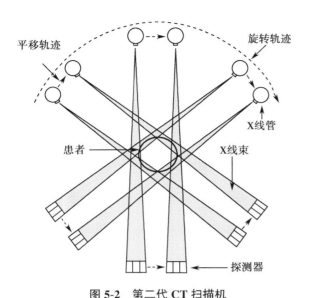

图 5-2 第二代 CT 扫描机

虽然扇形线束可以照射到更大的体积范围，但同时也产生了更多的散射线。由于探测器几何尺寸较大，部分 X 线照射在探测器的间隔中而没有得到有效的利用。此外，第二代 CT 要求每个探测器的性能和灵敏度必须一致，避免由于探测器灵敏度的不一致所产生的投影数据误差。它的主要弱点是扫描过程中患者的生理运动所引起的伪影。

（三）第三代 CT 扫描机

第三代 CT 扫描机采用旋转 + 旋转扫描方式，即 R/R 扫描方式。使 X 线管和探测器作为整体只围绕患者做旋转运动来进行数据采集，X 线束为 30°~45° 的扇形束，所以又称为广角扇束扫描机。1975 年问世，称之为第三代 CT 扫描机。这种 CT 大幅度缩短了扫描时间（图 5-3）。

第三代 CT 机有较宽的扇形角，可以包括整个被扫描体的断面，探测器的数目也极大地增加了，可

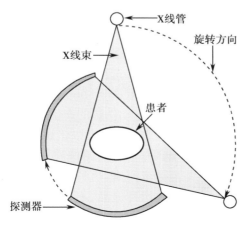

图 5-3 第三代 CT 扫描机

达到数百个。由于采用旋转 + 旋转扫描方式，即 X 线管做 360° 的顺时针和反时针旋转扫描，在旋转扫描的过程中，可辐射出极短时间的 X 线脉冲，因此单层面扫描时间可以缩短到 3~5 秒。

该扫描机优点是构造简单，使用操作方便，使人工伪影明显减少，可获得较理想的 CT 图像。其缺点是要对相邻的探测器灵敏度的差异进行校正，这是因为一个角度的投影内相邻测量常由不同的探测器进行，在扫描期间绝大多数探测器从不曾接收过未经衰减的射线，造成在旋转轴周围会出现一个同心环形伪影。

值得注意的是，X 线管和探测器的供电及检测信号的输入输出均需要电缆连接，故而其扫描采用往复运动的方式实现交替层面的扫描，以避免电缆的过度缠绕。

（四）第四代 CT 扫描机

第四代 CT 扫描机扫描方式是探测器静止而只有 X 线管旋转，因此称为静止（stationarity）+ 旋转扫描方式，即 S/R 扫描方式（图 5-4）。它用 600 个探测器紧密地排成圆周。扇形线束角度也较大，单幅图像的数据获取时间缩短至 2 秒。第四代 CT 扫描机的缺点是对散射线极其敏感，因此在每只探测器旁加 1 小块翼片作准直器。但这却浪费了空间，降低了探测器的几何效率，从而增加了患者所受的辐射剂量。

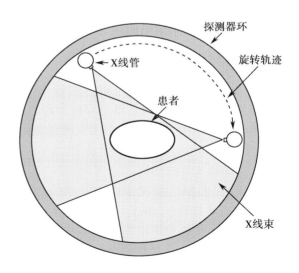

图 5-4 第四代 CT 扫描机

第四代 CT 扫描机探测器数量多达 600~2000 个，这就加大了设备的成本，并且这么多的探测器在扫描过程中只有扇形 X 线束照射部分能够使用，造成了浪费。第四代 CT 采用了反扇形束采集技术，

它的产生是由于第三代 CT 从几何学结构上在扫描过程中，每一个探测器只接受被检体扫描平面内某一环形部组织的衰减信息，而将探测器作为基点来对应能够覆盖扫描范围的 X 线束，可以有效地避免环形伪影的发生，除此以外没有明显的优势，所以只有少数厂家生产第四代 CT，并且装机数量也相对很少。

（五）第五代 CT 扫描机

第五代 CT 扫描机的扫描方式采用静止 + 静止扫描方式，即 S/S 扫描方式，突出特点是 X 线管和 X 线探测器都是静止的。可分为两类：超高速 CT 和动态空间重建机。

（1）超高速 CT（ultra-fast CT）：这类扫描机又称作电子束 CT（electronic beam tomography，EBT），此种 CT 扫描机是由美国 Douglas boyd 博士 1983 年首先开发并应用于临床的一种新的、特殊类型的成像设备，其结构与前四代 CT 有明显的不同，采用 1 个大型特制扫描电子束 X 线管产生高速旋转的扇形 X 线束，扫描速度大大加快，可达到毫秒级，动态分辨率明显提高，主要用于心血管系统疾病的检查诊断。

第五代 CT 扫描机是由一个大型特制扫描电子枪，一组有 1732 个固定探测器阵列和一个采样、整理、数据显示的计算机系统构成（图 5-5）。电子枪产生的电子束经过加速、聚焦和电磁线圈的偏转射向 4 个紧挨着的半环状钨靶。钨靶半径为 90cm，围成 210° 圆周。当电子束轰击钨靶时即产生 X 线，经准直器将 X 线限制在 30°，2cm 厚的扇形束内射向受检者，照射野为 47cm。与钨靶环相对有两排探测器阵列，探测器固定在两个分开的半圆环上。环的半径为 67.5cm，围成 210° 圆周。第一个环上有 864 个探测器，第二个环上有 432 个探测器。当电子束轰击一个钨靶环时，可以扫描两个层面，当电子束同时轰击 4 个钨靶环时，可以扫描 8 个层面，对心脏、冠状动脉及心血管的研究有特殊的作用。由于时间分辨力高，所以具有减少运动伪影、提高对比剂的利用率和进行动态研究等特点。

超高速 CT 对 X 线管性能要求比较高：管电压 130kV，管电流 300~800mA，热容量为 9MHU，靶基质量比传统 CT 扫描机高 100 倍。该系统可储存 38 次连续心搏的心电起搏数据，每次 2 层，共 76 层。扫描时间 30ms、50ms 和 100ms，最大扫描速率每秒 24 次，重建矩阵 256^2、512^2，重建时间 1s、4s。

（2）动态空间重建机（dynamic spatial reconstructor，DSR）：该机原理与常规 CT 的物理和数学原理相似。整机由扫描、重建和数据分析三个部分组成。扫描部分由多只 X 线管排列成半圆弧阵列。与 X 线管

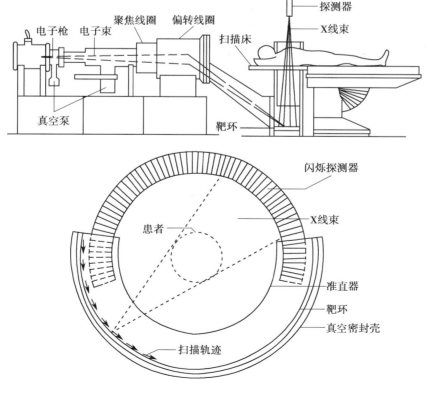

图 5-5　第五代 CT 扫描机

相对应的是 X 线电视系统阵列,由影像增强器和电视摄像系统组成,作为探测器。采集过程采用电子时序控制的方法控制 X 线管顺序产生 X 线,与 X 线管相对应的 X 线电视系统顺序地接收 X 线投影数据,形成扫描过程。由于这种 CT 需要多只 X 线管和相应的多套 X 线电视系统,造价非常昂贵,因此装机数量极少,限于篇幅不再进行介绍。

(六)螺旋 CT

螺旋 CT(helical/spiral CT)是近年来得到快速发展的一种 CT 扫描机,是滑环技术(slip-ring technique)和高频(high frequency)X 线发生装置应用的结果,并从单层螺旋 CT 迅速发展到了 2 层、4 层、8 层、16 层、32 层、64 层、乃至 128 层,乃至发展到平板扫描 CT。单层螺旋 CT 采用扇形 X 线束,单排探测器,而多层螺旋 CT 则用锥形 X 线束,多排探测器,大大提高了扫描速度,旋转一周的扫描时间可短至 0.5 秒,同时旋转一周可获得多层图像。

从某种意义上讲,螺旋 CT 是第三代 CT 的一种发展,将第三代 CT 的往复扫描方式利用滑环技术(图 5-6)改变成了单方向连续扫描方式,并利用患者床的同步位移,获得螺旋状的扫描轨迹,再采用特殊的重建方法建立出断面及三维图像。

相对于传统的第三代 CT 而言,螺旋 CT 在扫描速度上得到了大幅度的提高,目前已经实现了单周亚秒扫描,最快的单周扫描速度可达小于 0.35 秒。由于扫描速度的加快,使得螺旋 CT 的时间分辨力也越来越高。螺旋扫描的基本结构和扫描轨迹如图 5-7 所示。滑环技术结构示意图 5-6 所示

各代 CT 扫描机的特点如表 5-1 所示。

四、CT 成像设备的发展

自 1972 年豪斯菲尔德推出首台 CT 扫描机至今已经历四十余年,这期间 CT 成像设备的发展可分为三个阶段,第一个阶段为传统 CT 成像设备发

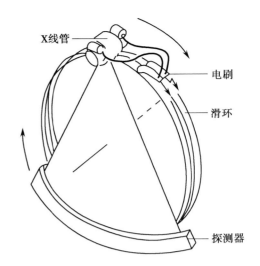

图 5-6　滑环技术结构

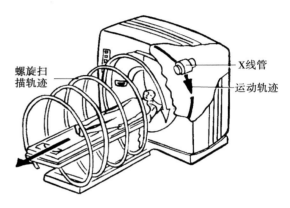

图 5-7　螺旋 CT 扫描机

展阶段,该阶段特点是探测器数量不断增多,X 线扫描线束的维度越来越大,图像数据采集量不断增大,扫描成像时间不断缩短,即传统的第一代至第五代 CT 扫描机阶段。1989 年由于解决了高压发生器与 X 线球管一起旋转的难题。X 线管可以螺旋式的运动,再加上滑环结构的开发应用,把 CT 扫描机推上了一个新的水平,即螺旋 CT 扫描机的问世。螺旋 CT 投入使用开启了 CT 成像设备的第二个阶段。该阶段特点是设备采集的都是容积数据(即立体数

表 5-1　各代 CT 的主要特性

	第一代	第二代	第三代	第四代	第五代	螺旋
扫描方式	T/R	T/R	R/R	S/R	S/S	R/R
探测器数	1	3~30	256~720	45~7200	1500 以上	512 以上
X 线束扇	笔形	窄扇形	扇形	广角扇形	锥形	扇形或锥形
角(°)	—	3~26	21~45	48~120	30~45	30~45
扫描时间(s)	240~300	20~210	3~10	1~5	0.03~0.1	0.35~1
每次层数	1	1	1	1	2~8	1~128

据),即 CT 成像设备具有了影像重组功能。2005 年德国某公司推出双源螺旋 CT,使 CT 成像步入高档成像的第三个阶段。该阶段 CT 成像特点包括:扫描成像时间缩短至毫秒级(即时间分辨率较高),患者接收的辐射剂量进一步减低,图像质量明显提升,患者检查时间大幅缩短。而 2008 年 11 月在北美放射学年会(RSNA)上推出的高端新 CT 被业内人士称之为"后 64 排 CT"。这些特点的产生源于 CT 设备制造的进步和软件设计水平的不断提高。

CT 设备及其伴随的硬件、软件的发展主要依赖于 X 线管、探测器、图像重建算法的开发利用及 X 线束扫描方式的开发使用。

(一)CT 成像设备硬件的发展

1. X 线管的发展　随着多层 CT 设备的出现,扫描覆盖范围增大、层厚变薄,X 线管设计也逐渐走向大热容量、高散热率和高毫安输出的方向,以能进行薄层、快速、大范围扫描和保证高质量图像。

CT 的 X 线管设计有两种发展趋势:一种是以"V8"大力神球管为代表的大功率高毫安输出 X 线管,"V8"大力神 X 线管对峰值毫安的设计要求较高,具有 800mA 高峰值毫安输出。另一种是以"OM"为代表的高散热率 X 线管(即直冷式零兆瓦 X 线管),"OM"X 线管散热率可达 5M/min 是它的最大特点,可以保证长时间的扫描而无需球管冷却等待。

随着机架旋转速度的不断加快,更宽体的探测器的发展和亚毫米的扫描层厚都要求更高的毫安输出量,才能保证一定的毫安秒(mAs)以获得良好的图像质量,而且更宽体探测器大大缩短了 CT 扫描时间,10s 内即可覆盖全身检查,这些特点决定了 X 线管的发展趋势。GE、Philips、Toshiba 都采用了 8MUH 或 7.5MUH 大容量 X 线管,这种设计可以保证在不同胖瘦患者和扫描部位时均可以得到优质的高分辨率的图像,随着扫描时间的缩短和探测器阵列层厚变薄,将来的 X 线管对峰值毫安的设计要求会更高。

X 线管的焦点尺寸和形状也是直接影响影像质量的重要因素之一,亚毫米的探测器的采集单元及达到 0.3mm 左右的各向同性分辨率对 X 线管焦点的尺寸和形状提出了更高的要求。探测器的采集单元和 X 线管焦点尺寸间需匹配,同时 X 线管的峰值输出和焦点尺寸也是限制更薄的探测器采集单元发展的重要的因素之一。有的 X 线管还运用了电子束滤过技术,可滤过无效的低能量电子束。这不仅

减少了无效电子对阳极靶面的冲击,减少了靶面的产热量,延长 X 线管的寿命,而且降低了 X 线散射,减少了患者的受线量,进一步提高了影像质量。

2. 探测器的发展　目前采用的固体探测器由两种新型的闪烁晶体材料偶合光电二极管做成,它们分别是钨酸钙和高纯度的稀土氧化陶瓷。其采用光学方法使这些材料和光电二极管结合在一起。钨酸钙的转换效率和光子俘获能力是 99%,动态范围是 1 000 000 : 1;而氧化稀土陶瓷的吸收效率也是 99%,闪烁晶体的发光率却是钨酸钙的 3 倍。现今最先进的多层螺旋 CT 扫描机的探测器都采用后一类超高速稀土陶瓷材料做成。

最早的层面采集 CT 的探测器覆盖宽度只有 10mm,最薄的物理采集层厚也只能达到 10mm。多排螺旋 CT 采取了阵列探测器,每一单列的探测器物理采集厚度可达到亚毫米,阵列探测器组合的覆盖宽度在 4~16 排采集的 MDCT 上为 20mm,甚至 32mm,而现在 64 排 CT 的覆盖宽度可达 40mm。最薄物理采集层厚依据不同厂家可做到高分辨率的亚毫米层厚 0.5mm 或 0.625mm。探测器发展向着宽体、薄层的方向发展。覆盖宽度越来越大,层厚越来越小,图像质量更佳,扫描速度得到很大的提升。现在 64 排 CT 在 10 秒内即可以做完全身检查,同时所得到的图像都是高分辨率的亚毫米层厚。随着探测器技术的发展,在多层螺旋 CT 中,扫描进度、图像质量和覆盖范围这三者实现了有效的统一,同时实现薄层、快速、大范围的采集,拓展了临床应用范围。

探测器单元的大小是决定采集体素大小,进而也是决定图像质量的关键因素之一。在多层 CT 上不仅有传统的 x、y 轴分辨率,还提出了 z 轴分辨率的概念。在 16 排 CT 上实现了真正的"各向同性"体素采集的信息模式,即采集体系的 x、y、z 轴长度相等。各向同性体素采集的原始信息可以保证重建图像和任意方向模式的重组影像均可获得最佳分辨率且不失真,有利于观察微小解剖病变和结构。在 16 层 CT 上各厂家有 0.5mm、0.625mm、0.75mm 之差别,在 16 层以上 CT 包括 32、40、64 排 CT,GE、Philips 和 Siemens 都采用了 0.625mm 或 0.6mm 的层厚,Toshiba 采用了 0.5mm 的层厚。这些均受益于球管焦点、机架、探测器技术等优化的设计。随着探测器宽度从 10mm、20mm 发展到 40mm 覆盖,灌注成像技术的应用也从层面灌注发展到病灶灌注,目前已实现了器官灌注及容积灌注成像。一次扫描,一次注射对比剂,所获得的数据能同时进行动态

CTA重建和组织灌注分析。

在探测器下一步发展中，由于采集的最薄物理单元已达到了亚毫米，再进一步提高的空间已经有限。相反，探测器的宽度却有着很大的发展空间。

在2007年北美放射学会（RSNA）年会上，某公司使用宝石作为探测器材料，据称是在宝石中加入稀土元素后，达到宝石的分子结构，故称为"宝石"CT，加上无缝切割技术，从而使图像质量明显提高。资料显示，其密度分辨率达到类MR软组织成像，空间分辨率可达1mm冠脉，7级肝脏血管显示。在探测器的覆盖范围方面，另一家公司推出的4D螺旋CT Definition AS，128层配置，通过数字精控摇篮床技术，使扫描床往返连续运动，可达270mm的覆盖范围。还有一家公司推出了Aquilion One 320排探测器，320层扫描仅限于非螺旋轴扫，可达160mm的覆盖范围，而螺旋扫描时只能用64层，故称320排64层螺旋CT。某公司推出的Brilliance iCT，128排探测器通过飞焦点技术实现256层，128排×0.625mm可实现80mm的覆盖范围。

3. 高压发生器　因为多层CT（MSCT）扫描速度高，最快已达0.33s，旋转部分的离心力很大，油浸工频高压发生器很容易发生漏油而损坏，故采用固态高频高压发生器代替油浸工频高压发生器。油浸工频高压发生器的主要缺点是直流质量不高、体积大、重量重、耗材多。而高频高压发生器的优点是X线质量好、体积小、重量轻、耗材少、易安装、皮肤辐射剂量低，对于低压滑环式CT扫描机高频高压发生器可安装在机架内随X线管一起旋转，目前其功率可达50kW左右。

4. 驱动系统　机架的驱动系统，沿用多年的皮带机械传动方式被抛弃，采用新型电磁驱动，或称直接驱动技术，提高了旋转速度，降低了机械噪声。

（二）CT成像设备的新发展

1. 双源CT扫描机　2005年北美放射学会（RSNA）年会上推出的SOMATOM Definition系统，是全球首台双源计算机体层成像系统（dual source computed tomography-DSCT），它改变了目前常规使用的一个X线源和一套探测器的CT成像系统，通过两个X线源和两套探测器来采集数据。无论患者的自身状况和心率如何，该系统都能提供高质量图像。另外，通过双源在不同能量下的数据采集，即两个X线源以不同的能量设置来工作。DSCT是CT在技术与临床应用领域的革命性创新，重新定义和诠释了CT的概念，极大地扩展了CT的临床应用。

2008年，某公司在原有CT机的基础上，推出了新一代的双源CT机，能够做到0.25s/圈，扫描心脏只需0.25秒，心脏扫描辐射剂量低于1mSv，能够进行全胸扫描，全胸扫描只需0.6秒。4D动态扫描覆盖范围达48cm，还可实现负荷心肌灌注分析。真正地实现了微量、快速大范围的扫描。

2. 大孔径CT　Aquilion LB16层CT，其成像采集视野FOV达到85cm，仍能保持优异的图像质量。

16层大孔径CT Light Speed Xtra，孔径80cm，承重295kg，100kW发生器，最大输出管电流800mA，扫描速度0.5s/圈。不但可用于放射治疗计划，还可用于肥胖患者及介入检查。

SOMATOM Definition AS-4D螺旋CT。实现了0.30s极限旋转速度，同时128层/圈的采集，0.24mm的z轴各向同性分辨率，78cm的大孔径，100kW的高压发生器等全新技术，都为实际临床工作带来全方位的拓展。

3. 纳米板（nano-panel）技术和双能量探头技术　作为未来CT新技术的发展，某公司推出了两项创新的CT技术。即基于纳米板技术的用于容积扫描新型探头平台，其最大覆盖范围达16cm，具有256列探测单元，只需一次旋转即可获得整个器官的图像，如心脏和头部等。螺旋CT-Brilliance iCT，其核心技术为纳米探测器技术。Brilliance iCT采用8cm探测器设计，更宽的扫描范围意味着更短的时间内得到全身检查。双能量探头技术是可以同时采集高能和低能数据的双能量探头。该新型探头由多层探测器和滤线层组成，能够同时探测低能（软射线）和高能（硬射线）X线。两种射线同时成像可大大改进组织特征区分，可用于软组织的判别和诊断，并可简化CT血管造影的骨质和钙斑消除流程。

多（双）能技术主要可分为2种：一种是利用球管来进行能量的分离，另一种是利用探测器来进行能量的分离。这两种方法的区别在于，前者容易控制能量（kV），但会增加辐射剂量，而后者不会增加辐射剂量且可用于冠脉等动态物体，但需要重新对探测器设计和研发。利用球管来进行能量分离的又可分成单源探测器系统和双源双探测器系统，某公司已在2005年RSNA上推出了双源双探测器系统。在2008年RSNA年会上又推出了第二代双能量成像设备炫速双源CT，SOMATOM Definition Flash将双源CT技术推向全新高度。利用选择性能谱纯化技术（spectral selective purification technology SPS），使组织鉴别能力增强，辐射剂量降低，可多达10余种双能量临床应用。而在 2006 年 Stanford 多排 CT 研讨会上推出的双能 VCT 技术利用的是单源系统，在 2009 年 10 月北京多排螺旋 CT 研讨会上推出的宝石能谱 CT，其技术原理是：利用单源系统瞬时同向双能采集和数据空间能谱解析技术，通过快速能量切换（在 0.5 毫秒内实现 80kVp 和 140kVp 的高速切换）获得衰减数据，并通过对原始数据的分析实现 40~140kVp 范围内任意能量点单能谱图像提取，还可同时提供水、碘、钙基物质的分析工具。从而引出了能量分辨率和化学分辨率的新概念，使能量成像进入一个崭新的领域，成为新 CT 研究的热点。

4. 移动 CT（mobile CT，MCT）　目前使用较多的 MCT 主要有三种类型：轮式机架 MCT、滑轨式机架 MCT、C 型臂术中 CT（C 型臂术中 CT 实际上不是一台传统意义上的 CT 设备，称为移动式三维影像 X 线诊断系统）。可移动的无线传输图像的头部专用 8 层 CT 机，安装在 4 个轮子上，可推到抢救患者床边进行头部 CT 检查，可用于急诊室、ICU、导管室、手术室等场所。该机没有检查床，由电池驱动，通过其设计的专利蜈蚣脚系统移动主机来扫描，扫描图像可通过网络传输到工作站。

5. 平板探测器（flat-panel detector）- 容积 CT　目前的平板探测器 CT 主要有两种几何结构：锥束系统（cone beam system）和半锥束系统（half cone beam system）。医学检查多采用锥束系统的机架式平板探测器 CT，使用现有医用 CT 机的机械设备、X 线管和控制系统，仅将原有的探测器更换为平板探测器，修改了控制软件和重建软件。2000 年度 RSNA 上，正式展示了此类 CT 的设计。2013 年，在我国西安召开的全国放射学学术会议上推出了超高端 CT- 微平板 [3D]Brilliance iCT。该产品采用球面化的 3D 微平板探测器，其在 xy 轴和 z 轴上都呈现弧形排列，可有效去除锥形束及散射线伪影，提高 CT 的图像质量。应用微平板 3D 球面探测器，可提高 25% 密度分辨率，有效增强对小病灶的检测能力。同时，还推出了一种全新的 CT 成像方式 -iMR 成像技术，在 CT 上实现了类似磁共振的低密度分辨率的显著提高。据悉，iMR 成像是基于最新的 3D 微平板探测器和 Knowledge-based 多模型重建算法的一种新的成像平台，其针对人体组织的密度差异，能够更加真实地反映人体器官的结构和密度。

半锥束系统平板探测器 CT 用于乳腺成像检查，这是一项新兴的技术。X 线经过准直产生半锥形的射线束，不能直接使用锥束重建算法，B.Chen 等人对此提出了修正的公式。

容积 CT 的原理是使用一定宽度的平板探测器与 X 线管联动，在旋转中直接采集对应的一定厚度体积的容积性（非层面）信息，经计算机处理后形成层面的或三维的影像。2007 年，在 RSNA 学术年会上推出 320 排螺旋 CT-Aquilion ONE。其采用动态容积扫描模式（dynamic volume CT，DVCT），实现 180°、360° 不移动扫描，获得全器官全信息数据，避免了螺旋扫描因患者水平位置运动带来的移动数据误差、图像构成的时间差及重复扫描带来的不必要扫描剂量。一圈扫描覆盖 160mm 的范围，同时获得 320 层 0.5mm 层厚的完全同期相的 CT 图像，完成全器官扫描仅需 0.35s，所需时间仅是 64 排的 1/30~1/12，能满足全身大部分器官的瞬间全器官同期相成像要求。

6. 组合型 CT　PET-CT 是将 PET 和 CT 整合在一台仪器上，组成一个完整的显像系统，被称作 PET-CT 系统（integrated PET-CT system），患者在检查时经过快速的全身扫描，可以同时获得 CT 解剖图像和 PET 功能代谢图像，两种图像优势互补，使医生在了解生物代谢信息的同时获得精准的解剖定位，以便准确地完成定位和定量诊断，从而对疾病做出全面、准确地判断。还有为适应介入治疗发展的带 C 型臂 X 线机组合的 CT 扫描机以及打各种定位装置的 CT 扫描机。

7. 计算机　微型计算机替代小型计算机，大多数 CT 机由键盘或鼠标输入方式改为部分触摸屏幕式输入，用以实现人机对话。下拉式菜单的操作方式与传统键盘相比方便了许多，提示清楚、操作简单、图标显示一目了然。加强了工作站的配置和功能，可以做多方面的图像后处理，并且可与其他影像设备联机，有利于诊断。现今 CT 采用的计算机多为速度较快的 32 位或 64 位微型计算机，运算速度大大提高。图像重建时间大幅缩短。很多机种采用了多台微型计算机并行工作，实现了扫描、重建、处理、存盘、照相同时进行，使检查时间缩短，患者流通量大幅度提高。作档案保存的 30.5cm（12″）的刻录光盘存储量达 5.5GB，可存放 512×512 图像近 2 万幅，这种光盘数据检索速度极快，保存性能好，保存时间至少在 10 年以上，大大优于常用的磁带或软盘，所占的存放空间也大大缩小，为 CT 新技术的开展提供了首要条件。

第二节 CT 扫描机的基本结构

CT 扫描机主要由硬件(hardware)结构和软件(software)结构两大部分组成。硬件结构按其所起的作用分为数据采集系统、图像处理系统和图像显示与存储三部分。按硬件框架分为扫描机架系统、检查床和控制台三部分。数据采集系统包括 X 线管、X 线发生器、准直器和滤过器、探测器、前置放大器、对数放大器、模数转换器(analogue digital converter, ADC)、接口电路等。图像处理系统由电子计算机、

磁盘机(包括硬盘机和软盘机、光盘等)、数模转换器(digital analogue converter, DAC)、接口电路、图像显示器、图像存储器等组成。整个系统由中央处理系统控制操纵,加上检查床便构成一台完整的 CT 机(图 5-8)。CT 扫描机采用三相五线供电,高压发生器需三相电源,其他部位是单向供电。CT 扫描机各部外壳必须可靠接地。

一、扫描机架

扫描机架(图 5-9)是中心设有扫描孔的机械结构。扫描孔径一般在 65~75cm,现代部分 CT 扫描

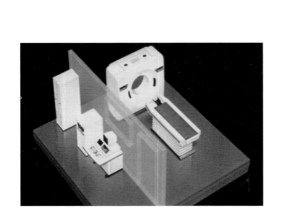

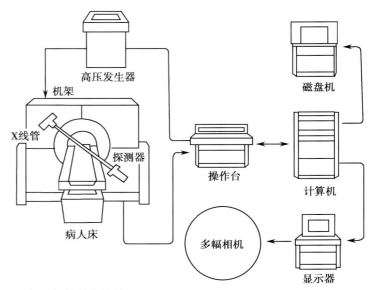

图 5-8 CT 扫描机的基本结构

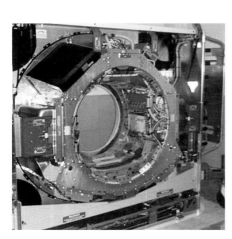

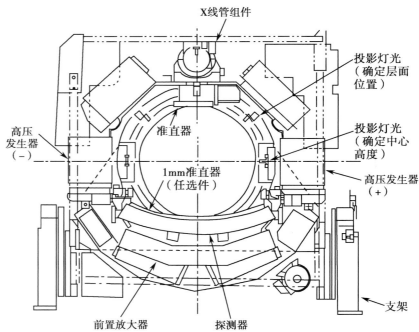

图 5-9 CT 扫描机架的基本结构

机的孔径已达85cm,可适应各类体型患者检查。其内部由固定(机架部分)和转动两大部分组成:前者有旋转控制和驱动,滑环系统的碳刷、冷却系统、机架倾斜和层面指示以及机架、检查床控制电路等;后者主要包括X线管、准直器和滤过器、探测器、前置放大器、采样控制部件、X线发生器和逆变器、低压滑环等。扫描架面板左右两侧均设有控制开关和紧急开关,以方便操作。扫描机架还可根据诊断的需要进行 ±20° 或 ±30° 的倾斜。

在电路设计上扫描机架与检查床联动,相互控制,连锁保护,保证在检查、移动过程中扫描机架不与检查床发生碰撞。为了防止因故障而损坏电气和机械部件,机架电路中设有保护电路和误差指示电路(图5-10),一旦某一运动部分出现故障,立即切断相应的供电电源。扫描架的运动包括机架的旋转、倾斜角度、几何放大、控制光栅开口的大小、扫描床上、下、前、后运动首先由计算机发出运动指令,由控制电路控制电机的运转,通过减速机构,完成上述各种运动。为了使运动速度稳定,电机轴装有测速发电机,输出信号反馈至控制电路。

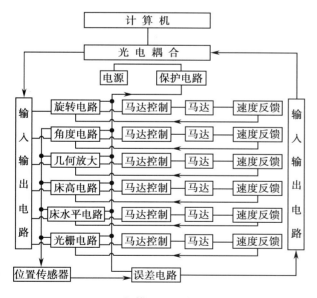

图5-10 扫描架控制电路方框图

(一)CT X线管

X线管是产生X线的器件。CT机上使用的X线管与一般X线机上使用的X线管结构基本相同,也有固定阳极X线管和旋转阳极X线管两种(详见第二章)。安装时固定阳极管的长轴与探测器平行,旋转阳极X线管的长轴则与探测器垂直。

固定阳极X线管主要用于第一、第二代CT机

中,由于第一、第二代CT机的扫描方式是直线平移加旋转,扫描时间长,产热多,须采用油冷或水冷方式强制冷却管球。X线管两端电压和管电流要求稳定,以确保采样数据准确。

旋转阳极X线管主要用在第三、第四代CT机上。由于扫描时间短,要求管电流较大,一般为100~600mA,分连续发射和脉冲发射两种,多采用脉冲发射方式。脉冲的持续时间决定了每次投影的测量时间,而每转一周的脉冲数决定了投影数。

脉冲发射的优点:①可以使投影数与被测物体的要求相匹配,并可以通过控制射线脉冲持续时间来调节对清晰度产生不良影响的测量路径;②可以在脉冲间歇时间内自动地进行每个测量通道的零点校准,因此可以避免由于测量电子原件工作点的漂移造成的信号误差;③其他条件相同的情况下,信号强度高,与连续工作方式相比,有较好的信噪比,特别是在物体直径大时能获得噪声小的图像;④可以利用适当的发生器来切换从一个脉冲到另一个脉冲的X线管电压,这样可以在测量系统旋转一周时绘制出两幅不同能量的图像,有效的应用双谱线法摄制出几何学上完全相同的双谱线图像;⑤可以减少球管产热量和降低患者的照射量。

CT球管焦点大小约为1,高速旋转阳极管焦点小,约为0.6。阳极转速为3600r/min 或 10 000r/min左右。

由于CT对X线管的功率要求较高,相比传统X线成像,CT成像过程中X线发生的时间要长很多,特别是在螺旋CT中,长时间X线发生造成阳极上大量热积累,所以就要求X线管具有高的热容量和散热效率。因此,CT用X线管多采用油循环加风冷却的双重冷却方式(图5-11),CT X线管的热容量

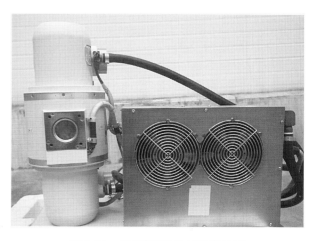

图5-11 CT球管及冷却装置外形

较普通 X 线管高很多,目前 CT 用 X 线管的热容量可高达 8MHU,而名为"飞焦点"的电子束控金属 X 线管更号称是 0MHU 的 X 线管,实际这种 X 线管的散热率高达 4.7MHU/min,即使在最大负荷条件下,电子束控金属球管仍可以在 20 分钟以内冷却下来,以表示这种 X 线管不受热容量的制约。它采用螺纹轴承阳极靶,在自身和机架双重高速旋转下能保持最佳的稳定性,螺纹轴承中空,冷却油进入阳极靶核心而形成"透心凉"直接油冷技术(图 5-12),液态金属润滑,延长球管使用寿命。这一设计为提高球管热容量,加快扫描速度同时降低运营成本奠定了基础。

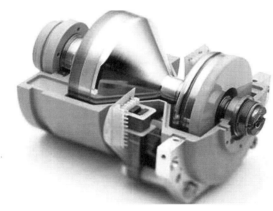

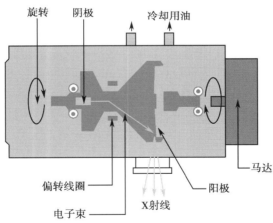

图 5-12 电子束控金属球管

目前,有些公司设计应用两个 X 线球管和两套探测器构成双源 CT,双源 CT 的球管和探测器系统与 64 层 CT 相同,但两套采集系统同置于扫描机架内,球管之间相隔的距离为 90°。一套扫描系统的 FOV 为 50cm,另一套扫描系统主要用于中心视野扫描 FOV 为 26cm。两套 X 线发生器系统由一个一体化的高压发生器控制,并可分别调节两套系统的千伏值和毫安秒。

双源 CT 的两个球管既可同时工作,也可分别使用。当心脏成像、双能减影和全身大范围扫描时,可采用两个球管同时工作,而一般的扫描也可只用一组球管探测器系统工作。

双源 CT 的另一个性能特点是可利用两个 X 线球管发射不同的能量(即设置不同的千伏值,如 140 千伏值和 80 千伏值)。两种不同的能量对不同的物体其衰减不相同,如骨骼和对比剂在 80 千伏值时,骨骼的 CT 值为 670HU,对比剂为 296HU;当能量提高为 140 千伏值时,骨骼的 CT 值降低为 450HU,而对比剂降低为 144HU。利用两种不同的能量,根据目前临床实验的初步结果,它的临床意义主要表现在三个方面:①对血管和骨骼进行直接减影,②可对某些组织如肿瘤组织进行特征性识别,③对人体的体液成分进行识别,故又称"能量 CT"。

1. CT 球管焦点的控制方法 目前对球管焦点的控制技术归纳起来有以下几种控制方法:

(1)采用动态双焦点技术设计,基本原理是 X 线管的阴极采用两种相同的灯丝,在曝光前进行选择,曝光时交替使用,变换速率约 1.0ms。

(2)球管外的偏转线圈产生磁场偏转真空腔内带负电的电子流,在曝光过程中对焦点进行调整——飞焦点(flying focal spot ,FFS),再由积分电路控制电子流在真空的投影方向,在曝光过程中进行控制,导致电子的瞬时偏移,使高压发生时电子的撞击分别落在阳极靶面的不同位置。

(3)某公司 2004 年推出的新型的 EBT- 球管或电子束控金属球管的阳极能够得到直接冷却,所有的旋转轴承位于金属真空部件外,配合"飞焦点"技术,称为"零兆球管",英文名称为"straton tube"。

2. 动态双焦点与飞焦点的区别 需要指出的是,关于动态双焦点和飞焦点技术,其基本原理完全不一样,可以概括为:

(1)双焦点是指 X 线球管大小灯丝的选择。

(2)双焦点需要在 X 线曝光前选择。

(3)飞焦点是在动态双焦点的基础上研发出来的。

(4)飞焦点是利用偏转线圈对电子流进行控制。

(5)飞焦点是在曝光过程中的控制技术。

(二)高压 X 线发生器

在滑环技术出现之前,高压发生器独立于机架系统,发生器与 X 线管之间的电信号联系由高压电缆完成。当 X 线管绕人体旋转时,电缆也一起折曲、缠绕,使扫描速度受到限制,且容易出现电路及机械故障。采用滑环技术的螺旋CT机,克服了上述缺陷,特别是现在采用高频逆变高压发生器,输出波形平稳,体积小,重量轻,可将高压发生器安装在扫描机架内,使扫描系统更加紧凑化。

X线发生器的功率目前高档CT机一般在50~100kW,中档CT机一般在35~45kW,低档CT机一般在20~30kW,CT机的管电压一般在80~140千伏值可调。

CT机对高压的稳定性要求很高。因为高压值的变化直接反应X线能量的变化,而X线能量与吸收值的关系极为敏感(在光电效应区域,吸收值与能量的三次方呈正比),是决定人体组织对X线衰减系数 μ 的关键值。因此,在CT的高压系统中均需采用高精度的反馈稳压措施。常用中、高频高压系统(详见第二章)和高压次级调整管系统控制。

高压次级调整管控制原理如图5-13,三相380V电源经主电源变压器调整后输入到三相高压变压器初级,初级采用星形接法。次级分两组,一组是三角形接法,一组是星形接法。三角形接法一组输出经三相桥式整流后产生 +80kV,星形接法的一组输出经三相桥式整流后产生 −80kV。正、负高压经四极管控制后分别加至球管正、负极上,高压可达160kV。

高压系统设有过电压、过电流、过载、过热等稳定保护措施,以保证X线输出稳定。现代高档CT高压发生器多采用干式高压变压器。

(三)X线准直器(collimator)与滤过器(filter)

1. X线准直器　用于限定X线束形状的器件,X线CT中准直器的作用有三点:限定成像的空间范围(限定体层层厚)、降低患者的表面辐射剂量、减少进入探测器的散射线。准直器的结构如图5-14所示,准直器在CT中有两种:一种是X线管侧准直器,又叫前准直器,它的作用是控制X线束在人体长轴平行方向上的宽度,从而控制扫描层厚度;另一种是探测器侧准直器,又叫后准直器,它的狭缝分别对准每一个探测器,使探测器只接收垂直入射探测器的射线,尽量减少来自成像平面之外方向的散射线的干扰。为了在剂量不增加的前提下,有效的利用X线,探测器孔径宽度要略大于后准直器宽度。前后两组准直器必须精确地对准,否则会产生条形伪影。有些CT设备没有安装后准直器,利用探测

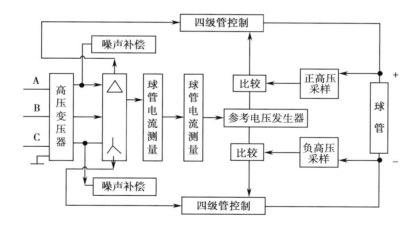

图5-13　高压次级控制方框图

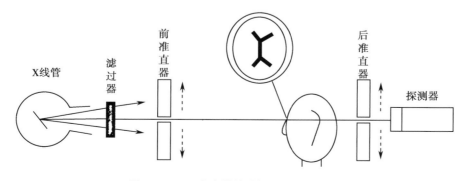

图5-14　CT准直器的结构和作用示意图

器自身的厚度作为后准直器,这种应用在多层螺旋CT中最常见。

准直器是一种辐射衰减物质,用以限制到达探测器组件的X线角度分布。它的作用是空间定位,即只允许某一空间范围的射线进入探测器,而其他部分的射线则被吸收而不能进入探测器。准直器的材料要求是对X线吸收强、易加工、经济,一般采用铅或含有少量锑、铋的铅合金等。

准直器的形状为狭缝状,利用步进电机控制狭缝的宽度(图5-15)。传统X线CT的层厚是由狭缝宽度决定的,常见的层厚有1mm、2mm、5mm、8mm、10mm等。当选定成像的层厚时,步进电机带动狭缝运动到特定的宽度,使扇形X线束成为选定的厚度。多排CT的X线束为锥形。

2. X线滤过器 用于吸收低能X线,使其变为能量分布均匀的硬射线束的器件,它的作用是:①吸收低能X线(软射线),这些低能射线无益于CT图像的形成;②使X线束通过滤过器和均匀圆形成像物体(水模,water phantom)后,变成能量分布均匀的硬射线束;③减少患者射线受照量。缺少滤过器或

滤过器不良,将宜出现射线硬化束伪影,表现为在头颅扫描时出现颅骨的假皮质现象。

由于人体断面近似于椭圆形,扇形波束照射时,中心射线穿透厚度大,边缘射线穿透厚度小,中心与边缘信号强度相差较大。为了减少信号强度差,增设滤过器,形状设计为楔形或"BOWTIE"形。早期的CT滤过器是一个方形、中间成弧形凹陷的水箱。目前的滤过器是类似于领结形(或盆状)的高密度物质,常使用聚四氟乙烯(特氟纶)为材料,该材料原子序数低,密度高而均匀。这些特制的滤过器和X线球管的固有滤过共同担负对X线的滤过作用。CT系统中扫描野是可以改变的,此时滤过器的尺寸也要相应改变。图5-16A表示在第一代和第二代CT中所使用的滤过器,图5-16B代表第三代和第四代所使用的滤过器。

(四)探测器

CT探测器(detector)是一种将X线能量转换为电信号的装置,它由许多性能相同的小探测器单元排列而成,每个探测器对应着一束X线,如果有N个探测器单元,那么一次就可同时获得N个投影数

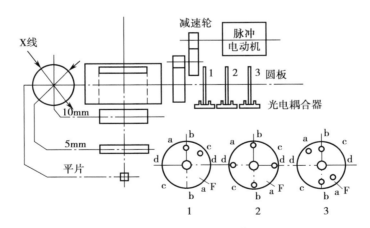

图5-15 准直器控制示意图

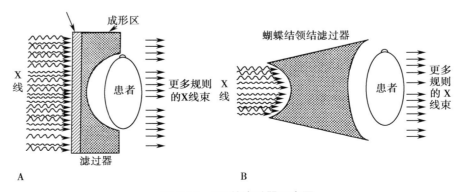

图5-16 CT的滤过器示意图

据。就目前而言，N≥512。

1. 探测器的性能　探测器的重要性能是它们的效率、稳定性、响应性、准确性和线性、一致性、动态范围以及对 X 线硬度的依赖性。

（1）检测效率（detection efficiency）：是指探测器从 X 线束吸收能量的百分数。理想情况下探测器检测效率应该尽可能接近 100%，几乎全部 X 线束将被截获并转化为重建图像的数据。影响探测器检测效率的因素有两个：几何效率和吸收效率。

1）几何效率（也称俘获效率）η_g：如图 5-17 所示，几何效率（geometrical efficiency）是指获得受检体的透射 X 线的能力，是由每个探测器的孔径和相关的探测器所占总空间的比来决定的。这个空间包括探测器本身的宽度 w、静止的准直器或一个探测器与相邻探测器之间的间隔 d。即公式（5-1）：

$$\eta_g = w/(w+d) \qquad 公式（5-1）$$

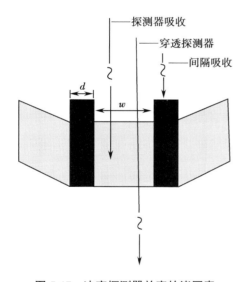

图 5-17　决定探测器效率的诸因素

射入间隔的辐射不能被探测器吸收，因而无助于图像的形成。理想的情况是探测器所占的范围要比间隔大很多。

2）吸收效率（absorption efficiency）η_a：吸收效率是指 X 线光子进入探测器而被吸收转换的百分率，主要与探测器的类型、探测器的表面层厚度和自身厚度、组成探测器物质的原子序数、密度有关，还与 X 线光子的能量有关。

3）总检测效率 η：探测器的总检测效率是几何效率和吸收效率的乘积。即公式（5-2）：

$$\eta = \eta_g \times \eta_a \qquad 公式（5-2）$$

实际的探测器总检测效率在 50%~90% 之间。

探测器的检测效率越高，在一定图像质量水平的前提下患者接受的 X 线剂量越少。

（2）稳定性（stabilization）：是指探测器的重复性和还原性。探测器需经常进行校准以保证其稳定性。在第一、二代扫描机中，每次平移运行结束后都要校准探测器。第三代扫描机每天仅校准一次。当第三代扫描机探测器的响应偏离正常情况时，环状的伪影将在该体层扫描图像中产生。第四代扫描机在每一次旋转期间对探测器校正两次，第一次校准是沿着运动扇形射束的前缘，第二次是沿着后缘。

（3）响应时间（response time）：是指探测器接受、记录和输出一个信号所需的时间。一个探测器应瞬时地响应一个信号，然后迅速地输出该信号并为响应下一个信号做好准备。对于闪烁探测器，信号通过以后，闪烁物质的余辉将使前一个读数的剩余存储影响后一个读数，为了避免余辉造成的畸变及假象，需要仔细选择闪烁物质并进行相应的校正。

（4）准确性（accurateness）与线性（linearity）：由于人体软组织及病理变化所致衰减系数的变化是很小的，因此，穿过人体的线束强度也只引起很小的变化。如果探测器对衰减系数的测量不够准确，测量中的小误差可能被误认为是信号的变化，造成图像上的伪影。

另一方面，对于探测器，还要求其线性地转换信号，即入射 X 线与探测器的输出呈正比关系，这样才能够快速准确地获得成像数据。

（5）一致性（consistency）：除第一代 CT 外，CT 均采用多探测器，为了得到可以对比的检测数据，要求每两探测器之间具有一致性，即对于相同的 X 线输入，两探测器的输出应相同，因为探测器的不一致所获得的检测数据，不能够正确地表示出 X 线与成像物体之间的对应关系，造成重建图像中的伪影。

（6）动态范围（dynamic range）：指探测器能够测量识别的最大信号与最小信号之比，通常可达 $10^6:1$，同时还要求探测器对 X 线硬度的依赖性要小。

2. 探测器的种类　CT 探测器类型有两种：一种是气体探测器，气体常用高压氙气，故称氙气探测器（Xe-gas detector）。另一种是荧光固体探测器，可分为两种：闪烁探测器（scintillation detector）和稀土陶瓷探测器（rare-earth ceramic detector）。

（1）气体探测器：气体探测器是利用化学性能稳定的惰性气体在 X 线电离辐射的作用下产生电离的原理进行探测，由惰性气体和气体电离室构成。

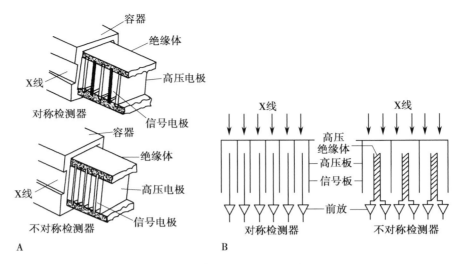

图 5-18 高压氙气探测器示意图

通过测量电离电流的大小来测量出入射 X 线的强度。气体探测器的结构如图 5-18 所示,其中图 5-18A 表示其基本结构,图 5-18B 表示其电极结构。

气体探测器的上下夹面由绝缘体构成,封装在充满气体的容器之中。电极用薄钨片构成,多组电极将气体容器分割成多个小室,每个小室成为一个电离室,电离室之间相互连通,整个容器中充满惰性气体,每一组电极上加直流加速电压。当 X 线入射至电离室时,X 线使气体电离,电离产生的离子和自由电子在加速电压作用下形成电流,并由各个中心收集电极引线连接到相应的前置放大器,通过前置放大器放大后送入数据采集系统。电离电流会产生高温,因而隔板和收集电极均采用钨片。隔板与 X 线入射方向一致,起到后准直器的作用,它可防止由被测人体产生的散射线进入电离室。气体探测器的光子转换效率(即吸收效率)比固体探测器要低,采用高压氙气可以提高一些,因此气体探测器多为氙气探测器,氙气压力高达 20~30 个大气压。但由于钨片机械强度限制,不能采用太高的压力,这就限制了转换效率的提高。由于其几何效率高于固体探测器,因而实际上这两种探测器的总检测效率大致是相近的。气体探测器中各个探测器的电离室是相互连通的一个整体,处于同一气压、密度、纯度、温度条件下,从而有较好的一致性。

尽管 CT 的高压发生器采用了稳压措施,但 X 线管辐射的 X 线强度仍有一定的变化,这将影响 CT 图像。因此在 X 线出口处装有参考探测器,用于测量入射人体前的原始 X 线强度的变化,以修正探测器的测量结果。

在扫描和数据采集过程中,保证探测器系统的

稳定性是非常重要的。为防止探测器零位漂移,在扫描过程中需对探测器的变化进行校正,使得在每个 X 线脉冲到来之前所有的探测器输出皆为零。此外,定期还应对系统漂移进行校正,保证探测器在全部动态范围内保持线性和稳定性。

气体探测器从工作方式上可分为比例计数型和电离室型,两者的组成结构基本相同,但在电极两端所加的电场强弱不同,使得电离室的工作区域不同(图 5-19)。

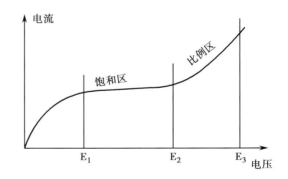

图 5-19 氙气探测器的电离特性

比例计数型工作在两极电压较高的比例区间(如图中的 E_2 和 E_3 之间),此时,随着电场强度的增加,输出电流基本按照线性比例增加。电离室型则工作在两电极电压相对较低的饱和区间(如图中 E_1 和 E_2 之间),此时电场强度的变化对于输出电流的影响不大。不论工作在哪个区间,输出电流都与入射 X 线强度成比例。在饱和区工作时受外加电场强度变化的影响较小,但是输出电流相对较小;而在比例区工作时输出电流相对加大,因而探测灵敏度得到提高,但会受到外加电场强度不稳定性的影响

而产生探测失真。

气体探测器的优点是稳定性高、一致性好、响应时间短、没有余辉问题以及价格便宜,缺点是需恒温来保证气压的稳定、检测效率相对较低以及需要高 mAs 来获得足够强的信号,且宜受外界电场、震动干扰产生伪影,有饱和现象。

(2) 闪烁探测器:闪烁探测器是利用射线能使某些物质产生闪烁荧光的特性来探测射线的装置。这类物质称为闪烁晶体,其基本作用是将 X 线能量转换成为可见荧光能量。在闪烁晶体后面采用光电倍增管或者光电二极管等光电转换器件将此可见荧光转换成电流信号,这一电流信号即为采集到的投影数据信号。闪烁晶体与光电转换器件一起组成完整的探测器,称为闪烁探测器。由于此种探测器的探测效率高,分辨时间短,既能探测带电粒子,又能探测中性粒子,既能探测粒子的强度,又能测量它们的能量,鉴别它们的性质,所以,闪烁探测器在 CT 扫描机中得到了广泛应用。闪烁探测器有时也称为固体探测器。

采用光电倍增管闪烁探测器的结构如图 5-20A 所示。由图可见,在闪烁探测器前面加有反射层,它可以是涂有白色氧化镁粉末的铝盒,能使闪烁晶体产生的荧光光子大部分反射到光电阴极上。在晶体与光电倍增管间放置有机玻璃制成的光导,并涂有硅油以保证良好的光偶合。

采用光电二极管的闪烁探测器结构与光电倍增管闪烁探测器结构基本相同,只是用光电二极管替代光电倍增管(图 5-20B),这样可以使整个闪烁探测器的体积有效地减小,有利于提高 CT 成像的空间分辨力。

最早用的钨酸镉($CdWO_4$)晶体是 20 世纪 70 年代使用的产品,目前在 CT 中已较少应用。这种闪烁晶体的优点是造价低、吸收率较高,缺点是余辉效应较强及不易超小分割。

使用最普遍的闪烁晶体是铊激活碘化钠晶体[NaI(Tl)]。这种晶体的密度适中,对 γ 射线和 X 线有较大的阻止本领,它的透明度和发光度都很高。但碘化钠晶体有一个致命的缺点就是极易潮解。晶体一旦潮解后,探测效率和能量分辨力均急剧下降,以致完全不能使用,碘化钠晶体被密封在一个铝制外壳内。

另一适用的闪烁晶体是铊激活碘化铯晶体[CsI(Tl)]晶体。其主要优点是在空气中不易潮解,故不需封装。但它的发光效率仅为 NaI(Tl)的

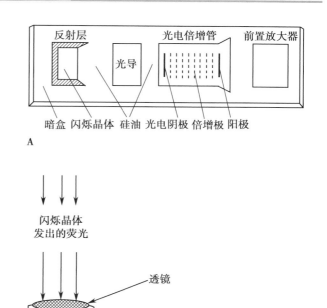

A

B

图 5-20　闪烁探测器的结构示意图

30%~40%,而且价格昂贵,因此远不及 NaI(Tl)应用普遍。

在上述两种闪烁晶体内常加入少量的铊(Tl),因为铊受 X 线照射时发出可见光,可提高转换效率。但加铊的缺点是会产生时间较长的残光,有时会对信息的收集产生干扰。

闪烁晶体在使用和保存时,应避免强光照射,否则会严重影响其性能。若因强光照射致使晶体变色,可用长期避光的方法褪色,晶体的性能可得到恢复。

闪烁探测器的优点主要是探测效率比较高,使用光电二极管与闪烁晶体匹配时能将探测器制作得比较小,提高空间分辨力和几何效率以及所用 X 线剂量相对较低,不受外界电场干扰,无饱和现象,受温度影响相对气体较小。缺点就是余辉较大,一致性相对气体检测器而言较差。

(3) 稀土(贵金属)陶瓷探测器:稀土陶瓷探测器用掺杂稀土金属的透明光学陶瓷来替代传统的闪烁晶体,与光电二极管配合来构成探测器。其特点是 X 线吸收率可达 99%、光电转换率高、与光电二

极管的响应范围匹配好、更低余辉以及更高的稳定性，并且容易进行较小分割，因此容易与光电二极管配合制作成密集检测器阵列，目前多层螺旋 CT 多采用这种探测器。

3. 各类探测器的特性比较　气体探测器和闪烁探测器在现代的 CT 装置中都有选用。目前应用最普遍的是稀土陶瓷探测器。选用哪种探测器要看偏重于哪方面的特性去考虑。

（1）温度特性：惰性气体探测器的信号强度与温度的关系极大，有的系统必须用调节加热或冷却的办法来稳定探测器的温度。而闪烁探测器的信号强度与温度的关系较小。

（2）噪声：气体探测器中有噪声和干扰源，这在闪烁探测器中是没有的，其原因在于电离室电压波动或者电离室内绝缘体产生漏电流。另外，隔板极薄又容易出现颤动噪声，也就是说 CT 装置在运行时哪怕是极小的颤动，都可能在气体探测器中产生噪声。

（3）饱和现象：闪烁探测器的线性范围较大，即在特性曲线的范围内输出信号与 X 线强度呈正比，超出 CT 要求五个数量级。但是，气体探测器在这么大的信号范围里就有可能出现饱和现象。为了避免这种情况的出现，必须仔细设计探测器系统，例如间隔的距离、气体压力以及工作电压等。

（4）散射线准直：闪烁探测器可以与一个散射线准直器组合在一起，气体探测器一般不用附加的散射线准直器，而是利用电离室隔板同时作为散射线准直器，但效果不如专用的准直器好。此外，气体探测器本身产生的散射线比闪烁探测器要多，散射线源主要来自很厚的输入窗铝板和窗口到电极板的气体层。

（5）剂量利用率：CT 设备中应用的闪烁晶体一般厚度为 5mm，实际吸收的 X 线可达 100%，将 X 线转变为光信号的吸收效率可达 99%。闪烁探测器中没有技术上必需的、吸收射线较多的盲层。但在气体探测器中，从输入窗口到电极板之间的气体层却吸收射线而不产生信号。此外，也因射入的一部分量子没有被利用而直接穿过了气体探测器，引起气体探测器的射线损失，但只要通过增加压强和加深电离室，可以将这种效应控制在允许的范围里。由于很小的泄漏就会降低压强，导致吸收能力的减弱，所以在机械制造时要格外仔细以防止气体损失。

4. 多排探测器　多采用稀土陶瓷探测器制作成多排探测器（multi-row detector），它是多层 CT

（multi-slice CT，MSCT）必需的器件，一周扫描可以同时获得多层 CT 图像。

多层螺旋 CT 探测器是由两种新型的闪烁晶体材料偶合光电二极管做成，它们分别是钨酸钙和高纯度的稀土氧化物陶瓷。稀土氧化陶瓷实际上是掺杂了一些像钇、钆之类金属元素的超快速氧化陶瓷（UFC），其采用光学方法使这些材料和光电二极管结合在一起。钨酸钙的 X 线吸收效率是 99%，动态范围为 10^6：1；氧化稀土陶瓷的吸收效率也是 99%，而发光能力却是钨酸钙的 3 倍。

某些公司号称的"宝石"探测器由宝石材料加稀土陶瓷组成，采用纳米技术切割成微小晶体制成多排探测器，它与光电二极管匹配性极佳，转换效率极高，与大容量 X 线球管和超高速计算机构成所谓"宝石 CT"。

多排探测器可分为等宽阵列与非等宽阵列，又称固定阵列与自适应阵列两类。目前已有的多排探测器的排数因生产厂家的不同而有很大的区别，可分别进行两层、四层、八层、十六层、三十二层及六十四层成像等。多层图像与多排探测器之间不是一一对应的关系，通常来讲，检测器的排数应比产生图像的层数多，但采用先进的 X 线发生技术也可用较少排探测器获得较多层图像的效果，例如飞焦点技术的应用，可以利用三十二排探测器采用特殊的采集技术实现六十四层图像的成像。

图 5-21 给出了几种典型层数的多层 CT 的探测器示意图，其中：A 图为等宽 16 排 1.25mm 厚探测器阵列组成的 4 或 8 层 CT 使用的探测器；B 图为非等宽 8 排探测器阵列组成的 4 层 CT 使用的探测器，其中间两排为 1mm 厚，向两侧依次厚度为 1.5mm、2.5mm 和 5mm；C 图为非等宽 24 排探测器阵列组成的 16 层 CT 使用的探测器，其中间 16 排为 0.75mm 厚，两侧各 4 排为 1.5mm 厚；D 图为非等宽 40 排探测器阵列组成的 32×2 层 CT 使用的探测器，其中间 32 排为 0.6mm 厚，两侧各 4 排为 1.2mm 厚，采用飞焦点技术用 32 排探测器可获得 64 层图像；E 图为非等宽 52 排探测器阵列组成的 32 或 40 层 CT 使用的探测器，其中间 40 排为 0.625mm 厚，两侧各 6 排为 1.25mm 厚；F 图为等宽 64 排 0.625mm 厚探测器阵列组成的 64 层 CT 使用的探测器。

根据上述设计，最薄的采集层厚依赖于每排探测器的最小宽度，最薄层厚将决定 z 轴分辨力（z-axis resolution）。选择尽可能薄层厚的目的在于实现

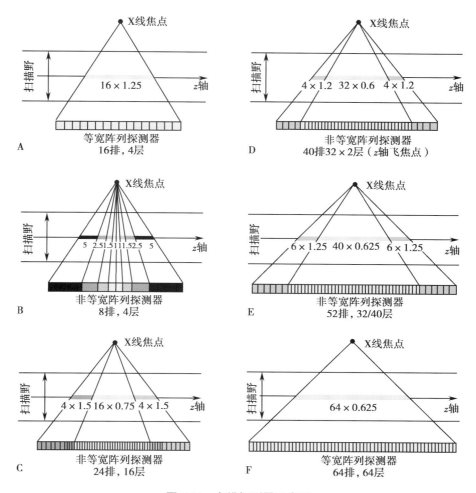

图 5-21　多排探测器示意图

"真正"的立方体素采集（例如 0.33mm × 0.33mm × 0.33mm），常称其为各向同性（isotropy）采集，从而达到最佳的各类重建效果；采用略厚层厚者的目的在于保持基本的立方体素采集的基础上，适应多层采集中的锥形线束采集与重建方式，并达到更好的曝光剂量效率（exposure dose efficiency）。资料显示，4 层采集时的曝光剂量效率为 70%，0.75mm 层厚的 16 层采集时曝光剂量效率则为 85%。

（五）数据处理与接口装置

　　数据处理主要由前置放大器、对数放大器、积分器、多路转换器、模 / 数转换器（A/D converter，ADC）、接口电路等构成。其作用是将探测器输出的微弱电信号经放大后，再经 ADC 转换为计算机能

够识别的数字信号，并经接口电路将此数字信号输入计算机。数据处理装置的设计因 X 线发生装置的工作方式（连续或脉冲）不同而不同，它与扫描的几何方式相适应。图 5-22 是数据处理装置的构成框图。

　　1. 前置放大器　从探测器接收到的信号首先要经过对数压缩，以使后面的电路只需工作在一个窄的范围内。固体探测器和气体探测器的输出阻抗是很高的，输出信号又很小，必须使用高输入阻抗的前置放大器进行放大和阻抗变换。前置放大器被良好地屏蔽并置于探测器的旁边，安置在旋转机架上。

　　2. 对数放大器　考虑到 X 线的吸收系数与检测到的 X 线强度之间存在对数关系，因此设置了对

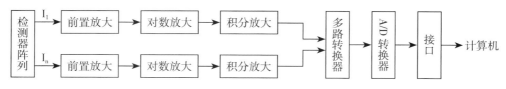

图 5-22　数据处理系统方框图

数放大器,使其输出信号正比于 X 线强度的对数。

3. 积分器　在 CT 扫描过程中测量的是每个角度下的 X 线光子的总和,因此每次采集(在脉冲工作时就是每个脉冲)的信号要积分起来以计算光子的总和,一般在对数放大器后接有积分器。

在脉冲式 X 线系统中,积分器的功能是给出一个输出电压,此电压代表在脉冲期间内接收到的信号的积累。在保持期间内,积分器将此电压经过多路转换器移至 ADC。

4. 多路转换器　各路积分器输出信号经多路转换器变成一路,使用共同的 ADC 转变为数字信号,由于 CT 信号变化动态范围很大,要求 ADC 的位数达 16bit 以上。数据处理装置除处理探测器阵列的信号外,还处理来自参考探测器的信号。

5. ADC　它是将连续模拟时域信号转变为离散的数字序列。ADC 有多种,最常用的有双积分式 ADC 和逐次逼近式 ADC。

(1) 双积分式 ADC:它又称为斜率 ADC,它的抗干扰能力比较强,但较逐次逼近式 ADC 转换量大,速度较慢。其主要组成及原理如图 5-23 所示。

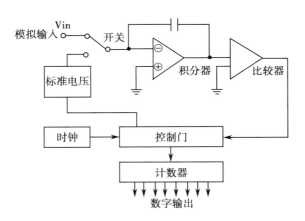

图 5-23　双积分式 ADC 工作原理图

1) 积分器:由集成运放和 RC 积分环组成,是转换器的核心部分,输入端(Vin)接开关,输出端接比较器的输入端。

2) 比较器:在积分器之后,比较器的输出信号接至控制门的一个输入端,作为关门和开门信号。

3) 计数器:担负计数任务,以便把与输入电压平均值呈正比的时间间隔变成脉冲的个数保存下来,供显示用。

4) 控制门:具有标准周期的时钟脉冲源,接在控制门的一个输入端,作测量时间间隔的标准时间,门的另一端接比较器的输出端,以便由比较器的输

出信号控制门的打开和开关。

采样阶段:转换开始时,开关与输入点接通,输入端 Vin 在一个固定时间内对积分电容充电,积分器开始积分。

比较阶段:当时间到时,控制门把开关转到基准电压上,电容器开始放电,放电期间计数脉冲的多少反映了放电时间的长短,从而决定了 Vin 大小,输入电压大则放电时间长。当比较器判定放电完毕时,便输出信号令计数停止,此后积分进入休整状态,等待下一次测量。

(2) 逐次逼近式 ADC:其原理如图 5-24 所示。

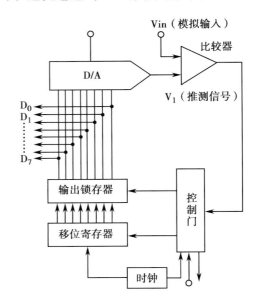

图 5-24　逐次逼近式 ADC 工作原理图

将一待转换的模拟输入信号 Vin 与一个推测信号 V_1 相比较,根据推测信号是大于还是小于输入信号来决定减小还是增大该推测信号,以便向模拟输入信号逼近。推测信号由 ADC 的输出获得,当推测信号与模拟输入信号相等时,向 ADC 输入的数字即为对应的模拟输入的数字。

其推测的算法是:它使二进制计数器中的二进制数的每一位从最高位起依次置 1。每接一位时,都要进行测试。若模拟输入信号 Vin 小于推测信号 V_1,则比较器的输出为零,并使该位置为零,否则比较器的输出为 1,并使该位保持 1。无论哪种情况,均应继续比较下一位,直到最末位为止。此时在 ADC 的数字输入即为对应于模拟输入信号的数字量,将此数字量输出,即完成其 A/D 转换过程。

(3) ADC 的主要指标

1) 转换速度:模拟信号首先要在时间上进行采样,将连续的信号用按一定时间间隔采样的离散值

来表示。采样定理告诉我们,当采样的频率高于连续时间信号(模拟信号)最高频率2倍以上时,用采样得到的离散时间序列可以完全恢复原来的连续时间信号而不损失任何信息。当采样频率不够高时,信号频率大于二分之一采样频率的成分会折叠到低频端,而造成混淆。一般在ADC之前的模拟预处理设备中装有抗混淆滤波器,这是两个低通滤波器,可滤去信号中不需要的高频成分,使信号频率降低,利于采集。采样频率就是ADC的变换频率,频率高则转换速度快。CT用ADC的转换速度已达微秒级。特高频率(输入信号1~5GHz)ADC在研发中。

2)变换精度和动态范围:实际上物理的接收设备由于动态范围和噪声的限制,所接收到的模拟量只有有限的动态范围。而整数数字量的变化是离散的,它的最小变化量是二进制数字,位数愈多,能表示的数字量的变化范围愈大。例如,一个2位二进制数只能表示0~3四种状态,而一个10位二进制数可表示0~1023共1024种状态,动态范围是$2^{10}=1024$。ADC的精度和动态范围可用它转换成的二进制数字的位数来表示。目前最高可达24bit。

一般来说,ADC的精度(位数)应与所转换的模拟信号的信噪比动态范围相适应。有时为了压缩信号动态范围,减少ADC的位数,在模拟预处理装置中有增益控制器或对数变换器。

众所周知,计算机只能接受数字量进行运算,而运算的结果也只能以数字量输出,然而在实际系统中会大量遇到从时间到数值都连续变化的物理量。这种连续变化的物理量,我们称之为模拟量,例如温度、压力、流量、位移、电压、电流等都是属于这种模拟量。显然,模拟量要输入计算机,首先要经过模拟量到数字量的转化(简称A/D转换),计算机才能接受。同样,如果计算机的控制对象是模拟量,则必须把计算机输出的数字量转换成模拟量(简称D/A转换),才能用于控制。所以A/D转换器和D/A转换器在计算机控制系统中是联系外界和计算机的重要部件。它们都需要借助接口电路完成联系。

在CT扫描机中,探测器接收X线后输出相应的X线强度的模拟信息,此信息必须被转换为能被数字电路识别并进行处理的数字信号。A/D转换器就是实现模拟信号到数字信号的转换,对探测器采集的模拟信息采样并积分,探测器接受X线强度不同,积分结果也不同。A/D转换器是CT机数据采集系统(date acquisition system,DAS)的主要组成部分,它把数字化后的数据传送到数据总线,通过数

据缓冲板(data buffer)逐一缓冲后传送至阵列处理机。同时,还把参考探测器的信号译码后送到主控计算机。

6. 接口电路(interface circuitry) 其基本功能是实现将ADC得到的数据通过时序控制的方式,按照一定的规律传递到计算机和图像重建系统。由于数据量很大,而计算机系统的数据传输只能达到最高64位,不可能一次把全部数据都传输过去,无规律的数据传输又会造成图像重建时的数据混乱,因此,接口电器负责传输规则数据,使数据处理装置输出的数据有条不紊地传输到计算机和图像重建系统。为降低CT数据噪声、加快传播速度,现在CT数据的传输大多已由电缆传输变为光纤传输。

(六)机架冷却系统

CT扫描机的X线球管和其他电器原件在运行过程产生大量热量,为保证各电器元件的正常工作,需将这些热量及时传递至外界。CT的冷却系统一般有水冷却,空气冷却和水、气冷却三种,各个公司在各种型号的CT机中分别采用其中的一种,并且这三种冷却系统各有优缺点。如水冷效果好,但是装置复杂、结构庞大,需一定的安装空间和经常性地维护;气冷效果差,其他一些方面也正好与水冷相反;而水、气冷则介于两者之间。低档CT扫描机多采用空气冷却,中、高档CT机多采用水冷或水、气冷却方式。

二、检 查 床

扫描床由床面和底座构成,它的运动一般由两个电机控制:一个是床身升降电机;另一个是床面水平移动电机。为了保证扫描位置的精确,无论是垂直方向床身的升降还是水平方向床面的移动都应平稳。

扫描床升降采用"马架"结构、斜体蜗杆结构等(图5-25),上端连接床面,下端连接底座。床面可降低到450mm,方便各类患者上下。其最低高度、进头高度以及进体高度、最高高度的控制都是通过安装在底座上的行程开关实现的。另外,在绕线轮上有一根尼龙线,它可带动编码器用来测量扫描床的高度,并在操作面板上显示。由单相交流伺服电机(水平电机)带动同步齿型皮带驱动床面的水平移动。在水平电机旁边设有一个光电编码器,测量床面水平移动的相对位置。床面移动可由计算机控制、面板控制盒和手拖动三种方式使床面水平移动。手动/自动方式的转换由扫描床尾部下面的一个手动

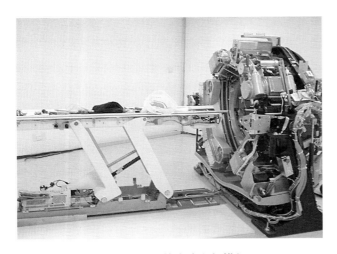

图 5-25　CT 检查床和扫描架

离合器完成。

有的 CT 机在检查床上配有冠状位头托架,可对头部进行冠状位扫描,如鞍区病变的检查;坐位架,可进行胸部、腹部、肾等器官的纵向扫描;腰部扫描垫,可使腰骶椎扫描检查的定位更加准确。

1. 扫描床定位　床面移动定位的精度直接决定切片位置的准确性,定位设计精度不大于 0.1mm。

定位系统的具体工作过程是:在计算机系统设置床面位置后,发出指令,使水平电机驱动床面水平移动,到达指定位置后,光电编码器发出到位信号,使计算机系统发出指令,让单相交流伺服电机失电、停转。从而实现高精度、闭环的床面水平移动控制。

2. 床面板　床面板由碳素纤维制成。因为碳素纤维具有高强度、重量轻、且对 X 线衰减小等特点。检查床面板比较长,达 2200~2400mm,床面水平移动的最大距离为 1800mm,有的检查床设有辅助加长移动功能,床面移动可达 2000mm,床台上设有限位开关和紧急开关,以保证床面在正常的范围内移动。扫描架上方的数码显示板可显示扫描床的高度、床面的水平位置和扫描架的前后倾斜角度。在电路设计上则相互联动和保护。

床高度指示:显示范围大多 0~550mm 或 450~1000mm。

床水平运行指示和精度:0~1800mm 或 0~2000mm。显示误差 <±5mm。自动移动精度误差 <±0.25mm。

三、控　制　台

控制台(柜)包含数据重建系统和图像显示系统结构。包括主计算机、阵列计算机、数模转换器

(D/A 转换器)、接口电路、图像显示和存储器以及负责整个设备各部之间的通讯、联系和控制单元。担负整个扫描过程控制、图像的重建和显示。

(一)计算机和图像重建系统

1. 计算机系统在 CT 中的功能

(1)控制整个 CT 系统的运行:当操作者选用适当的扫描参数及启动扫描之后,CT 就在计算机的控制下运行。计算机协调并安排扫描期间内发生的各种事件的顺序和时间,其中包括 X 线管和探测器在适当时刻的开和关、传递数据以及接收初始参数,执行扫描床及机架的操作并监视这些操作,以保证使所有的数据相符合。

(2)图像重建:一幅 CT 图像的重建需要数百万次的数学运算,这些数学运算由计算机完成。完成图像重建功能的单元称为快速重建单元(fast reconstruction unit,FRU)。

(3)图像处理:每一幅图像由众多像素组成,每个像素具有一个数值,这些数值将转换为灰度编码。计算机必须能操纵、分析、修改这些数值,以提供更有用的可见信息。这包括:放大倍数,测量区域或距离,标识轮廓以及两个图像的比较,从 CT 图像中建立直方图、剖面图等。

(4)故障诊断及分析:目前,许多 CT 已可实现简单故障的自动诊断,并给出诊断结果,有些 CT 还能够实现与维修中心的远程网络故障诊断,维修中心可通过网络直接对设备故障进行诊断。

2. 计算机基本组成与特点　计算机系统和图像重建随着计算机技术的发展而快速发展,从早期的小型计算机系统,发展到了现在的快速微型计算机系统,其发展的根本是计算机的数据处理能力和速度的大幅度提高。

(1)CT 计算机的基本组成如图 5-26 所示

1)控制部分:主要完成扫描控制和数据采集控制等。

2)图像重建单元:主要完成图像的重建运算。

3)图像显示:主要完成图像数据的缓存与图像的显示。

4)数据存储:主要完成原始数据和图像数据的存储。

(2)CT 计算机系统应具有的特点

1)具有足够大的内存空间,能够满足大量原始数据处理、操作与管理程序运行的存储空间需求。

2)具有大容量运算能力,能够完成大数据量的卷积运算和反投影运算,以及图像的后处理运算。

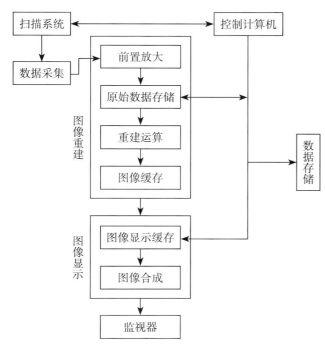

图 5-26　计算机系统框图

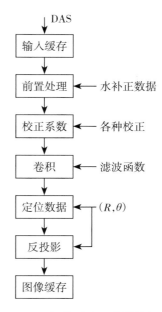

图 5-27　图像重建系统结构框图

3）运算精度要高,对采集到的投影数据的处理应有较高的精度,以保证重建图像的质量。

4）速度快,能够快速重建图像,满足图像的实时性要求。

5）控制效率高,能够高效地完成对成像过程各个环节的控制,因此在控制中多采用并行控制方式。

6）具有一定的通用性,能够较好地与外围设备如激光相机、RIS 系统、PACS 系统等进行通讯。

7）具有较高的性价比。

3. 图像重建单元　图像重建单元又称快速重建单元,采用专用计算机—阵列处理机(array processor, AP)来执行图像重建和处理的任务。阵列处理机与主计算机相连,其本身不能独立工作,在主计算机的控制下,进行图像重建和处理。

图像重建阵列处理机由多个微处理器组成,并按一定顺序并行工作,互不干扰,每一个微处理器都有自己的运算器、指令存储器和数据存储器等,并按照同样的工作原则,完成图像重建的一部分工作,再通过重建控制器将各部分总和在一起构成完整的重建结果,并将结果统一存入图像存储器(image RAM)中,其结构如图 5-27 所示。

在 FRU 的输出端还有 D/A 转换器,它把最终得到的数字信号变为能驱动图像显示终端的模拟信号。由于显像管的荧光屏亮度变化的范围不太大,一般在 64~256 灰阶深度之间,所以 D/A 转换器一般用 6~8bit。高档机达到 12~14bit。

4. 计算机控制单元　计算机控制主要是针对扫描进行控制,由计算机分别进行扫描架、病人床、X 线发生器和数据采集系统等的控制。

现代 CT 中的计算机体系结构采用多通道处理技术,其目的是为了提高处理速度和运算能力。具体的有串行处理方式、并行处理方式和分布式处理方式。CT 扫描机最终采用何种工作方式取决于它的制造者。

（1）串行处理方式:把每条指令分为若干个顺序的操作,每个操作分别由不同的处理器实施。这样可以同时执行若干条指令,对每个处理器来说,每条指令中的同类操作像流水线一样被连续加工处理。这样可以提高计算机工作速度和提高各个处理器的使用效率,易于模块化。

（2）并行处理方式:采用此种方式多由三台多任务计算机通过系统总线偶合成一系统,分别形成了扫描处理器、显示处理器和文件处理器,易于规范化。

（3）分布式处理方式:分布式处理系统在结构上由若干台独立的处理器构成,各台处理器可分别处理同一程序的各个子程序,也可以按功能分别处理一道程序的各个阶段。每台处理器都有自己的局部存储器,因而能独立承担分配给它的任务,这些处理器在逻辑上和物理上是连在一起的,可在统一操作系统控制下工作,相互间可以通信。系统具有动态分配任务的能力,能自动进行任务调度和资源分配。其优点是:①可靠性高,其中一台处理器失效,对总系统影响不大;②灵活性高,由于系统模块化,

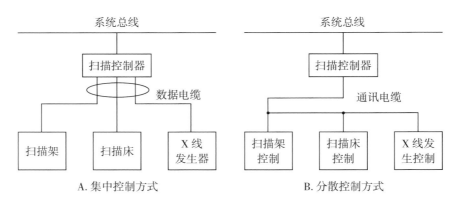

图 5-28　扫描控制方式示意图

便于扩充和更换部件；③经济性好，可以用价格便宜的微处理器，便于推广。

计算机控制中的关键一部分是对扫描过程进行控制，由计算机分别对扫描架、病人床、X 线发生器和数据采集系统的工作过程和时序进行控制。扫描控制采用分散控制方式和集中控制方式，图 5-28A 和 B 分别给出集中控制和分散控制两种形式。

集中控制方式是由系统总线来的所有控制信号用控制电缆输入给控制电路，再由控制电路分配给控制对象，这种控制方式全部由中央控制计算机操作，使控制计算机工作量大，不灵活。

若改用分散控制方式，这时控制计算机只需串行通讯线与控制微处理器进行联络和给出控制命令，以下的全部工作均可由微处理器承担，这不仅减轻了中央控制计算机负担，而且控制调整方便、灵活，可在不影响控制计算机正常工作条件下，对扫描控制进行调试和参量重新设置。

控制计算机是作为微处理器的上行机进行集中管理和控制，现在 CT 成像装置普遍采用这种控制方式。

（二）图像显示和存储装置

1. 监视器（显示器）　监视器的作用是：通过键盘与计算机对话（其包括患者资料的输入、扫描过程的监控等）和扫描结果图像的显示。

监视器有黑白和彩色两种，通常显示图像都采用高分辨力的黑白显示器，文字部分的显示有时采用彩色的监视器。

监视器的性能指标主要是显示分辨力，一般以点阵和线表示。另外与显示分辨力有关的是重建后图像的显示矩阵、像素大小和灰阶位深等。数字图像以二维像素矩阵的方式存储，每个像素点将其 CT 值转换为灰阶来显示图像，CT 值与灰阶的对应由其窗宽和窗位的选择来决定。一幅典型 CT 图像像素

矩阵为 512×512，灰阶深度为 8~12bit，如灰阶深度为 nbit，则图像灰度显示范围在 0~(2^{n-1}) 之间，灰阶深度越大，显示的灰度范围越宽。显示器的分辨力应大于图像矩阵。

2. 存储器　CT 的存储装置由硬磁盘、软盘、光盘、PACS 系统等组成，它们的功能是存储图像与数据、保存操作系统及故障诊断软件等。

在硬件的设置上，硬盘、光盘等是分列的。通常一次扫描后，由数据采集系统采集的原始数据先存储于硬盘的缓冲区，待扫描完成后，经重建处理后的图像，再存入硬盘的图像存储区。随着网络技术的发展，也可将 CT 图像数据存储于 PACS 系统和云服务器。

大多 CT 扫描机设有工作站，早期称独立诊断台（independent viewing console），其主要功能是进行图像的后处理，实际上它就是一台高配置的计算机，装有各种图像后处理专用软件。通常通过网络系统从主控制台获得图像数据，再进行后处理、诊断、存储、传输和拷贝。工作站硬件的档次决定其性能，软件的优劣决定其实现的功能。

第三节　CT 扫描机的软件结构

CT 扫描机必须同时利用计算机的硬件（hardware）和软件（soft ware），才能发挥作用。而 CT 机中软件最主要的功能就是把探测器收集到的投影资料用来进行图像重建。随着 CT 技术的不断发展和提高，CT 软件越来越丰富，自动化程度亦大大提高，操作使用也越来越简便。CT 扫描机的软件可分为基本功能软件和特殊功能软件两大类。

一、基本功能软件

基本功能软件是各型 CT 机均具备的扫描功能、

图像处理功能、照相和图像储存功能、故障诊断功能、外设传送等的软件。各功能软件采用模块化设计，相对独立，它们之间的关系协调及调用由一个管理程序来完成。

（一）管理程序和各独立软件的联系方式

1. 人机对话方式　由操作者通过控制台或终端输入信息或命令，操作者可以用键盘对话，也可以用触摸监视器屏幕来对话。管理程序接到这些指令，便调用相应的功能软件。

2. 条件联系方式　某个程序在运行过程中发出一个命令信息，可以要求管理程序调度相应的软件进行工作。

3. 返回处理方式　某个程序在执行过程中发生错误，则返送信息给管理程序，由其统一处理。

这些独立的软件（图5-29）包括预校正、平片扫描、轴位扫描、图像处理、故障诊断、外设传送等。

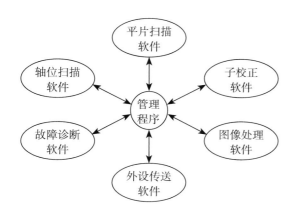

图5-29　基本功能软件的组成

（二）常用基本软件的功能

1. 校正预热程序　在CT中存有一组各项性能指标的标准值，每天开机后首先要对某些性能指标进行校正（自动），以保证CT机各部分能正常工作及影像质量。X线管为高压器件，为了防止冷高压对X线管的损伤，以及X线量输出准确，当长时间未做任何扫描（一般设定4小时），还应对X线管进行预热，通常要求温度达到10%以上时才能正常工作。

2. 患者信息登记程序　为了便于管理，每个患者的扫描资料均建立为一个文件，扫描前要对患者的相关资料进行登记，包括编号、姓名、年龄等项资料。

3. CT扫描程序　根据解剖部位不同，扫描程序有各种不同的模式，如头、胸部、体部及脊柱等，不同模式的扫描参数及图像重建的计算方法预先已设定好，一般不需做重新设置，可直接进入相应的扫描程序即可完成扫描。现代CT系统具有很好的人机对话功能，可以根据需要随时修改各个部位扫描程序中的参数、扫描方式及图像重建计算方法等项内容。如有必要，操作员只需进入相应的子程序功能模块，就可以非常方便地完成修改任务。轴位扫描是CT扫描的常规方式。

4. 测量分析程序　主要功能是测量感兴趣区CT值、病灶大小等。

5. 多层面重组程序　在轴位图像的基础上，可进行矢状面、冠状面及斜矢状面等多平面重组，有利于观察病灶与周围解剖结构的关系。

6. 故障诊断及分析　当CT设备出现错误操作或故障时给出提示。

二、特殊功能软件

特殊功能软件多种多样，而且在不断增加，其不断的改进和更新取代了扫描方式的发展，成为当今CT发展的重要标志。常用的特殊功能软件主要包括：

1. 动态扫描（dynamic scan）　其功能是通过动态扫描获得组织内造影剂的时间密度曲线，用作动态研究，从而可提供更多的诊断和鉴别诊断的信息。

2. 快速连续扫描（fast continue scan）　其功能是在选取了必要的扫描技术参数后，整个扫描过程自动逐层进行，直到全部预置的扫描结束后，再逐一处理和显示图像。由于计算机的发展，现代CT可达到实时重建。

3. 定位扫描（scanogram or scout）（图5-30）　其功能是可准确地标定出欲扫描的区域和范围。

4. 目标扫描（object scan）　其功能是仅对感兴趣区的层面实施扫描，而对其他感兴趣区以外的层面，则采取较大的层厚、层距或间隔扫描。

5. 平滑过滤（smoothing filtering）　其功能是使所有相邻的不同组织界面得到平滑过滤，产生平均的CT值，有效地提高相邻区域间的对比。

6. 三维图像重建（three dimensional imaging reconstruction）　其功能是在薄层连续重叠扫描的基础上可重建出三维立体图像，常简称3D-CT，较常规二维CT有更高的定位价值。常用的有六种后处理软件：

（1）多平面重建（MPR）（图5-31）：可得到任意平面的两维图像，多方位观察。

（2）最大密度投影（MIP）（图5-32）：显示血管造影、骨骼等高密度影像。

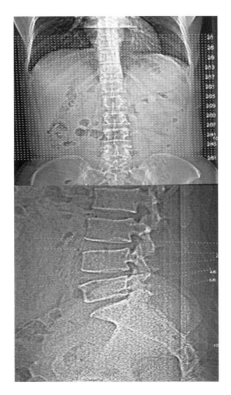

图 5-30　CT 定位扫描

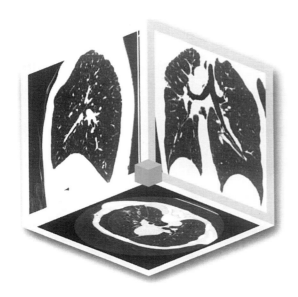

图 5-31　CT 多平面重建

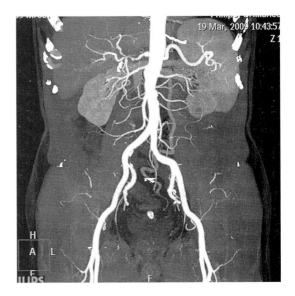

图 5-32　CT 最大密度投影显示

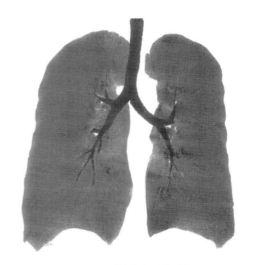

图 5-33　CT 最小密度投影显示

（3）最小密度投影（Min IP）（图 5-33）：显示气管、肺、结肠等低密度图像。

（4）表面阴影（SSD）显示（图 5-34）：用于颌面部、骨盆、脊柱等解剖复杂部位的表面三维整体显示，立体感强、有利于定位。

（5）容积再现（VR）（图 5-35）：应用全部体素的 CT 值，通过功能转换软件，进行表面遮盖技术并与

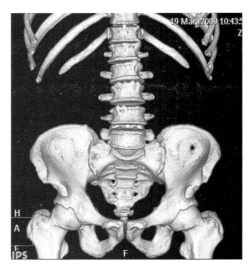

图 5-34　骨盆表面阴影显示

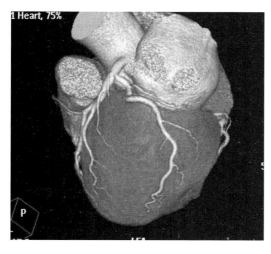

图 5-35　心脏容积再现图像

旋转相结合,加上不同的编码与不同的透明技术,使表面与深部结构同时立体显示。常用于支气管、纵隔、肋骨和血管的成像,图像清晰、逼真。

(6) 仿真内镜(VE)显示(图 5-36):仿支气管镜、胃镜等,但易产生伪影。

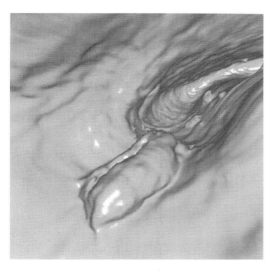

图 5-36　胃仿真内镜显示

7. 高分辨 CT(high resolution CT,HRCT)　其主要功能是对肺部弥漫性间质性病变以及结节病变的检查与分析。

8. 定量骨密度测定　其功能是可对骨矿物质含量进行定量测定,为老年病学的重点研究课题之一,它可定量测定身体各部分的小梁骨和皮质骨的三维单位内骨矿物含量(mg/cm^2)。其方法较多,如单光子吸收法和双光子吸收法等,单光子定量测量精度好,通常用于临床诊断及随诊;双光子定量可消除脂肪对测量值的影响,准确度高,多用于科研工作中。

9. 氙气增强 CT 扫描软件　其功能是用氙气作增强剂来测量脑血流量。

10. 心电门控扫描软件　用于心脏 CT 增强扫描。

11. 放疗立体定位软件　一般列为选配件。用于放疗精确定位。

第四节　滑环 CT 结构和螺旋 CT 结构

螺旋 CT(spiral CT or helical CT)是 CT 发展史上的一个里程碑,螺旋 CT 有单层螺旋 CT(single slice CT-SSCT)和多层螺旋 CT(multi slice CT-MSCT)之分,其核心技术在探测器的排数和数据采样系统上。

一、滑环 CT 结构

滑环 CT 是 20 世纪 80 年代后期 CT 技术的重大革新,传统 CT 机 X 线管系统供电及信号传输是通过电缆相连,扫描时球管随机架并作圆周往复运动,每次扫描都须经过启动、加速、匀速取样、减速、停止几个过程,因电缆的往复缠绕使扫描速度难以大幅度提高,而且电缆在长期往返缠绕运动中也易出现故障。

近年来,采用了滑环技术(slip ring)来处理旋转部分与静止部分的馈电及信息传递,在机架扫描旋转过程中去掉了电缆,用铜质的滑环和导电的碳刷取而代之。通过电刷和滑环接触得以导电而做单向连续旋转(图 5-37)。其 X 线产生部分的滑环方式根据传递电压不同分为高压和低压滑环两种方式。前者是将放在机架外的 X 线发生器产生的上万伏高压通过电缆传递给滑环,再用电缆与滑环接触将高压电送给 X 线管。低压滑环是将数百伏的低压电传送给滑环,电刷将低压电传送给安装在机架内的高频高压 X 线发生器,高压 X 线发生器产生的高压电通过很短的一段高压电缆输送给 X 线管。

高压滑环容易发生高压放电而导致高压噪声,影响信号采集的质量,进而影响图像质量,故目前大多数 CT 机采用低压滑环技术。但低压滑环由于 X 线发生器需装入扫描架内故必须采用体积小、功率大的高频 X 线发生器。

此类 CT 机的优点:大大缩短层间延时,扫描时间可达 1s,因而对于动态扫描,增加造影剂的利用率很有利。

信息传输系统经历了电缆、碳刷发展到射频传

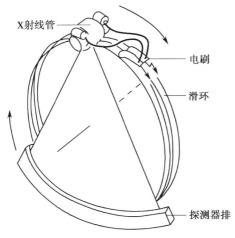
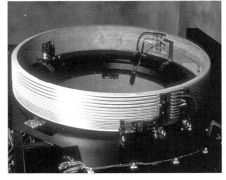
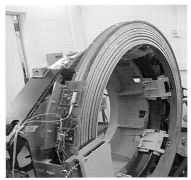

图 5-37　滑环 CT 扫描技术及结构图

输方式,其传输能力已达 1GB 左右。2002 年飞利浦公司又开发了光滑环数据传输系统利用高能激光作为数据载体,避免了各种电磁干扰。

二、螺旋 CT 结构

在连续旋转型滑环式 CT 扫描技术的基础上而产生的螺旋 CT(spiral 或 helical CT)扫描技术,它是 20 世纪 90 年代初以来 CT 技术发展的又一个新的里程碑。它的最大优点是提高了扫描速度,并且采集的数据是一定范围内人体的容积数据,可进行任意的重建,提高了图像的质量和改变重建图像的方式。螺旋 CT 扫描技术是建立在滑环技术的基础上。有了滑环技术,X 线管才能围绕机架单方向旋转。螺旋扫描是在一次数据采集过程中 X 线管和探测器不停地向一个方向旋转(第 4 代 CT 机只是 X 线管旋转),检查床也同时向前推进,整个扫描的轨迹呈螺旋形,其结构如图 5-38 所示。在扫描的同时探测器采集数据,当采集了足够数据后便可以重建图

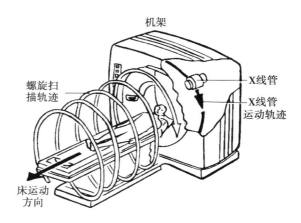

图 5-38　螺旋 CT 扫描轨迹

像,也可以把数据存储起来待扫描结束后再重建。由于在螺旋扫描时对一个特定层面来说,X 线管和探测器的旋转起始点和终止点不是在同一位置,因此对该层面会缺少一些数据,这就要用数学内插法(interpolation method)来插入数据。这对图像质量必然会有不同程度的影响,因此各公司都在这方面寻求改善的方法,开发了一些不同的算法如 180°、360° 线性插入法(lineal interpolation method)和非线性插入法(nonlinear interpolation method)等。

(一)螺距

在扫描过程中 X 线管每旋转一圈检查床推进的距离不一定要和层厚相等,检查床推进距离可以等于、大于或小于层厚。螺距(pitch)的定义是扫描旋转架旋转一周检查床运行的距离与射线束宽度的比值。它是一个无量纲的单位,可用公式(5-3)表示:

$$螺距(P)=\frac{s(mm/R)}{W(mm)} \qquad 公式(5-3)$$

式中 s 是扫描旋转架旋转一周床运动的距离,W 是射线束的宽度,R 是扫描旋转架旋转的周数。

床推进距离和层厚一致时螺距为 1:1(或简称螺距为 1),床推进距离大于层厚则螺距大于 1,反之则小于 1。螺距如大于 1 则采集的数据量减少,因而图像的质量又会差一些。但是它的优点则是在同样的时间内或同样的 X 线管旋转圈数其扫描的覆盖长度会相对地长些。如用螺距为 1.5 进行扫描,其覆盖面将会比螺距为 1 的长 50%。

国际电工委员会(IEC)对于螺距的定义:

螺距(pitch)= 进床速度(扫描一周)/
X 光准直器宽度(扫描层厚 X 层数)

例如:1. 单层 CT:层厚选择 10mm(10mm X 光

准直器厚度),进床速度 15mm/圈

　　螺距 Pitch = 15mm/10mm = 1.5:1

　　2. 双层 CT:层厚选择 10mm(20mm X 光准直器厚度),进床速度 30mm/圈

　　螺距 Pitch = 30mm/20mm = 1.5:1

　　3. 四层 CT:层厚选择 5mm(20mm X 光准直器厚度),进床速度 30mm/圈

　　螺距 Pitch = 30mm/20mm = 1.5:1

　　在多层螺旋机器中,无论螺距的定义如何,球管旋转一周,进床距离等于总的准直宽度,其含义就是两个相邻 X 线束之间首尾衔接,既无 X 线的重叠,也没有间隔,相当于单层螺旋的螺距 1 的含义。进床距离如果大于总的准直宽度,两束 X 线间存在间隔,图像质量肯定下降,不如进床距离等于或小于总准直宽度的图像。

　　(二)螺距的选择

　　在进行螺旋 CT 扫描时,可结合临床的需要,选择不同的床速和层厚的比值,以满足临床的不同需要,达到理想的应用效果。加大螺距可使辐射剂量减少,缩短扫描时间,探测器接收的信息减少,此时由于单位时间内的射线覆盖率降低,图像的质量也随之有所下降;反之,其作用正好相反。在螺旋 CT 扫描中,床运行方向(z 轴)扫描的覆盖率或纵向分辨力与螺距有关。另外,床速和层厚的选择,还要根据机器的情况和临床诊断的需要作相应的调节,如可选择层厚 10mm、床速 10mm/s 和层厚 5mm、床速 5mm/s,以及层厚 10mm、床速 20mm/s 和层厚 5mm、床速 10mm/s,其螺距相同,结果也基本一样。临床检查中常用的螺距有:0.5、1.0、1.5 和 2.0 等。目前有的机器一次采集的覆盖长度已可达 150cm,并且可以不降低扫描条件(mAs、kV)以保证图像的质量。假如 X 线管的热容量,发生器功率不够大则随扫描时间的延长将会逐步降低扫描的毫安值,有的机器在螺旋扫描时设置的扫描条件比轴位时要低,为的也是保证有足够的螺旋扫描长度。多数螺旋扫描为了准确地采集容积数据,所以在扫描中患者均需闭气。而一般患者闭气的时间不可能很长,所以过长的一次采集时间并无多大的实际临床意义。现在一些螺旋扫描 CT 机为了适应临床的需要均具有多种螺旋扫描的模式,如往复扫描、倾斜扫描、螺旋扫描和轴位扫描混合模式等。采用往复扫描对肝脏增强时的双期显影很有用处。还有用垂直扫描在重建时重建在倾斜面的图像,避免了机架的倾斜。螺旋扫描采集的容积数据也可以存储在硬盘上,以便根据

诊断的需要改变某些参数进行后期的重建处理。由于螺旋扫描的速度很快,因而一般闭一口气便可以完成一个部位脏器的扫描。但是对于长范围扫描则需要设置两次采集间的休息和(或)几个计划间的休息,这些设置是否恰当和扫描的效果均是直接相关的。有了螺旋扫描为某些新的检查功能和方法如 CTA、CTE、SSD、容积显示重建、CT 透视、造影剂跟踪技术等提供了条件,大大地扩大了 CT 检查的内容。

　　螺旋 CT 扫描又可分为长螺旋和短螺旋、单螺旋和多螺旋等。在图 5-39 中,单次螺旋 CT 扫描,应用于快速 CT 检查、急诊和胸部 CT 普查很理想。多次螺旋 CT 扫描,是为了在扫描中需要改变扫描条件而设计的,主要应用于头、颈部的 CT 扫描。多方向螺旋 CT 扫描,可用于获得多相位造影增强的图像。螺旋放大 CT 扫描,应用于颞骨、脊椎、肺和肢体的放大重建。

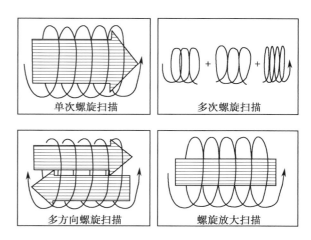

图 5-39　螺旋 CT 扫描轨迹

　　此外由于螺旋扫描采集的是某一器官的容积数据(volume data),因此在重建时可以采用任意的重建距离来进行重建而获得相应的图像幅数。重建距离越小所获得的图像数目将越多。重建距离如小于层厚则每幅图像之间将有重叠。这种改变重建距离的方法有利于将小的病灶重建在扫描层的中央,并且减轻了部分容积效应,从而提高了图像质量。另外由于图像数量的增加也能改善三维重组图像的效果。但是重建距离并不能改变扫描层厚,扫描层厚完全取决于安装在 X 线管前面准直器的开口大小,这在扫描前选择参数时已决定的,所以层厚在扫描后是不能再改变的。螺旋扫描时重建距离与轴位扫描时扫描间距(层距)的概念是不同的,后者是指

扫描时床移动的距离。螺旋扫描除螺距和重建距离外还有一个新的概念就是采集（acquisition）。在轴位扫描时X线管每转一圈是一次采集，但是螺旋扫描的一次采集是指X线旋转一次而不是一圈，也就是从开始旋转直到停止旋转为止。一次采集能够转多少圈则取决于X线管的热容量、散热系数、扫描条件（kV、mAs）、X线管基础温度等。一次采集的圈数也反映了扫描的覆盖长度，但不等于覆盖长度；覆盖长度还与螺距和层厚有关，是三者的乘积。各个公司为了延长扫描的覆盖长度，力求加大X线管的热容量、散热系数以及X线发生器的功率。目前有的机器一次采集的覆盖长度已可达150cm，并且可以不降低扫描条件（mAs、kV）以保证图像的质量。假如X线管的热容量，发生器功率不够大则随扫描时间的延长将会逐步降低扫描的毫安值，有的机器在螺旋扫描时设置的扫描条件比轴位时要低，其目的也是保证有足够的螺旋扫描长度。多数螺旋扫描为了准确地采集容积数据，在扫描中患者均需闭气。而一般患者闭气的时间不可能很长，所以过长的一次采集时间并无多大的实际临床意义。

（三）螺旋CT的内插法

我们知道，在进行常规CT全扫描时形成的是一个完整的闭合圆环，而螺旋CT扫描的圆形闭合环则有偏差。也就是说，X线管和探测器的旋转起始点与终止点不是在同一位置。在螺旋CT扫描中，平面投影数据是通过螺旋CT扫描的原始数据内插合成，经滤过处理后投影重建成像，选择何种原始数据的内插方式则是螺旋CT扫描成像的关键问题。

螺旋CT有许多内插方式，因线性内插简单易用、效果好而被广泛采用。线性内插方式又分别有：全扫描（full scan）法：它是360°收集原始投影数据，在卷积和反投影前不作修正，是最简单的内插算法。不完全扫描（under Scan）法和半扫描（half scan）法：分别是360°和180°加一个扇形角，它们的原始投影数据在靠近扫描的开始部分和结束部分采用不完全加权，通过靠近扫描中间部分的加强加权投影来补偿。内插全扫描（full scan with interpolation）法：它的360°平面投影数据，通过临近同方向的原始投影数据线性内插获取，故重建所涉及的原始数据达720°范围。内插半扫描（half scan with interpolation）法：它是利用多余的扇形束原始数据，在原始数据附近的相反方向内插，可将数据采集角范围减少到360°加两个扇形角。外插半扫描（half scan with extrapolation）法：它没有内插半扫描法那种投影射

线的位置必须不同于重建平面的情况，若相对的射线来自于平面的相同位置，外插半扫描法估计这个相应的投影值，否则，内插则按照内插半扫描法进行。在实际应用中，内插半扫描法和外插半扫描法较好，原始数据利用率高，平面合成可靠，能获得满意的重建图像。

螺旋CT的扫描参数如层厚、床的移动速度或螺距，以及图像重建的内插方式均可影响图像质量。图像质量可以由多项标准进行衡量，如层面敏感度剖面（section sensitivity profile，SSP）、时间分辨力和空间分辨力（temporal and spatial resolution）以及噪声（noise）等。在此简单介绍螺旋CT特有的SSP概念及其相关影响因素。

在常规CT扫描中，X线管旋转360°获得物体在不同角度的数据，然后重建成物体内部的二维分布图像。而螺旋扫描只能得到沿z轴上（床运动的方向上）的任一点的一部分数据，因为床是不断移动的。扫描起始点是距扫描终止点最远的点，数据的中断引起了不一致性，从而产生明显的伪影。为了解决数据的不一致性，必须使用数学插值法对所有重建平面进行内插处理。

内插方式主要有两种：360°线性内插和180°线性内插。较少应用的高功能内插有单边叶法和双边叶法SSP相当于一个二维的解剖方块，在常规轴位像上近似长方形，而在螺旋扫描像上似钟形曲线，其底部较宽。

SSP可以用线形图表示，也可以用数据测量进行量化。SSP测量有两种方法：最大半峰高（FWHM）以及1/10峰高（full width at tenth maximum，FWTM）。FWTM代表剖面的基底部宽底。最为常用的是FWHM，代表剖面的层厚大小。

常规轴位扫描时床面不移动，即螺距=0。当螺旋扫描螺距=1.0时，180°线性内插的FWHM接近常规扫描，SSP增宽不明显。单边叶法和双边叶法两种内插方式属于高功能方式SSP几乎无改变，但重建时间延长，故目前一般采用不着180°线性内插法。

螺距大小对SSP的影响是：随螺距增大，SSP增宽。螺距从1.0增大到1.5时，SSP增宽较小；而当螺距增大到2.0时，SSP增宽非常明显。

轴位扫描的SSP几乎呈长方形，螺旋扫描则呈钟形，内插方式360°线性较180°线性SSP增宽明显，单边叶法和双边叶法内插方式SSP增宽不明显。当螺距从1.0增大到1.5时，SSP也增宽，但不同内插

方式随螺距增大对 SSP 增宽的影响不一致。

常规 CT 扫描图像上,SSP 完全取决于层厚大小,而螺旋 CT 扫描至少受 3 个因素的影响,即层厚、螺距和图像重建内插方式。

由于螺旋扫描图像是通过沿 z 轴方向运动的一宽束 X 线作 360°旋转获得的数据重建而形成的,故而图像厚度的界定十分复杂。由线束宽度、床速和螺旋内插方式决定的"最终影像厚度"称为有效层厚。床速越大,沿 z 轴方向的数学内插程度加大,有效层面也就增加。

我们知道,由螺旋扫描获得的一系列数据可以在任一点重建,但一味缩小层面间隔而得到许多图像不仅浪费时间和精力,且意义不大。实际工作中和理论上都认为,床速的一半作为重建间隔可获得高清晰度的三维图像,过小的重建间隔会增加伪影(据重建条件和扫描区域而定)。在任何情况下,小间隔重建对于重建图像的厚度无影响。在床速大于层厚的高螺旋扫描中,选择重建间隔时应考虑有效层厚。

层厚对 SSP 影响最大。缩小层厚,可缩小 SSP,提高分辨力,但穿过物体到达检测器的光子量减少,图像噪声增加。螺距是决定 SSP 大小的另一因素,螺旋 CT 机的螺距设置范围一般为 1.0~2.0,螺距增加,SSP 也增宽,但不影响图像噪声。180°内插重建方式是从两个 180°的螺旋扫描的容积资料中综合成横断面的图像,这种方法所取资料少,SSP 缩小,容积效应也相应缩小,沿 z 轴方向的图像模糊度减小,故空间分辨力提高;另一方面,由于所取资料(或信息)少,光子量也少,噪声相应增加。而 360°内插法是从两个 360°曝光资料中综合成横断图像,SSP 加大,容积效应增加,沿 z 轴方向的图像模糊度增加,空间分辨力下降;另一方面,因光子量增加,噪声下降。

(四)螺旋 CT 的特点

螺旋 CT 扫描技术与传统 CT 扫描不同之处:X 线管由以往的往复运动变成向一个方向旋转,同时检查床(患者)以均匀速度平移推进(前进或后退)中连续采集体积数据进行图像重建,整个扫描轨迹呈螺旋形轨迹(图 5-40)。因此,螺旋扫描技术不再是对人体某一层面采集数据,而是围绕患者螺旋式地采集数据。常规扫描与螺旋扫描技术的根本区别,前者得到的是二维信息,而后者得到的是三维信息,故螺旋扫描方式又称之为容积扫描技术。

由于螺旋扫描,采集的是体积数据,不会有层

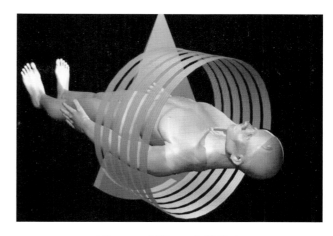

图 5-40　螺旋 CT 扫描轨迹

与层之间遗漏,并可进行较薄层的扫描,获得没有重组成分的真正三维重建图像,并可视需要在所扫描的体积内,对任意剖面和位置进行重建。可根据 CT 算法的不同在重建的三维图像中把某一部分组织或器官从图像中去掉,对三维重建提供了更有利的条件,从而提高了三维重建图像质量。三维数据的采集使 CT 的血管成像(CTA)成为可能,它具有没有运动、吞咽、呼吸和血流伪影,可识别钙化斑片等 MRA 所不及的特点。有的报告用 CTA 来检查肾动脉狭窄、血管瘤及内支架、移植血管等情况。

螺旋式扫描技术对 CT 设备的各部分硬件提出了更高的要求,除必须采用滑环技术外,为保证在体积扫描时连续工作,X 线管的热容量和散热量成了影响其工作的重要参数。许多厂家和公司均在这方面进行努力,如飞利浦公司采用液态金属作为润滑剂的螺旋沟纹中空阳极柄的大容量 CT 球管,其热容量高达 8MHU,使用寿命大幅度提高、GE 公司采用航天散热涂料来增加阳极的散热率、西门子公司则采用飞焦点技术以增加信息采集量,提高图像质量。类似的大容量而结构各异的 CT 球管已有多家公司拥有,最高热容量可达 8MHU 以上,其散热效率也可达 1MHU/min。这就为螺旋 CT 技术的发展提供了可靠的保证。

为了满足高速扫描,除要求 X 线管的容量大幅度提高外,为保证在 1 秒扫描时间获得高质量的图像,必须有高性能的探测器及 DAS 系统,以保证低对比度分辨力。

由于系统长时间连续采集数据,对计算机、AP 均提出了更高的要求。各公司推出的 CT 机不少采取了新的计算机,并多为微处理机,字长大多为 64 位以上,运算速度大大提高。很多机种采用了多台

微机并行工作,实现了扫描、重建、处理、存盘、照相和传输等同时进行,使扫描周期缩短及患者流通量大幅度提高。

与常规 CT 扫描相比,螺旋 CT 扫描的主要优点有:

1. 整个器官或一个部位可在一次闭气下完成容积扫描,提高扫描速度,不会产生病灶的遗漏,提高病变发现率。

2. 可变的重建扫描层面,可任意地、回顾性重建,无层间隔大小的约束和重建次数的限制。

3. 容积扫描,可行多层面及三维重建,提高了多方位和三维重建图像的质量。

4. 因单位时间内提高了扫描速度,使造影剂的利用率大大提高,可在造影剂最高峰时成像。

螺旋 CT 扫描技术的主要缺点:层厚响应曲线增宽,使纵向分辨力下降;数据存储量增加,图像处理时间延长。

(五)螺旋 CT 的飞焦点(图 5-41)

CT 扫描时,射线通过患者后被探测器接受,探测器根据采样信号获得扫描数据,如果采样数不足,重建生成的图像可产生伪影。为了提高图像质量,增加采样数,采用的解决方法有:薄层扫描法,缩小探测器间距和探测器 1/4 移动法以及飞焦点技术。使用小层厚可以减少条状伪影,该方法大家都熟知。若缩小探测器间距,则同样宽度的探测器系统内可以有更多个探测器紧密排列在一起,增加每次扫描的采样量。由于探测器之间有很小的间隙,为了减少扫描测量误差,也有人设计将探测器移动 1/4 距离,产生滤线栅样作用,结果得到两组不同的采样数据。将两组数据用于图像重建,可得到较好的图像质量。

在多层螺旋 CT 扫描,为了获得更多的采样数据,利用飞焦点技术。飞焦点是指在 X 线产生的过程中,电子束在磁偏转线圈的作用下,轰击在阳极靶面的不同位置上,从而使得焦点在两个不同的靶面部位快速变换。在扫描平面内(即 x,y 轴上)采用飞焦点,由于 X 线是从两个不同的角度进行投射,因而在不增加 X 线的情况下,使探测器的采样间距提高了一倍,从而提高平面内的空间分辨力,这个技术在西门子 CT 上很早就已采用。同样原理,如果将平面内的飞焦点技术应用到 z 轴上,即通过 X 光焦点在 z 轴方向上周期性运动(也叫 z 轴飞焦点,即 Z-Sharp 技术),而使能同时采集的 CT 排数加倍,得到双倍于探测器数量的图像。

这种技术目前已经应用在新近推出的 Sensation 40,Sensation 64 及 Definition(双源 CT)等多排 CT 上。以 Sensation 64 为例:螺旋扫描时,利用 z 轴飞焦点技术,探测器以 32×0.6mm 准直扫描,CT 系统每旋转一圈通过 64 个数据采集系统,获得了双倍于探测器排数,即 64 排 0.6mm 层厚的 CT 原始读数,同时由于在扫描中心轴向采样间距为 0.3mm,即 64 排读数交叉重叠 0.3mm,使得 z 轴向的分辨力得以提高,而锥形角度的减小,同时降低了螺旋伪影(图 5-42)。

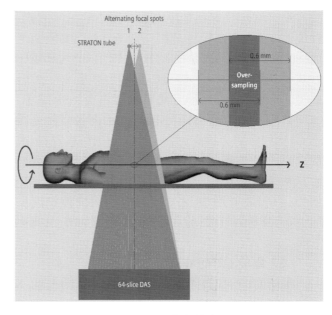

图 5-42　飞焦点的应用

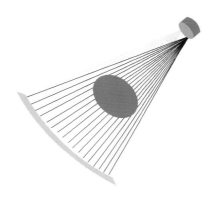

图 5-41　飞焦点技术

探测器的一次采集称为一个读数,使用了飞焦点技术,允许在平面内以及 z 轴方向对每个读数的偏转。这样一来,系统在通道方向和纵向的采集密度分别提高了一倍,符合香农信息理论以及南奎斯特采样定理,可以减小平面内以及 Z 方向的混叠效应。在成像时这种混叠会使具有高对比性的物质比如人体的骨质产生线状伪影,从而使螺旋重建时发生所谓的"风车"伪影。有了 z 向的飞焦点,混叠伪影减小了将近一个量级。跟飞焦点相对应的一个提高采样频率的措施是探测器偏置 1/4,但是这种方案对多排锥形束 CT 不适用,对螺旋扫描也不适用。

三、移动式 CT 结构

常规的 CT 机都是固定安装的,无法移动。为了适应一些危重患者的检查需要,出现了移动式 CT 机。它的主要特点是扫描机架和检查床都可以移动,重量较轻。

(一)移动式 CT 机应用原理

移动式 CT 机应用原理同非螺旋 CT 扫描机,只不过体积较小、可移动,它主要由扫描机架、检查床和控制台三部分组成,每一个单元都装有滑轮可移动。其安装要求不高,值得一提的是它可采用单相交流电源,任何墙上电源足以能使 CT 机启动,断电后还能利用机器自带的蓄电池继续扫描约 25 层。

(二)移动式 CT 机结构特点

1. 机架　移动式 CT 机的机架内安装了所有成像所需的重要部件,包括 X 线管、发生器和探测器等。机架的孔径 60cm,倾斜角度是 -25°~+30°,最大 FOV 是 46cm,该机架的特点是在检查床和机架固定时,机架还能纵向平移 35cm,能适应不能移动患者头部检查的需要。

2. X 线管　X 线管是低功率的,阳极靶面直径 102~108mm,倾斜角 12°,焦点尺寸是 1.3mm × 0.55mm~1.7mm × 0.7mm,产生的 X 线光谱比较适合脑部 CT 成像。X 线管的热容量和散热率分别是 600kHU~1MHU 和 125~200kHU/ 分。发生器是输出功率为 6kW 的高频发生器,根据需要可提升到 18kW。探测器是固体探测器,数量为 400 个,测量通道为 16 个,扫描数据的采用射频传送。移动式 CT 机基本属于第三代 CT 机,X 线管和探测器系统同步旋转,在 360°扫描范围内都能采集扫描数据,由于采用了非同步扫描方法,探测器的数量减少了约一半。

3. 检查床　检查床下部装有滑轮,并且能和机架对接固定。床面板是用碳素纤维做成,使 X 线易于穿透。床面高度的调节范围是 645~1030mm,床纵向移动速度 15mm/s,移动范围 1300mm,床面最大承重 160kg,最大承重时的床面移动速度为 10mm/s,载重 140kg 时,床移动的精确性是 ± 0.25mm/s。

4. 控制台　装有滑轮的控制台,通过电缆与扫描机架相连。操作台的主机是小型计算机,操作系统是 UNIX。另外,操作台还包括一个显示器、对话扩音设备、摄影机接口、网络设备和存储设备。监视器是 17 英寸彩显,矩阵 512 × 512,256 级灰阶。图像存储有系统硬盘和光盘,系统硬盘的容量是 1GB,约可存储 1200 幅 512^2 图像,系统硬盘可扩展容量,或可选用 2.3GB 的 8mm 磁带,图像除可摄影存储外,也可通过网络传输,因为主机系统是 DICOM 兼容的。操作系统中预存了 100 个不同部位的扫描程序,可简化操作程序,还可做几种常见的图像处理如放大重建、多平面显示、镜像、直方图等。

5. 有关技术参数　扫描的层厚选择有 2mm、3mm、5mm 和 10mm,扫描时间分别是 2s、4s 和 6s。扫描千伏峰值分别是 120 或 130,毫安值有 10、20、30、40、45 和 50 六挡可供选择。扫描采样频率 1440 帧 /s,扫描重建时间 5 秒。容积扫描(螺旋扫描)时,机架旋转一周时间 2 秒,即 2 秒获得一层螺旋扫描数据,最大连续扫描旋转 25~35 周,床速可选范围为 2、3、5、10 和 20mm/ 周,重建层厚 2mm、3mm、5mm、7mm、和 10mm。

空间分辨力为 10LP/cm,测试条件 120kVp,40mA,2s,采用空间分辨力测试专用体模获得。密度分辨力在 3mm 测试孔径时是 0.3%,测试条件 120kVp,120mAs,10mm 层厚,采用 16cm 直径密度分辨力测试体模得到。噪声水平在 120mA 时为 0.3%。移动式 CT 机的 CT 剂量指数(CT dose index)每毫安的射线剂量在头部的中央和边缘分别为 30.9mGy 和 38.2mGy,在体部的中央和边缘分别是 10.3mGy 和 32.9mGy,测试条件 120kVp,层厚 10mm。

(三)移动式 CT 机的应用特点

移动式 CT 机大大方便了一些危重和手术中患者的检查需要。如该机可搬运至手术室,无论在手术前、手术中或手术后都可以方便地使用 CT 扫描作病情的监测,或在 CT 扫描的帮助下,做神经外科方面颅脑的手术。移动式 CT 也可以搬运至急救中心或重症监护病房等,作危重患者的各类 CT 检查,对创伤性的、不宜搬动的危重患者,移动式 CT 尤其适用。

四、微型 CT 结构

微型 CT 扫描仪(Micro-CT)主要用于实验室的实验研究。这类扫描仪主要有两种类型,一类是标本型 Micro-CT;另一类是活体型 Micro-CT。这两类

Micro-CT 在扫描时间、空间分辨力和扫描方式上都有较大的不同。

标本型 Micro-CT 主要用于实验室标本的扫描，机械结构较为简单，扫描时不需扫描机架的旋转，只有标本在一个固定的机架上旋转，因为标本不是一个活体，不会产生眩晕。另外，标本固定后不会移动，相应扫描时间也可较长。

活体型 Micro-CT 因为需用于活体，主要用于小动物的实验需要，要求相对较高一些。除了扫描时间短一些外，在机械结构上也安装了一个小型的检查床，扫描时也产生机架的旋转。另外，出于对动物的人道主义，还限定了一次扫描剂量的限制，同时 X 线管的功率也相应大一些。两类 Micro-CT 的比较见表5-2。

表5-2　标本型和活体型 Micro-CT 的主要性能比较

	标本扫描仪	活体扫描仪
焦点尺寸	1~30μm	50~200μm
X 线管功率	1~30W	10~300W
空间分辨力	5~100μm	50~200μm
扫描时间	10~300min	0.3~30min
探测器类型	数字平板	数字平板
扫描野	1~100mm	30~100mm
辐射剂量	较大	较小

与医用 CT 机比较这类扫描机的共同特点是：X 线管的焦点较小、输出功率也较小、扫描野较小、空间分辨力较高、扫描时间相对较长，另外使用平板探测器。

五、CT 透视机结构

1. CT 透视扫描机的启用与发展　CT 透视机于 1993 年由日本保健大学保健科学学院（Fujita Health University, School of Health Science）的 Katada 医师首先提出。并在 1994 年的北美放射年会上发表了他们临床应用的论文，同时推出了第一台 CT 透视机产品。CT 透视机自 1996 年推出以来，它的市场占有率迅速上升，临床应用的范围也迅速扩展。它除了可作常规的穿刺外，还可以作囊肿等的抽吸、疼痛治疗（脊髓腔注射镇痛药物）、关节腔造影、吞咽功能和关节活动的动态观察等。它的图像质量不亚于非螺旋 CT，但辐射剂量却有所降低。

2. CT 透视机的结构特点　CT 透视机是一种连续扫描成像的 CT 装置。在第三代滑环式扫描 CT 机的基础上，采用连续扫描、快速图像重建和显示，实现实时 CT 扫描成像的目的。

CT 透视机扫描数据采集部分采用了滑环结构，机架孔径是 72cm，扫描野范围是 18~40cm，高频 X 线发生器，球管的热容量为 7.0MHU。操作台和监视器设计为床边式，操作台上可作床进出、床面升降及机架倾斜等各种操作。监视器端并接了一个录像机，可在必要时作录像用。

X 线管电流的选择范围是 30~50mA，电压的选择范围是 80~120kVp。此外在 CT 透视模式时，可加用专用的滤过器，能使患者辐射剂量减少 50%。层厚的选择范围是 1mm、2mm、3mm、5mm、7mm，和 10mm，为控制辐射剂量，最长连续透视时间设置为 100 秒，可重新复位后继续使用。

有的 CT 机是采用装配 C 形臂的方式，以方便穿刺的操作需要。如某公司的 PQ6000 CT 机可专门配有被称为 FACTS（fluoro-assisted CT system, FACTS）的 C 形臂，该 C 形臂采用球管和一个平板探测器相连，探测器被称为非晶体硅数字探测器，成像质量良好，C 形臂还可转向至侧位，能适应不同穿刺检查的需要。

3. CT 透视机的应用　CT 透视机主要被用于活检穿刺。常用的非螺旋 CT 和螺旋 CT 的最大缺点是无法做到实时显示，这给穿刺工作带来很大的不便，特别是胸、腹部部位的穿刺，由于受呼吸运动影响，非螺旋 CT 扫描方法很难准确定位。目前的 CT 透视机，每秒能获得 5~8 幅图像，基本上达到了实时显示的要求。

4. CT 透视机的原理　CT 透视机的基本原理有以下三个方面：快速连续扫描、高速图像重建和连续图像显示。快速连续扫描技术的基础是滑环技术和扫描机架的连续旋转，因而能够实现了 CT 透视。在每一层 CT 透视图像扫描时，检查床是相对固定的，所以尽管显示器上显示的是连续的图像，但实际上它是由一连串横断面的图像组成。

透视图像成像的基本原理是，当第一次扫描机架旋转 360° 后，计算机随即重建产生一幅横断面图像，以后连续扫描每旋转 60° 的图像数据，替代前一幅图像中同一位置 60° 内的原扫描数据重建一幅图像，接着在下一个 60° 重建另一幅图像，完成 360° 后再开始新一轮的循环，所以在 CT 透视方式中，只有第一幅图像是采用一次 360° 扫描数据，而以后的图像只采用了 60° 的新扫描数据和 300° 旧扫描数据。

5. CT 透视机的图像重建　专用图像重建处理

的硬件设备主要有快速运算单元、高速存储器和反投影门控阵列处理器,这些硬件设备都安装在图像重建处理单元内,和计算机主机一起执行数据的并行处理运算。图像的显示通常采用电影显示模式,显示分辨力可以是 512×512 或 1024×1024。

高速的图像重建采用了不同的图像重建算法和专用的重建处理硬件。螺旋 CT 扫描是采用了数据内插算法,该算法能去除检查床移动产生的运动伪影,而实时 CT 透视连续扫描不采用内插法,所以运动伪影在所难免,但因为穿刺前诊断都已明确,少量的伪影也无妨大碍。

CT 透视机主要是采用 60°数据替代方法重建图像。当第一幅图像 1.17 秒显示后,以后每隔 0.17 秒显示一幅新的图像,为了加快显示速度图像的重建采用 256×256 矩阵。

6. CT 透视机的操作　CT 透视操作,由于患者和工作人员都暴露在射线照射范围内,射线的剂量控制也是一个重要的问题。目前这类设备中,通常都采用床下 X 线管设置和专用的 X 线滤过器,此举约可减少患者皮肤射线剂量 50%。同时,采用低毫安、短时间也是减少辐射必不可少的措施。

第五节　多层螺旋 CT 的基本结构及特点

一、探测器阵列

单层螺旋 CT 的 z 轴方向只有一排探测器,MSCT(以四层为例)则具有四组通道的多排探测器阵列,不同厂商的探测器排数和结构各有不同,分为对称型(图 5-43)和非对称型(图 5-44)。

要获得同时四层图像,且具有不同的层厚选择,探测器在 z 轴的单元就远远大于四排,从而形成一个二维的探测器阵列,目前各厂商解决的方法有三种:

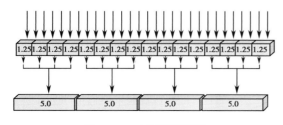

图 5-43　对称型探测器

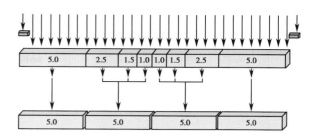

图 5-44　非对称型探测器

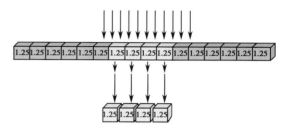

图 5-45　选择 4×1.25 的层厚

第一种:探测器有 34 排,中间 4 排为 0.5mm,两侧 30 排为 1.0mm 宽的探测器,最大覆盖范围为 32mm。其层厚的选择有:4×0.5,4×1.0,4×2.0,4×4.0,4×8.0 共 5 种。16 层的设计为中间 0.5mm×16 列,两侧分别为 1mm×12 列,共 40 列。

第二种(图 5-45):有 16 排探测器,每排均为 1.25mm 宽,最大覆盖范围为 20mm。其层厚的选择有:4×1.25,4×2.5,4×3.75,4×5.0,2×7.5 和 2×10.0 共 6 种。

第三种(图 5-46):有 8 排探测器,其厚度从 1.0mm 至 5.0mm,层厚的选择有:4×2.5(图 5-47),2×0.5(图 5-48),4×1.0(图 5-49),以及 4×5.0,2×8.0 和 2×10.0 共 6 种。而 16 层 CT 的设计为中间 0.75mm×16 列,两侧分别为 1.5mm×4 列,共 24 列。上述这些四层 MSCT 均有一个共同的特点,即探测器所采集的数据都通过 4 个采集通道输出,每个通道的数据代表同一个 z 轴方向的相邻 4 层的采集数据,它可能是来自一个探测器排,也可能是几个探测器排的数据相加。例如:上述的第三种技术中,中间的 4 个探测器排可以产生 4 幅 1.0mm 层厚的图像(加准直器),每 360°可扫描覆盖 4mm 的人体范围;如果选择 5mm 层厚,则每 360°的覆盖范围为 20mm。电子电路将 1mm 和 2.5mm 三个探测器排相加,作为一个 5mm 层厚的探测器排,共产生 4 个 5mm 层厚的探测器排的数据。而上述的第一种和第二种技术,也是应用电子电路将探测器排整理成沿 z 轴方向的 4 个通道输出。

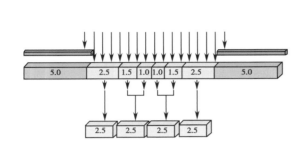

图 5-46　不对称探测器结构图

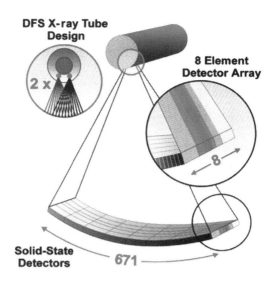

图 5-47　选择 4×2.5 的层厚

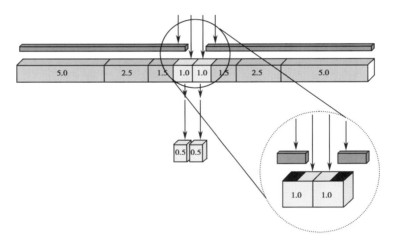

图 5-48　选择 4×0.5 的层厚

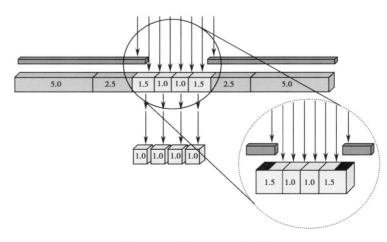

图 5-49　选择 4×1.0 的层厚

二、数据采集通道

单层螺旋 CT 仅有一组数据采集通道，而 MSCT 则根据所选层厚的不同，可将多排探测器组合成不同的多组，构成多组数据采集通道。多组采集通道在扫描过程中，同时分别对各自连接的探测器接收的 X 线所产生的电信号进行采集、输出。

同一扫描周期内获得的层数：单层螺旋 CT 一个旋转周期仅获得一幅图像，而 MSCT 在一个采样周期可获得多（2 或 64）幅扫描图像。

三、X 线 束

在单层螺旋 CT 中，通过准直器后的 X 线束为薄扇形，因为在 Z 轴方向仅有一排探测器接收信号，故 X 线束的宽度等于层厚。在 MSCT 中，由于 Z 轴方向有多排探测器接收信号，并有四组数据采集通道，故 X 线束的宽度等于多（2 或 4）个层厚之和，为厚扇形 X 线束（或称锥形 X 线束）覆盖探测器 Z 轴方向的总宽度，最厚可达 20cm 或 32cm，使 X 线的利用率大大提高（图 5-50）。

四、层厚的选择方法

单层螺旋 CT 层厚的选择与非螺旋 CT 相同，通过改变 X 线束的宽度来完成，线束的宽度和层厚相等。而 MSCT 层厚的选择不仅取决于 X 线束的宽度，而且取决于不同探测器阵列的组合，其层厚随探测器阵列的组合不同而改变。

在常规体层扫描中，扫描时被扫描物体静止不移动，5mm 宽的 X 线束通过 5mm 宽的人体，实际层厚与准直宽度一致。螺旋扫描中，在球管旋转的同时，患者身体也在移动，X 线束通过人体时已经超过它的宽度。所以实际采集数据的层厚与准直宽度有一定差别。一般说来都大于准直宽度，称之为有效

层厚。有效层厚与螺距的大小和重建算法的不同有关，螺距越大，有效层厚就越厚，360° 内插法图像较 180° 内插法有效层厚大。计算证明，当螺距为 1 时，5mm 的准直宽度，180° 内插法，实际数据获得范围为 6.5mm，即有效层厚 6.5mm。

有些螺旋 CT，在准直 1mm、2.5mm、5.0mm 的情况下，我们能看到 1.2mm、3.2mm、6.5mm 等不同层厚的标记，代表的就是有效层厚。有的多层螺旋机无有效层厚标记，只标记准直宽度，实际应用中要注意，如果层厚标记与探测器组合尺寸吻合，多半是准直标记；如果层厚标记与探测器组合的尺寸不吻合，多半是有效层厚的标记。

五、MSCT 的主要优点

（一）提高了 X 线的利用率

MSCT 与单层螺旋 CT 相比有很多明显的优点，球管输出 X 线可多层同时利用，提高了效率。不论是单层或多层，扫描时球管的 X 线曝光是相同的，球管的负载和探测器的层数没有关系。因此，球管的热容量和寿命都不受探测器排数的影响。MSCT 工作中，不再需要等待球管冷却，如果扫描参数相同的话，四层 MSCT 完成一个患者的扫描仅是单层螺旋 CT 的四分之一的时间，提高了患者的检查效率。

长期来看，在球管的有效寿命期间，MSCT 要比单层螺旋 CT 扫描出多很多的图像，实际上节约了球管的寿命。如果一只球管最多可曝光 20 万秒，用于单排螺旋 CT，最多可扫描出 20 万幅图像（假设全部用 1s 扫描，每一秒次曝光一幅图像）。同样的球管用于四层 MSCT，同样的条件下，将会扫描出 80 万幅图像。如果是每秒二圈（0.5s 扫描），将会产生 160 万幅图像。如果是 50% 叠加层厚重建，0.5s 扫描，将产生 320 万幅图像，是单层螺旋 CT 的 16 倍。

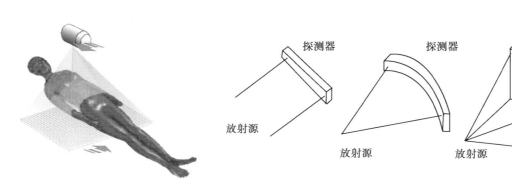

图 5-50　薄扇形和锥形 X 线束

（二）减少了 X 线的散射

扫描层厚更薄：在 MSCT 中，X 线的投影效率（有用的 X 线和无用散射的 X 线投影比例）增加，对各种层厚尤其是薄层更具有意义。单排螺旋 CT 的最薄层厚为 1mm，对患者来说，比 1mm 更薄的层厚扫描，其散射的 X 线放射是不能接受的；而对 MSCT 来说，0.5mm 层厚的采集没有问题。当 MSCT 进行 0.5mm 扫描时，像素的三个方向（x、y 和 z）的分辨力几乎是相同的，容积成像在各平面的重建也是等分辨力的，即称之为各向同性的或全对称的图像。一次数据采集，我们可进行多平面重建或三维重建，而这些重建图像的各方向的空间分辨力是一致的，对血管造影有特殊的意义。例如：WILLIS（威廉斯）环和手、腕、脚、踝和颞骨的成像。

（三）对于四层 MSCT 探测器的几何设计有以下几个优点：

1. 如果层厚参数不变，在同样的扫描时间内，其扫描覆盖范围是单排螺旋 CT 的四倍。

2. 如果患者床移动速度相同，则 MSCT 扫描的层厚仅有单层螺旋 CT 的四分之一，Z 轴的空间分辨力提高 4 倍。

3. 如果层厚参数不变，同样的扫描范围，MSCT 的扫描时间仅为单层螺旋 CT 的四分之一。此优点对某些特定患者具有非常特殊的意义，例如不能在床上久躺的少儿患者、不能憋气的患者、不能合作的患者和严重外伤的患者。

4. 如果患者床的移动速度不变，层厚参数不变，MSCT 扫描的螺距比仅有单排螺旋 CT 的四分之一，毫安秒的效率提高四倍，图像的噪声降低，图像的质量提高。

第六节　CT 成像原理与基本概念

CT 是 X 线源成像，具有所有 X 线源成像的基本特征，同时，由于 CT 成像的方式又不同于其他 X 线成像设备，下面将从 CT 应用的角度，介绍 CT 的成像原理和关于 CT 成像的基本概念。

一、CT 成像原理

X 线的基本特性之一是具有穿透性。在医学的应用中，X 线在穿透人体与人体的相互作用过程中，遵循了 X 线在物体中的衰减规律，即衰减的强度变化通常根据物质的原子序数、密度、每克电子数和源射线能量的大小。

（一）X 线摄影的图像形成方式

与 X 线摄影相比，CT 成像仍然利用了 X 线，但其图像形成的方式与 X 线摄影有较大的不同。在 X 线摄影中，首先，X 线摄影是投射成像，而 CT 是采样数据重建成像。在这种投射成像方式中，某一强度的 X 线是通过投射方式，即具有一定强度的源射线通过患者后，其被衰减的射线直接被感光介质用来形成图像。早期接受衰减辐射的成像介质为胶片，而现代 X 线摄影则被成像板（image plate，IP）或探测器平板取代。投射成像由于其成像方式的局限性，根据 X 线与人体组织相互作用的特性，只能形成一幅灰度差图像，其图像的对比度取决于 X 线与人体组织相互作用后形成的射线衰减对比。从 X 线源产生的辐射，一次性地投射于胸部并被用于成像，一方面，人体所有的三维组织结构都被以一种方式传递为射线强度衰减值，并且在 X 线行进路径上的所有组织结构形成了重叠；另一方面，投射方式成像只能显示射线衰减差较大的组织与器官。其次，X 线摄影的组织密度显示能力，还与用于成像的感光介质材料有关。如早期使用的胶片，由于其成像的特性曲线陡直，对显示中间密度较为重要的成像介质宽容度较小，组织密度分辨能力就非常有限。现代的成像板和探测器平板，由于采用了数字成像方式，可利用数字图像处理技术展开成像的特性曲线，使组织密度分辨力有所改善。

（二）CT 图像的形成方式

CT 与早期 X 线摄影的最大区别是：一是层面采集，二是重建成像。有关这两个重要的差别，我们将分别予以阐述。

如之前我们已经述及，X 线摄影的成像方式是：相对每一个像素而言，成像平面接收到的是一个沿 X 线源方向射线衰减后的平均值。在 CT 成像中，通过人体后的衰减射线也被成像介质记录，但 CT 除了记录通过人体后的衰减射线外，还同时测量和记录源射线的强度，并且该源射线的强度被用来计算通过物体后衰减射线的衰减值。在 CT 成像采集过程中，根据源射线的强度，通过物体后衰减射线在形成像素（体素）之前都被单独测量和计算，并且在图像重建之前表示该像素的衰减射线强度值被与源射线比较。如在脑出血和非出血部位的两个像素值之间，CT 图像该两点的 CT 值差为 63-35=28HU，其差值的幅度接近 50%；而在 X 线摄影中，该两点的平均衰减密度差值则非常接近，为

1738 和 1734。由于成像方式不同,CT 图像明显提高了组织的密度分辨力。当然,CT 能提高密度分辨力的另一个重要原因是,CT 采用的成像介质探测器的动态范围要大大高于 X 胶片,甚至成像版和探测器平板。

综上所述,与 X 线摄影不同,CT 由于采用了横断面层面采样,形成图像的每一个像素衰减值都被单独与源射线比较并计算,在随后的图像重建过程中,可依照对应的像素位置,再根据像素点不同的衰减值,使原组织密度一一还原。

(三)X 线的衰减和衰减系数

X 线在物体中的衰减在 CT 成像中同样重要。与普通 X 摄影一样,当 X 线通过患者后会产生衰减,根据朗伯 - 比尔衰减定律,其通过人体组织后的光子与源射线是一个指数关系,衰减是射线通过一个物体后强度的减弱,其间一些光子被吸收,而另一些光子被散射,衰减的强度通常需根据物质的原子序数、密度、每克电子数和源射线的能量大小。另外,单一能谱和多能谱射线的衰减也不一样,单一能谱又称单色射线,其光子都具有相同的能;多能谱射线或多色射线中的光子具有的能量则各不相同。在 CT 扫描中的衰减也与物质的原子序数、密度和光子能有关。

CT 的成像利用了 X 线的衰减特性,这一过程与 X 线的基本特性有关。在一匀质的物体中,X 线的衰减与该物质的行进距离呈正比。如设比例常数为 μ,X 线的行进路程为 dX,穿过该物质后 X 线强度为 dI,则有公式(5-4):

$$dI = -\mu\, dX \qquad 公式(5-4)$$

将上式进行不定积分运算,其路径 dX 被看作是 X 线所通过物质的厚度,并以 d 表示,则上式可写成公式(5-5):

$$I = I_0 e^{-\mu d} \qquad 公式(5-5)$$

式中 I 是通过物体后 X 线的强度,I_0 是入射射线的强度,e 是 Euler's 常数(2.718),μ 是线性吸收系数,d 是物体厚度,这是 X 线通过均匀物质时的强度衰减规律,也被称为线性衰减系数公式。

在 CT 中,线性衰减系数 μ 值相对较重要,因它与衰减量的多少有关,计量单位是 cm^{-1}。根据等式 $I = I_0 e^{-\mu d}$ 我们可以得到线性衰减系数 μ 值,即公式(5-6):

$$I = I_0 e^{-\mu d}$$
$$I/I_0 = e^{-\mu d}$$
$$\ln I/I_0 = -\mu d$$
$$\ln I/I_0 = \mu d$$
$$\mu = (1/d) \cdot (\ln I_0/I) \qquad 公式(5-6)$$

式中 ln 是自然对数,因在 CT 中 I 和 I_0 都是已知的,d 也是已知的,根据上式就可求得 μ 值。

在实际应用中,我们不能简单地将等式 $I = I_0 e^{-\mu d}$ 直接应用于 CT 多色射线谱的射线衰减,而只能用一大致相等的方法来满足这一等式。

公式(5-5)是匀质物体的衰减公式,在实际情况中,X 线的衰减还与物质的密度和原子序数有关,即密度越大、原子序数越高,X 线的衰减越大,扫描 X 线穿过人体组织时,各处的密度往往是不均匀的。则 X 线的强度公式可写为公式(5-7):

$$I = I_0 e^{-(\mu_1+\mu_2+\mu_n)^d} \qquad 公式(5-7)$$

(四)CT 的图像重建

CT 的图像重建主要通过数学方式获得。CT 发明的初期曾尝试多种数学重建方式,如代数重建法、联立方程重建法等,目前 CT 图像重建主要使用的方法是滤过反投影重建法。

滤过反投影法也称卷积反投影法。它的成像方法是在反投影之前,对所有的投影数据进行卷积滤过(使用卷积核,convolution kernel),使结果图像更清晰即无所谓的"星月状"(starlike)晕伪影。其成像的过程大致可分成三步:首先是获取全部的投影数据并作预处理。在这一过程的开始是先取得各投影数据的衰减吸收值并将其转换成重建所需的形式,如果数据中有射线硬化产生,同时将其校正。经过预处理的数据又称为原始数据(raw data),该原始数据也可存入硬盘,在需要时可再取出为重建图像用。其次是将所得数据的对数值与滤波函数进行卷积,其间须通过大量的数学运算,同时采用的滤波函数还须考虑图像的分辨率和噪声等。通常,高分辨率的算法可使解剖结构的边缘得到增强并改善分辨率,但噪声也相应增加。最后,进行反投影,并根据系统显示的不同选定矩阵大小(512×512 或 1024×1024),现在经滤波后的原始数据被反投影成像并可通过监视器显示。通常,重建后图像的大小与是否采用放大(zoom)有关;图像的亮度则与 X 线通过物体后的衰减有关。

通常,滤过反投影的初始值始终为零(即设定的计算机内存初始值)。反投影开始后,沿着测量计算方向,其每一个投影值均被添加到计算机内存中的图像像素,其被成像物体的细节和物体的衰减,不仅仅用于图像重建所需像素值的构成,而是与整个图像形成有关。经多次反投影后,最终可形成一幅清晰的 CT 图像。

二、CT 成像基本概念

1. 像素(pixel)　又称像元,是数字图像的面积单元,或可被视为图像矩阵中的一个小方格。像素也是医学数字图像的最小单位,CT 的像素尺寸大约在 0.1~1.0mm。

2. 体素(voxel)　是数字图像的立方体积单元。体素常对应于像素,如将层面的厚度视为深度,那么像素乘以深度即为体素。如被成像层面的深度为 10mm,像素为 1mm×1mm,则体素为 10mm×1mm×1mm。

3. 矩阵(matrix)　矩阵是数字图像中像素纵横排列的阵列。目前 CT 机常用的矩阵是 512×512,也有个别厂商采用 1024×1024。

4. 原始数据(raw data)　原始数据是 CT 扫描后由探测器接收到的信号,经模数转换后传送给计算机,其间已转换成数字信号经预处理后,尚未重建成横断面图像的这部分数据被称为原始数据。

5. 重建(reconstruction)　原始扫描数据经计算机采用特定的算法处理,最后得到能用于诊断的一幅横断面图像,该处理方法或过程被称为重建或图像的重建。

6. 重组(reformation)　重组是利用横断面图像数据重新构建图像的一种处理方法。如多平面图像重组、三维图像处理等。重组一般要求体层层厚薄,层数多,所以,扫描和重建的横断面层厚越薄、图像的数目越多,重组后的图像质量越高、三维显示的效果越好。

7. 重排(rebinning)　重排是多层螺旋 CT 扫描图像重建阶段,根据锥形束的形状调整线束角度,使适应标准图像重建平行线束的一个中间处理步骤。

8. 卷积核(kernel)　又称重建函数核、重建滤波器或滤波函数,它是一种算法函数。重建函数核的选择可影响图像的分辨力及噪声等。在实际使用中,该参数可由操作人员选择。

9. 内插(interpolation)　内插是螺旋 CT 图像重建的一种预处理方法。其基本含义是采用数学方法在已知某函数两端数值,估计一个新的、任一数值的方法。由于 CT 扫描采集的数据是离散的、不连续的,需要从两个相邻的离散值求得其间的函数值。目前,单、多层螺旋 CT 都需采用该方法作图像重建的预处理。

10. 部分容积效应(partial volume effect)　部分容积效应的含义是:在一个层面同一体素中,如有不同衰减系数的物质时,其所测得的 CT 值是这些组织衰减系数的平均值。换言之,在同一扫描层面的体素内,含有两种或两种以上的不同密度的组织时,其所测得的 CT 值不能真实反映其中任何一种组织的 CT 值。因此,在临床扫描工作中,对小病变的扫描,应使用薄层扫描或部分重叠扫描,以避免部分容积效应的干扰。

11. 周围间隙现象(peripheral space phenomenon)　在同一扫描层面上,与该层面垂直的两种相邻且密度不同的组织,其边缘部分所测得的 CT 值不能真实反映各自组织的 CT 值。同时由于两种组织交界处相互重叠造成扫描射线束的衰减误差,导致了交界处边缘模糊不清,该现象被称之为周围间隙现象。一般,密度高的组织,其边缘 CT 值比本身组织的 CT 值低。反之,密度低的,其边缘 CT 值比本身组织的 CT 值高。

12. 阳极热容量和散热率(heat capacity and diffusion of the tube)　X 线管阳极的热容量大,表示可承受的工作电流大,连续工作的时间可以延长,所以,CT 机所用的 X 线管阳极热容量越大越好。

与 X 线管性能指标有关的还有散热率,同样散热率越高,阳极的散热越快,连续扫描的能力越强。现代的螺旋 CT 扫描机,对 X 线管阳极的要求更高,因为以前的扫描是逐层进行,层与层扫描之间还可用于散热,现今的螺旋扫描一般都要连续扫描几秒甚至几十秒,所以必须要求 X 线管有一个良好的热容量和散热率性能。

热容量和散热率一般由 MHU 和 kHU 分别表示。

13. 动态范围(dynamic range)　动态范围是指探测器线性段最大响应值与最小可探测值之间的比值,在 CT 中其响应与转换的效率通常与接受器所采用的介质和材料有关。CT 探测器中钨酸钙的吸收转换效率是 99%,动态范围是 1 000 000∶1。

14. 单扇区和多扇区重建(single sector and multi sector reconstruction)　单扇区和多扇区重建目前主要用于冠脉 CTA 检查。根据雷登(Radon)的图像重建理论,一幅图像重建至少需要 180° 旋转的数据。目前,不同厂家冠状动脉 CT 图像的重建分别采用 180° 或 240° 的扫描数据,被称为单扇区重建;采用不同心动周期、相同相位两个 90° 或 120° 的扫描数据合并重建为一幅图像称为双扇区重建;采用不同心动周期、相同相位的 4 个 60° 扫描数据合并重建为一幅图像称为多扇区重建。单、多扇区重建的目的主要是为了改善冠状动脉 CT 检查的时间分辨力。

15. 过度射线束和过扫范围(overbeaming and overranging)　过度射线和过扫范围都与多层螺旋扫描有关。过度射线主要是由于多层螺旋扫描使用了锥形束(cone beam)射线,使得在每一层横断面重建的原始数据中冗余了一个扇形角射线,尽管在横断面的图像重建中这部分数据可被适当利用,但有时由于螺距的设置和原始数据利用率等问题,使多层螺旋扫描的辐射剂量较非螺旋扫描有所增加。过扫范围是由于螺旋扫描螺旋状的扫描轨迹所需,为适应横断面图像重建原始数据量的要求,必须在一个扫描容积的头尾部补上适当的扫描范围,以使横断面的重建有足够的原始扫描数据量。过扫范围在单、多层螺旋扫描中都存在,而过度射线主要存在于多层螺旋扫描中,随着探测器阵列纵向宽度的增加,冗余的扇形角和过度扫描的范围趋于增加。

16. 纵向分辨力和各向同性(z-resolution and isotropic)　过去与 CT 有关的质量参数主要由空间分辨力和密度分辨力表示。笼统地说,空间分辨力主要表示 CT 扫描成像平面上的分辨能力(或称为平面内分辨率,也有称为横向分辨率,即 x、y 方向)。在螺旋 CT 扫描方式出现后,由于多平面和三维的成像质量提高,出现了应用上的一个新概念即纵向分辨力或称 z 轴分辨力。纵向分辨力的含义是扫描床移动方向或人体长轴方向的图像分辨力,它表示了 CT 机多平面和三维成像的能力。纵向分辨力的优与劣主要涉及与人体长轴方向有关的图像质量,例如矢状或冠状位的多平面图像重组。4 层螺旋 CT 的纵向分辨力约 1.0mm,16 层螺旋 CT 的纵向分辨率是 0.6mm,而 64 层的纵向分辨率可达 0.4mm。

由于在 CT 成像范围的 3 个方向(x、y 和 z)的分辨力接近或一致,该现象又被称为各向同性。

17. 物体对比度和图像对比度(contrast of object and contrast of image)　在 X 线源成像的方式中,物体对比度是指相邻两个物体之间的 X 线吸收差异。同样,在 CT 成像中物体对比度与物体的大小、物体的原子序数、物体的密度、重建的算法和窗的设置有关。CT 值大于 100HU 时的对比度差,称为高对比度;CT 值小于 10HU 时的对比度差,称为低对比度。

图像对比度是重建后的图像与 CT 值有关的亮度差(ΔH)。它与射线衰减后 CT 值的高低以及接受器亮度的调节有关。

18. 扫描覆盖率(coverage of scaning)　扫描覆盖率与多层螺旋扫描方式有关,其含义是指扫描机架旋转一周扫描所能覆盖的范围。在相同扫描时间内,螺旋扫描范围的大小或扫描时间与覆盖范围的比值被称为扫描覆盖率。一般,所采用探测器的排数越多、准直器打开的宽度越大,扫描覆盖范围越大。扫描覆盖率的大小取决于以下两个因素:一是扫描所使用探测器阵列的宽度,二是扫描机架旋转一周的速度。如探测器阵列 z 轴的总宽度为 4cm,旋转一周即产生 4cm 的覆盖,因扫描机架的旋转时间不同,乘以一次扫描所用的总时间,即为扫描覆盖率。

19. 灌注和灌注参数(perfusion and parameter of perfusion)　灌注是指单位时间内流经 100g 组织的血容量。如果时间单位用 min,血容量单位用 ml,那么灌注的单位就是 ml·min^{-1}·100g^{-1}。但是,由于 CT 检查难以测得人体组织的质量,而测定组织的体积则较容易。所以,影像诊断中灌注的另一种定义方法是,单位时间内流经单位体积的血容量,表示方法为 %/min。

组织血流量(blood flow, BF):单位时间内流经某一体积(V)组织的血容量称为组织血流量,其单位为 ml/min。

组织血容量(blood volume, BV):某一体积组织内血液的含量称为组织血容量,单位是 ml,单位体积的含血量称为相对组织血容量(relative blood volume, rBV),它没有单位,常以百分数表示。

平均通过时间(mean transit time, MTT):指血液流过毛细血管床所需的时间。该时间很短,一般仅数秒钟,那么,组织的血容量除以平均通过时间即为组织血流量。

20. 窗技术(windowing)　亨斯菲尔德定义的 CT 值范围为 ±1000,而 CT 机的 CT 值标尺大都被设置为大于 2000。常用的 CT 值标尺如 -1024~+3071,则总共有 4096 个 CT 值范围。由于人眼识别灰阶的能力有限(一般不超过 60~80 个灰阶),包括显示介质(显示器的灰阶设置一般 256 个)都无法显示所有的窗值范围,为了适当地显示人体组织的解剖结构,通过窗值调节适当显示兴趣区组织的技术被称为窗技术或调窗。

第七节 CT的性能参数

一、临床性能参数及意义

（一）低对比度分辨力

低对比度分辨力（lower contrast resolution）又称密度分辨力（density resolution），这是影响CT图像质量的一个重要参数。其定义是当细节与背景之间具有低对比度时，将一定大小的细节从背景中鉴别出来的能力。也就是能够分辨两种低密度差的物质（一般其CT值为相差3~5HU）构成的圆孔的最小孔径大小，即可以分辨的最小密度值。低对比度分辨力与X线剂量有很大的关系，当剂量大时低对比度分辨力会有所提高，因此在评价低对比度分辨力时一定要了解使用的剂量，并且要和测量CT值剂量指数（CTDI）时的值一致。一般厂商在提供这一指标时也会说明在什么剂量条件下测定的。这一参数的单位应为mm，%，mGy（也有用mAs来表示）。例如某一台CT机的低对比度分辨力标称为2mm，0.35%，35mGy，即表示能看到2mm直径和密度差为3.5个HU的小圆孔，所用的扫描剂量为35mGy。

测量低对比度分辨力的测试模采用有机玻璃制成，其模体上钻有不同直径、不同深度的孔，内充低密度溶液，以密度差（%）和孔径（mm）来表示。CT机有较高的密度分辨力，典型值为0.5%~1.0%，也就是说，X线透射度只有0.5%~1.0%的组织才能从影像中区分开来。

必须注意对比度的定义，因为采用两种定义会给出两种不同的结果。当a和b分别为最大值和最小值时，a与b之间的对比度可定义如下：

1. 根据调制深度定义得出公式（5-8）

$$\triangle = (a-b)/(a+b) \times 100\% \qquad \text{公式（5-8）}$$

2. 根据相对对比度定义得出公式（5-9）

$$\triangle = (a-b)/a \times 100\% \qquad \text{公式（5-9）}$$

当a和b分别为110和100时，根据上述两种定义计算得到的对比度分别是4.76%和9.09%，它们之间大约相差两倍。

3. 影响低对比度分辨力的因素有：

（1）噪声的限制：因此，常常用噪声的标准偏差表示它。然而，固有噪声只有在没有伪像的图像中才有可能测量。噪声越大，图像中的颗粒度就越大，密度分辨力下降。当噪声减少一半时，剂量则要增加四倍；若噪声不变，像素宽度减少一半，则剂量需

增加8倍；噪声不变，体层厚度降为一半时，计量要增加2倍。所以，分辨力应限制在病理学所必须的合理范围内。

（2）X线剂量的大小：X线剂量加大，探测器吸收的光子量增加，信噪比提高，噪声相对降低，密度分辨力上升。

（3）被照物体的大小：被照物几何尺寸愈大，密度分辨力愈佳。

（二）空间分辨力

空间分辨力（spatial resolution）又称高对比度分辨力（high contrast resolution）。它也是衡量CT图像质量的一个很重要的参数，是测试一幅图像的量化指标。是指在高对比度（密度分辨力大于10%）的情况下鉴别微细的能力，即显示最小体积病灶或结构的能力。它的定义是在两种物质CT值相差在100HU以上时，能够分辨最小的圆形孔径（图5-51D）或是黑白相间（密度差相间）的线对（LP/cm）数（图5-51B）。它可以直接用肉眼来观察孔径的大小或线对值的多少，也可以用点扩散函数方法来计算。目前一般机器采用的大多是后者，机器能自动计算并画出调制传递函数（MTF）曲线。因此可以判断当MTF在%多少时的线对值。MTF的%值越低，线对数越高。因此一般厂商在技术参数表上给出的常常是MTF=0%即截止频率的数据，以显示其较高的空间分辨力。但是截止频率的线对数是没有实际意义的，一般应采用MTF为5%或10%来判断该机器的空间分辨力。目前的CT扫描机通常为12~16LP/cm，有的公司采用专门软件来测量空间分辨力，资料显示可达30LP/cm。有许多种表示空间分辨力的方法（图5-51）。

（1）点扩散函数的半宽度法（图5-51A）：这个点扩散函数由测量垂直于扫描平面的高密度金属细丝的CT响应得到。

（2）调制传递函数（MTF）的截止频率法（图5-51B）：此函数将图像中的对比度描述为一个空间频率的函数，而被照物中的对比度是假定为100%，所以事实上它描述了成像过程中对比度的降低，于是截止频率决定了分辨力的极限。一般可用一定的LP/cm数目来判断调制传递函数的截止频率。

（3）星形频闪模型的可分辨的辐条宽度法（图5-51C）：即用物体直径D表示空间频率为F LP/cm，因此，用测得的星形频闪模型截止直径d表示空间频率为DF/d（LP/cm）。

（4）分辨成排圆孔大小法（图5-51D）：可分辨的

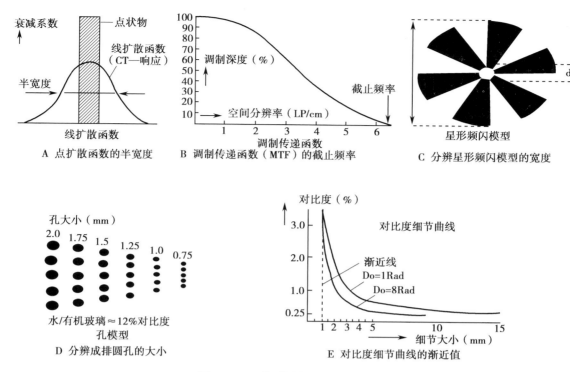

A　点扩散函数的半宽度　　　B　调制传递函数（MTF）的截止频率　　　C　分辨星形频闪模型的宽度

D　分辨成排圆孔的大小　　　E　对比度细节曲线的渐近值

图 5-51　几种测量空间分辨力的方式

一组圆孔的大小，每组圆孔按彼此间的中心距离等于该组圆孔直径的两倍的方式排列。

（5）对比度 - 细节曲线法（图 5-51E）：该曲线描绘出对比度与细节大小之间能鉴别的极限。

代表空间分辨力的单位常用毫米（mm）或每厘米的线对数（LP/cm）来表示。

其换算关系为：5÷LP/cm＝可辨别最小物体的直径（mm）

CT 的空间分辨力有一定的极限，比起 X 线胶片只受粒度大小一个限制参数约束，它受到下列因素的影响：

（1）探测器孔径的宽窄：孔径愈窄，孔径转移函数越宽，可提高空间分辨力。

（2）焦点尺寸：因焦点小的 X 线管产生窄的 X 线，可获得较清晰的图像细节。

（3）探测器之间的距离：它决定了采样间隔，间隔愈小愈好。

（4）在图像重建中选用的卷积滤波器的形式不同，空间分辨力会发生变化。

（5）矩阵、层厚、像素大小、被检物吸收系数的差别以及扫描装置噪声等对空间分辨力均有影响。层厚越薄，高空间分辨力愈好，但层厚越薄，噪声增大，密度分辨力就会降低。

由于 CT 的空间分辨力受诸多因素的影响，尤其是探测器的孔径不可能做到像 X 线胶片颗粒那

样微细，故它的空间分辨力不会超过普通 X 线检查成像。

（三）伪影

CT 图像是经计算机处理的人体各部位的图像。有时由于各种因素的影响而产生被检体不存在的假象，此种假象通称为伪影（artifact）。它们是由于一些非真实的或近似的 CT 值所引起的。一般可分为两大类：

1. 与被照体有关的伪影

（1）移动条纹伪影：在扫描过程中，扫描部位的随意和不随意运动，使得射线显示从一次检测到另一次检测的某种突然的不一致性的结果，都要产生粗细不等的、黑白相间的条状伪影。如患者点头运动、侧向运动、屏不住气、吞咽动作、心脏跳动、肠蠕动等，均可产生局部的移动条纹伪影。缩短扫描时间是克服运动伪影的最有效方法；其次是争取患者的合作或给予固定及使用镇静剂等方法，也可减少运动伪影的产生。

（2）条状或辐射状伪影：在扫描层面内遇有被照体内外有高密度物质时，如胃肠道内有残留的钡剂、碘油、术后金属银夹、义齿或牙内填充物、引流管，以及颅骨内岩骨嵴、枕骨粗隆、前颅窝鸡冠等，体外的发夹、金属饰物、密度高的膏药等，均可产生条状或辐射状伪影。若体内组织间局部有气体存在，使得组织间的密度差别较大时，也可产生辐射状

127

伪影。

克服此种伪影的方法,应去除被扫部位内外的异物,错开钡剂排空时间,对无法避开体内高密度结构时,可变换体位或适当增加扫描参数以减轻伪影。

2. 与CT机性能有关的伪影

(1) 环状伪影:扫描层面上出现高密度(白色)或低密度(黑色)环状伪影,有时两者相间同时出现,呈单环状或同心圆形的多环状。其原因大多是由于探测器的灵敏度不一致、采样系统(DAS)故障等所造成的。这些伪影主要是出现在图像中的高对比度区域,并有可能向低对比度区域发散。在这一点,它们会遮盖正常的组织结构,降低图像的诊断价值。环形伪影常见于第三代CT机。

(2) 条状伪影:扫描图像中出现直条状高密度或低密度影,可单条或多条、可多条平行、放射或无规则排列等。其产生的原因多是采样系统、传输电缆和处理器工作状态不稳定等所致,有时高压瞬间放电也可产生此类伪影。

(3) 指纹状伪影:扫描图像中有时出现类似指纹状影,其原因多系X线球管极度衰老所造成。

(4) 交叠混淆伪影:这是假定在照射物体中不出现高于采样频率的空间频率而产生的。

(5) 杯状伪影:假定在射线通过被照物体时,有效线束能量保持不变而产生杯状伪影。

(6) 角度伪影:投影曲线作等角分布时,则产生角度伪影。

(7) 模糊伪影:重建图像的中心与扫描旋转的中心重合时,则产生此种伪影。

CT图像质量的优劣与CT机各系统的性能有很大关系,不同的故障可产生各式各样的伪影,其原因复杂多样,应视具体情况区别对待。

(四)准直螺距和层厚螺距

准直螺距和层厚螺距(collimaton pitch and slice pitch)是自4层螺旋CT出现后对螺距的一些不同计算方法。准直螺距(或称螺距因子、射线束螺距)的定义是:不管是单层还是多层螺旋CT(与每次旋转产生的层数无关),螺距的计算方法是扫描时准直器打开的宽度除以所使用探测器阵列的总宽度。如16层螺旋CT每排探测器的宽度为0.75mm,当准直器宽度打开为12mm时,16排探测器全部使用,则此时多层螺旋扫描的螺距为1(16×0.75mm=12mm,12/12=1)。4层螺旋CT时,如准直器打开宽度为10mm,使用两排5mm的探测器,此时螺距同样为1。上述螺距计算的特点是不考虑所使用探测器的排数

和宽度,与单层螺旋CT螺距的计算基本概念相同,同样由于螺距变化对图像质量的影响也相同。层厚螺距(或称容积螺距)的定义是:准直器打开的宽度(或扫描机架旋转一周检查床移动的距离)除以扫描时所使用探测器的宽度,如4层螺旋CT使用2排5mm的探测器,检查床移动距离10mm,则层厚螺距为2(10/5=2)。又如检查床移动距离仍为10mm,使用4排2.5mm的探测器,则层厚螺距为4(10/2.5=4)。层厚螺距的特点是着重体现了扫描时所使用探测器的排数。

(五)共轭采集和飞焦点采集重建(conjugate and fly focus acquisition)

共轭采集重建是在扫描时快速地改变探测器的位置,分别采集180°和360°的扫描数据,并利用两组数据重建图像。飞焦点采集重建是在扫描时使焦点在两个点之间快速变换,得到双倍的采样数据并重建图像。共轭采集和飞焦点采集都可提高扫描图像的分辨力。

二、CT性能参数确定的原则及要求

(一)CT设备性能参数

CT性能参数很多,根据全国大型医用设备评审委员会初步拟定的检测项目一共有10项,其定义分别简述如下:

1. 定位光的精度　这是指扫描部位激光定位线的精确度。定位光不准,势必影响扫描部位的准确性。一般可以用胶片刺孔的方法来进行测定。

2. CT剂量指数(CT dose index,CTDI)　CT扫描时的X线剂量很重要。它是影响图像质量的一个重要参数,也是对患者辐照剂量的评价,一般说剂量高图像质量会相对好一些。但是剂量高了会增加X线辐照剂量对患者不利,另外也增加了机器、球管的负担对机器不好。因之剂量的测定非常重要,在保证图像质量的基础上,机器应给出所需的剂量,如果剂量超过指标便将判为不合格。X线剂量是由众多因素决定的,但是对同一台设备则主要是取决于mAs值。厂家常会在检测图像质量参数时用较大的mAs值,而在剂量检测时用较低的mAs值,这是在检测时需要注意的。剂量的检测一般要用专用的模体和笔形电离室及剂量仪,也可以用热释光片(TLD)来进行测量。

3. 水的CT值　CT值的单位HU(Hounsfield Unit)是以水的X线吸收系统来定义的。对一台CT机来说水的CT值准不准是至关重要的,一般可以用水

模来测定。但要注意的是水模内灌的水一定是新鲜的或加有符合要求的防腐剂的蒸馏水,水中不能有杂质,特别是水模中灌注的水时间久了可能会有滋生的菌类或藻类而影响测量的准确度,另外水模中的空气泡也是一定要避免的。

4. 噪声　CT机结构复杂,很多过程都可能产生噪声。因此有各种定义的噪声。我们一般注意的是影响图像的噪声,因此就可以测量一定范围的水,用该范围内水的CT值的标准差(S.D.)来表示。

5. 水模的均匀性　也就是检测CT扫描野中CT值的均匀性。可以利用水模,测定水模周边几个点与中心点的CT值进行比较。

以上3、4、5三项可以用同一个水模来完成。

6. 层厚　层厚是指扫描层的厚度。一般机器均有多种层厚可供扫描时选择。因之也要对不周的层厚分别进行测定,不同的层厚有不同的精度要求。

7. 空间分辨力　空间分辨力也称高对比度分辨力,是CT机影响图像质量的一个很重要参数。它的定义是在两种物质密度相差在100HU以上时,能够分辨最小的圆形孔或黑白相间(密度差相间)的线对(LP/cm)值。它可以直接用肉眼来观察孔径的大小或线对的多少,也可以用点扩散函数方法来计算。目前一般机器采用的大多是后者,机器能自动计算并画出调制传递函数(MTF)曲线,故可判断出当MTF在百分之多少时的线对值。一般厂商在技术参数表上给出的常常是截止频率的数据,即MTF=0%,以显示其较高的空间分辨力。但是截止频率的线对值是没有实际意义的,一般采用MTF为2%或5%来判断该机器的空间分辨力。

8. 低对比度分辨力　也称密度分辨力。也是影响CT图像质量的另一个重要参数。它的定义是能够分辨两种低密度差的物质(一般相差仅为几个HU)圆孔的孔径大小。密度分辨率与射线的剂量有很大的关系,当剂量大时密度分辨力会有所提高,在评估密度分辨力时一定要了解使用的剂量,并且要和第2项的剂量参数一致,一般厂商在提供这一指标时也会说明在什么剂量条件下测定的。这一参数的单位应为mm,%mGy(也有用多少mAs来表示的)。

9. CT值的线性　CT值是否准确不能单观察水的CT值,还要观察别的材质的CT值是否准确。一般在模体内还有尼龙、聚乙烯、聚苯乙烯、有机玻璃等材料的模块。可以用来分别测定这些材料的CT值以确定该机器CT值的线性是否好。

10. 检查床的移动精度　检查床移动精度也是需要考核的一项指标。通常在检测这一指标时在床上一定要加荷载(可参考厂方给出的重量),在负荷情况下进行移动精度的测定。

以上的10项检测项目也是目前国际上和国内常用的,这些项目在判断机器性能的权重是不完全相等的,我们验收一台新购置的CT机时,原则上这些项目都应该测定。假如有某一项或多项指标达不到时,用户有权要求供应机器的一方进行调整以达到出厂提供的指标,从一般情况来看很多情况通过重新调整是能够达到标准的。出现这种情况除了机器本身的质量以及运输条件的影响等有关外,有时常常是与安装工程师的责任心、技术水平、认真细致的工作态度有关。当我们进行验收检测后,发现的问题大部分是可以通过调整或更换一些必要的部件得以解决。一般验收检测可以由供货方、用户和有关的技术检测部门共同进行。假如存在的问题最终不能解决时,则需要通过商检和(或)其他有关部门正式向供方提出索赔。

(二)CT性能参数确定的原则及要求

CT装备的购置是一项技术性、专业性、政策性很强的工作,涉及面广、影响面大、关系复杂,通常在购置前要进行认真的市场调研和综合评估。

所谓调研,就是广泛的收集有关准备购置的某种型号CT设备相关资料,然后进行分析研究。作为设备管理部门,能否抛开自我、树立为临床服务的思想、坚持"公开、公平、公正"的原则,是进行正确调研的关键。因此,在进行前期调研时,应有一个明确的指导思想。

1. 调研指导思想

(1)实用性:首先要明确购买的目的,干什么用,解决什么问题,准备花多少钱,再以此为依据,去考虑品牌和配置,才能不花冤枉钱,不做糊涂事,既不人云亦云,也不会吃后悔药。因此,一切从实际出发,应当是选型的第一个原则。

(2)有效性:强调有效,是对人民负责的具体表现。"救死扶伤,实现革命的人道主义",是卫生战线全体人员的神圣职责。因此,无论是CT诊断设备、检验设备、治疗设备,还是抢救设备,对施治的患者应当是有效的,合理的。否则,就违背了职业道德。

(3)先进性:先进的CT医疗设备推动了医学科学的发展,为各种疾患的"早发现、早报告、早隔离、早治疗"提供了可靠手段。只有重视引进先进的技术和功能,才能有效地促进整体医疗水平的提高。因此,选型时既要兼顾技术手段的延续性,也要考虑前瞻性。

(4) 可靠性:CT 医疗设备是一种特殊商品,是否准确、可靠,关系到人民群众的身体健康和生命安危,对 CT 医疗设备的选型来说,也是一不可忽视的原则。稳定性、准确性、故障率统称为可靠性,还有可维修性等,需要综合分析,慎重考虑,认真对待。

2. 采购调研及原则 有组织、有计划、有目的的选择合适的步骤和方法进行调研,是做好 CT 设备招标采购不可缺少的重要环节。

(1) 厂商介绍法:邀请有关厂商对拟采购的 CT 设备进行介绍,是获得第一手材料的可靠来源。但是,若想要起到去伪存真、去粗取精的效果,则必须事先准备好调查了解的提纲,并要善于提问和追问。偏听则暗,兼听则明,CT 选型也是如此。

(2) 内部协调法:在广泛调研的基础上,由院领导、使用科室和设备管理部门等有关人员,坐下来对存在的不同看法进行认真协调,这是值得提倡的。这样做的好处是,从不同角度对一个问题进行探讨,有利于全面把握问题的关键,减少人为因素的干扰。

(3) 客观比对法:所谓客观比对,就是把所收集到的材料,包括主要性能指标、售后服务、报价、成交价和用户群等列出一张表,对不同厂商、型号的 CT 设备进行纵向和横向比较。只要数据真实可信,这种能体现"公开、公正、公平"原则的方法,是最具说服力的。

(4) 专家评估法:邀请有关专家对拟购置的 CT 设备进行评估和把关,是很多单位习惯采用的一种论证方法,尤其是当购买大型贵重设备时,这种论证更为重要。专家评估法的好处是具有权威性,既可避免个人说了算,也能有效化解选型过程中的矛盾。

3. 产品技术参数确定的原则 能否保证招标后的中标产品是用户想要购买的或愿意购买的品牌,且性能质量高、售后服务好、价格合理、市场具有一定的占有率,关键在于能否正确掌握产品的技术参数确定的原则。

(1) 实事求是的原则:用户应在市场调研的基础上,根据实际工作需要和预算资金,拟定产品的技术参数和要求,确定档次和价格范围,然后再有目的地进行比较,综合归纳技术参数,不要盲目地追求"最新""最好""最先进",而要强调实用性、必要性和合理性。

(2) 公开公平公正的原则:在《中华人民共和国政府采购法》总则中明确规定:应当遵循公开透明原则、公平竞争原则、公正原则和诚实信用原则。有

效地规范了招标采购的严肃性。因此,用户一定要把想要买什么全盘托出,尤其是技术参数和要求,不能有歧视性条款和倾向性条款。

(3) 品质优先的原则:CT 医疗装备作为一种特殊商品,直接关系到人民生命安全和身体健康,对质量来不得半点马虎。因此,一定要考虑拟购买产品的可靠性、安全性和准确性。将品质优先的原则引入到招标采购的竞争中,既是为了保护用户利益,更是体现对患者负责的精神。

(4) 用户至上的原则:购买的目的是为了使用,只有用户清楚自己需要什么类型的产品。因此,在审查、修改和最终确定产品技术参数和要求时,必须了解用户、尊重用户,帮助用户把好关。遇到矛盾和不明确的条款时,应站在用户的角度上进行分析研究,切记不要想当然随意更改,尤其是主要技术参数条款。

4. 招标文件的编写原则 为了避免差错、减少纠纷,编写招标文件时应注意解决好技术条款与商务条款之间的矛盾和交叉,尤其是技术参数的前后条款必须前后呼应,互相衔接,遵循一定的格式和要求。

(1) 技术条款的概念要准确,语言要精练,条理要清楚,内容要规范。不要贪多求全,不要乱拆细分,不要含含糊糊,模棱两可,更不要凭想象杜撰似是而非的条款。要让厂商看得懂、看得明白,便于提供合适的产品参与竞标。否则,意味着限制或排斥潜在投标人。

(2) 要认真分析和比较各厂商相应的产品的技术参数、性能和标准配置,在独自走访有代表性的用户,准确掌握产品质量的真实性、可靠性和售后服务保障性、综合各厂商同类产品的主要性能指标和技术参数,并适当提升编写出拟招标产品的技术参数一览表。

(3) 请有关临床应用、工程技术和管理方面的专家从不同的角度对拟定的技术参数和要求进行审查和修改,虚心吸取有关方面的意见,必要时可以展开讨论。然后,综合权衡性能、价格和运行成本,再次进行补充、修正和完善,并最终确定打"*"的条款,以防不够档次的产品参与竞标。

(4) 除关键性指标和技术参数有明确的约定和限制外,一般通用指标不可要求太严,以利于调动厂商竞标的积极性。本着"先进、实用、有效"的原则,不要攀比,不要脱离实际,关键是能否用合理的价格买到性能价格比最好的产品。

为使对各种类型的CT机的特性参数有一个较详细的了解,收集了部分厂家四层以上CT机的主要技术指标,供选购CT机时参考。

5. 设备选购的原则 选购机器,不仅要考虑机器的性能和价格,还有机器配件的供应及价格,机器的维修成本等事项,如基本的应用软件配置是否完整,选购件的价格等。

医院即用户在选购CT机中还应注意下列几点:

(1) 必要性:根据平常门诊量、CT检查量的需要程度选择不同扫描速度、不同重建速度、不同存储容量和不同X线管热容量的机型。还要根据临床专科和新技术开展的需要选购有相应功能或功能齐的高档单层螺旋或多层螺旋扫描CT机型。要选购适合于医院本身实际工作需要的设备,选好标准套,配好选配件,尽量做到功能上实用不浪费。

(2) 可行性:在选购CT机中首先应考虑经济承受能力或投资合作方的实力,还要考虑本院相应的技术力量和临床各专业配套的整体技术力量,也要考虑病源数量和预期回收成本的可行性。

(3) 优选性:选购CT中在进行需要性和可行性论证后就要进行优化选购。在优化选购中要对主机和配套附件进行:①性能、功能的价格比;②质量可靠性的价格比;③配套方案的优化性和适用性;④售后服务质量;⑤长期运行成本(主要配件如X线管的消耗成本)等诸因素进行综合评估,选取综合因素优越的生产公司和机型。

6. 技术参数的选择原则 由于电子学及微机技术的迅速发展,CT机不断改进与更新,特别是软件越来越丰富,性能提高,操作简便,造价逐渐降低,这就为CT的普及创造了优越的条件。那么,究竟购买何种机型为好,这是由很多因素来确定的,首先应根据医院的规模与需要,充分考虑价格效益比,以最经济的价格,发挥机器最好的效能,满足诊断的要求。一般应考虑以下几个方面:

(1) 扫描时间:一般来讲,扫描时间愈短愈好,近年来普及型CT机的扫描已达1秒,而大型高档机均是亚秒级扫描,但通常1秒的扫描时间就可以达到要求了。

(2) 探测器种类:早期大多数CT机采用高压氙气作为检测器,但固体探测器近年来发展很快,并已应用于CT设备上取代了疝气检测器。总的来讲,探测器的数目越多,且收集的数据也越多,图像信息就越丰富,直接影响图像质量的高低。

(3) X线管的热容量及寿命:CT机都采用大功率X线管,工作时间电流大,约200mA以上,连续工作时间长,一个体层需4~8秒。而小功率的X线管常常要适当停扫休息,否则会超过球管的热容量。对于普及型CT机,球管易热,若适当搭配不同扫描部位,同样可充分发挥其效能。大功率的X线管,其购管费用也随之提高。为此,在选择X线管的功率大小时应以能满足本单位日常工作为原则。

(4) 后处理软件(即特殊功能软件):在选购后处理软件时,首先应明确哪些是基本套配置和选配套配置,然后再根据医院所担负的职责配置后处理软件,切不可贪多求全,使花钱购回的后处理软件长期闲置不用,造成浪费。

(5) 图像质量:空间分辨率和密度分辨率,前者一般用LP/cm来表示,LP/cm愈多愈好,图像越清晰。影响图像质量的因素甚多,如检测器的多少、X线条件、计算机软件、重建矩阵和图像处理机的性能等都有很大关系。

(6) 维修和备件:新型紧凑的CT机,部件少,使用微机控制,但均采用大规模集成电路,自己动手更换零件来维修电路板的可能性小,一旦发生电路板有故障,必须更换整个电路板。相反,老型号的CT机,分立元件较多,大部分电路板均可采用更换元件来维修。在购买CT机的同时,把必要的备件也考虑进去,这对今后的维修工作有利。日常运行费用和厂家的售后服务质量是充分发挥设备作用的重要环节,对医院的诊疗工作及经济效益将带来直接的影响。

(7) 价格:花较少的钱,而获得高的效益,这是很重要的。主要应根据临床、科研的需求,有目的地去选购,用有限的资金,发挥机器的最高效率。

第八节 CT设备的安装调试

一、安装前的准备

CT设备安装前的准备是一项至关重要的工作。根据医院所选购的CT设备,设备厂商向医院提供设备安装准备相关的工作流程、设备安装前机房准备的技术要求、远程宽带接入服务说明、场地检查等内容。当设备到达医院时,安装环境及场地的准备必须满足CT设备的严格规范,一个合格、完备的场地已经准备就绪,确保设备安装工作及时、高效、优质地完成。

1. 安装准备工作流程 设备厂商根据订单派

出工程师到医院→进行机房勘察测量→向医院提供机房平面布局图及场地技术要求→医院审核确认→医院按照委托的建筑设计单位的施工图进行场地准备→确认场地完成时间→设备厂商工程师进行场地检查确认→设备运达(图5-52)。

2. 场地技术要求　设备厂商提供的安装前场地准备的技术要求主要包括：①机房要求：机房布局、机房尺寸、辐射防护、电磁干扰、扫描架及扫描床基础、线槽、天花板、照明、观察窗、联锁要求；②电源供应要求：系统动力电源、电源电缆、保护接地、空调电源、房间普通电源插座；③环境要求：温湿度要求、设备产热量、机房专用空调、空气质量、防尘要求；④网络要求：网络远程维修诊断、其他网络；⑤运输通道及所需间距；⑥开始安装时机房所应具备的条件。医院根据设备厂商提供的场地准备的技术要求进行施工，在设备到达医院时，安装前的各项准备工作已完成。

二、CT设备机房设计

(一)机房的选址

CT设备机房的选择应根据医院的整体布局考虑，并遵循下列基本原则：

1. 有利于患者就诊　根据GBZ 165-2012《X线计算机体层摄影放射防护要求》，CT机房的设置应充分考虑邻室及周围场所的人员驻留条件，一般设在建筑物一端。且尽可能在一楼底层或低楼层，使危重患者或行动不便的患者方便、快捷地得到CT检查，以便尽快确诊，进行紧急处理。同时要注意门诊和住院患者进行CT检查的分流，避免候诊时的拥挤。

2. 有利于医学影像设备的集中管理和信息网络的形成　各种医学影像设备各有其长处和局限性。将各种X线机、CT设备、MRI设备、超声设备与核医学设备相对集中地安排在一起的优点是：①方便患者就诊；②便于各种影像相互验证，综合诊断，提高诊断水平；③便于教学和科研；④便于医学影像信息网络的形成和图像的传输，实现影像信息资源的共享。

3. 有利于CT设备的安装和维护　CT设备的机房应符合防潮、防尘、防震原则。CT设备较重，安装在一楼底层(无地下楼层)可不考虑楼板的承重能力，并可不考虑地面的防护，降低防护费用，同时也便于CT设备的安装。

(二)机房结构与辐射防护

1. 机房结构　CT设备重量较大，要求机房结构坚固，地面有足够的承重能力，以防机座下沉；要求机房墙壁采用混凝土浇筑或实心砖墙结构，并有足够的厚度，且用水泥灌缝。新建机房应根据需要准确设置预埋件并留好预埋孔；要求机房地面平坦、光洁、无尘，有利于CT设备的安装和维修保养；一

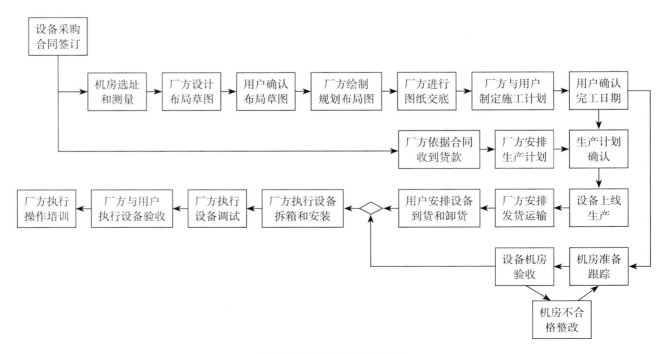

图5-52　安装准备工作流程

般水泥或水磨石地面即可满足 CT 机房的要求,但应注意扫描架和扫描床安装处的承重能力,通常需要按设备要求浇筑混凝土 T 型基座;地面应留有电缆沟,以便布线。

2. 辐射防护　按照《X 线计算机体层摄影放射防护要求》,CT 设备的机房根据 CT 扫描的最大辐射剂量,设计机房顶部、地面(楼上机房)、墙壁、门、窗的防护厚度。此外,通风口、穿线孔、观察窗等都要有防护措施,机房门外设置电离辐射警告标志和工作状态指示灯,辐射防护为 2~3.5mm 铅当量。辐射防护工程验收必须通过当地卫生、环保监督部门检测验收。

（三）机房的布局设计

CT 设备机房的面积应根据《X 线计算机体层摄影放射防护要求》和具体设备配置结构来决定,以方便工作,便于患者、推车和担架的出入为原则。通常,安装一台 CT 设备需要多个房间,如操作控制室、扫描室、设备室、计算机室、治疗室或急救室、阅片室、网络室、激光相机室、登记室、办公室、值班室、候诊区等。机房布局主要以扫描室、操作控制室、设备室为主(图 5-53),应根据实际情况合理布局,以保证 CT 检查工作顺利进行。

1. 扫描室　安装 CT 扫描架和扫描床等设备。扫描架和扫描床周边应留出一定的活动空间(扫描架倾斜空间和扫描床面伸延空间),以便于工作人

员、患者的活动,便于治疗车和高压注射器的移动,利于工作人员操作和扫描期间对患者的观察,也有利于维修(扫描架、机柜打开挡板空间和维修技术人员活动空间),更重要的是便于 CT 增强时过敏患者的抢救和危重患者的临时应急处理。CT 机房面积应根据《X 线计算机体层摄影放射防护要求》,CT 机房应有足够的使用空间,面积一般应不小于 $30m^2$,单边长度不小于 4m。扫描室门宽度为 1.2~1.5m,高度大于 2m,便于安装时扫描架搬入。

由于 CT 扫描架和扫描床的自重,应安装在具有足够承重能力及混凝土必须至少有 16cm 厚的地面上,并委托建筑设计单位做承重和受力分析,以防止安装后地面发生下沉,如果地面不符合上面要求,应该做混凝土 T 型基础,如需要铺设钢筋,钢筋要求避让扫描架和扫描床的固定孔。混凝土 T 型基础上表面与房间装修完成后的地面持平。如 CT 扫描架安装下方有房间(有地下室或者二层及二层以上),院方必须向建筑设计单位确认是否需要采取必要措施确保楼板承重要求,并满足每一固定点静荷载及动荷载要求。

2. 设备间　安装电源柜、稳压器、系统电源控制柜、热交换器、空调、UPS 等设备。面积一般为 15~20m^2。如果安装机房专用空调或热交换设备,需要预留上下水管路。

3. 操作控制室　安装操作控制台、图像处理工

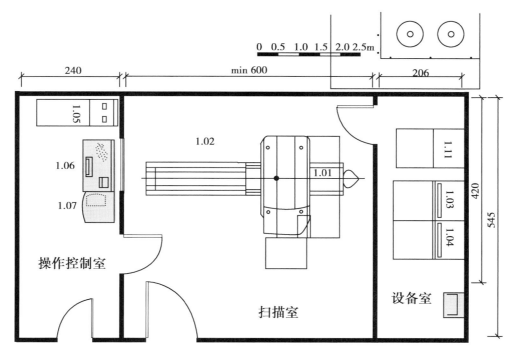

图 5-53　机房布局参考图

作站、计算机、光盘或磁盘刻录机、激光相机、打印机等,面积以 20~30m² 为宜。

其他各功能房间的布置应以实用、整齐、美观为原则。阅片室内设置两个区:医生诊断工作区(医生相对独立)和会诊区,既方便医生的工作,又方便对 CT 影像分析、评判、讨论和教学,面积 30~100m²(具体面积根据工作人员数量及工作量大小制订)。准备室内应配备患者检查时的各种物品,如枕头、床单等,并便于患者更衣。治疗室内应放置治疗床、药品柜和器械柜,配备听诊器、血压表、氧气袋(瓶)、除颤器等,配备各种抢救药品,以备 CT 检查前准备、CT 强化、意外抢救治疗。

(四)机房的环境

CT 设备的运行对温度、湿度、尘埃、电源等均有一定的要求。

1. 温度 CT 设备通电工作时,设备产生热量,元器件的温度要比周围环境的温度高,为便于设备元器件热量的及时散发,以免超过其最高热容量,CT 设备机房内应配备空调,特别是计算机室。空调的制冷量要考虑 CT 设备的产热量与室内空间的所需降温量,室内温度应控制在 18~22℃。在机房内配温湿度计监控,空调机组需严防冷凝滴水现象,空调机组或空调出风口严禁安装在任何设备部件的顶部。以利于设备的长期稳定工作及医患的舒适性。

2. 湿度 CT 设备的机房要保持一定的相对湿度。湿度过小会使某些元件和材料的结构发生几何变形,如扭曲、断裂等,造成设备故障,并易产生静电,从而影响 CT 设备的正常工作。机房相对湿度应保持在 40%~65%。我国北方干燥地区冬季应安装加湿机,以保持湿度相对稳定。湿度过高会使元器件性能变坏、精密机械部件生锈致使其精度降低、使用寿命缩短。我国南方潮湿地区夏季应安装除湿机,以保持湿度相对稳定。CT 设备机房应特别注意室内温度的突然变化,室温突然变热会使水蒸气凝聚到元器件的表面,影响 CT 设备的正常工作。此时必须进行一定时间的通风,以使元器件表面的水分蒸发后才能通电工作。

3. 防尘 防尘是电气设备的共同要求。静电感应可使灰尘附着于元器件表面,既影响元器件的散热,又影响元器件的电气性能,甚至影响元器件的寿命。一般 CT 设备机房和计算机室做成封闭式,通过排风扇或空调设备(建议使用机房专用空调)与室外新鲜空气保持交换。机房通风口安装空气过滤器,以避免灰尘颗粒从外面进入机房。患者、患者

家属和工作人员进出应换干净的鞋,以免带入灰尘和泥土。

4. 电源 CT 设备的电源不仅要求电源提供足够大的功率,而且要求电源工作频率稳定。电源变压器功率要求不能小于设备要求,电源内阻应 <0.3Ω,电源波动范围应 <±10%。若电源电压和电源频率的波动超过允许范围,会影响 CT 设备的正常工作,甚至造成故障。为确保 CT 设备的正常运行,供电系统应采用专用变压器、专用电源和电缆线。建议安装一台自动调节电压的交流稳压电源及过压保护装置,以保证 CT 设备免受外界突变电压的影响。如果采用与其他设备共用电源变压器的方式,变压器分配给 CT 的容量应大于设备的最大功率。不要在电缆上接入大功率电感性负载,如空调,水冷机,激光相机等,以避免对设备产生干扰。为保证电源内阻要求,变压器内阻要低于所要求的总内阻的一半,电缆线径须足够粗,其截面积视总长度而定,如变压器内阻不符合要求,为了满足内阻要求,电缆线径要做相应的放大。机房电源配电柜紧急断电按钮需安装在操作室中操作台旁的墙上,便于操作人员在发生紧急情况时切断系统电源。水冷机、激光相机、照明及电源插座需单独供电。

5. 地线 CT 设备要求设置专用保护接地线,接地电阻要求通常 <4Ω,为更好保护患者生命安全,接地电阻 <2Ω,部分 CT 设备要求达到 1Ω 以下。接地干线应选用线径 ≥16mm² 以上的铜线。接地电阻的制作方法和 X 线机接地电阻的制作方法相同,但要求更高一些。如采用与其他设备联合接地(公共地线),接地电阻值 <1Ω,同时直接与接地体相连。在接地电阻符合要求的前提下,做好 CT 设备等电位联结,例如:激光相机、工作站等与 CT 设备有线缆连接的设备以及插座的保护地线,必须与 CT 设备的保护地线做等电位联结。

6. 电磁干扰 CT 扫描室和操作室必须处于静磁场 1 高斯、交变磁场 0.01 高斯以外的地方,扫描架和操作控制台距离电源分配柜大于 1m,不要将 CT 设备布局于变压器、大容量配电房、高压线、大功率电机等附近,以避免产生的强交流磁场影响设备的工作性能。

7. 网络准备 CT 设备支持 TCP/IP 网络协议具有 DICOM 接口,采用 10~100Mbit 自适应功能,可与高速以太网相连,采用 RJ45 的网线连接。如果接入到医院的 PACS 局域网中,或连接 DICOM 激光相机网络,则需预先铺设好网络线,提供网络端口插座

（RJ45）在计算机柜附近。

（五）机房准备检查

CT 设备安装前，需对机房准备进行检查，确认安装前准备工作及机房是否符合标准和技术要求（表5-3）。

表 5-3　CT 设备机房准备检查表

检查项目

1. 机房土建与内装修是否完成（隔断墙，室内地面，辐射防护，表面装饰，天花吊顶，门窗等）？

2. 设备的混凝土基础（T 型基础）是否完成？尺寸位置，平整度与《机房准备要求》一致？上面没有任何装饰层？

3. 设备的电缆沟，线槽及穿墙的孔洞是否已完成？位置尺寸是否与《机房准备要求》一致？上面是否已加盖？

4. 放射防护铅玻璃窗，防护门是否已安装好？X 线警示灯是否已安装好？接线留出位置是否与《机房准备要求》一致？

5. 设备专用配电箱是否已按《机房准备要求》的要求安装好？零线排和地线排是否安装好？正常动力电源是否已接入？

6. 如配备全机不间断电源，是否已到货并安装就位。

7. 电源参数是否符合《机房准备要求》标注的要求？

8. 保护地是否已检测？电阻值否符合《机房准备要求》上标注的要求？电阻值为欧姆。

9. 机房内空调是否已安装好并可投入正常使用？室内温湿度是否符合《机房准备要求》标注的要求？设备安装前两天提前开动空调抽湿。

10. 机房内照明灯具是否已安装好并可投入正常使用？电源墙插座是否已安装好并有电供应？

11. 房间是否可以锁闭？房间是否已清洁（包括电缆沟，槽内）？

12. 用户的附属设备（如激光相机等）是否已到货？

13. 设备搬运通道的尺寸和承重是否满足要求（包括门洞，电梯，走廊，卸货平台等）？通道是否已清理通畅？

14. 如设备到达医院后因故不能立即安装，需储藏一段时间，是否有封闭库房存储货物？

三、CT 设备的安装

（一）开箱检查

一台 CT 设备的组成部件很多，缺少任何一件都会给安装工作带来一定的困难。CT 设备到货后，必须认真细致地及时开箱检查，以确保各部件完好

无损。开箱时应确认箱体是否按照标志正确放置，箱体本身有无破损及明显雨淋痕迹，倾斜标记有无颜色变化（有的包装箱侧面有"倾斜倒置记录"标记，只要该箱曾经被倒置或大幅度倾斜，标记就会发生颜色变化），箱体上的标名是否与购货合同相符等，只有确认无误后，才可开箱。否则应立即组织有关方面的人员一起开箱，以便分清责任，及时处理。如有必要，进口 CT 设备开箱检查时，还须请海关人员到场。

开箱时，箱体不能倒置，切忌用撬棍或锤子冲击箱体，以防震坏相关部件。开箱后取出装箱单，以备检验。

开箱一般在室内进行，可减少搬运工作量，并防止 CT 设备各部件的碰损和丢失，大型包装箱可在室外拆箱。开箱后应根据装箱单逐箱逐件核对，细心观察各部件是否存在明显的损坏、变形或生锈，是否缺少零件。有些部件，外观并无明显区别，但必须核对其编号，以防漏装、错装或重复装箱。应重点检查精密易碎的部件，如 X 线管、探测器、显示器等，观察它们是否有破损、污染及霉斑等现象。在开箱过程中，如发现问题，应及时拍照，搜集整理相关文档和标签，利于索赔和更换。

（二）部件的放置定位

CT 设备的各部件较大，安装前应按照机房的安排布局就位，不宜来回搬动，以免碰坏，造成损失。搬运与放置定位前，首先应根据 CT 设备的机械安装图和机房平面布局图，或设备厂商提供的扫描架和扫描床的底座模板，在扫描室地面上画出机架和床的位置，标明各部件的尺寸和相互关系以及固定螺孔的位置，将 CT 设备的各部件尽量一次搬运、放置到位。CT 设备的扫描架备有可拆卸的带轮子的移动托架，开箱后应先为扫描架安装移动托架，将其托起后，移动到预定的安装位置，再将移动托架拆除。部分 CT 设备的扫描床也备有移动托架，可方便地将扫描床移动到安装位置。

（三）扫描架、扫描床及控制台的安装

将扫描架平稳地移到已画出的安装位置，调整扫描架两端的底座使其水平，并用膨胀螺丝固定。安装扫描床时，应先细心调准机架采样孔旋转轴、床面移动中心轴和床面水平，（需通电调整扫描床完成后）再用膨胀螺丝固定。

控制台安装在控制室内，其位置应便于操作人员通过观察窗口观察扫描架的面板显示屏、倾斜运动和扫描床升降、水平运动，以便随时观察患者和设

备的运行状况。

安装扫描架、扫描床及控制台时，拆除各部件（运输时防止移动损伤）的固定挡块和支架（多为红色或黄色）。

（四）接线

CT 设备各部件定位后，根据设备接线图（必要时可参见电路原理图）和设备各部件的具体位置，确定最佳布线方案，并核实各连接电缆线的编号和标记。将电源线、信号线、地线分类布线捆扎。

CT 设备各部件机械安装结束后，再按接线图，将各部件之间的电缆线连接好，如控制台至各相关部件之间的接线、扫描架内部之间的接线以及图像处理系统与相关部件的连接等。连接设备内部电缆线时注意防止螺丝掉落，一定要紧固、正确。同时并做下列检查：①电源线和电源柜是否符合设备要求；②接地电阻是否符合设备要求；③电源的电压、频率、功率是否符合设备要求；④电缆沟是否合理，各电缆线的布线是否正确、合理；⑤各部件的接地线应连接到总接地线处，并防止接地电流引起的干扰；⑥电源零线（中线）不能当地线用。由于磁光盘、监视器和打印机的三地（逻辑地、电源地和外壳保护地）都是连接在一起的，无法分开，为提高系统的抗干扰性能，接地线应分路敷设。

四、CT 设备的调试和验收

（一）调试

CT 设备机械安装和电气连接完毕后，通电调试前应详细阅读技术说明书，掌握电路原理图和接线图，熟悉操作，掌握调试工作程序，核实各部件连接线的编号和标记，检查接线是否准确无误，各接插件有无松动，接触是否良好。再次检查确认电源和地线是否符合要求。仔细观察电路元器件有无松动、脱落、变形、受潮及损坏，各接线是否松脱。在确认无短路、断路后方可进行通电调试。

1. 通电调试的原则　是先附件后主机、先低压后高压、先单元电路后整机。在未完成低压调试前不要接上高压，以防高压电击或因控制电路不正常而损坏设备。

2. 单元电路的通电调试　宜逐个进行，以防通电时一个电路的故障会造成其他电路的元器件损坏，也有利于故障的排查和检修。通电后观察有无异常现象，确认各部分交、直流电压。

3. 机械运动的通电调试　对机械运动进行调试前，应先将扫描架、扫描床、控制台及激光相机等可移动部分的固定销拆除（固定销的颜色多为红色）。通电后，首先要进行外壳漏电和扫描架底盘漏电测试，检查确认各面板指示是否正常。完成计算机系统集成，所有系统软件和测试软件已装载。

机械运动的通电调试主要包括：①扫描床升降和平移运动的调试，平移运动的精度不够可导致扫描时出现漏层；②扫描架倾斜角度的检查与调整；③定位灯准确性的检查与调整；④扫描架的旋转调试，特别是旋转的均匀性调试，不均匀的旋转图像会出现伪影；⑤视野选择的检查与调整（部分机型）；⑥准直器的检查与调整。

4. 整机调试　机械性能调试完毕后，必须进行整机调试，才能投入使用。调试前检查确认所有部件安装完成情况，主要包括：①所有系统软件和客户软件；②图像处理工作站；③网络连接；④ UPS 不间断电源；⑤空调系统；⑥ X 线指示灯（控制台、扫描架前后和机房门的 X 线指示灯，以及机房门联锁装置）。

CT 设备的调试工作基本上是通过运行测试软件来完成的。调试的主要内容包括：① X 线的产生（包括 X 线管电压、电流、灯丝电压、X 线管中心调整、X 线管紧固等）；②探测器的信号输出；③准直器校准；④扫描床运行；⑤图像显示系统；⑥激光相机。

注意在 X 线曝光前，首先要进行 X 线管预热或 X 线管训练（从低千伏值到高千伏值，每挡 kV 从低毫安值到高毫安值，逐步进行，使 X 线管逐步加温到工作状态的）。

上述调试完成后可利用 CT 设备附带的模体进行模体测试。模体测试前，要求进行空气校准，以保证模体测试数据的精准。模体测试主要是测试 CT 值的均匀性和准确性，测试是否有伪影。测试时要求在水模图像中间和四周（中心及偏离水模边缘 1cm 的 12 点、3 点、6 点和 9 点位置）各设置一个感兴趣（ROI）区，其 CT 值差异应≤4HU。CT 值校正一般可通过 CT 设备的随机软件来校正。

整机调试完成后，安装调试的各项检查（表 5-4）正常，再对 CT 设备的各种功能，用相应的程序逐一扫描测试，若发现问题应及时调试。当全部功能都达到技术标准时，方可对患者进行 CT 扫描检查。

5. 各种软件功能的测试验证　根据选购所配置的要求进行验证，如三维重建、血管成像、CT 灌注、肺功能分析、肺内结节分析、仿真内窥镜、心脏后处理、骨密度测量、齿科等。建议采用对预约患者或志愿者进行扫描检查，并做图像后处理。

表 5-4　CT 设备安装调试检查表

项目		要求	检查结果
旋转时的外观检查		无漏油	OK(是/否)
		无异常噪声	OK(是/否)
风扇检查		工作正常	OK(是/否)
定位灯检查		最大偏差为 1mm	OK(是/否)
操作台系统运行状态检查		工作正常	OK(是/否)
显示器运行检查		工作正常	OK(是/否)
应急开关检查		工作正常	OK(是/否)
扫描床水平检查		工作正常	OK(是/否)
扫描床与机架的对准检查		偏差小于 1mm	OK(是/否)
扫描床高度检查		工作正常	OK(是/否)
扫描架倾斜检查		工作正常	OK(是/否)
扫描架倾斜时电缆检查		无刮碰和缠绕	OK(是/否)
扫描架旋转时电缆检查		无刮碰和缠绕	OK(是/否)
扫描水模检查(各层厚)		无伪影	OK(是/否)
		CT 值	OK(是/否)
		均匀性	OK(是/否)
		噪声	OK(是/否)
定位像扫描检查	正位	图像正常	OK(是/否)
	侧位	图像正常	OK(是/否)
体层扫描检查		图像无伪影	OK(是/否)
螺旋扫描检查		图像无伪影	OK(是/否)
图像重建检查		图像无伪影	OK(是/否)

6. 各种性能指标的测试验证　CT 设备安装调试完成后,需要进行质量检测验证。因为一是新安装的 CT 设备需要国家卫生监督部门进行验收检测合格后方能投入使用,二是所有检测数据作为今后状态检测的参考数据。检测验证项目和标准按照国家颁布的《X 线计算机体层摄影装置质量保证检测规范》,内容包括:①诊断床定位精度;②定位光精度;③扫描架倾角精度;④重建层厚偏差;⑤$CTDI_W$;⑥CT 值(水);⑦均匀性;⑧噪声;⑨高对比分辨力;⑩低对比可探测能力;⑪CT 值线性。

7. 数据备份　将通电调试过程中所测得的所有校准数据和测试图像进行硬拷贝备份,存档备查。

(二)验收

CT 设备验收应在安装后进行,通常是按照具体 CT 型号由设备厂商提供给用户的技术参数来进行验收,同时参照国家颁布的《X 线计算机体层摄影装置质量保证检测规范》的验收检测项目和评价标准。

1. 机械性能验收　CT 设备的机械性能验收包括:扫描架、扫描床、准直器、探测器等,需验收的物理参数有:定位光精度、床位移精度,扫描架倾角精度、稳定性、CT 值、均匀性、噪声、线性、层厚、分辨力等。

(1)扫描架:验收时要注意扫描架固定是否牢靠,是否保持水平。扫描时,无震动且无异常声响,同时要进行所有旋转速度测试。扫描架倾角应在 15°~30°左右,扫描架倾角精度一般 ≤ ±2°。

(2)扫描床:检测床上升下降和前进后退是否灵活,有无异常声响。扫描床的定位精度要求 ≤ ±2mm,归位精度要求 ≤ ±2mm。

(3)准直器:位于 X 线管前方,它可大幅度减少散射线的干扰,并决定层厚或准直探测器的宽度。在多层 CT 中准直器的作用是限制到达探测器外面的射线,以降低对患者的辐射剂量,如果准直器不精准开口偏大,会导致辐射剂量偏大,剂量检测中

$CTDI_{VOL}$ 会超标。

（4）定位光精度：可通过测试模体来检测，对其扫描后利用模体表面标记与内嵌的高对比物体的空间几何关系测出定位光标对实际扫描层面位置的偏差。定位光精度要求≤ ±2mm。

（5）CT 值的准确度：利用常规的操作参数和重建算法对测试体模的扫描来验证。CT 值受千伏值、线束滤过和物体厚度的影响。水的 CT 值定义为0HU，所测水的 CT 值应在 ±4HU 范围内。

（6）CT 值的线性：CT 值是否准确不能仅观察水的 CT 值，还要观察其他材质的 CT 值是否准确。一般在模体内嵌有 4 种以上不同 CT 值模块，且模块CT 值之差均应大于 100HU。各 CT 值模块标称 CT值与测量所得到该模块的平均 CT 值之差，差值最大的为 CT 值线性的评价参数。验收检测要求最大偏差在 50HU 范围内。

（7）均匀性：整个扫描野中，均匀物质图像 CT值的一致性。一致性是指要求同类物体图像中每个像素的 CT 值在物体各区域的狭窄界限内保持相同。同类测试物体外围和中心区域间 CT 值的差异在很大程度上归因于硬化效应。利用水模测定水模周边几个点与中心点的 CT 值进行比较，其偏差不应超过 ±5HU。

（8）噪声：是指在均匀物质的图像中，给定区域的 CT 值与平均 CT 值的偏差，它对低对比度分辨力和高对比度分辨力具有显著影响。利用水模测定水模周边几个点与中心点的 CT 值、标准偏差，扫描模体中心位置处的辐射剂量不应大于 50mGy。噪声应在测试体模横断面大约 10% 的区域内测量，平均CT 值作为水 CT 值的测量值，标准偏差除以对比度标尺作为噪声的测量值，噪声要求 <0.35%。

（9）分辨力：分为高对比度分辨力和低对比度分辨力，这两个参数相互依存，对重要组织的优质成像和图像质量评价具有十分重要的意义。

1）高对比度分辨力（空间分辨力）：它的定义是在两种物质密度相差在 100HU 以上时，能够分辨最小的圆形孔或黑白相间（密度差相间）的线对（LP/cm）值。可通过直接观察图像进行评价的模体或使用通过计算调制传递函数（modulated transfer function，MTF）评价高对比空间分辨力的模体。目前一般 CT 设备采用的大多是后者，设备能自动计算并画出调制传递函数（MTF）曲线，故可判断出当 MTF 在 % 多少时的线对值。一般厂商在技术参数表上给出的常常是截止频率的数据，即 MTF=0%，

以显示其较高的空间分辨率。但是截止频率的线对值是没有实际意义的，一般采用 MTF 为 2% 或5% 来判断该设备的空间分辨率。验收检测要求，CTDIw<50mGy，MTF=10%，常规算法，线对数 >5LP/cm；高对比算法，线对数 >11LP/cm。

2）低对比度分辨力：是指相对于周围区域密度有较小差异时，可以观察的可视细节的尺寸。它受 X 线辐射剂量和图像噪声的严重影响。检测模体采用细节直径大小通常在 0.5~4mm 之间，与背景所成对比度在 0.3%~20% 之间，且最小直径不得大于 0.8mm，最小对比度不得大于 0.5%。调整图像观察条件或达到观察者所认为的细节最清晰状态。记录每种对比度的细节所能观察到的最小直径，并作噪声水平修正，归一到噪声水平为 0.5% 背景条件下的细节直径，然后与对比度相乘，不同对比度细节的乘积的平均值作为低对比可探测能力的检测值。在评估低对比度分辨力时一定要了解使用的剂量，厂商在提供这一指标时也会说明在什么剂量条件下测定的。这一参数的单位应为 mm，%mGy（也有用 mAs 来表示）。低对比度分辨力验收检测一般要求 <2.5mm。

2. 电气性能验收　电气性能验收的目的是按照设计要求，对 CT 设备的接线、X 线管的质量、高压发生器的工作性能和工作时序等做全面的检查，并为以后主要参数的检测和调整排除障碍。电气性能验收的顺序应该和通电调试的顺序相同，即先进行低压试验，后进行高压试验。

（1）低压试验包括电源电路、控制电路、X 线管灯丝电路、辅助装置电路的试验。

（2）高压试验：包括高压电路的空载和负载试验、千伏值的检测、毫安值的检测、曝光时间的检测等。

（3）电源电路的验收：是指 CT 设备高压发生器前的供电线路，电源输入电压应符合说明书中规定的电压。

（4）控制电路：电路元器件繁多，工作程序分明，电路结构复杂多样，通电验收时应循序渐进，慎重地按 CT 设备的具体工作程序逐一完成。

3. 图像质量验收　CT 图像的质量主要依赖于两种扫描参数：一是与辐射剂量相关的参数；二是与图像处理和图像观察条件相关的参数。

与辐射剂量相关的参数有：①千伏值、毫安值；②层厚；③层数；④扫描时间；⑤层间距；⑥螺距。与图像处理相关的参数有：①视野；②扫描次数；③重

建矩阵;④重建算法;⑤重建层间距。与图像观察相关的参数由窗口技术设定。这些参数对图像质量的影响,可通过测试模体进行测量,量化评估。

(1) 层厚的标称值:可由操作人员根据临床需要进行选择,通常为 0.5~10mm。一般来讲,层厚越大,对比度分辨力越大;层厚越小,空间分辨力越大。如果层厚较大,则图像会因部分容积效应而产生伪影;如果层厚较小(0.5~2mm),图像可能会受到噪声的显著影响(噪声主要来自 X 线的量子噪声)。

(2) 重建层厚偏差:可通过测试模体来检测,用于轴向扫描层厚偏差测量的模体采用内嵌有与均质背景成高对比的标记物,标记物具有确定的几何位置,通过其几何位置能够反映成像重建层厚;用于测量螺旋 CT 层厚偏差的标记物为薄片或小珠,标记物材料的衰减系数不应小于铅,以保证高的信噪比。调整影像窗宽窗位,并记录,获得重建层厚的测量值。验收检测层厚标准和允差要求:层厚≥8mm 时,允差为 ±10%;2mm< 层厚 <8mm 时,允差为 ±25%;层厚≤2mm 时,允差为 ±40%。

(3) 层间距:是连续层面相邻标称边缘间的距离。一般来讲,对于给定的检查容积,层间距越小,患者的局部剂量和整体剂量越高。层间距应根据检查部位和临床要求进行选择,避免患者的被检查层面从层间隔中漏掉,层间隔不应超过预测病变直径的一半。在需要进行冠状面、矢状面或斜面图像的三维(3D)重建时,减小层间距是十分必要的,通常将其减为零。

(4) 视野(FOV):定义为重建图像的最大直径,其值可由操作人员选择,通常在 12~50cm 的范围内。选择较小的 FOV 可增加图像的空间分辨力,其原因是整个重建矩阵用于较大 FOV 下的较小区域内,导致像素尺寸减小。在任何情况下,FOV 的选择不仅应考虑增加空间分辨力的可能性,而且需要能检查所有可能的病变区域。如果 FOV 太小,相关区域的病灶可能会从可视图像中消失。

(5) 千伏值、毫安值:一般来讲,管电压可选择 1~3 种数值(80~140kV 范围)。给定千伏值和层厚以后,图像质量依赖于管电流和扫描时间的乘积(mAs)。为获取临床信息,在需要较高信噪比的情况下,应选择较高的 mAs。但是 mAs 的增加会伴随着患者辐射剂量的增加。因此与临床目的相关的图像质量应在患者辐射剂量尽可能低的情况下获得。

(6) 窗宽窗位:定义为显示器上显示 CT 值的范围。窗宽由操作人员根据临床需要进行选择,以产生易于获取临床信息的图像。一般来讲,大的窗宽(如 400HU)比较适合于较宽范围组织的显示,较窄的窗宽有助于在可取的精确度情况下显示特定的组织。窗位定义为图像显示过程中代表图像灰阶的中心位置。窗宽、窗位由观察者根据被检部位结构的衰减特性进行选择。

4. 各种功能软件的验收　软件功能分为通用临床应用和高级临床应用。

通用临床应用主要有:多平面重建、最大和最小密度投影、三维重建软件、容积三维重建、三维血管 CTA、容积仿真内窥镜、小结节分析、组合图像、造影剂自动注射智能跟踪、去金属伪影技术、低剂量肺扫描、螺旋扫描降噪、肺纹理增强、运动伪影校正、条状伪影消除、后颅窝伪影校正等。

高级临床应用主要有:心脏成像、冠状动脉钙化评估分析、心脏评估、CT 灌注、仿真血管内超声显示、超高分辨率成像、多功能诊断、智能血管狭窄测量分析和评估、全脑轴扫灌注功能、全脑功能成像、螺旋灌注功能、肺结节分析、结肠平铺分析、骨密度测量、齿科等。另外,需要对维修软件的检测验收,维修软件用于系统和程序的调整、检查和诊断,特别要掌握维修密码的设置。根据具体 CT 说明书给出的各种功能一一验收,有些功能目前还没有验收标准,只能由验收单位酌情处理。同时,验收的过程也是一个学习的过程。

CT 设备验收时,如有某一项或多项指标达不到时,用户有权要求厂方进行调整以达到出厂提供的指标,从一般情况来看,很多情况通过重新调整是能够达到标准的。出现这种情况除了设备本身的质量以及运输条件的影响等有关外,有时与安装工程师的责任心、技术水平以及认真细致的工作态度有关。当用户进行验收检测后,发现的问题大部分是可以通过调整或更换一些必要的部件得以解决。一般验收检测可以由厂方、用户和有关的技术检测部门共同进行。如存在的问题最终不能解决,则需要通过商检和(或)其他有关部门正式向厂方提出索赔。验收检测的结果以及有关的数据和图像等资料应该及时保存,因为它一方面代表了设备安装以后的状态以作为验收的依据,而更重要的是作为一种基准值,以便日后进行定期的稳定性检测时的参考,从而了解设备的运行情况和状态。当设备的一些重要部件进行更换或修理后应该进行一次状态检测,而且国家卫生监督部门每年对使用的 CT 设备进行状态检测。状态检测的结果将成为设备的基准值以作今后稳定性检测的参考。

当 CT 设备通过了验收检测,说明设备的性能已满足用户购买 CT 设备时的要求,为今后正常工作奠定了基础。但不能满足于此,还应该做好 CT 设备的质量控制,以期设备始终处于良好的性能状态,能够获得最佳图像质量和延长设备的使用寿命。这就要求用户进行定期的稳定性检测和实施厂方对设备要求的维修保养计划。CT 的稳定性检测是在验收检测的基础上实施的。检测所得的数据要和基准值进行比较,观察测定的数据是否偏离基准值或超过允许的偏离值,以判断设备的状态。

五、维护保养

CT 的维护保养工作是保证设备处于良好工作状态,减少故障的重要手段。CT 设备经过一段时间的运转,机械部件需要润滑和再调整,电气性能漂移需要检查及再调整,损耗件需要及时更换。CT 属于精密设备,正确的维护方法和保养措施,对于充分发挥它的性能,减少故障的发生,最大限度地保证使用,是不可或缺的。

(一) 保养内容

1. 工作环境　要使 CT 设备正常工作,首先要保证其必要的工作环境。即保持扫描室、操作室、计算机室和设备间的干净卫生,避免有害气体侵袭。保持 CT 设备机房的规定温度和湿度,避免周边震动等,要定期检查 CT 设备各房间的空调使用情况,定期清洁空调、计算机(或热交换器)的过滤网,保证其正常工作状态,使机房温度控制在 18~22℃。CT 设备在较高的湿度环境中运行,会频繁出现故障,显示错误信息。CT 设备机房特别是计算机房间要安装空调或专用除湿机去湿,确保湿度控制在 40%~65%。

CT 设备要求供电稳定,电压波动小,不得在 CT 设备运行过程中停电拉闸。当电网电压波动较大时,稳压电路不可能完全有效地稳定输出,此时极易产生瞬间过高压,使 X 线管瞬间超负荷,危及 X 线管的安全。为使 CT 设备供电电压稳定,室内的空调和除湿机,不要与 CT 设备同时接在同一稳压电源上。

2. 使用操作　CT 设备必须正确使用,错误的操作,轻者达不到目的,重者造成设备损坏。

(1) 使用原则:CT 设备的使用应遵循下列原则:① CT 设备操作人员必须具备相应的专业知识和操作技能,熟悉 CT 设备的结构、工作原理以及扫描技

术参数选择等。应按国家的相关规定,经过专门的 CT 设备上岗培训并获得合格证书;②根据 CT 设备的特点,严格遵守使用说明书中所规定的操作规程,谨慎、熟练、正确地操作 CT 设备;③每日 CT 设备开机后,应按要求正确进行 X 线管预热和空气校正,避免冷 X 线管突然加上高压后因快速升温而造成阳极靶面损伤,缩短 X 线管的使用寿命,保证采集数据的精准;④扫描过程中要注意操作台和显示器上各参数的变化,以便及时发现异常;⑤扫描过程中严禁更改成像参数和 CT 设备条件;⑥注意扫描的间隔时间,禁止超热容量使用。

CT 使用的扫描条件过小会影响图像质量,过大会增加 X 线管负荷。扫描间隔时间太短会造成 X 线管温度上升加快,冷却时间缩短,间隔时间太长又会增加旋转阳极的启动次数,对旋转阳极也不利。工作中应选用适当的扫描条件,在不影响图像质量的前提下,尽可能减小扫描条件,降低辐射剂量。

(2) 操作规程:不同厂家和型号的 CT 设备各有自己的使用特点和相应的操作规程。但其共同特点是:①开机前检查操作室、扫描室和计算机室的温度和湿度,使之达到规定的要求后方可开机;②严格按照顺序启动 CT 设备,开机后观察各项技术条件选择是否在正常位置,并按要求进行 X 线管预热和空气校正;③合理摆放患者体位,按医嘱和病变部位选择相应的技术参数进行扫描;④按要求进行 CT 图像后处理,同时进行图像传输和胶片打印;⑤每天下班时,严格按顺序关闭 CT 设备和总电源。

CT 设备的 X 线管预热程序是从低千伏值到高千伏值,每挡千伏值从低毫安值到高毫安值,逐步进行,使 X 线管逐步加温到工作状态的。突然的高千伏值、高毫安值、长时间曝光会使处于冷却状态的 X 线管靶面突然升温,有可能造成球管靶面龟裂,或产生游离气体,降低 X 线管耐压;同时还可能造成冷却油炭化,绝缘性能下降而引起管套内高压放电,缩短 X 线管的使用寿命。当更换新的 X 线管或设备长期停用(超过一周)重新使用时,均应按设备说明书的要求手动进行 X 线管的预热训练和空气校正。

CT 设备的空气校正通常是由 CT 设备自动按校正程序完成的,按照每挡千伏值、每个准直层厚、每个旋转时间进行空气校正,确保采集数据的精准。空气校正一般在 X 线未曝光时间超过 3~4 小时后或扫描室内温度发生变化时,系统会提示需要进行空气校正。

3. 日常保养　CT 设备的日常保养应按天、周、

月、季度和年度计划进行,并做好日常保养工作的记录。

(1)保持机房恒定的温湿度和清洁:这是对设备工作环境的基本要求,注意在清扫机房时,尽量不用水或少用水(北方地区的冬季除外),在断电情况下,擦拭CT设备,尽量不用湿抹布。不要使用有腐蚀性的清洁剂擦拭设备,腐蚀性的清洁剂会损坏表面或引起毛细裂纹并进入设备,损坏电子组件。若发现CT设备有受潮现象,应首先做干燥处理后,方可开机。阴雨天气应关闭门窗。

(2)保持机房和CT设备内部清洁:由于静电感应可使灰尘附着于元器件表面,影响元器件的散热和电气性能,因此CT设备机房应该是封闭房间,通过换气扇或空调与外界通风换气,其他的功能房间应该有纱窗。工作人员、患者及其家属进CT机房都需换专用拖鞋或一次性鞋套,防止灰尘和沙土落入CT设备机房。这是保证CT设备正常运转的重要措施。

(3)CT设备定期性能检测:为使CT设备提供优质的诊断图像,必须对影响图像质量的CT设备各部件的性能参数进行经常的检测。定期对CT图像进行质量检查,使用随机附带的模体进行CT值、CT平均值、标准差、均匀性及像素噪声等的检测,并进行高对比度分辨力和低对比度分辨力的测定。全面质量控制检测的内容包括:扫描层厚、床位置精确度、床位指示精确度、X线管输出量、噪声水平、高对比度分辨力、低对比度分辨力和CT值的线性等。

(4)注意安全检查:CT设备在使用过程中,由于机械的磨损和电器元件的老化等原因,总会产生一些不安全的隐患,因此只有随时留心观察,仔细检查,才能防患于未然,避免一些故障或事故的发生。日常检查包括:扫描床的升降和进退、扫描架的前倾后仰角度、探测器和X线管的运行声音是否正常、接地线是否牢固、计算机是否显示X线管温升过快、各种连线有无被老鼠咬断或绝缘橡胶被咬破等。同时还要注意对安全防护的检查,如扫描架和控制台上的紧急停止键,扫描室内的电源紧急停止按钮,机房辐射警告灯,扫描附件等,一旦发现异常,应及时修复或更换。

4.机械部分保养

(1)经常检查CT扫描床的活动度,观察有无摩擦现象,经常对扫描床的升降和进退轨道涂抹润滑油,以减少摩擦和磨损。

(2)为防止部件的电镀部分生锈,应经常用油布擦拭。避免碰撞喷漆或烤漆部位,以免漆皮脱落生锈。

(3)应经常检查扫描架的运行情况,正负倾斜运动时是否匀速,有无卡壳现象,正负倾斜运动的限位开关是否良好。对扫描架的倾斜运动轴应经常涂抹润滑油,防止磨损,增加灵活度。

(4)对扫描架内X线管和探测器运行的旋转轴、视野调节轨道应经常检查,看有无磨损、断裂,并经常涂抹润滑油。应经常检查扫描架的旋转运动情况,观察旋转是否平稳、有无噪声,并做相应的处理。

(5)经常检查CT设备各部件的紧固件,如螺丝、螺母、销钉等是否有松动或脱落现象,如有应及时加以紧固,并重点检查扫描架内影响CT设备安全稳定的螺丝等紧固件是否有松动或脱落现象。

(6)检查所有的滑轮、轴承、齿轮变速装置、传动装置和各种导轨,更换已损坏或即将损坏的部件,并重新加注润滑油,使其传动平稳、机械噪声小。

(7)检查各种平衡用及传动用的链条、钢丝绳,发现有断股或严重折痕时,应用同规格的链条、钢丝绳加以更换并调节,使之松紧适度。清除锈斑,并用机油润滑。

对CT设备运动频繁的轴承、轨道、滑轮等要重点检查。这些部分的故障往往是逐渐形成的,从局部的损伤发展到整件的损坏,以致CT设备停止运行。在检查中不仅要查出有明显损伤的部件,更重要的是把那些有隐伤的部件查出来,防患于未然。

5.电气部分保养

(1)检查电源线的绝缘层有无老化、破损或过负荷烧焦等现象,若有上述情况应立即更换电源线。

(2)检查接地装置是否完好,若发现接地导线有局部折断应更换新线,若测得接地电阻明显增大或超过规定数值,应进一步检查各导线的连接点,必要时应直接检查接地电极。

(3)检查控制台、扫描架、扫描床等电路接线是否完好,有无破损、断路和短路现象,如有应及时更换,以防故障扩大。

CT设备运行一段时间后,各元器件的性能会发生一些改变。在电路检查中要注意测量各关键测试点的电压数值及纹波系数。定期检查、校正重要的单元电路,如探测器电源、数据采集系统各通道的增益和线性、扫描架旋转速度的控制电路等。要经常检测电源状态,调整稳压电源的工作状态,确保CT设备所需的稳定工作频率和工作电压,免受外界突变电压的影响。

6. X线管的保养

（1）X线管是CT设备的核心部件，既昂贵又易碎，在运输和使用中要尽量防止震动和碰撞。备用X线管存放时应使阳极端（重量大）朝下，并包装完好，且固定牢靠。存放环境不能阴暗潮湿，存放时间不宜太久，一般一年内要使用一段时间，以便排出X线管内部的气体。

（2）CT设备连续扫描时，应注意给X线管留有一定的间歇冷却时间，不能让管套表面的温度超过50~60℃，并随时注意X线管的热容量显示和报警。

（3）扫描时，应注意听X线管内是否有放电等异常声音。若有异常声音应立即停止使用。

（4）经常检查X线管的油路冷却系统。循环油虽然是耐高压耐高温的，但随着使用时间的延长，在高温及辐射下会被炭化，造成油路过滤器内沉积大量微细杂质，油路循环不畅，引起阻塞、漏油、进气等。当冷却风扇不正常时，油温不能及时冷却，使X线管长期处于高温下，也可影响X线管的使用寿命，应经常观察风扇是否正常运转。扫描曝光时，注意有无高压放电现象，若经常出现放电现象，说明绝缘油内存在较多杂质，绝缘性能变差，此时应进行换油处理。若放电是由X线管内气体造成的，应及时更换X线管，以防故障扩大。另外，扫描过程中要留有足够的时间使X线管冷却，并尽可能使旋转阳极低速旋转。

（5）测量X线管的输出量。X线管在长期工作中，阳极不断蒸发的金属附着在X线管内壁上，阴极灯丝因点燃而逐渐变细，内阻增大，使其发射电子的能力减弱，造成X线管老化，导致X线辐射剂量输出不足，从而影响CT图像质量。这属于正常性损坏，无法修理，只有更新X线管。

7. 滑环的保养

（1）滑环的处理：设置手动旋转滑环，让滑环低速连续转动，然后用纱布逐道擦拭滑环直至手感平顺、目视无明显脏污处；若有些脏污处不易擦掉，可以用橡皮擦拭；滑轨式滑环的保养需要使用专用工具进行清洁。

（2）碳刷（或电刷）的处理：取下的碳刷模块按信号类别分组，每组负责相同的信号传输，增加数量是为了信号的可靠性。先清除每支碳刷上的异物，然后擦拭清洁。观察每组碳刷的高度是否一致，若有相对低的，可调整碳刷后部弹簧。将碳刷模块固定后需让机架旋转以使滑环和碳刷充分磨合，分别进行机架慢速、中速、高速旋转，这样磨合后可充分保证扫描初期不会出错；滑轨式滑环采用电刷，用两根棉棒蘸上无水酒精后加紧电刷清洗，如遇磨损严重的电刷用镊子夹起后从根部剪掉，如需剪掉的太多，则更换新的电刷，将电刷装回滑环时要使电刷和滑环压紧，要注意电刷间不要相互交叉，以免引起故障。

（二）定期保养计划

CT设备在使用过程中，要定期检查和保养机械部分和电气部分，以便及时发现故障和隐患，防止故障扩大和重大事故的发生，延长CT设备的使用寿命。为保持CT设备良好的运行状态，应制订相应的保养制度。

1. 日清洁 对CT控制台、扫描架、扫描床的表面，每天早上开机前或下班时要用柔软的纱布清除灰尘，以防开机扫描时灰尘吸附到电器元件上。控制台、扫描架上绝不允许放置水杯，以防水杯翻倒将水撒进CT设备内，造成重大故障或事故。每天应用半干的湿拖把清扫CT设备机房地面，最好先用吸尘器吸尘，再用拖把清扫，绝对不能用湿拖把清扫CT设备机房，以防潮气吸入设备内部，造成设备生锈和电器短路。

2. 周检查 每周应对CT设备的控制台、扫描架、扫描床、高压发生器和计算机柜等进行一次检查。用SMPTE图形调整显示器的亮度、对比度，使其保持最佳状态；检查控制台表面各技术选择键是否灵活；扫描床上升下降和前进后退是否灵活自如，有无运行障碍；扫描架表面上的各操作键、功能键是否灵敏有效；观察排风扇是否运转；检查CT设备的供电是否良好；检查空调是否运行良好。

3. 月保养 主要内容包括：①对控制台、计算机柜、扫描架和扫描床内部的灰尘，可用带毛刷的吸尘器抽吸；对控制台和计算机柜内的集成电路板，在清除灰尘后，需再次插紧，以防止电路接触不良；清洁通风口滤过网，必要时更换；②对扫描架、扫描床和控制台内的机械触点生锈，需要用去锈纸除去，检查各接触点有无氧化、烧熔，各连线有无松动、移位或断开，各部件有无烧焦、熔化，各紧固件是否松脱等；检查滑轮、轴承和轨道是否光滑，有无破裂、伤痕，各螺丝和销钉是否紧固，传动用的钢丝绳有无断股或严重折痕等；检查X线管与探测器运行的轨道轴承是否正常，有无裂痕；③检查扫描架内的X线管是否漏油或渗油，若高压发生器和X线管内的冷却循环系统的油量减少，影响散热，应及时进行补充；检查高压插座的固定螺圈有无松动，高压发生器上的高压电缆有无松动,高压电缆的绝缘橡胶有无破损等;④清理滑环碳刷和周围散落的碳粉,必要时需更换碳刷;④检查计算机柜内有无异常的烧焦味,各电路板是否松动,各连接导线是否松脱和断开等。

4. 半年保养　主要工作任务:①对各系统进风口过滤网的清洁和调换;②对扫描架内、扫描床和控制台内的机械状况、部件的运动状况进行检查;③根据 CT 图像质量作一些数据测试,相应作一些必要的校正和调整;④要进行接地电阻测量;⑤调整、紧固运动和传输部件的相对位置,更换有损伤和易损的零部件;⑥检查接触器触点有无损坏的痕迹,测量各档电源电压是否在标准范围,保险丝是否氧化等;⑦电路板引脚清洁并重新插紧,进行各机(箱)柜内吸尘除灰。

5. 年检测　CT 设备运行一定时间后,某些机

械部件和电器元件,特别是 X 线管、探测器等的性能将发生变化,其主要参数可能出现不准确或不稳定,必须进行校正。CT 设备最好一年进行一次定期的全面检修,以保障其运行状态良好。

(1) X 线管的检测包括:①观察管套有无漏油或渗油;②通过放大镜观察阳极靶面有无龟裂、裂纹及熔化现象;③用万用表检测 X 线管阴极端 X、Y、Z 端子的电压是否稳定正常;④通过扫描曝光,观察毫安值的变化,来估测 CT X 线管的真空度;⑤测量毫安值、千伏值和 X 线的输出量。

(2) 探测器的检测包括:①探测器的吸收能力是否正常;②探测器吸收 X 线的均匀度如何;③探测器有无残光现象;④探测器的工作性能是否稳定;⑤各探测器之间的空隙是否扩大。

(3) 检查 CT 设备的机械部分精度是否改变,机

表 5-5　CT 设备稳定性检测时间表

测试内容	周期	体模	测量参数	备注
水模测试	1 次 / 月	水模	CT 值、均匀性、噪声	在所有可用千伏值条件下,测试 CT 值的一致性,CT 值的均匀性,噪声用标准差。
伪影检测	1 次 / 月	质控模体	常用各项层厚	如有变化可能是设备系统或重建算法有问题
定位灯测试	1 次 / 季	层厚模体	定位灯精度	通过定位灯测试,可确定内部定位灯位置与当前体层平面的偏差。
体层厚度测试	1 次 / 季	层厚模体	体层厚度	对于所有可用层厚进行测试,计算实际层厚,测试层厚是否在允许偏差之内。
扫描床位置测试	1 次 / 季	标尺	扫描床移位精度	测试实际床位是否与显示床位相符,测出定位误差和归位误差。
CT 值线性测试	1 次 / 半年	内有不同密度的材料模体	不同材料的 CT 值	模体各材料标称 CT 值与测量的平均 CT 值的偏差是否在允许偏差之内。差值最大的 CT 值线性的评价参数。
高对比度分辨力	1 次 / 半年	高对比度孔形模体星形模体 MTF 测试模体	模体中可见孔、线对的数目或 MTF 值	孔或星形体模测试的敏感性较差,最好采用 MTF 测量,但需要测试软件。
低对比度分辨力	1 次 / 半年	低对比度测试模体	可见的孔数	低对比度评估采用多少有点主观性的目测检验方法。注意调整窗宽和窗位来改善图像的显示。
CT 剂量指数测试	1 次 / 年	16cm CTDI 头部模体 32cm CTDI 体部模体剂量计与电离室	头部 CTDI 体部 CTDI	在所有可用千伏值条件下,分别测试头部 CTDI 和体部 CTDI 实际值与偏差。
图像畸变	1 次 / 年	质控模体	测垂直、水平方向距离	体模中相邻两个孔的距离应相等,否则图像畸变。
千伏值和毫安值波形	1 次 / 年或必要时	高压分配器示波器	千伏值的形状和幅度及毫安值的波形	与前记录比较,必要时重新校正。

械与机械结合处是否松动,各部分的紧固件是否牢靠,机械运动部分是否平稳灵活。对 CT 设备的整个机械运动部分均要加强检查。

(4) 清理高压插头,更换硅脂和绝缘垫。

(5) 检查扫描床水平运动轴、垂直运动轴、水平运动的导向轴承是否磨损,并加润滑剂;检查枕部锁定装置与强度。

(6) 检查扫描架主旋转轴承是否有过热、磨损现象,并加润滑剂;检测滑环和碳刷磨损,更换碳刷。

全面认真地检查计算机柜和控制台内的电路板,进行全面的灰尘清除,并且插紧各类电路板。检查准直器位置是否正常,准直器与探测器侧是否精确对准。补偿器的位置是否正确等,都要一一校正。检测接地电阻是否符合要求(雨季前)。北方地区在冬季之前检测。CT 设备稳定性检测时间如表 5-5 所示。

第九节　CT 的主要性能参数检测和控制

CT 的应用中,必须考虑两方面的因素:为疾病的准确诊断服务,能够获得优异的图像质量以获得尽可能多的诊断信息;为满足电离辐射防护的要求,能够在获得尽可能多诊断信息的基础上,尽量减少患者所接受的辐射剂量,以最大限度地满足《中华人民共和国职业病防治法》和国家标准《电离辐射防护与辐射源安全基本标准》GB 18871—2002 的要求。

为了得到良好的 CT 影像和良好的辐射防护效果,国家制定了相关的国家标准,《X 线计算机体层摄影装置质量保证检测规范》GB 17589—2011 和《X 线计算机体层摄影放射防护要求》GBZ 165—2012、《医用 X 线 CT 机房的辐射屏蔽规范》GBZ/T 180—2006,对 CT 的设备性能和辐射防护两方面进行了相应的要求。本节中,我们依据相关的国家标准对 CT 的性能参数进行定义,并对 CT 主要性能参数的检测方法进行介绍,并介绍国家标准对 CT 性能参数的控制要求。

一、CT 的主要性能参数的检测

CT 性能参数的检测与控制是为了对 CT 的应用进行质量保证(quality assurance,QA),使 CT 设备达到最佳的性能状态,获取最高质量的图像用以进行诊断,以及减少对患者的辐射到最小。CT 质量保

证通过对 CT 系统的各项性能指标的检测评价、对于检测的周期性实施以控制性能参数长期处于良好状态来实现。从 CT 应用于临床开始,QA 的重要性就逐渐显现出来,一些国家和相关组织陆续制定了 CT 质量保证的规范,主要发展过程如表 5-6。

表 5-6　QA 主要发展过程

时间	内容
1977 年	美国医学物理学家协会(AAPM)发布第 1 号报告《用于 CT 机性能评价的体模及 CT 机质量保证》,首次系统地阐述了 CT 设备质量保证的内容、方法、工具等。
1982 年	世界卫生组织(WHO)公布了《诊断放射学中的质量保证》,对 CT 机主要性能参数制定了一些规范。
1993 年	AAPM 发表了第 39 号报告《计算机体层扫描设备验收测试过程详述》,作为对第一号报告的补充和更新。
1994 年	国际电工委员会(IEC)公布了《关于 X 线计算机体层成像设备的稳定性测试》(IECl223-2.6),这是对 CT 机稳定性测试较为科学、权威的新规定,是目前国际通用标准。
1999 年	国家标准《X 线计算机体层摄影装置影像质量保证检测规范》GB/T 17589—1998 实施。
2006 年	国家标准《X 线计算机体层摄影放射防护要求》GBZ 165-2005 实施,《医用 X 线 CT 机房的辐射屏蔽规范》GBZ/T 180—2006 发布。
2012 年	国家标准《X 线计算机体层摄影装置质量保证检测规范》GB 17589—2011 实施
2013 年	国家标准《X 线计算机体层摄影放射防护要求》GBZ 165—2012 实施

根据我国现行的国家标准《X 线计算机体层摄影装置质量保证检测规范》GB 17589—2011 和《X 线计算机体层摄影放射防护要求》GBZ 165—2012,参考《医用 X 线 CT 机房的辐射屏蔽规范》GBZ/T 180—2006,我们给出了与 X 线 CT 的性能参数和防护相关的性能参数及其相应的检测手段和方法。

(一)CT 的主要性能参数

1. CT 剂量指数(CT dose index,CTDI)　CT 剂量指数是评价 CT 成像对患者、陪护人员、操作人员的辐射影响,以及 CT 成像对环境影像的重要指标。

(1) CT 剂量指数定义:沿着标准横断面中心轴线从 −50mm 到 +50mm 对剂量剖面曲线的积分,除以标称层厚与单次扫描产生体层数 N 的乘积[公式(5-10)]:

$$CTDI_{100} = \int_{-50}^{+50} \frac{D(z)}{NT} dz \qquad 公式(5-10)$$

式中:

T:标称层厚;

N:单次扫描所产生的体层数;

$D(z)$:沿着标准横断面中心轴线的剂量剖面曲线。

(2) 加权 CT 剂量指数:将模体中心点采集的 $CTDI_{100}$ 与外围各点采集的 $CTDI_{100}$ 的平均值进行加权求和,见公式(5-11):

$$CTDI_w = \frac{1}{3} CTDI_{100,c} + \frac{2}{3} CTDI_{100,p}$$

公式(5-11)

式中:

$CTDI_{100,c}$:模体中心点采集的 $CTDI_{100}$;

$CTDI_{100,p}$:模体外围点采集的 $CTDI_{100}$ 的平均值。

(3) 容积 CT 剂量指数(volume computed tomography dose index, $CTDI_{vol}$):代表多排探测器螺旋 CT 扫描整个扫描容积中的平均剂量[公式(5-12)]:

$$CTDI_{vol} = CTDI_w / P \qquad 公式(5-12)$$

(4) 剂量长度积(dose length produCT, DLP):容积剂量指数与沿 z 轴扫描长度 L 的乘积[公式(5-13)]:

$$DLP = CTDI_{vol} \times L \qquad 公式(5-13)$$

2. CT 值(CT number)　CT 值作为 CT 的基本概念,是对影像信息的基本度量,要求其值准确,同时还需考虑到完整影像上 CT 值的均匀性和线性要好。

(1) CT 值定义:CT 影像中每个像素对应体素的 X 线衰减平均值(CT 值通常用 Hounsfield Unit 作为单位,简称 HU。利用下式将测得的衰减值按照国际统一的 Hounsfield Unit 标度转换为 CT 值):

$$CT 值_{物质} = \frac{\mu_{物质} - \mu_{水}}{\mu_{水}} \times 1000 \qquad 公式(5-14)$$

式中:

$\mu_{物质}$:感兴趣区域物质的线性衰减系数;

$\mu_{水}$:水的线性衰减系数。

水的 CT 值:0HU;空气的 CT 值:-1000HU。

常用在特定感兴趣区中所有像素的平均 CT 值来对 CT 值进行描述。

(2) CT 值均匀性(uniformity of CT number):整个扫描野中,均匀物质(一般选择水或等效水均匀模体)影像 CT 值的一致性。

(3) CT 值线性(linearity of CT number):不同吸收系数物质影像 CT 值的线性关系。

(4) 噪声(noise):在均匀物质影像中,给定区域 CT 值对其平均值的变异。其大小可用感兴趣区中均匀物质的 CT 值的标准差除以对比度标尺表示。

3. 螺距(pitch)　螺距作为螺旋 CT 成像的重要指标,不仅对成像质量有较大的影响,而且还对 CT 成像的速度有较大的影响。

球管每旋转 360° 诊断床的移动距离与总的成像探测器宽度之比[公式(5-15)]。

$$P = \frac{d}{MS} \qquad 公式(5-15)$$

式中:

d——球管每旋转 360° 诊断床的移动距离;

M——球管每旋转 360° 所成体层图像的数目;

S——每幅体层图像的标称厚度。

4. 分辨力　是指 CT 图像中分辨物体的能力,分为高对比度分辨力和低对比度分辨力。

(1) 高对比度分辨力(high-contrast resolution):即空间分辨力(spatial resolution),在物体与背景在衰减程度上的差异与噪声相比足够大的情况下,CT 成像时分辨不同大小物体的能力。

(2) 低对比度分辨力(low contrast detectability):CT 机图像中能识别低对比的细节的最小尺寸。

5. 几何参数　对扫描断面影像的准确性有很大的影响。如果扫描断面和需要诊断的断面存在偏差,将会对诊断造成不利的影响。

(1) 诊断床定位精度:确定诊断床径向运动的准确性和稳定性。

(2) 定位光精度:确定扫描定位灯与扫描断面的一致性。

(3) 扫描架倾角精度:确定扫描架倾斜角度的准确性

6. 层厚(slice thickness):指获取的影像对应人体组织层面的厚度,在 CT 的应用中,分为标称层厚和重建层厚。

(1) 标称层厚(nominal tomography slice thickness):CT 机控制面板上选定并指示的层厚。

(2) 重建层厚(reconstruCTed slice thickness):扫描野中心处成像灵敏度剖面曲线的半值全宽。

(二)性能检测模体的选择

CT 性能参数的检测需要采用专用模体的方法进行。由于 CT 性能参数的检测结果依赖于检测模体和检测方法,因此检测模体和方法研究受到各生产厂家、医疗单位和监督检测部门的普遍重视。在我国应用的性能检测模体主要有四种:一种是 AAPM 模体,这种模体是 1977 年 AAPM 第 1 号报告定义了 CT 机的性能指标,并给出了使用特定模体进行检测的方法所描述的模体,同时 AAPM 又设计了一种测试低对比度分辨力的 ATS 模体,这两个模体通常被称为 AAPM 模体;另一种是美国 RMI 公司生产的 461A 型插件式模体;第三种是由美国模体实验室生产的 CATPHAN 模体,有 500 型和 600 型两种,由于这种模体携带方便,又不需要注水使用,因此这种模体的使用频度较高;第四种是 1996 年北京市放射卫生防护所和中国计量科学研究院联合研制的 YCTM 型 CT 检测模体。CT 性能检测模体中通常包含水或水等效材料均匀模块,用以检测 CT 值和 CT 值均匀性;空间分辨力检测模块;低对比度分辨力检测模块;层厚及 CT 值线性检测模块等。四种模体的总体情况如表 5-7。

做好 CT 检测工作首先要选择一个性能良好、使用方便的模体,四种模体中,RMI461 和 YCTM(TM164A 型)模体使用很少,较常见使用的模体是 AAPM 模体和 CATPHAN 模体,分别如图 5-54A 和图 5-54B 所示。两种模体各有优缺点,下面对其进行简单的比较。

AAPM 模体于 1976 年开创了 CT 检测的规范方法,在很长一段时间内各 CT 生产厂家所给的性能指标都是用 AAPM 模体检测的结果,这种模体如图 5-54 所示。但是这种模体有主要有以下几方面的不足之处:① AAPM 模体中低对比度分辨力检测模块配制合适的溶液极为困难,一次配制后又不能稳定搁置,ATS 模体中被检物体与背景的对比度随 X 线束的线质的变化比较大,检测不同 CT 机时实测对比度相差较大;由于这种模体只有一种对比度,当对比度远离标称值时,难以对该机的低对比度分辨力做出确切的评价。②空间分辨力检测模块中孔的分级较粗,特别一些低档机能分辨 0.8mm 的孔却不能分辨 0.75mm 的孔,这对于 CT 机的验收检测评价造成一定困难。③ AAPM 模体庞大笨重,没有防止由于热胀冷缩引起的漏水、进气的措施,监督监测部门使用这种模体感到不方便。④ AAPM 模体中虽有检测 MTF 的金属丝和检测边缘扩散函数的高对比度界面模块,但这种检测方法比较复杂,无论对于 CT 机还是对于检测人员的技术要求都比较高,且不直观;孔模可进行直观的检测,密封的空气孔由于经常搬动可能进水而失效。

CATPHAN 性能检测模体采用等效水固体材

表 5-7　四种模体的总体情况表

模体类型	AAPM	RMI461	CATPHAN	YCTM
推出年代	1976	1985	1990	1997
均匀介质	水	水等效材料	水等效材料	水
结构特点	整体结构	插件式	整体结构	整体结构
	分层模块		分层模块	分层模块
头模直径	165mm/216mm	190mm	200mm	164mm
模体直径	320mm	330mm	多种尺寸体环	320mm
模体放置方法	用支架	用支架	挂在储运箱上	挂在储运箱上

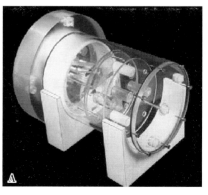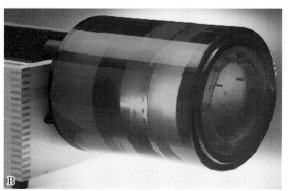

图 5-54　AAPM 模体(A)和 CATPHAN 模体(B)

料代替水作为基础制作,克服了 AAPM 模体存在的问题:①低对比度分辨力检测模块采用相同物质不同密度的材料制作背景,克服了 X 线线束线质对对比度的影响,且设置了几种对比度,即使对比度与标称值不符,由于有几种对比度模块区的检测结果,使得检测可进行内插和分析;②空间分辨力采用了线对卡,不但分级较细且在高分辨力方向扩展到 20LP/cm,可用来测量调制值并作为检测 MTF 的简易方法;③固体材料的使用克服了漏水、进气的问题;④ CATPHAN 模体还优化了层厚的检测方法,层厚检测模块采用了 23° 丝状斜面,以其影像分布曲线的半高宽为基础来计算检测层厚,提高了检测精度,对于薄层扫描的层厚检测更为有利。此外,CATPHAN 模体比较小巧,便于携带且没有漏水问题,因此许多厂家已改用 CATPHAN 模体检测性能指标,它也是监督检测部门较好的选择。

下面就以 CATPHAN 模体为例来介绍 CT 性能参数的检测方法。

常用的 CATPHAN 模体有 500 型和 600 型两种,如图 5-55A 和图 5-55B 所示,各检测组件的定位如表 5-8 和表 5-9 所示,目前应用较广泛、性价比较高并能够较充分满足性能检测要求的是 CATPHAN 500 型模体。

（三）CT 主要性能参数检测的基本要求

1. 模体的安装及摆放定位

（1）将箱盖打开到 180° 位置;

（2）取出模体,并按下图 5-56 将模体悬挂在箱子一侧,并放置在患者床上;

（3）需要时可在箱盖内加入适当重物以保持平衡,也可用患者绑带将带有模体和配重的箱子固定;

表 5-8 CATPHAN 500 型模体检测组件定位

CATPHAN®500 组件名称:	距首个检测组件中心的距离（mm）
CTP401 层面几何学组件	
CTP528 21 个线对高分辨力组件	30
CTP528 点源	40
CTP515 亚层面和超层面低对比度组件	70
CTP486 固体等效水影像均匀性组件	110

表 5-9 CATPHAN 600 型模体检测组件定位

CATPHAN®600 组件名称:	距首个检测组件中心的距离（mm）
CTP404 层面几何学组件	
CTP591 圆珠几何学组件	32.5
CTP528 21 个线对高分辨力组件	70
CTP528 点源	80
CTP515 亚层面和超层面低对比度组件	110
CTP486 固体等效水影像均匀性组件	150

（4）调整患者床高度和模体的左右位置,使第一截面（CTP401 或 CTP404 层面几何学组件）中心（模体上侧面红点和顶面红点）与 CT 机的定位光相互对准;

（5）用随模体附带的水平仪在对应床体平面的横向和纵向调整模体的水平度;

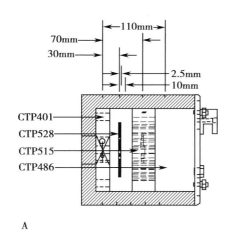
A

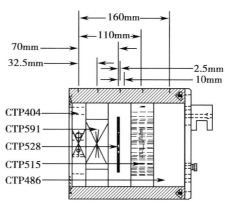
B

图 5-55 CATPHAN 500 型模体（A）和 CATPHAN 600 型（B）模体

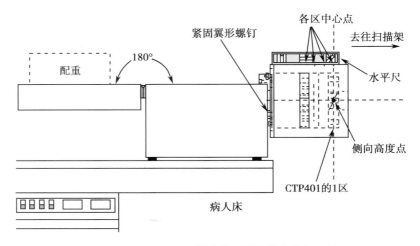

图 5-56　CATPHAN 性能检测模体的安装与摆放

（6）可从定位扫描（扫平片）（图 5-57），选择轴扫对准交叉丝状影像中心层面位置，或者通过床体自动定位到 CTP401 或 CTP404 中心点层面。

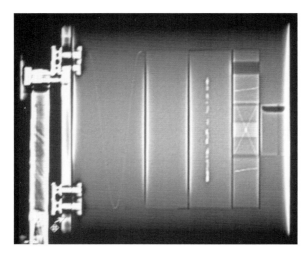

图 5-57　CATPHAN 性能检测模体的定位扫描图像

2. 模体定位检测：

（1）为评价第一断面扫描影像（CTP401），应检测模体位置和对准；

（2）这一断面会有 4 个斜面，斜面与这个组件基底到顶面呈 23°角；

（3）图 5-56 给出当这个检测组件的扫描中心与工轴中心对准及非对准时，斜面的影像是如何变化的；

（4）使用扫描机栅形影像功能可以评价模体位置；

（5）如果扫描影像表示出非对准，应对模体重新定位，并重新扫描；直到确定正确对准后，方可继续进行下一个检测。

3. 选择合适的扫描条件　应从以下几方面出发选择检测的扫描条件：

（1）根据检测目的选择扫描条件：CT 性能检测方式分验收检测、状态检测和稳定性检测三种。验收检测要特别注意厂方所给性能指标的测量条件、临床实用扫描条件及设备性能极限的扫描条件；稳定性检测则要在验收检测后确定一组或少数几组临床上实用的扫描条件，在整个临床使用的过程中定期按固定的条件进行扫描以观察系统各性能参数的变化情况；状态检测介于两者之间根据实际临床应用及评价机器状态选择扫描条件。

（2）根据各种扫描条件对 CT 性能指标的影响来选择扫描条件：例如 CT 剂量指数（CTDI）的高低影响噪声大小及低对比度分辨力，有时厂家给出低对比度分辨力指标时既规定了 CTDI 为 40mGy，检测规范中又规定了测量时的扫描条件（kV，mAs），但有时两者是矛盾的，CTDI 可能因设备中所用的 X 线管的发射效率而异，两者有矛盾时应以 CTDI 值为准，修改 mAs 值。由于国际辐射防护及辐射源安全基本标准给出的 CT 头部扫描的多层扫描平均剂量指导水平为 50mGy，我国制定的 X 线计算机体层投影质量控制检测规范要求空间分辨力及低对比度分辨力要在 CTDI 为 50mGy 的条件下检测。影响空间分辨力的因素较多，例如 X 线管的焦点探测器及准直器的尺寸、数据采集方式、扫描野尺寸（FOV）、矩阵大小及卷积过滤函数等，检测前应向维修工程师了解清楚这些因素中哪些可以自选、选择原则及范围，然后根据检测目的选择测试的扫描条件。

4. 正确选择分析图像及测量参数的条件　通过扫描得到一幅模体的检测图像后必须在正确的条件下进行分析和测量。

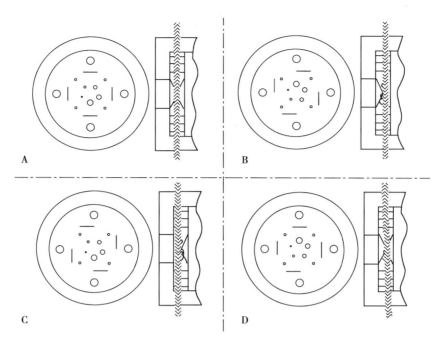

图 5-58　CTP401 检测组件的扫描中心在工轴中心对准及非对准时影像示意图
A. 正确对准在这个影像中,中心斜面影像的 x、y 是对称的,标明模体正确对准;
B. 斜面呈顺时针方向歪斜,当斜面从中心向顺时针方向偏转时,模体需远离机架;
C. 斜面逆时针方向歪斜,当斜面从中心向逆时针方向偏转时,模体必须移向机架;
D. 斜面影像是非对称性,当斜面在长度和旋转呈非对称性表明与工轴有差的对准

（1）正确选择分析图像的窗宽和窗位:正确选择窗宽窗位是分析空间分辨力、低对比度分辨力及测量层厚的关键,分析空间分辨力时窗宽设在 10HU 以下最窄处,但窗位不得大于细节 CT 值和背景 CT 值之差,同时,还要在常规算法和高对比算法两种重建算法下分别进行测量;分析低对比度分辨力测试图像时,应将窗宽设置为 5 倍 CT 值标准偏差（SD）加两对比部分（孔内、外）CT 值之差,窗位应设置为孔内、外的 CT 值平均值;测量层厚时,将窗宽设置为最小值,窗位设置为斜面影像 CT 值分布曲线的半高度,这时,测得的距离才能和层厚的定义（灵敏度曲线的半高宽）相对应。

（2）选择测量 CT 值及噪声的感兴趣区（region of interest,ROI）的合适尺寸:测量 CT 值的线性时要注意不同材料间的边缘效应,因此 ROI 的直径不可过大,应选在线性检测模块之内;测量噪声时 ROI 的面积既要包括 100 个以上的像素又不可太大,太大会包含了 CT 值的不均匀性,因此在国家标准中建议采用 1cm² 的 ROI 面积测量 CT 值及噪声大小。

（四）CT 主要性能参数的检测

根据 GB 17589—2011 的要求,下面对要求的检测项目给出检测的方法。

1. 诊断床定位精度

（1）目的:由于诊断床能否准确、可重复地移动至指定位置,对确定图像的相对位置十分重要,因此需要确定诊断床径向运动的准确性和稳定性;

（2）将最小刻度为 1mm,有效长度为 500mm 的直尺在靠近诊断床移动床面外的位置固定,并保证直尺与床面运动方向平行,然后在床面上做一个能够指示直尺刻度的标记指针;

（3）保证床面负重 70kg 左右（可用请中等体型成年人躺在床面上的方法）;

（4）请 CT 机的操作人员或陪检人员分别对诊断床给出定位"进 300mm"和归位"退 300mm"的指令;

（5）记录进、退起始点和终止点在直尺上的示值,测出定位误差和归位误差。

2. 定位光精度

（1）目的:检查扫描定位灯与扫描断面的一致性;

（2）将 CATPHAN 500 中的 CTP401 检测模体放置在射野中心线上固定,模体轴线垂直于扫描横断面,依据《CATPHAN 500 模体操作规程》的对中方法,首先调整轴线对中;

（3）微调模体使其所有表面标记与定位光重合；

（4）采用自动模式使模体进入扫描区域，采用临床常用的头部曝光条件、总成像准直厚度小于3mm的模式进行轴向扫描，获得定位光标记层的图像；

（5）方法一：根据获得的图像，比较图像中23°斜面的形状和位置关系与标准层面是否一致，如果不一致，则说明定位光不准确（图5-59）：

图中的定位光中心偏离 =A×tan23°≈A×0.424，A可用工作站中的测距确定。

（6）方法二：根据获取的图像，在轴线上前后微调模体，按照2.(4)中的扫描条件，最终获得与标准层面一致的图像，根据模体沿轴线调整的距离，确定定位光偏离的程度。

3. 扫描架倾角精度

（1）采用中心具有明确标记的长方体模体，使其中心与体层扫描野中心重合，并水平固定，或者根据标准描述的测量基本原理，采用X线CT剂量模体，将模体中心点与体层野中心点重合，并水平固定，根据定位光精度的检测结果，调整模体位置，确定扫描层面，使得扫描层面经过模体中心点；

（2）如果采用CT剂量模体，将剂量模体的周边四个电离室插孔中的对称中心的两个成垂直放置，并抽出其中的固体棒；

（3）采用临床常用的头部扫描条件进行扫描；

（4）模体固定不动，机架倾斜一定角度，按常用头部扫描条件再次扫描；

（5）使用工作站中的测距软件，测量长方体模体两幅断面图像的上下边缘的距离，或者对剂量模

体两幅横断面影像中上孔的下边沿与下孔的上边沿之间的距离，分别记为 L_1 和 L_2；

（6）利用以下公式计算得到扫描架倾角的实际值，与设定值比较，确定扫描架倾角精度［公式(5-16)］：

$$\alpha = \arccos \frac{L_1}{L_2} \qquad 公式(5-16)$$

式中：

α——扫描架倾角大小；

L_1——垂直扫描时模体横断面影像中上下边沿之间的距离；

L_2——机架倾斜 α 角度后模体横断面影像中上下边沿之间的距离。

4. 重建层厚偏差

（1）轴向扫描重建层厚偏差

1）依据CATPHAN 500型性能模体进行模体对中，并定位于CTP401模体（图5-60）；

2）采用头部曝光条件，设定影像的标称重建层厚，进行轴向或螺旋扫描，获取模体CTP401的图像；

3）如上图所示，利用23°丝状斜面影像，按照下一步的方法测量层厚；

4）对影像的调整与进行测量的方法：①调整窗宽至最小，改变窗位，直到丝形斜面影像恰好完全消失，记录此时的CT值，即 CT_{max}；②在该窗宽窗位条件下，测量标记物附近背景的CT值，即为 $CT_{background}$；③CT值半高为上述两个CT值之和的一半，记为 CT_{hm}；④然后再重新调整窗位至 CT_{hm}，测量此时标记物的长度，即上图中标记的半值全宽（FWHM）；⑤再计算得到重建层厚Z的测量值［公式(5-17)］。

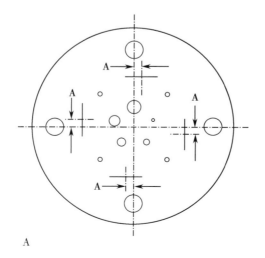

A

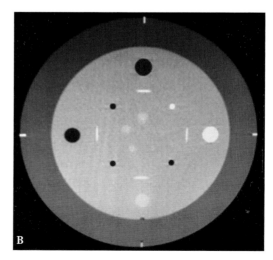

B

图5-59　定位光精度检测的示意图及影像

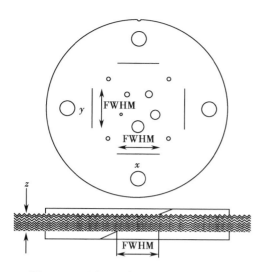

图 5-60　重建层厚偏差检测影像示意图

$$\frac{Z}{FWHM} = \tan 23° \approx 0.424 \qquad 公式（5-17）$$

（2）螺旋扫描重建层厚偏差

1）用螺旋扫描方式扫描标记物，并以 1/10 标称层厚的间隔重建图像，且 Z 轴方向图像重建的总宽度至少为 3 倍的标称层厚；

2）用适当的 ROI（如标记物为薄片，则 ROI 设定为该薄片直径的 2 倍，若为微米级小珠，则将 ROI 设定为点。）测量获取的系列螺旋扫描图像中薄片或小珠材料的平均 CT 值；

3）记录这些平均 CT 值作以 Z 轴为横坐标的函数曲线，并确定该函数曲线的 FWHM，该 FWHM 即作为重建层厚的测量值。

注 1：本项中所指的重建层厚是 CT 机默认的图像重建层厚；

注 2：对于比较陈旧的螺旋 CT 机，很难实现 1/10 标称层厚重建图像，可以微调起始扫描点，获取多组重建图像，测量这些图像中心的平均 CT 值并作曲线，确定 FWHM；

注 3：对于多排 CT 机，目前仅限于对多层轴向扫描重建层厚的检测，检测模体中的具有确定几何位置的标记物在 Z 轴方向应该足够长，如果长度不能满足多层扫描的需要，可以按照探测器阵列的布局划分开来，分别检测，并保证模体中标记物的 Z 轴中心尽可能地与检测部分阵列在同一扫描层面；

注 4：对使用的具有确定几何位置的高对比标记物模体，应明确可以检测的最小层厚 d，该最小层厚可按公式（5-18）计算得到：

$$d = \frac{T}{\cos\theta} \qquad 公式（5-18）$$

式中：

T 表示标记物的厚度；θ 表示标记物与扫描层面所成的角度。

5. CT 剂量指数

（1）采用 X 线 CT 剂量模体，头模直径为 160mm，模体直径为 320mm，分别在中心和距圆柱体表面 10mm 处有可放置 CT 剂量电离室探头的孔，采用 X 线剂量检测仪与 CT 剂量电离室配合检测（图 5-61）；

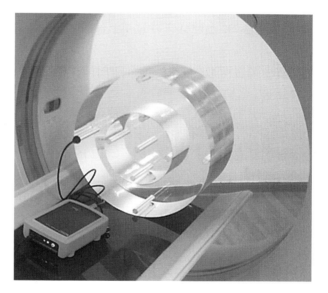

图 5-61　CT 剂量模体

（2）将头模置于扫描野中心，模体轴线与扫描层面垂直，周边剂量探头孔分别对应相当于时钟时针的 12、3、6、9 点位置，探头有效探测中心位于扫描层面厚度的中心位置；

（3）按照 X 线计量检测仪操作规程连接仪器与电离室，并使仪器和笔记本电脑有效连接；

（4）拔出模体中心圆柱，并插入 CT 剂量电离室；

（5）根据使用模体，按照临床常用头部条件进行轴向扫描；记录剂量读数，得到 $CTDI_{100,c}$；

（6）将 CT 剂量电离室依次切换插至周边的四个电离室插孔中，并根据使用模体，按照临床常用头部条件进行轴向扫描；记录剂量读数，得到四个 $CTDI_{100,p}$（分别是 $CTDI_{100,p}1$，$CTDI_{100,p}2$，$CTDI_{100,p}3$，$CTDI_{100,p}4$），周边的四个插孔位置无顺序要求；

（7）将模体切换至体部模体，并采用临床常用体部条件进行轴向扫描，重复类似于（2）至（6）的步骤，以获得体部剂量读数；

（8）根据公式（5-19）~ 公式（5-21）分别计算得到头部和体部的 $CTDI_{100}$ 和 $CTDI_w$：

$$\mathrm{CTDI}_{100} = \int_{-50}^{+50} \frac{D(z)}{NT} dz \qquad \text{公式 (5-19)}$$

$$\mathrm{CTDI}_{\mathrm{w}} = \frac{1}{3}\mathrm{CTDI}_{100,c} + \frac{2}{3}\mathrm{CTDI}_{100,p}$$

$$\text{公式 (5-20)}$$

$$\mathrm{CTDI}_{100,p} = (\mathrm{CTDI}_{100,p}1 + \mathrm{CTDI}_{100,p}2 + \mathrm{CTDI}_{100,p}3 +$$
$$\mathrm{CTDI}_{100,p}4)/4$$

$$\text{公式 (5-21)}$$

（9）对螺旋扫描，采用 CT 长杆电离室进行 CTDI 的测量，并根据公式计算出 $\mathrm{CTDI}_{\mathrm{w}}$、$\mathrm{CTDI}_{\mathrm{vol}}$ 和 DLP。

由于剂量指数是 CT 性能和放射防护的共同的重要指标，这项检测除了应符合国家标准《X 线计算机体层摄影装置质量保证检测规范》GB 17589—2011 的要求外，还应符合国家标准《X 线计算机体层摄影放射防护要求》GBZ 165—2012 的相关要求。

6. CT 值（水）、噪声和均匀性

（1）采用均质水圆柱形模体，将模体对中（尽量不采用 CATPHAN 模体中的 CTP486 模体，因这一模块中的材质有可能引起因使用 X 线能量的不同而带来的 CT 值测量误差）；

（2）采用头部扫描条件进行扫描，且每次扫描模体中心位置处的辐射剂量应不大于 50mGy，获取 CTP486 模体；

（3）CT 值的测量：在图像中心用大约 500 像素的 ROI 测 CT 值并记录。

（4）噪声的测量：在中心用大约 500 像素的 ROI 测 CT 值的标准偏差 $\sigma_{水}$，并按照公式（5-22）计算得到噪声 n 的值。

$$n = \frac{\sigma_{水}}{\mathrm{CT}_{水} - \mathrm{CT}_{空气}} \times 100\% \qquad \text{公式 (5-22)}$$

式中：

$\sigma_{水}$——水模体 ROI 中测量的标准偏差；

$\mathrm{CT}_{水}$——水 CT 值得测量值；

$\mathrm{CT}_{空气}$——空气 CT 值得测量值；

$\mathrm{CT}_{水} - \mathrm{CT}_{空气}$——对比度标尺。

（5）均匀性的测量

1）在中心用大约 500 像素的 ROI 测 CT 值；

2）用相同 ROI 在图像圆周相当于时钟时针 3、6、9、12 点的方向，在距图像边缘 1cm 处取四个 ROI，测量其平均 CT 值；

3）边缘对中心 CT 值的最大偏差为场均匀性（图 5-62）。

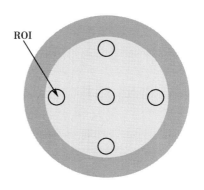

图 5-62　CT 值、噪声和均匀性的测量示意图

7. 高对比分辨力

（1）将 CATPHAN 模体对中，并定位于 CTP528 组件，这个断面组件含有从 1LP/cm 到 21LP/cm 线对高分辨力的检测卡；

（2）分别按照临床常用头部条件和体部条件进行轴向扫描；

（3）周期性细节的有效衰减系数与均质背景的有效衰减系数差异导致的 CT 值之差应大于 100HU，调整图像观察条件或达到观察者认为的细节最清晰状态，但窗位不大于细节 CT 值和背景 CT 值之差；

（4）计数能分辨的最小周期性细节的尺寸（或记录 MTF 曲线上 10% 对应的空间频率值）作为空间分辨力的测量值（图 5-63）。

8. 低对比可探测能力

（1）模体采用细节直径大小通常在 0.5~4mm 之间，与背景所成对比度在 0.3%~20% 之间；

（2）将模体置于扫描野中心，并使圆柱轴线垂直于扫描层面；

（3）按照临床常用头部和体部条件进行轴向扫描；

（4）由模体说明书调整图像观察条件或达到观察者认为的细节最清晰状态；

（5）记录每种对比度的细节所能观察到的最小直径，并作噪声水平修正，归一到噪声水平为 0.5% 背景条件下的细节直径，然后与对比度相乘，不同对比度细节的乘积的平均值作为低对比可探测能力测值（图 5-64）。

（6）对噪声水平的修正可按公式（5-23）计算得到：

$$T\sigma^2 R^3 = k\frac{1}{D} \qquad \text{公式 (5-23)}$$

式中：

T——标称层厚，单位为毫米（mm）；

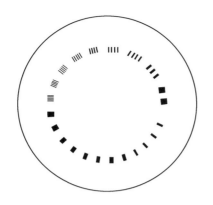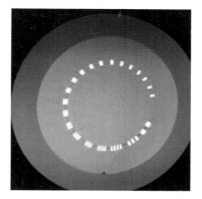

图 5-63　高对比分辨力模体和检测图像

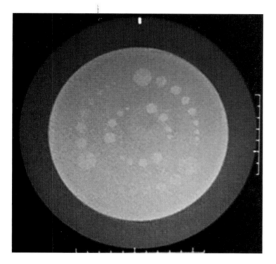

图 5-64　低对比探测能力的检测图像

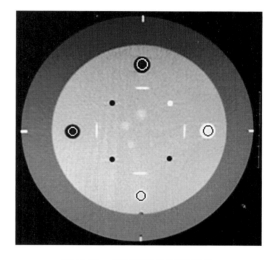

图 5-65　CT 值线性测量图像

σ——噪声大小（%）；

R——可观察到的最小细节直径，单位为毫米（mm）；

k——比例系数，为一常数，不用考虑其具体数值；

D——扫描剂量，单位为毫戈瑞（mGy）。

9. CT 值线性

（1）将 CATPHAN 模体对中，并定位于 CTP401模体，内嵌四个分别为 Acrylic、Air、Teflon 和 LDPE小圆柱体的样本模块（表 5-10）。

（2）用临床常用头部和体部扫描条件分别扫描并获取图像（图 5-65）；

（3）在图像中对应不同模块中心选取大约 100个像素大小的 ROI，测量其平均 CT 值；

（4）按照模体说明书中标注的各种衰减模块在相应射线线质条件下的衰减系数，计算得到各种模块在该射线线质条件下的标称 CT 值；然后计算各CT 值模块中，标称 CT 值与测量值所得该模块的平均 CT 值之差，差值最大者记为 CT 值线性的评价参数。

以上各项性能参数检测的评价标准依据国家标准《X 线计算机体层摄影装置质量保证检测规范》GB 17589—2011 列于表 5-11 中。

二、CT 机的验收和质量控制

CT 的验收和质量控制除了通过影像的评价进

表 5-10　CT 值线性检测的四种样本材料的标准 CT 值

材料	Acrylic	Air	Teflon	LDPE
标准 CT 值 *	120	−1000	990	−100

*：标准 CT 值随使用 X 线平均能量的差异而有较小的差异

表 5-11　GB 17589-2011 中规定的 CT 质量控制检测要求及检测周期

序号	检测项目	检测要求	验收检测 评价标准	状态检测 评价标准	稳定性检测 评价标准	周期
1	诊断床定位精度 (mm)	定位	±2	±2	±2	每月
		归位	±2	±2	±2	
2	定位光精度(mm)	—	±2	±3	—	—
3	扫描架倾角精度(°)	—	±2	—	—	—
4	重建层厚偏差(s) (mm)	s≥8	±10%	±15%	与基线值相差 ±20% 或 ±1mm,以较大者 控制	每年
		8>s>2	±25%	±30%		
		s≤2	±40%	±50%		
5	$CTDI_w$ (mGy)	头部模体	与厂家说明书 指标相差 ±10% 以内	与厂家说明书指标相差 ±15% 以内,若无说明 书技术指标参考,应 <50	与基线值相差 ±15% 以内	每年
		体部模体		与厂家说明书指标相差 ±15% 以内,若无说明 书技术指标参考,应 <30		
6	CT 值(水) (HU)	水模体	±4	±6	与基线值相差 ±4 以 内	每月
7	均匀性 (HU)	水或等效水 均匀模体	±5	±6	与基线值相差 ±2 以 内	每月
8	噪声(%)	头部模体 $CTDI_w<50mGy$	<0.35	<0.45	与基线值相差 ±10% 以内	半年
9	高对比分辨力 (LP/cm)	常规算法 $CTDI_w<50mGy$	线对数 >6.0 MTF_{10}	线对数 >5.0 MTF_{10}	与基线值相差 ±15% 以内	半年
		高对比算法 $CTDI_w<50mGy$	线对数 >11 MTF_{10}	线对数 >10 MTF_{10}		
10	低对比可探测能力	—	<2.5	<3.0	—	—
11	CT 值线性 HU		50	60	—	—

行成像的评价之外,还应该通过适当的性能检测方式来评价,性能检测方式可以分为以下几个方面:

1. 验收检测(acceptance test)　设备安装完毕或重大维修后,为鉴定其性能指标是否符合约定值而进行的质量控制检测。新装机的设备通常由监督检测部门或有相关资质的第三方检验检测机构来实施,能够很好地完成验收检测,但是重大维修后的设备常常忽视验收检测而继续使用,这是需要引起足够重视的现象。

2. 状态检测(status test)　对运行中的设备,为评价其性能指标是否符合要求而定期进行的质量控制检测,通常一年进行一次状态检测。这一检测通

常由监督检测部门或有相关资质的第三方检验检测机构来实施,一般情况下能够较好地完成。

3. 稳定性检测(constancy test)　为确定设备在给定条件下获得的数值相对于一个初始状态的变化是否符合控制标准而进行的质量控制检测。这一检测通常是由设备的使用方来完成,但是由于设备使用方不具备检测仪器和相应的性能检测模体。因此目前这一检测实际上是没有完成的检测任务,也是需要引起足够重视的现象。

表 5-11 中给出了根据国家标准《X 线计算机体层摄影装置质量保证检测规范》GB 17589—2011 中规定的质量控制检测的项目和检测要求及检测

周期。

为了满足 CT 防护性能的要求,依据 GBZ 165—2012 的要求,对 $CTDI_w$ 的验收检测,对成年患者,还应增加如表 5-12 的检测要求。

表 5-12　典型成年患者 X 线 CT 检查的诊断参考水平

检查部位	$CTDI_w^*$（mGy）
头部	50
腰部	35
腹部	25

*:表列值是由水模体中旋转轴上的测量值推导的,模体长 15cm,直径 16cm(头部)和 30cm(腰椎和腹部)

验收检测时,如果该医院有儿童患者需要做 CT 扫描,则需按照 GBZ 165—2012 规定进行如表 5-13 的检测(对于儿童医院和综合医院中有儿科时的要求)。

表 5-13　儿童患者诊断参考水平

检查部位及年龄（岁）	$CTDI_w^a$（mGy）	$CTDI_{vol}^a$（mGy）	DLP（mGy·cm）
胸部:0~1	23	12	204
胸部:5	20	13	228
胸部:10	26	17	368
头部:0~1	28	28	270
头部:5	43	43	465
头部:10	52	51	619

a:$CTDI_w$ 和 $CTDI_{vol}$ 是利用直径为 16cm 的剂量模体和计算得到的,本表所列数据为调查平均值的第三个四分位(75%)值

第十节　CT 设备常见故障及检修方法

CT 设备属于大型医疗设备,是精密设备,集成了机械、电子、光学、X 线、计算机、图像处理等先进技术,有着很复杂的电路结构及机械结构。不仅包含低压电路也包含高压电路;不仅有复杂的计算机系统,也有着许多外围电路和外围设备;不仅有静止的机械部分也有高精度的高速度的运动部件;不仅有系统的主设备也还有许多辅助设备等。CT 设备由许多部件组成,每一个部件都存在一定的故障率。不同的部件故障率不同。问题的核心是出现故障后如何进行分析,如何尽快地将故障定位并加以排除。维修时,既涉及硬件的测试与更换,又需对软件进行检查和参数校正。保养和维修工作较复杂。通常可分为日常定期维修和故障检查修理两种。出现故障

时,要谨慎地进行检查和修理,切忌盲目乱拆乱卸,以免使故障扩大。

随着 CT 技术的发展,各代 CT 设备结构有所不同,首先应针对具体机型,掌握说明书上所指出的项目和规定,进行定期检查和维修,以便及时发现问题,解决问题,避免一些故障。CT 设备在日常使用过程中,由于各种不同的原因而造成某些元器件及机器产生故障,使其性能下降或停机,故障原因很多,故障有时变化也很大,有的故障现象相同,但发生的部位、部件不同;有时还可能出现同一个部件产生不同的故障现象。

CT 设备的故障可以分为硬件故障和软件故障。硬件故障基本上是由于硬件的某一部件损坏或工作状态不佳引起。硬件故障又可分为:机械故障和电路故障两类。①机械故障常见的有转动部件失灵或卡死以及长期使用后磨损造成机械精度改变、弯曲、断裂、固定件松动或拔出,如螺钉、螺母、铆钉、键等;②电路故障就其性质而言,基本分为三种:开路故障、短路故障、漏电故障。辅助设备是扫描系统主设备以外的配套设备。例如稳压器、高压注射器、空调设备(某些型号的机器直接与主设备相连接)配电柜等。辅助设备的稳定性与可靠性也直接关系整个系统的可靠运行,因此不可忽视。

CT 设备的软件通常包括:操作系统、数据库、扫描程序、调试维修程序、检查程序及应用程序等。软件故障最常见的是软件被破坏,致使 CT 设备不能正常工作或停机;部分软件参数改变,出现异常图像,这需要对软件中的有关参数进行校正。

一、产生故障的原因

CT 设备在使用过程中发生故障,一般可分为三个阶段,①早期故障期:设备使用初期,元器件本身存在材料、工艺、设计等方面的问题,使用初期经过连续运行的考验,大部分会暴露出来;②偶然故障期:这个时期故障率低,设备故障率与外界因素如温度、湿度、电源供电情况相关规律明显,与日常维护保养关系很大,采用预防维护可保证设备处于良好运行状态,减少这个阶段的故障率;③耗损故障期:这一阶段,故障率快速增加,这是设备及元器件老化、磨损等原因造成,耗损期设备故障率日趋频繁。日常工作中,造成 CT 设备故障的原因常表现为:

(一)正常性损耗

任何设备、任何部件都有一定的寿命,随着使用时间和使用频率的增加,故障率也在不断增多。

如 X 线管,在长期工作中,因阳极不断蒸发的金属附着在管壁上,或阴极灯丝逐渐因加热而变细,内阻增大,使其发射电子的能力减低,造成 X 线管老化,故 CT 的 X 线管受曝光次数的限制,射线量降低,因而导致伪影出现。此种情形便是正常性损坏,无法修理,只有更新。此外,如接触器、滑动电位器等元件也随使用年限的增长而逐渐老化;还有继电器触点的损坏;轴承的破裂;滑环与碳刷使用时间过长就会出现接触不良的情况等,很难用某一规定的使用时间来衡量,但可通过正确地使用和维护,延缓其老化过程,延长使用年限。

(二)性能参数调整欠佳

CT 设备是高精密医疗设备,在安装和检修调整过程中,必须按照说明书中的技术要求逐步调试和校准。如 X 线管中心、旋转速度、扫描床的进出速度、图像对比度、低对比度分辨力、CT 值校准、模体校准、编码器的调整、准直器的调整、X 线管的参考电压调整、灯丝电流调整、高压波形的测试调整等,都应细致认真对待,若调整不当,轻则工作状态不稳定,重则使元器件寿命缩短,甚至无法正常扫描工作。若电流过大或电压过高,均易导致元器件的损坏。

(三)人为地损坏

这是由不正当的操作造成 CT 设备的损坏,如操作者对 CT 不熟练,对使用者要求不严,不按操作规程使用所致。如在不预热 X 线管的情况下,便接通高压扫描,这样会迅速降低 X 线管的使用寿命,使其突然高温而造成 X 线管阳极靶面烧伤,轻则使 CT 图像质量欠佳,重则造成 X 线管报废;不进行空气校正或空气校正失败,造成伪影;开机不开空调室内温度升高;关机没有按规程退出程序等。另外,有的操作员工作时将喝水杯或饮品放置在操作台上,不小心碰倒会造成操作台键盘进水,轻则停机,重则造成设备进水短路而损坏。

(四)设备质量欠佳

造成设备质量欠佳问题的原因很多,其中有:①设计的原因:设备在设计时留的余地太小,例如:电源的容量不足而负载又太重;系统抗干扰能力弱;信号传递的匹配不佳;机械传动配合过于紧张;元件耐压不够;元器件选择不当等;②制造加工安装调试的原因:生产过程中的质量检查与监督不严,造成不合格的产品出厂,例如:应当拧紧的螺丝没有拧紧;应当紧固的部件没有紧固;X 线管安装的位置不佳等;③元器件的质量不好:例如:旋转部件耐磨性能

差(如轴承);元器件的耐压不够;元器件的热稳定性差等。

(五)环境的影响

CT 设备对环境条件要求十分严格:①电源对于 CT 设备的正常运行至关重要,由于电源电压的不稳定,忽高忽低,除影响设备的正常使用外,同时还影响设备的使用寿命。如磁盘机、磁带机正在高速旋转,磁头正在读取数据,浮在盘面上,CT 正在扫描中,此时突然停电或切换电源(瞬时停电),就有划坏磁盘,可能破坏系统软件和应用软件,也会造成设备多处损坏,给修复带来极大困难。② CT 设备的地线非常重要,接地不好往往引起机器的不稳定,有时也会产生故障。③ CT 室内的温度与湿度也很重要,温度过高或相对湿度过大或过小都会引起机器的故障。如常见的因室内温度过高,导致 X 线管过热、扫描架过热、计算机过热保护,CT 无法扫描,需等待温度降低后使用。

(六)平时维护保养不足

CT 设备的日常定期保养十分重要,需经专门培训,固定专人负责。如继电器触点不清洁,设备内部的灰尘没及时清除,高压电缆插头硅脂或变压器油没及时添加或更新,机械部分的润滑欠佳,计算机柜内的空气过滤网不勤清洁,会造成通风不畅;滑环与碳刷不定期清洁保养,会出现接触不良;高压电缆过度弯曲或受潮,会使其绝缘强度降低,造成高压击穿故障等。

适时适当的维修保养对于延长机器的使用寿命至关重要。例如:机器内部的空气过滤网必须经常进行除尘,以便使得机器有良好的通风散热;经常地检查图像质量也是保养的重要工作,因为进行图像质量检查不仅是为了确保图像质量而且可以预先防止故障的发生;对于螺旋 CT 必须经常清理滑环由于磨损所造成的碳粉附着,同时检查碳刷磨损的情况必要时及时进行更换,此项工作对于减少故障非常重要;对于一些运动的部件必要时要经常地加润滑油以减少磨损;经常检查运动部件的紧固情况等。

二、故障检修原则与方法

(一)检修原则

1. 专业人员检修　检修时必须由具有 CT 专业知识和一定实践经验的工程技术(或影像技术)人员负责,要有严肃、认真的工作态度。

2. 先调查后动手　当发生故障时,首先查看操

作台显示屏上的错误代码和错误信息,通过故障代码可大致判断故障所在。各 CT 设备的故障代码不相同,有的设备可能不提供代码的解释,需要在工作中不断了解、摸索、总结故障代码的含义。向操作者了解发生故障的前后情况,然后再结合故障现象动手检查。

3. 先外后内　先检查电源是否正常,机器外部元器件及各开关旋钮的位置是否正确,然后再打开机器内部进行检查。

4. 先静后动　先在不通电的情况下,用眼观、鼻闻、耳听及万用电表测等,静态观察有无响声和气味。然后再接通电源,逐步认真分析和测量,找出故障发生的位置和原因。

5. 先读图后动手　检修者一定要对所检修的 CT 说明书以及有关资料数据认真地阅读和掌握,掌握各种软件操作程序,并弄清机械的结构原理,电路的工作原理。CT 设备发生故障时,先读懂故障部位的电路原理图,最好以流程图的形式逐步列出,特别是对继电器的工作状态分析,一环扣一环,以流程图的形式可省时省力,加快找到发生故障的原因,然后再动手找出排除故障的方法。

6. 充分发挥故障诊断软件的作用　CT 的软件中,一般都设置了各种校验程序,其中也包括故障诊断软件(维修软件)。不同 CT 设备的维修软件的使用方法也不同,有些 CT 设备还需输入密码才能使用维修软件。CT 发生故障时,运行这些故障诊断程序,可提示故障部位、性质及其相关信息,结合故障现象,参考这些信息,追根求源,便可找出故障所在。

7. 综合分析,制订检修计划　切忌无计划的"盲动"检修。检修完毕,应对 CT 设备进行综合校验和必要的调整,并填写检修记录。遵循上述原则,可少走弯路,加快检查和排除故障的速度,提高检修工作的效率。

(二)检修注意事项

1. 安全保护　尽量避免在带电的情况下检修。在带电情况下进行检修时,所用检修工具,如仪表测试笔、接线夹、螺丝刀等,其金属暴露部分尽量少,以免造成短路。如无专用工具,可在普通工具上加装绝缘套管。要特别注意人身安全,检修扫描架内部的部件时,一定要将安全开关关闭,以免有人误操作时造成人身伤害;在维修过程中有时需要辐射曝光,此时应注意防护辐射;维修高压系统时需要操作高压部件,必须注意将高压部件对地进行放电,以释放掉残余的电荷,避免高压伤人。

2. 按制订的检修计划进行　检修用仪表要保证一定的精度,避免测量误差过大,影响检修工作。

3. 零部件安装复位　凡拆下的导线均应做好记录并加以标记,以免复原时出现错线错位,造成新的故障,对需要调节的元器件,调节前后都应做好测量记录,以免错乱。对拆下的零件、螺母、螺钉等要分别放置,不可乱丢,检修后应及时装回原处。

4. 试验要慎重　当遇到短路故障时,例如:CT 设备高压击穿、机器漏电、电流过大等情况,应尽量避免过多的重复试验,非试验不可时,应选择低条件,谨慎从事,防止将故障扩大。

5. 注意防止静电　CT 设备采用大规模集成电路或超大规模集成电路,在维修时必须注意防止静电,尤其是在操作带有大规模集成电路板时必须佩戴静电防护手环,以免造成集成电路的损坏,这也是必须注意的操作规程。

(三)检修顺序

1. 了解故障情况　配置有无改动;

2. 观察故障现象　观察指示灯、开关等情况;

3. 工作原理分析　分析故障产生的可能原因;

4. 拟定检测方案　拟定出检测步骤和测试工具;

5. 分析检测结果和分析故障的原因和部位是检修 CT 最关键而且最费时的环节;

6. 故障修复　进行更新、替换等整修工作;

7. 修复后功能检测　必要时应作某些调整;

8. 检修记录　填写内容有故障现象、出错代码、故障分析、检测方案和结果。

(四)检修方法

在日常检修 CT 设备中,会碰到性质、现象不同的故障,也有繁简、大小、隐蔽和明显的故障,这就应根据不同情况,对症下药,采取有效的检测手段,才能"准而快"地查出故障所在。在检修 CT 时常用的查找故障方法有以下几种:

1. 控制台面板法　利用 CT 操作台上设置的开关、按键、插孔、旋钮和各种指示器等来缩小故障的查找范围。

2. 直接观察感触法　利用人的眼、耳、鼻、手等感官,通过①看指示灯;②听声音;③闻气味;④摸温度来发现较明显的故障。例如接线松动或脱离,电子管灯丝是否点燃,电阻烧坏断裂,电解电容电解液外溢,变压器烧焦,高压电缆击穿,漏油,速度不匀,毫安表上冲,千伏表不稳等明显故障适用此法。但也要注意,用此法找到的故障,有时可能是发生故障的表面现象,不是原因所在,因而不应急于更换零件,应认真分析引起故障的真正原因,否则故障非但不能排除,反而会加重。

3. 信号注入法　利用逻辑测试笔或信号发生器输出各种不同频率的信号,加到待修部件的输入端,在输出端用示波器观测其波形的变化,此法对因放大器引起的故障帮助很大。

4. 对比代替法　用新的元器件或电路板替换怀疑有问题的元器件或电路板,观察故障能否排除。此法需有大批的零备件,或在同型号 CT 设备上测试,既快又省事,对因元器件变质、虚焊等隐蔽的故障很有效。

5. 切割法　有时一个故障现象牵涉面很广,会有好多个故障引起的可能,必须将这些可能性一个一个地排除,最后只剩下一种可能性。或者对于难以判断故障所在或现象相同而部位不同的故障采用此法很有效,如 X 线部分的毫安表上冲,可先将高压发生器端电缆拔出进行高压通电试验,而后将 X 线管侧电缆拔出,这样很快便可得出结论。对于计算机系统的故障,可利用终端板来分段查找,逐段排除,这样可逐步缩小故障的搜寻范围。

6. 软件法　充分利用故障诊断软件(维修软件)来查找故障,有的 CT 设备维修软件,提供错误代码、故障可能原因,检测步骤和方法,根据提示逐步检测判断,加快故障排除的速度。

7. 测量法　用万用表、计时器、示波器等仪表进行测量或使用体模检测,将所测数据与原资料进行对比,以便迅速准确地判断故障所在。在使用中,不同的故障、不同的部位、不同的技术要求,要选择不同的仪表。总之,测量法是检查故障常用和可靠的方法,而各类仪表又是检修的重要工具,是检修工作者的耳目,应熟练掌握并倍加爱护。

在 CT 机的检修工作中,方法是多种多样的,实践多了还会有很多小技巧,积累许多小经验。希望 CT 维修技术人员结合发生故障的现象、部位,从实际出发灵活掌握和运用。

三、典型故障分析

CT 设备的故障种类和故障现象与其结构特点有直接关系,下面针对各 CT 设备共性故障进行分析,掌握和了解一些典型故障的现象、产生的主要原因和检修方法。

(一)伪影

CT 伪影是在所有故障中最为复杂的问题,伪影

的出现往往涉及设备的高压、重建、数据采集、探测器、X 线管以及软件、校准程序等。

1. 环状伪影

(1)产生环状伪影的原因:①探测器损坏:探测器的某一个或某些损坏或探测效率降低;②积分电路损坏:某个或某些通道的积分电路损坏;③X 线管辐射输出降低:射线量不足导致剂量降低;④X 线管位置或准直器的调整不佳:也会造成剂量的不足;⑤探测器受潮:导致探测器的性能差异变大;⑥探测器温度低:探测器通电时间不足,未达到温度要求,温度太低,可能产生伪影;⑦软件损坏:校正参数表破坏;⑧未进行空气校准或校准不正确,造成伪影;⑨电网电压不稳或内阻过大导致剂量不稳,极可能产生环状伪影。图 5-66 为环状伪影。

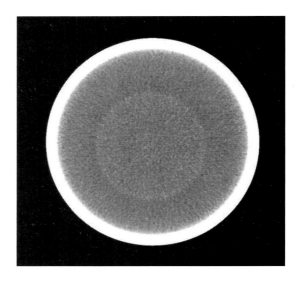

图 5-66　环状伪影

(2)检测及分析处理:①判断 X 线管:X 线管辐射能力的降低是产生环状伪影的重要原因之一。此时 X 线管的辐射性能不稳定,时高时低。因此应当判断环状伪影是否由 X 线管引起。但是 X 线管一般来说不会发生突变,这一点是应当注意的。②判断探测器:某个探测器损坏会引起一个圆圈状的伪影。早期的 CT 采用的闪烁晶体容易受潮。当探测器受潮后也会引起环状伪影。但是和单个探测器损坏相比它们产生的伪影是不同的。探测器受潮引起的环状伪影不会是单个圆圈。③判断积分电路:积分电路的损坏可能是单一的也可能是一组。积分电路最容易损坏的是电路板上的滤波电容。但是滤波电容的损坏常常不只影响一组通道。④调整问题:X 线管和准值器的调整不佳导致球管发出来的 X

线不能全部穿透人体到达探测器,这种情况下表现的是辐射剂量不足。在检查探测器和积分板没有明显损坏的情况下,有可能是球管和准直器调整不佳产生的伪影。需要重新进行调整。⑤检查定位像:通过定位像可以判断通道和探测器的损坏,此时会出现平行于轴向的竖线。⑥高压不稳会引起剂量脉冲的不稳也会导致环状伪影的产生。应当检查电网电压,特别是在曝光的过程中应当监视电网波动情况。⑦环状伪影一般机器不会报错。

2. 条状伪影

(1) 条状伪影产生的原因:①同步脉冲短缺:条状伪影往往是缺少同步脉冲引起的;②滑环接触不良会导致信息的丢失;③数据传输时发送与接受不可靠引起数据丢失;④电网电压不稳引起高压脉冲的不稳导致剂量脉冲不稳。图 5-67 为条状伪影。

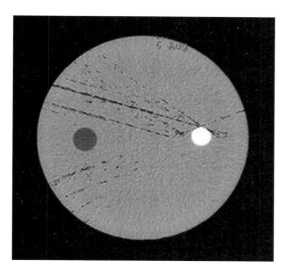

图 5-67　条状伪影

(2) 检测与分析处理:①检查 AP 脉冲;②利用软件测试旋转稳定性;③检查同步信号传送通路及信号状态;④检查滑环并清理积存的碳粉;⑤检查数据传送通路;⑥检查电网电压。

3. 网格状伪影

(1) 网格状伪影产生的原因:探测器与积分电路的连接不良。

(2) 检测与分析处理:①检查探测器与积分电路的连接状况;②进行 DAS 的偏置与噪声测试。

4. 伪影分析

(1) 图像中心部位出现伪影,造成该伪影的原因有:①校准文件损坏,需要重新运行校准程序;②射线滤线器中心部件有裂纹;③数据采集板采集的数据异常或丢失;④探测器采集模块损坏;⑤数据

采集单元中模数转换板损坏;⑥球管旋转阳极靶面有缺损;⑦探测器表面及射线透视环上有异物。图 5-68 为中心伪影,图 5-69 为中心点状伪影。

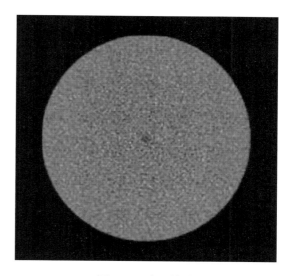

图 5-68　中心伪影

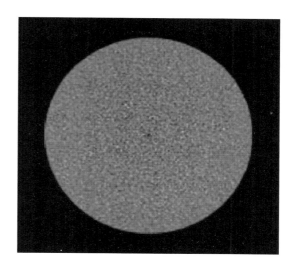

图 5-69　中心点状伪影

(2) 图像出现单道灰色环形伪影,原因有:①校准文件损坏;②滤线器有细小裂纹或杂质;③数据采集板相应采集通道损坏;④探测器采集模块和采集板连接线接触不良;⑤层厚控制器导轨表面有异物。图 5-70 为环状伪影,图 5-71 为部分环状伪影。

(3) 图像出现环形带状伪影,原因有:①数据采集板采集通道损坏;②滤线器有较大裂纹;③校准文件损坏;④数据采集单元中模块转换板转换通道损坏;⑤探测器采集通道相邻几个模块损坏。

(4) 图像出现多环形带状伪影,原因有:①校准文件损坏;②数据采集单元中模数转换板多个转换通道损坏或基准电压偏离;③数据采集板多个采集

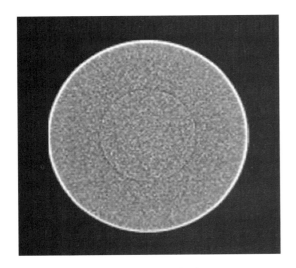

图 5-70　环状伪影

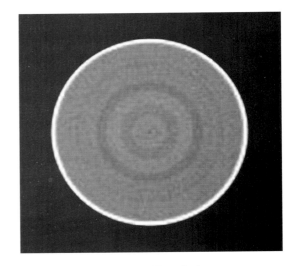

图 5-72　带状伪影

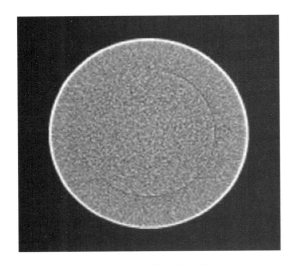

图 5-71　部分环状伪影

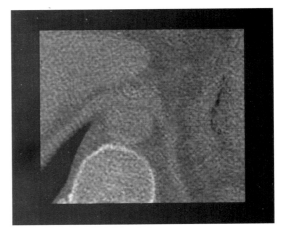

图 5-73　多环伪影

通道损坏或数据采集控制电路损坏;④探测器采集模块损坏;⑤滤线器或层厚控制器上有异物或损坏。图 5-72 为带状伪影。

(5) 图像出现多环形细环伪影,原因有:①校准文件损坏;②数据采集控制板损坏;③数据采集板损坏;④探测器采集模块和数据采集板连接排线接触不良。图 5-73 为多环伪影。

(6) 图像出现晶格状伪影,但有扫描图像。原因有:①球管旋转阳极异常;②数据采集控制板故障;③探测器偏值电压异常;④球管打火。

(7) 图像出现晶格状伪影,无扫描图像,原因有:①高压系统无射线输出;②数据重建单元故障;③数据采集控制板故障;④校准文件损坏;⑤探测器损坏。

(8) 图像出现麻饼状伪影,原因有:①探测器损坏;②高压系统故障;③数据采集控制板损坏;④数

据采集单元模数转换板损坏;⑤探测器偏值电压异常;⑥最后诊断:数据采集单元模数转换板损坏。

(9) 图像出现转向颠倒偏移,原因有:①数据采集时序控制电路故障;②数据采集触发信号异常;③重建单元故障。

(10) 图像出现分离及偏移,原因有:①系统硬盘有坏扇区;②重建单元故障;③原始数据存储接口板故障。

(二) 数据采集系统(DAS)故障

数据采集系统(DAS)的功能是将穿过人体的不均匀 X 线信号转变成电信号,并将其数字化后送给计算机。判定是否是 DAS 的故障时,可以用硬盘内正常的原始数据重建图像:如果重建的图像好,说明重建系统(阵列处理器)及显示系统均正常,基本上就是 DAS 故障。检测 DAS 故障时要充分利用数据采集系统的测量软件,获得大量的数据。这些数据可以帮助分析具体的故障部位。

DAS的故障最常见的是环状伪影。环状伪影可由探测器至中央计算机的通讯故障、探测器漂移、光谱改变、数据采集系统的电压超差或波纹过大、X线输出量不足、X线管和探测器的匹配位置调整不当，准直器内有异物进入或内部的滤波片损坏、体模校准数据不准，阵列处理器中电路板或电源不正常等原因引起。环状伪影可以是单环状也可以是多环状。

常见的故障原因有：①体模校准数据不准时，环状伪影大多出现在图像的中心位置附近；②单环伪影多由通道放大板或探测器产生，每道环形等间距，多由A/D板引起（图5-74）；③多环伪影集中在图像的中心部分，表明X线管输出量不足；整个图像上都有环状伪影，特别是10mm层厚扫描时更严重，多为X线管位置偏移所致；④探测器某个单元或某几个单元损坏，或者连接探测器与滤波放大板的软电缆故障，也可出现环状伪影（图5-75）；⑤准直器划

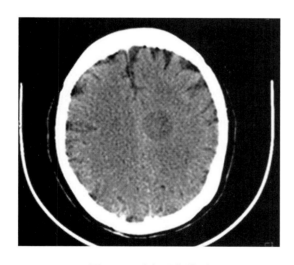

图5-74　头部图像伪影

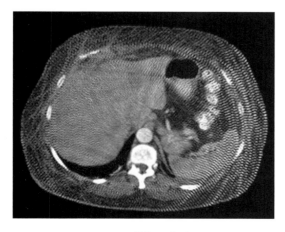

图5-75　体部图像伪影

伤或污染时，可出现黑白成对的环状伪影；⑥补偿器出现裂纹时，可出现环形内外密度稍高的伪影；当某些电路板有问题时，也可出现环状伪影；⑦准直器位置不正常，挡住部分X线时，图像分辨力降低，外围出现高亮度圆环形伪影；⑧探测器一端地线接触不良时，可引起探测器左、右两边的氙气电离室内形成不同的电压差，致使探测器电离室达不到稳定的工作状态，数据收集不准确，出现多个同心圆的环状伪影，如探测器的直流电源故障时，可在扫描图像中出现多个同心的环状伪影或间距不等的粗细黑条影；⑨扫描架内通风散热条件不好，温度过高时，可出现粗细不等的高密度同心圆环状伪影。

（三）X线管故障

1. X线管的典型故障　在CT设备各种故障中，X线管是最容易发生故障的部件，因为X线管是真空部件，属于CT设备的耗材，随着扫描曝光次数的增长，故障发生的可能性增大。常见的故障现象有：①打火：X线管使用时间长了管内的高压油绝缘性能会有所降低；油冷却系统密封不好会导致空气进入形成气泡容易打火；更换新的X线管时，高压插头没有完全紧固或涂抹绝缘硅脂不均匀，空气没有完全排除容易打火；有时打火也会表现为电流过载。②旋转阳极不启动：在规定的时间内阳极旋转速度达不到要求的转速。这种情况大部分是由于轴承过热变形，使转速下降，甚至卡死。特别是扫描速度越来越快，X线管积累的热量不能迅速散发出去时这种故障是很容易发生。这时只有更换X线管才能使故障排除。③电流过载：也是X线管经常发生的故障之一。电流过载常常由金属蒸发导致真空度下降引起，严重时只能更换X线管。④灯丝烧断：此种情况有时也会发生（双灯丝可以换用），这时只有更换X线管才能解决问题。⑤过热过压保护：在X线管内的温度过高、绝缘油的压力过大时，过热过压保护开关对X线管起保护作用。此故障在停止扫描使得X线管慢慢冷却下来即可恢复。但是在任何情况下决不可将压力开关摘除，这样做是很危险的，可能会导致X线管的真正损坏。⑥油循环故障：可出现油循环泵损坏，油循环油路堵塞，风扇损坏，供电电缆断，旋转停止，供电电源损坏等。

2. X线管损坏的判断方法　判断方法主要有：①噪声跟踪测量法：由于X线管使用时间过长阳极靶面变得粗糙，灯丝老化变细导致射线量降低，因而使得图像噪声加大。通过测量图像CT平均值和标准偏差可以判断X线管的寿命；②灯丝电流比较法：

测量灯丝电流与曝光次数的关系,可以判断X线管的寿命;③射线输出量测量法:通过测量X线的输出量与曝光次数的关系来判断X线管的使用寿命;④有些型号的CT提供校正测量值也可以初步判断X线管的寿命。

3. 区别高压发生器故障 为了准确地判断X线管损坏,必须排除高压发生器及其控制电路故障和高压电缆及插头击穿故障。因为高压发生器故障和高压电缆击穿有时也表现为电流过载,容易与X线管故障混淆。判断方法:①摘除高压发生器的高压电缆;②摘除X线管的高压电缆(注意高压)。

4. 延长X线管的使用寿命 X线管属于易损部件而且价格昂贵,因此应当尽量延长使用寿命。延长使用寿命大致有以下几种方法:①扫描之前必须对X线管进行充分预热,以延长灯丝的寿命;②做好维护保养工作,定期对X线管散热系统清理灰尘;③经常检查高压插头,保持紧固的连接,以避免打火伤害到X线管;④适当地降低扫描条件使用,缩短灯丝加热时间,避免扩大扫描范围,在不影响图像质量的前提下,降低扫描条件。

(四)X线控制及高压发生器故障

1. X线部件故障 常见故障有:① CT内部和计算机接口部分故障:特点是手动曝光正常,计算机控制曝光不正常;②控制部分故障:不曝光,无X线;③高压初级直流电源及电容故障:因电压高易击穿短路不曝光;④高压逆变器故障:不曝光,逆变器损坏时四个大功率管要一起更换,需要参数匹配;⑤高压发生器故障:不曝光,无X线;⑥旋转阳极控制部分故障:引起X线管旋转阳极不转或转速不对,如阳极旋转过快,其控制刹车的继电器接点接触不良,阳极不能刹车;⑦灯丝加热控制部分故障:加热异常也不曝光。如灯丝电流产生漂移,特别对低毫安值造成影响。

2. 外围设备控制故障 常见故障有:①扫描架旋转编码器(斑马尺)故障:灰尘污染时曝光脉冲少,瞬间无毫安值,千伏值相对高(空载),可以引起X线机报错千伏值高;② DAS接口板故障:X线曝光信号是从DAS接口板传输给主机的。其故障可引起X线系统的异常。如接口板损坏,当实际数据已采集结束时,接口板不发出采集后的信号,而X线管旋转阳极仍转。所以有些看似X线的故障,其实是其他系统引起的;③其他外围设备故障也可引起X线系统不曝光。如阵列处理器或计算机本身故障未

向X光发出指令,可引起不曝光(但这时往往不能旋转)。扫描旋转启始位置错误,也不能启动X线系统曝光。

(五)螺旋CT常见故障

1. 碳刷与滑环引起的故障 在螺旋CT设备中有静止与旋转两大部分。它们的连接靠的是滑环与碳刷接触。这其中包括:电源供电、控制信号传送和数据的传输。接触不良导致接触电阻增大,导电性能降低因而引起故障。常见故障有:①碳刷周围堆积的碳粉会产生打火引起体层扫描过程中曝光中断,而且此故障与空气的相对湿度有关。相对湿度过大或过小都会使故障增多;②碳刷周围的碳粉堆积会导致扫描过程中信号传输不稳因而数据丢失,严重时还可能引起机器掉电。

2. 碳刷与滑环的维护保养 碳刷与滑环的接触将直接影响到整个系统的工作稳定性与可靠性。因此应当充分重视滑环与碳刷保养与维护:①要经常检查碳刷的长度,当碳刷磨损到一定程度,剩余的长度到达极限时,就要及时更换,以保证系统工作的正常;②要定期清理碳粉:机器运行当中为了减少滑环和碳刷的无效磨损,应当尽量减少不扫描患者时扫描架的旋转。

3. 其他经常引起的故障 常见故障有:①通讯故障:X线不能得到信号曝光。指扫描架的固定部分和旋转部分的通讯故障。根据通讯方式的不同,原因可有碳刷的、光电的、射频的等故障。②扫描架内灰尘大有可能堵塞某些光耦和电路的光通路,导致系统故障。清除扫描架内的灰尘特别是光耦元件的灰尘一般系统能恢复正常工作。③系统中的继电器经常有触点接触不良而使机器不能正常工作的情况。改善继电器的触电接触状况或更换继电器可使机器恢复正常工作。④机架内的多发故障是旋转故障,它致使扫描中断。最为常见的原因是伺服驱动系统故障导致的过载,位置反馈或速度反馈电位器、光耦、编码器损坏导致的速度控制失效,当然对于运行较久的设备还要考虑机械传动,皮带的老化等原因。另外由于长年累月的旋转震动会导致某些接插件松动(如电路板插座、电缆插头等)造成接触不良,影响系统工作的。这类故障一般与旋转有关。因此应当经常检查扫描架内的接插件的接触问题。进行定期的维护与保养。⑤高压系统也是故障多发的部件,主要是X线管、高压逆变器、高压油箱等,可以通过各种测试来区分。

（六）扫描架、扫描床、准直器机械运动系统故障

1. 扫描架旋转系统故障

（1）机械运动故障：①旋转皮带断裂松动，引起不能旋转、转速低或旋转不均匀等故障。解决方法是调整旋转齿轮的位置，使皮带紧凑，不松动打滑；②旋转电机变速器缺油、损坏等，噪声加大，振动，转速不均；③旋转电缆线松脱卡死引起机械制动；④机架缺油（润滑油），这会引起旋转阻力加大，噪声大，转速不均，CT 设备报错。旋转阻力过大，将使旋转电机电流过大，空气开关跳闸保护。

（2）供电驱动故障：①扫描架旋转系统电源故障，机架旋转速度不正常。②电机碳刷常会接触不良（碳刷属于消耗品，要定期检测，勤更换）；电机线圈也常出现断、短路故障。③驱动板故障，速度快慢不均，有伪影。④旋转锁止故障，扫描架固定不好。扫描架的刹车是靠电机制动的，电机的锁止器不好会使扫描架固定不住，但一般不影响扫描。⑤扫描架旋转系统的电路板故障，扫描架旋转系统的电路板上面有各种电位器，需根据情况现场调整，故未调好的电路板也会报错，维修人员应注意。

（3）旋转控制故障：①旋转控制系统主板故障，旋转控制系统的主板和主计算机进行通讯对话，当旋转系统主板有问题时，整个旋转系统全部处于瘫痪状态，故障一般较重，较易判断，这时也不应排除计算机内和旋转系统的接口板损坏的可能性。②旋转控制板故障，旋转功能丧失。③旋转编码器光栅测速故障，缺曝光脉冲，报旋转速度错误。④旋转电机测速线圈故障，速度不均匀失控（一般加快）。⑤旋转限位开关故障，扫描架不能旋转。⑥保护开关故障，扫描架开门保护开关误动作，摆角受限。扫描架面板开门保护开关的作用是开门时不让扫描架旋转。当此开关损坏时，扫描架面板门虽没打开，但程序误认为门已开而不让扫描架旋转。⑦旋转曝光启始位置错误，不能启动曝光。原因多为编码器的参考值读数不对。需重新调整。⑧扫描启始记数开关损坏，常闭开关松开后延时闭合，引起旋转过位。扫描架旋转部分冲过位，危害很大（有可能因强烈的震动损坏 X 线管或其他部件）。

2. 扫描架倾斜故障　常见故障有：①倾斜电机故障，机架倾斜不能进行；②倾斜检测故障，角度不对时，不能扫描（计划的角度与实际的角度不一致）；③倾斜电机机械传动故障，机架倾斜角度过冲，原因是电机的丝杠螺杆磨损严重，机械传动间隙加大

所致。

3. 床水平运动故障　常见故障有：①床水平运动电机驱动板损坏，床水平运动不能进行。②床水平运动电机损坏，床水平运动不能进行。床水平电机本身损坏时较少，床水平运动不能进行多为水平移动机械性受阻所致（链条等）。③床水平运动电机水平位置检测损坏，水平位置显示不对，不能扫描。另外在做定位像时，X 线产生需要由床轴编码器送来的编码脉冲作为 X 线基本触发信号。故障时扫定位像不曝光。④水平运动电机传动间隙大，水平位置不准，不能扫描。⑤水平前后限位开关损坏，到极限位后不限位或不能扫描，（后限位压合 CT 认为不在扫描位置）或不能做定位像，或床不能水平移动。⑥有的 CT 设备扫描时床不能水平移动，但平时手动正常。这不是床本身的故障，而是 CT 设备计算机控制系统的问题。

4. 床垂直运动故障　常见故障有：①垂直运动电机故障，床不能升降，故障不难判断，但要区别驱动板或控制板的故障。②床升降液压泵及电磁阀故障，有的床升降采用液压泵，泵损坏时床不能升，只能降（降床只用电磁阀）。这种床如果电磁阀关闭不严，会出现床面缓慢下降的故障，平时一般不能发现，因此当故障长时间停机时，要将床面板退到床尾。③床高度检测器损坏，高度显示不准，不能进床（高度不够），当床高度太低时，CT 设备摆角受限。④床防夹保护损坏，床下有防夹开关，如损坏或误动作不能降床。⑤床垂直升降限位损坏，到极限位后不停机或上下运动之一不能进行。⑥床旁紧急停开关故障，床及扫描架不能运动，表现为机械故障。

5. 准直器故障　常见故障有：①前准直器功能故障，一般 CT 前准直器决定层厚，防散射线。多层 CT 的前准直器，只起防散射线的作用。故障时可有层厚不准，表现为扫描图像有环形伪影，CT 值偏差；不能选择层厚，只能扫某一层厚的图像，在选择完层厚后 CT 设备等待超时。②后准直器功能故障，后准直器防散射线的，当其较前准直器窄时也出现伪影。后准直器可协助探测器完成控制层厚的任务（多层 CT）。③在多层 CT 设备中准直器的一大作用是限制到达探测器外面的射线，以降低对患者的辐射剂量，如果准直器开档不精准（偏大），会导致辐射剂量偏大，剂量检测中表现为 $CTDI_{VOL}$ 超标。

故障原因有：①准直器的固定螺丝松动：可引起层厚不准、伪影、机架倾斜后加重；②检测开关损坏或误动作：光电开关（机械开关）有灰尘可以引起

故障,需要清洁;③准直器的链条、皮带故障,CT不能扫描,原因是带动链条的齿轮(检测电位器)顶丝松动;④准直器的电机故障,这种情况比较少见,故障时准直器不动;⑤准直器的控制电路故障,这种情况比较少见,故障时准直器不动,CT设备报错;⑥准直器的控制传输电缆线断,故障时准直器不动,CT设备报错。

(七)计算机系统故障

1. 应用软件故障　CT设备不能启动,缺少功能,一般不只缺少一个功能,软件参数改变,出现异常图像,极个别只有小的功能缺少(这时不好判断是否是软件的故障)。如校准软件损坏,CT设备就会出现能启动,但不能扫描或扫描后不出图像。如校准软件损坏,就会出现环形伪影。校准软件损坏可用备份的校准软件恢复,或重新做校准。

系统软件破坏可通过重新安装系统恢复。因硬盘损坏而造成的软件损坏,须将硬盘格式化后再重装系统。重装系统和计算机相似,CT设备均带有安装系统的光盘或软盘,可以恢复系统。如果硬盘损坏严重则需更换硬盘。如果CT设备只有一个硬盘,则所有图像及校准软件均丢失,重装系统要慎重,应在完全排除其他系统故障后,确认是软件损坏时才能重装。

2. 硬件故障　电源故障较多,主板故障较少,多为计算机内外围设备的接口板故障(如X线控制接口,阵列处理器接口,图像显示系统接口,DAS接口,扫描架旋转系统接口等)。这些接口板的故障,使计算机与接口管理的外围设备之间的通讯中断或不完全中断,外围设备的功能受到影响。如果X线控制接口故障,则可使计算机不能控制X线的曝光。如果阵列处理器接口故障,则可使计算机不能控制阵列处理器处理图像。如果扫描架旋转系统接口故障,则可使计算机不能控制扫描架旋转。这类故障易误诊为外围设备的故障,应特别注意。

常见故障有:①电源故障:其现象是计算机不能启动或死机;②硬盘部分扇区损坏故障:其表现为软件功能不全,不能存储图像;③计算机硬件电路板损坏:其现象是CT设备不能启动;④计算机内外围设备的接口板损坏:其故障现象类同软件故障。

3. 计算机的外围设备故障　常见故障有:①有的CT在DAS和计算机或控制台之间等用光缆通讯,当光缆出现断点(外观正常,内部不能导光)也使通讯故障;②CT外围设备有故障时(非计算机内),可使主机不能进入正常的开机界面,故障假象是计算

机故障或软件故障,这类故障不能进一步由软件检测,也不报错,很容易误导维修人员,要引起注意;③当读取的原始数据有问题时,可以表现为计算机死机,重启后往往仍死机,需将硬盘内损坏的原始数据删除才可以消除故障。

4. 图像重建系统(阵列处理器)故障　螺旋CT出现之前的CT设备是由阵列处理器完成用扫描采集的原始数据进行图像重建的过程。随着CT技术的发展,现在采用计算机图像重建系统代替阵列处理器进行图像重建处理。

(1)图像重建系统故障:与一般计算机故障相似。如死机、软件损坏、硬盘、CPU、内存发生故障等。如缺乏清洁除尘,导致散热不良,程序挂起;内存及PCI等灰尘污染也容易导致接触不良,从而导致死机;重建的反投影板等也会因为散热不良,从而导致重建图像过慢或不能重建,甚至损坏反投影板。

(2)阵列处理器故障:阵列处理器的故障可用硬盘内以往正常的原始数据重建来判定。当显示系统正常时,如果重建出来的图像正常,则说明阵列处理器正常,故障应该在其他系统。主要故障有:

1)电路板故障:电路板的线路复杂,其故障诊断的主要方法是测量电路板和软件诊断。阵列处理器的电路板损坏,可出现无图像、或图像出现扇形异常、伪影、变形等。阵列处理器的电路板损坏时,会出现相应的故障代码。

2)电路板接触不良或由灰尘引起的故障:阵列处理器的电路板不能正常工作,图像出现伪影,校准无效,屏幕没有错误信息提示。将阵列处理器的电路板拔出后清除灰尘并清洁电路板的插口后扫描图像伪影消失。

3)电源故障:阵列处理器的电源容量大(一旦发生故障很难找到合适的配件),故障率高,故障时整个阵列处理器断电,容易排除故障。

4)通讯接口及接线故障:表现为阵列处理器和计算机之间的通讯中断,对于完全中断的故障相对好判断;对于不完全中断的故障,由于阵列处理器还工作,只是缺少部分功能,因此需要反复分析才能判断。

5)由检测电源电压的监测电路板引起的停机:因阵列处理器的电路板较多,需要各种不同的电压,供电电压复杂,有的CT设备为此设置了电压的监测电路板,电路板对供电电压进行跟踪扫描,一旦某一电压值超出了规定的范围,即切断阵列处理器的供电。

6）由温度传感器引起的停机：由于阵列处理器产热大，因此风扇较多。一旦风扇停转或进风口堵塞，阵列处理器的温度升高，温度传感器将切断阵列处理器的供电，保护阵列处理器的电路板。

7）原始数据损坏导致阵列处理器死机：当采集的原始数据有问题时，阵列处理器可死机，重新开机后仍可能死机。此时需将硬盘内损坏的原始数据删除，才可排除故障。

8）阵列处理器故障引起的环状伪影：这种情况和 DAS 系统故障相似，容易误导维修人员。所以要使用正常图像的原始数据进行重建，重建后图像有伪影可判断故障为阵列处理器。

（八）操作台、图像显示系统故障

1. 操作台故障　常见故障有：①图像显示器故障：无图像，无显示或显示不稳等。这类故障和一般显示器的相同，检修也一样。②传输电缆有问题或插头接触不良：显示屏上可见斜行条纹，胶片上也同样，经查是计算机与显示屏间连线松动。③键盘线接触不良或键盘故障：不能通过键盘向 CT 设备输入各种指令。④鼠标损坏或线接触不良：不能通过鼠标向 CT 设备输入各种指令。⑤操作台和计算机等通讯电缆故障：操作台和计算机或扫描架的通讯电缆接触不良或损坏影响通讯。⑥操作台电路板故障：操作台有完成其功能的电路板（和计算机或扫描架通讯），其电路板损坏，也使 CT 设备通讯中断。⑦操作台的电源故障：可引起操作台的部分功能丧失，如控制台与计算机的通讯正常扫描时良好（使用功能键），而使用维修软件时和计算机的通讯不能正常进行（使用键盘），软件不能正常使用。

2. 图像显示系统故障　图像显示系统的功能是将数字信号转化成模拟信号后供给显示器显示图像。判断图像显示系统是否有故障时，可从硬盘内调一幅以往的好图像来显示。判断图像显示系统具体哪块电路板损坏的方法主要是靠换电路板。常见故障有：①电源的故障：故障发生时整个图像显示系统没电，显示屏上无图像，容易排除故障。检修时首先检测电源输出是否正常，保险管是否正常。②图像显示系统和计算机之间的接口及通讯电缆线损坏或接触不良：显示器上出现伪影或无图像，CT 设备可报错。③图像显示系统控制板故障：其现象是不能显示图像，或显示的图像很乱，不清晰。④图像显示系统存储器故障：其现象是显示的图像上有点状亮点、暗点或横竖线。故障原因多为图像显示系统存储器的电路板松动有灰尘造成，清除灰尘和重新

将电路板插紧，故障可排除。⑤图像显示系统和显示器之间的信号线损坏或接触不良：其显示屏上无图像或伪影，但 CT 设备不报错。现在用显卡代替以往的图像显示系统，故障明显减少。

（九）散热系统故障

1. 散热风扇故障　扫描架、DAS、计算机、图像重建系统（阵列处理器）等均有风扇散热，长时间运行损坏较多。检修时，首先检测直流 5V 电源是否正常。检修风扇时，注意有的风扇有控制电路，一般风扇是两根线，而它是三根线，其中一根为脉冲信号控制线，当开机工作时，风扇启动运转瞬间，脉冲信号加至电源控制电路上。

2. 水冷机故障　有的 CT 设备用水冷机给扫描架散热，水冷机故障停机引起扫描架内温度升高。故障原因如冷冻液泄漏，压缩机不能正常制冷，不能降低机架内温度。

3. 风扇过滤网被灰尘堵塞故障　如 X 线控制柜内的指示灯提示过热。功率管的散热风扇被灰尘封堵，散热不好，X 线控制柜温升加重。还有温度传感器灰尘多，造成散热风扇工作不正常。

4. X 线管油循环冷却风扇被灰尘封堵故障　X 线管的油循环冷却好坏直接关系到 X 线管的寿命长短。定期清理 X 线管油循环冷却风扇的灰尘，可以保证 X 线管的散热良好。

（十）电源故障

电源故障主要分为：医院配电箱故障、CT 电源分配柜故障和 CT 设备的各系统电源故障。

（1）配电箱故障主要有：①保险丝故障：保险丝烧断，其供电的回路无电流，需更换（先检查完有无其他问题后才决定是否更换）；②变压器故障：线圈烧断，引出线接触不良；③继电器故障：线圈烧断，继电器不工作，供电的回路没电流；接点接触不良打火，电压不稳，可以烧毁其后面的用电回路；④配电箱开关损坏：不能开机。

（2）CT 设备的各系统电源故障：无论 CT 的内部电源还是外部供电电源均是 CT 经常发生故障的部分，由于电源是设备的功率输出部分，所以故障相对较多，且危害很大。CT 的电源故障有以下特点：①故障的范围广：CT 设备各系统都有电源，均可以损坏，损坏后的现象各不相同；②故障的损失大：电源本身故障又可以引起其供电设备或电路板的损坏，造成继发故障；③故障的现象复杂：很多时候 CT 的故障现象不像电源的故障，易误导维修人员走弯路；④故障率高：当输入的电压或其供电的

负载有问题时,均可以损坏电源;另外电源本身故障;⑤故障判断相对容易:检修时不光用万用表直流档测量直流输出(5V 电源低于 4.8V 后往往不行),还要用万用表交流档测量直流输出内的交流分量(一般 10mV 以内),必要时用示波器测量直流输出内有无高频干扰脉冲;⑥故障具有可修复性:CT 的电路板等部件损坏时只能整体更换,不能修复,CT 的电源以往也都是整体更换;但像保险丝烧断及保险管座接触不良、电解电容失效、风扇不转等原因导致的电源故障则可以自行修复;⑦维修时风险大:电源维修后电压会发生改变,须再调整电压;如果调整失误,会损坏后面的电路板,引起不必要的损失;⑧电源散热很重要:因为一旦散热不良即引起故障,所以平时要加强设备的维护保养减少电源故障的发生。

第 六 章

磁共振成像设备结构与原理

第一节　磁共振成像基本原理

一、起源和发展简史

磁共振成像（magnetic resonance imaging，MRI）是生物组织中的自旋原子核（氢原子）在磁场及射频场作用下产生磁共振信号，经过计算机处理得到图像的成像技术。MRI 应用于医学成像领域始于 70 年代末期，既可提供形态学解剖信息，又可提供生物化学及代谢信息。近几十年来，随着计算机技术、电子技术及低温超导技术的迅速发展，磁共振成像在系统设备、技术方法、科学研究以及临床应用等方面飞速发展，在医学影像诊断领域占有绝对优势。

1924 年 Wolfgang Panli 提出了某些原子核具有自旋磁矩的理论，1946 年，美国物理学家斯坦福大学的 F.Bloch（图 6-1 左）和哈佛大学的 E.M.Purcell（图 6-1 右）在探索原子奥秘时，几乎同时发现磁共振现象，这项技术主要用于阐明磁共振基本现象和精确测定原子核的磁矩。为此这两位科学家共同荣获 1952 年诺贝尔物理学奖，标志着磁共振成像技术的开端。

此后的 25 年中磁共振技术主要用于分析物质的分子结构及原子核处在不同化合物中共振频率的差异，即为磁共振波谱分析学（magnetic resonance spectroscopy，MRS），同时科学家们致力于磁共振成像技术及理论的研究及完善。1949 年 E.L.Hahn 发明了 Hahn 自旋回波序列；1950—1951 年，W.G.Proctor 和 N.F.Ramsey 发现不同化合物的共振频率不同，且其共振频率之差与外加磁场强度呈正比，创建了化学位移理论，该理论的产生为磁共振现象在测定分子结构及定量分析方面的研究奠定了基础；1953 年美国 Varian 公司生产出由 Bloch 与 Purcell 共同研制的世界上第一台商品化永磁型磁共振波谱仪，标志着该学科已从实验阶段进入实用阶段；1964 年，第一台超导型 MR 波谱仪诞生，磁场强度由 0.7T 提高到 4.7T，分辨率及灵敏度也大大提高，且可测定磷（^{31}P）、氟（^{19}F）、碳（^{13}C）等原子核；1966 年 R.R.Ernst（图 6-2）等提出快速傅里叶变换原理，并通过在磁共振信号矩阵上建立相位及频率坐标来完善傅里叶变换处理过程，同时他发现了敏感性最佳的 Ernst 倾角，对快速扫描技术的研究起到了重要作用，1977 年生产出第一台利用快速傅里叶变换技术的磁共振波谱仪，二十五年后，Ernst 等获得了 1991 年的诺贝尔化

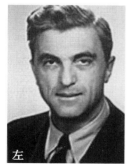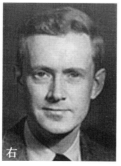

图 6-1　科学家 F.Bloch（左）和 E.M.Purcell（右）

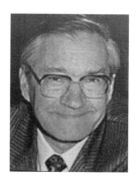

图 6-2　科学家 R.R.Ernst

学奖。

1970年6月，美国纽约州立大学的R.V. Damadian首先发现老鼠肿瘤组织与正常组织的磁共振信号及弛豫时间不同，且不同正常组织的弛豫时间也有差异，并说明它在医学诊断上的意义，该发现发表在1971年3月的《科学》杂志上，奠定了磁共振成像的基础。1972年美国纽约州立大学的P.C.Lauterbur提出应用磁共振信号可以重建图像，并设计和完善了用梯度磁场加在均匀主磁场内并逐点诱发磁共振信号，产生二维磁共振成像的反投影重建方法，1973年在《自然》杂志上首先发表了用两个充水试管得到第一幅磁共振图像（图6-3）的论文，并用该方法在1974年得出了活鼠的磁共振图像。无独有偶，英国诺丁汉大学P.Mansfield也独立提出并进一步发展了利用梯度场进行空间定位的理论，为磁共振成像技术从理论到应用奠定了坚实基础。三十年后，P.C.Lauterbur（图6-4左）和P.Mansfield（图6-4右）共同荣获2003年诺贝尔生理学或医学奖。

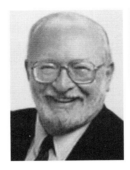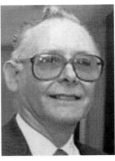

图6-4　科学家P.C.Lauterbur（左）和P.Mansfield（右）

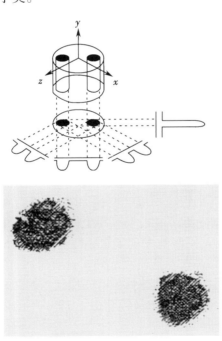

图6-3　Lauterbur 1973年得到两个充水试管的第一幅磁共振图像

1973—1978年是磁共振波谱技术与成像理论相结合的时期，大批不同学科的科学家投身于磁共振成像领域的研究中。这期间产生了多种成像方法和理论，并进行了一系列人体成像的基础医学研究和技术准备工作，例如射频各波段与人体吸收理论的研究、磁场与成像理论的研究等。成像方法的研究主要有Zeugmatography成像方法、相位编码技术及2D傅里叶成像方法、敏感点成像法、快速傅里叶成像方法、场聚焦方法、选择激发序列成像方法及回波平面成像方法等，这个时期的图像主要是对活体组织进行局部成像的初期试验。

1977年7月3日R.V.Damadian与他的实验小组用经历了7年时间设计制造出的第一台全身磁共振成像系统，经过4小时45分且将受检者移动106次得到了第一幅胸部轴位质子密度加权图像（图6-5），虽然这幅图像质量很差，但它标志着磁共振成像系统的诞生。1978年5月28日英国诺丁汉大学和阿伯丁大学的物理学家们在研制磁共振成像系统中得到了第一幅人体头部图像，接着得到人体手指、手腕及腹部等图像，这些图像质量已可与早期的CT图像媲美。这个时期是人体成像由理论研究与局部成像发展到人体全身成像技术与工艺装置研究的过程，一方面是提高成像的速度和改进图像质量，另一方面英国、美国、德国、荷兰及日本等国家纷纷投入技术力量从事磁共振成像系统的研制工作及全身超导磁共振设备的研制，1980年美国的FONAR推出了世界上第一台商品化磁共振成像系统（0.04T永磁），1981年英国EMI公司使用牛津公司的超导磁体生产出世界首台全身超导磁共振系统（0.15T），1982年底，已有许多医院和研究机构将这种新成像技术应用于临床诊断及医学研究领域。同时科学家们进行氢核以外的其他核种（如磷原子核）成像的研究，1982年美国GE公司生产出一台（1.5T）既能用于成像又能用于波谱分析的高场超导磁共振成像系统。

随后，磁共振成像系统的设计及在临床上的应用以不可阻挡的势头迅猛发展，显示了它强大的威力，各大医疗设备生产厂家纷纷投入大量技术力量进行MRI设备的研制与生产。

我国医用磁共振成像的临床应用开始较晚，

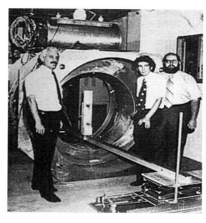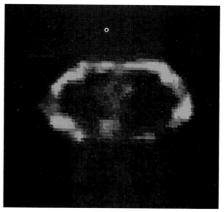

图 6-5　第一台全身磁共振成像系统及获得的第一幅 MR 成像

1986 年中科院科健公司与美国波士顿的 Analogic 公司合资成立了安科公司,并于 1989 年生产出第一台永磁型 0.15T 磁共振设备,填补了我国在这一领域的空白,1992 年该公司又生产出我国第一台超导磁共振成像系统(0.6T)。

二、原子核的自旋与磁矩

物质是由分子组成的,分子又由原子构成,原子由原子核与绕核运动的电子组成。原子核位于原子的中心,由带正电荷的质子和不显电性的中子组成,原子的物理特性主要由原子核决定。原子核具有一定质量和大小,大多数原子核具有绕着其自身轴不停地以一定频率旋转的特性,这就是原子核的自旋现象(图 6-6)。由于质子带正电,有自旋的原子核相当于一个环形电流,由于电荷运动产生磁场,则具有自旋特性的原子核周围存在一个微观磁场,该磁场为一个磁偶极子,即原子核的自旋磁矩(简称核磁矩),因此自旋原子核具有核磁矩 μ,同时也有自旋角动量 P。核磁矩是矢量,具有大小和方向,自旋角动量是量子化的,可用自旋量子数 I 表征,I 表示原子核的固有特性,不同的原子核 I 也不同。

量子力学理论表明,当质子成对出现时其自旋方向相反,彼此抵消,中子亦如此,因此得出结论:原子核的质子数和中子数均为偶数,该原子核的自旋量子数 I 为零,则该原子核没有自旋,如 $^{12}_{6}C$、$^{18}_{8}O$、$^{32}_{16}S$ 等原子核;若质子数和中子数中有一个是奇数,另一个为偶数,则这种核的自旋量子数 I 为半整数,该原子核具有自旋,如 $^{1}_{1}H$、$^{13}_{6}C$、$^{15}_{7}N$、$^{31}_{15}P$ 的 I=1/2,$^{11}_{5}B$、$^{63}_{29}Cu$ 的 I=3/2;$^{235}_{92}U$、$^{17}_{8}O$ 的 I=5/2;质子数是奇数,中子数也是奇数的原子核,其自旋量子数 I 为正整数,这种核也具有自旋,如 $^{2}_{1}N$、$^{14}_{7}N$ 的 I=1 等。

原子核的核磁矩 μ 与其自旋角动量 P 之间存在下列关系[公式(6-1)]:

$$\mu = g\frac{e}{2m_N c}P \qquad 公式(6-1)$$

式中 e 为电子电荷的大小,m_N 为核子的质量,c 为光速,g 为一个取决于原子核种类的无量纲数,称为该原子的 g 因子,将公式(6-1)写为公式(6-2):

$$\mu = \gamma P \qquad 公式(6-2)$$

式中 $\gamma = g\dfrac{e}{2m_N c}$ 称为原子核的旋磁比或磁旋比,它是原子核的内禀常数(表 6-1)。

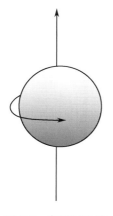

图 6-6　自旋原子核

表 6-1　原子核的自旋磁矩及旋磁比

原子核种类	自旋量子数 I	磁矩 μ (μ_N)	旋磁比 ($10^3/G \cdot S$)	旋磁比 (MHz/T)
$^{1}_{1}H$	1/2	2.79270	26.753	42.562
$^{13}_{6}C$	1/2	0.70216	6.728	10.704
$^{14}_{7}N$	3	0.40357	1.934	3.077
$^{31}_{15}P$	1/2	1.1305	10.840	17.248
$^{23}_{11}Na$	3/2	2.2161	7.081	11.264

三、原子核自旋磁矩在静磁场中的进动

自旋原子核具有自旋角动量及磁矩,自旋核在静磁场 B_0 中将受到力矩 $\mu \times B_0$ 的作用,建立以静磁场 B_0 为 z 轴方向的迪卡尔坐标系,按经典力学原理,原子核角动量 P 对时间的导数等于它所受的力矩,即公式(6-3):

$$\frac{dP}{dt}=\mu \times B \qquad 公式(6-3)$$

上式两边同时乘以旋磁比 γ 得到公式(6-4):

$$\frac{d\mu}{dt}=\gamma(\mu \times B) \qquad 公式(6-4)$$

当 B 为静磁场 B_0 时,上述微分方程的解为公式(6-5):

$$\begin{cases} \mu_X=A\cos(\gamma B_0 t+\varphi) \\ \mu_Y=-A\sin(\gamma B_0 t+\varphi) \\ \mu_Z=const \end{cases} \qquad 公式(6-5)$$

由上式可见自旋核磁矩 μ 在 xy 平面上的投影 μ_{XY} 在 xy 平面上作圆周运动,转动的角频率为:$\omega_0=\gamma B_0$,而其在 z 轴上的投影为常量,可见自旋核磁矩 μ 在圆锥面上旋转。因此,自旋核磁矩 μ 在静磁场 B_0 作用下一方面绕着 B_0 方向作圆周运动,另一方面绕自身轴自旋(图6-7),将自旋核磁矩 μ 的这种运动形式称为进动。

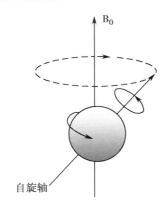

图6-7　自旋核在磁场中的进动

方程:

$$\omega=\gamma B \qquad 公式(6-6)$$

称为 Larmor 方程,其进动频率 ω 称为 Larmor 频率。

四、磁共振现象

原子物理学理论指出原子核在静磁场中处于一系列能量间距相等的状态,相邻两能级差为:$\Delta E=\gamma hB_0/2\pi=\omega_0 \hbar$,式中 h 为 Plenck 常数,$\hbar=h/2\pi$ 是约化的 Plenck 常数,当受到垂直于 B_0 方向,频率为 ω_0 的电磁波作用时,将会使原子核发生磁偶极共振跃迁。设发射电磁波的频率为 f,角频率为 ω,当电磁辐射发射的能量 hf 正好等于两能级的能量差 ΔE 时,则处于低能级的原子核就有可能吸收能量跃迁到高能级,这就是磁共振的本质,此时得到公式(6-7):

$$\Delta E=hf=\omega_0 h/2\pi, f=\frac{\omega_0}{2\pi}, \omega=\omega_0=\gamma B_0 \qquad 公式(6-7)$$

该方程描述了具有自旋特性的原子核在外加磁场中在电磁波作用下产生磁共振的条件。通常临床磁共振成像系统的场强在 0.2~3T,因此用于激励自旋核的电磁波频率(13~130MHz)在发射广播电视信号的无线电波频率范围内,且在磁共振成像时该电磁波以脉冲形式出现,因此称其为射频脉冲。

若原子核系处于热平衡状态时,原子核在各能级上的数目分布服从 Boltzmann 定理,即能级越低其上的原子核数越多,能级越高,其上的原子核数越少。在满足共振条件时,外加射频脉冲的一部分能量将被自旋核系吸收,发生共振吸收现象。

实际上,磁共振中所用的采样体都含有大量原子核,磁共振现象是研究原子核系的宏观磁性及其在磁场中的运动规律。在无外加磁场作用时,自旋核的磁矩是随机取向的,从统计学观点看,原子核系磁矩的总矢量为零。当原子核系置于静磁场 B_0 中时,原子核磁矩受到外磁场的作用,核磁矩取平行于 B_0 的方向。按照 Boltzmann 分布,在平衡状态下,处于不同能级的原子核数目不相等,使得原子核磁矩不能完全相互抵消,此时称原子核系被外磁场磁化。

用 M 度量原子核系被磁化程度,它表示单位体积中全部原子核磁矩的矢量和,称为磁化强度矢量(或磁化矢量)。在磁场 B_0 中的磁化矢量称为静态磁化矢量 M_0,把 M 在 xy 平面的投影(横向分量)称为横向磁化矢量,用 M_{xy} 表示,而 M 在 z 轴上投影(纵向分量)称为纵向磁化矢量,用 M_z 表示(图6-8)。

磁化矢量 M 在平行于 z 轴的 B_0 作用下,$M_{xy}=0$,$M_z=M_0$,即 M 平行于 z 轴,当在 B_0 的垂直方向施加射频脉冲 B_1 时,磁化矢量 M 偏离 Z 轴向 xy 平面转动,且与 Z 轴之间产生一个偏转角 θ,称该脉冲为 θ 角射频脉冲。偏转角的大小取决于射频脉冲的强度及其作用时间,即公式(6-8):

$$\theta=\gamma B_1 t_p \qquad 公式(6-8)$$

其中 t_p 表示 B_1 作用的时间。如果 M 正好转到 xy 平面上,即 $\theta=90°$,则称该脉冲为 90° 脉冲;如果 $\theta=180°$,则称为 180° 脉冲。当施加射频脉冲 B_1 时,M 以 $\Omega=\gamma B_1$ 的角速度绕 B_1 进动的同时又以 ω_0 的

角速度绕 B_0 进动,其总的运动是锥形转动,由 M 的顶端划出一个球形螺旋线,此过程吸收能量,即为产生磁共振的过程(图6-9)。

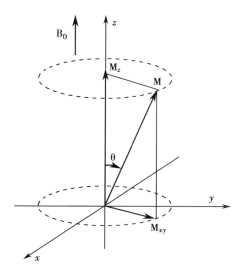

图6-8 磁化矢量的变化

五、弛豫过程及弛豫时间

(一)弛豫过程

原子核系在外加射频脉冲 B_1 的作用下发生磁共振现象,处于不稳定状态,当射频脉冲停止作用后,磁化强度矢量 M 快速恢复至平衡状态 M_0。将原子核系磁化强度矢量 M 从射频脉冲停止的非平衡状态恢复到平衡状态的过程称为弛豫过程。在弛豫过程中横向磁化矢量 M_{xy} 及纵向磁化矢量 M_z 的恢复过程服从不同的指数规律(图6-10),M_z、M_{xy} 恢复是同时进行的,分别称为纵向弛豫和横向弛豫。纵向弛豫是 M_z 从射频脉冲停止后的最小值恢复到平衡状态 M_0 的过程,横向弛豫是 M_{xy} 从射频脉冲停止后的初始值降到零的过程。

原子核系的弛豫过程是一个释放能量的过程,必然伴随着能量交换。受激自旋核与周围物质交换能量主要有两种形式:一是自旋核与周围物质进行

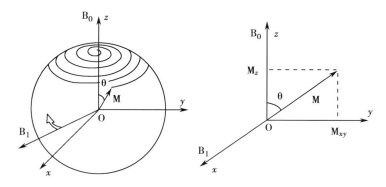

图6-9 在射频脉冲激励时磁化矢量运动形式

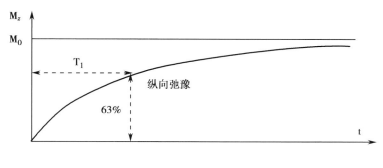

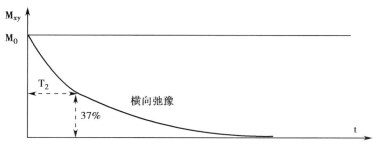

图6-10 磁化强度的弛豫过程

热交换,最后达到平衡,这个过程叫做自旋—晶格弛豫;二是同类自旋核之间的能量交换,称为自旋—自旋弛豫。

(二)纵向弛豫

纵向弛豫是由于原子核系与其周围的环境(晶格)相互作用交换能量所致,因此纵向弛豫即为自旋—晶格弛豫,纵向弛豫所用时间称为纵向弛豫时间或自旋—晶格弛豫时间或 T_1,它是纵向磁化矢量 M_z 恢复到平衡状态快慢的特征量,通常 T_1 值定义为纵向磁化矢量由零增长到其最大值 63% 所需的时间。在实际应用中,对于待定的组织大约经历三倍 T_1 时间后纵向磁化即可基本恢复。不同生物组织具有自身特有的 T_1 值,大部分生物组织的 T_1 值在 200~3000ms 范围内。

影响纵向弛豫的因素很多,包括分子间的影响及分子内的影响。影响纵向弛豫的主要因素有:偶极—偶极弛豫 T_1^{DD},顺磁性物质的作用因素 T_1^e,电四极矩核的弛豫作用 T_1^Q 以及各向异性基团的弛豫作用 T_1^{CSA} 等,还有分子旋转造成的分子自旋弛豫、温度及静磁场强度等。

(二)横向弛豫

横向弛豫是由于原子核系同类自旋核相互作用交换能量所致,因此横向弛豫即为自旋—自旋弛豫,横向弛豫所用时间称为横向弛豫时间或自旋—自旋弛豫时间或 T_2,它是横向磁化矢量 M_{xy} 恢复到平衡状态快慢的特征量。通常 T_2 定义为横向磁化矢量由最大值衰减到 37% 或横向磁化矢量的实值损失 63% 时所需时间。大多数生物组织的 T_2 值在 50~200ms 之间,比 T_1 值短。

引起横向弛豫的原因有内因及外因,外因为外加静磁场 B_0 的不均匀性,内因是同类等价核之间的磁偶极相互作用。外加磁场不均匀性引起的横向磁化衰减速度要比单纯由于组织内部磁场不均匀引起的横向磁化消失速度快得多。将在外磁场不均匀情况下用自由感应衰减方法测得的自旋—自旋弛豫时间记为 T_2^*,T_2^* 称为准横向弛豫时间,显然 T_2 比 T_2^* 长(图 6-11)。

六、磁共振信号

磁共振信号是在弛豫过程中用设备的接收线圈检测到原子核释放的电磁波。当 B_1 停止后,M 继续围绕 B_0 自由进动,此时 M_{xy} 越来越小,直到为零,在 x 轴或 y 轴方向设置接收线圈。由于 M_{xy} 在线圈轴线上转动(图 6-12),根据电磁感应定律,在线圈两

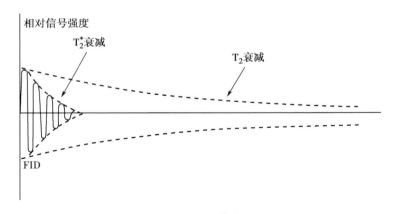

图 6-11 T_2、T_2^* 差异

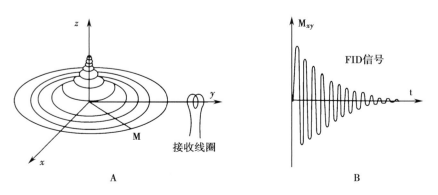

图 6-12 接收线圈及 FID 信号

端感应出一个很小的感生电动势,接收线圈相应地产生随时间变化的感应电流,其大小与横向磁化矢量呈正比,这个感应电流即是磁共振信号,由于该感应电流是随时间周期性不断衰减的振荡电流,信号强度按指数规律衰减,且是自由进动产生的,故称为自由感应衰减信号(free induction decay Signal,简称FID)。

磁共振信号均由特定组织在特定射频脉冲激励下产生的,由于组织结构的不同导致磁共振信号在不同的射频脉冲作用下信号强度不同。磁共振信号不仅受到组织本身特性(质子密度、T_1、T_2、水分子扩散、流动效应及磁敏感性等)的影响,同时也受到不同脉冲序列参数(TR、TE、FA、ETL 等)的影响。

七、磁共振信号的空间定位

(一)空间编码

磁共振图像上能够分辨出的最小几何单元为图像元素,称为像素(pixel)。通常一幅图像是由 N_Y 行和 N_X 列像素组成,即图像矩阵为 $N_Y \times N_X$。每个像素与成像体感兴趣区内某一个小单元体对应,该单元体称为体素(voxel),体素具有一定厚度,图像中所有像素对应的体素组成一个层面。图像像素的尺寸大小由三个因素决定:视野(Field of View,FOV)、矩阵尺寸和层面厚度。磁共振成像中用每个体素内磁共振信号总和表示图像上相应像素的信息。图像上各像素的明暗程度称为灰度,决定于对应体素发出磁共振信号的强弱。

为了得到一幅磁共振图像,必须得到这些信号的空间位置信息,在磁共振成像中,根据拉莫尔方程,处于不同磁场的体素共振频率不同。接收线圈检测到的 MR 信号是许多不同频率的合成信号,该信号是随时间变化的时域信号,通过傅里叶变换即可解出该信号的不同频率及幅度(即频域信号或频谱)。不同频率信号对应着一个具体位置上被测物体的磁共振信号,这种将空间位置与磁场、共振频率对应起来的方法称为磁共振的空间编码技术,磁共振成像空间编码是通过梯度磁场实现。

(二)梯度磁场

在磁共振成像系统中,主磁场在成像空间内的磁场分布是均匀的,在其上再叠加一个梯度磁场,使成像体中各体素受到的磁场出现微小的变化,如果梯度磁场的场强是线性变化的,则为线性梯度场(图6-13)。由于成像体内各体素所处的磁场不同,根据 Larmor 方程,其相应的共振频率为公式(6-9):

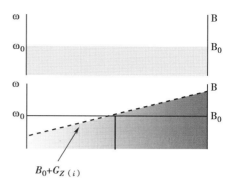

图 6-13 磁共振成像中的线性梯度磁场

$$\omega_i = \gamma B_i = \gamma \left[B_0 + G_i(t) \right] \qquad 公式(6-9)$$

式中 B_i 和 ω_i 分别为成像体某一部分所处的磁场强度和质子共振频率,如果叠加沿 z 轴逐步递增的线性梯度磁场,即 $G_i(t) = G_z \times z$,其中 G_z 为线性梯度场强度,z 为 z 轴坐标,则成像体中各体素的共振频率与其所处位置一一对应,且处于与 G_z 垂直的同一平面的质子具有相同的共振频率。梯度磁场强度的单位为 G/cm 或 mT/m。梯度磁场强度远远低于主磁场强度,一般是主磁场的几千或几百分之一。磁共振成像设备中梯度场方向分别沿 x 轴、y 轴和 z 轴方向变化,将其分别称为 G_x、G_y 和 G_z。

(三)层面选择

磁共振成像的层面选择是通过同时施加选层梯度及一个选择性射频脉冲而实现的,选层梯度使成像体处于不同场强的磁场中,射频脉冲选择性地激发某个层面产生磁共振,选层梯度的方向垂直于成像层面。选择性射频脉冲具有一定的频率范围 $\Delta\omega$(即频率宽度),脉冲包含的频率范围与具有同样小范围变化的磁场强度匹配,在射频脉冲作用时,只有符合 $\omega_0 \pm \Delta\omega$ 范围内的质子受激励,产生 MR 信号,因此受激励组织具有一定的厚度,每个层面厚度取决于梯度磁场强度与射频脉冲的带宽。当 $\Delta\omega$ 不变时,梯度磁场越强,层面的厚度越薄,反之层面越厚;当梯度磁场强度不变时,射频脉冲的带宽越窄层面的厚度越薄,反之层面越厚。

层面位置选择有两种方法,一种是磁场梯度维持不变,只变化射频脉冲频率,可改变扫描层面,从开始的层面逐层平行移动,频率变化越大,层面的移动范围也越大;另一种方法是射频脉冲的中心频率保持不变,通过改变梯度磁场大小,与射频脉冲相对应的层面也随之移动到一个新的位置。进行轴位、矢状面或冠状面扫描,选层梯度分别为 G_z、G_x、G_y。

(四)频率编码和相位编码

频率编码是利用某一方向的梯度磁场沿该方

向对组织体素的进动频率不同,以频率差标定各像素体积元的空间位置(图6-14)。加入 x 方向线性梯度磁场,梯度磁场变化率为 G_X,在梯度场的作用下,层面中每一列体素由于所处磁场强度相同,其共振频率也就相同。而每一行中由于磁场强度不同,共振频率也不同,且共振频率由所处 x 轴位置决定:$\omega_X=\gamma G_X x$,这样就实现了 x 方向体素的位置区别。通常频率编码方向的梯度磁场作用的同时采集 MR 信号,因此又称该梯度为读出梯度。

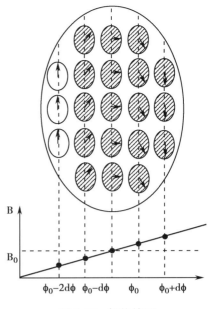

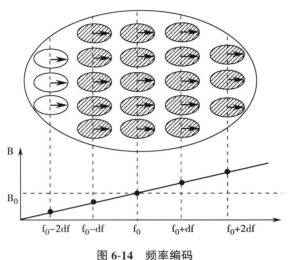

图6-14 频率编码

相位编码是利用梯度磁场造成体素质子的相位不同,以相位差标定各体积元的空间位置。当射频脉冲终止后,由于受激励层面磁场的不均匀及相邻磁矩产生的影响,以相同频率共振的磁矩可能会有不同的进动方向(即相位差),这表明层面内某个体素磁化矢量超前于其他体素的磁化矢量。利用某方向上施加梯度场的方法对体素磁化矢量的相位特点进行编码,实现各体素的位置识别(图6-15)。在 y 方向加线性梯度场 G_Y,在 G_Y 作用下,原来同相位进动的质子沿 y 方向旋转不同的角度,角度的大小由下列公式决定:$\phi_Y=\gamma G_Y y \Delta t$,$\Delta t$ 为 G_Y 作用时间,关掉 G_Y 后,所有体素再次置于相同的外磁场中,其磁化矢量的进动频率相同但其相位差保存了下来,由此相位编码实现了 y 方向体素的位置识别。

在每次数据采集周期中,相位编码梯度在频率编码梯度之前瞬时接通,且在各数据采集周期中施加梯度场的强度各不相同。在 MR 图像重建中,沿相位编码方向排列的像素个数决定了实现重建图像所需的数据采集周期的重复次数,如果得到一幅 128×128 个像素的二维图像,即图像矩阵(沿相位编码方向)为 128 行,则数据采集周期必须重复 128 次,

图6-15 相位编码

这是影响磁共振成像速度的主要因素。如果要得到某部位 n 层图像,每个像素矩阵为 128 行,则数据采集周期必须重复 128×n 次。相位编码的梯度磁场增量的变化次数决定了图像矩阵的行数,而在确定的成像视野 FOV 内矩阵的行数决定了每个像素的几何尺寸,因而也就决定了图像的分辨率。

八、K 空间及其填充技术

(一) K 空间概念

MR 成像与傅里叶变换密切相关,MR 信号(原始数据)经过傅里叶反变换可重建 MR 图像。磁共振成像的 K 空间是以空间频率为坐标的 MR 信号空间,由于 K 空间产生于傅里叶变换,因此 K 空间又称为傅里叶空间,或称为原始数据空间(raw data space)(图6-16)。将 MR 信号在 K 空间平面上的投影曲线称为 K 轨迹(又称为傅里叶线),对于二维 K 空间平面,如果 K 轨迹为直线,且每条 K 轨迹平行于坐标轴(图6-17),K_x、K_y 分别为信号在频率编码和相位编码方向上的空间频率,它完全由梯度脉冲决定,且 $K_x=\gamma G_x t$,$K_y=\gamma G_y t$,G_x、G_y 分别为频率及相位编码方向上的梯度强度,把 $K_y=0$ 对应的傅里叶线称为中心傅里叶线(K 轨迹)。

(二) K 空间填充

磁共振成像过程由两步组成:第一步是自旋质子在 RF 脉冲及梯度磁场的作用下,产生 MR 信号并将 MR 信号数据放在 K 空间的相应位置;第二步是对采样数据进行反傅里叶变换重建图像。MR 信号数据在 K 空间的位置是由梯度磁场决定。

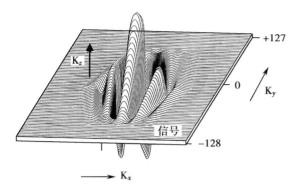

图 6-16 K 空间

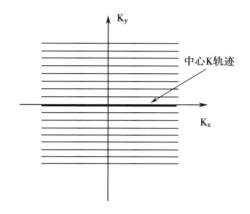

图 6-17 K 空间中直线 K 轨迹

K 空间填充是用脉冲序列采集 MR 信号数据并将其放置于 K 空间的过程。在常规二维磁共振成像中，成像序列周期性重复进行，一个周期中，相位编码梯度保持不变，采集的 MR 信号数据沿频率编码方向放置于 K 空间中，形成 K 空间的一条 K 轨迹。改变相位编码梯度，得到相应不同的 K 轨迹(图 6-18)，K 空间中 K 轨迹的数目与相位编码梯度的变化次数 N_y 相等，MR 信号数据在 K 空间的位置完全由梯度强度大小及其作用时间决定，梯度强度及其作用时间小者，信号数据将放置于 K 空间的中心部位，而梯度强度及其作用时间大者，放在 K 空间的边缘部位，因此通过控制梯度强度及作用时间就

可以精确地控制 MR 信号数据在 K 空间中的位置。常规 MR 成像中，相位编码梯度通常是等增量变化，K 空间最上部或最下部的 K 轨迹对应于相位编码梯度强度正或负最大值，而中心部对应于相位编码梯度较小或零者。相位编码梯度的步级数 N_y 直接决定磁共振成像在相位编码方向上的分辨力及成像时间，N_y 越大，成像的采集时间越长。二维 MR 成像时间为[公式(6-10)]：

$$T = N_y \times TR \times NEX \qquad 公式(6-10)$$

式中 TR 为数据采集周期的重复时间，NEX 为重复采集次数。

磁共振成像中，K 空间的填充顺序是可以改变的，因为每条 K 轨迹所对应的相位编码梯度是可以调整。通常 K 空间的填充顺序是从 K 空间一侧开始顺序向中心填充，再由中心向 K 空间另一侧填充，也可以优先填充中心 K 轨迹，再依次向两侧扩展，在临床扫描中，可以灵活应用不同填充顺序得到最佳 MR 图像。

（三）K 空间性质

K 空间上的点对图像性质的影响是与其在 K 空间中的位置有关。在 MR 信号采集时梯度强度越大形成的相位离散越大，使信号强度降低，也就降低了图像的信噪比及对比度，而中心部分傅里叶线相位离散较小，对应的信号强度高；另外由 K 空间定义可知 K_x、K_y 值越大，相应空间频率越高，得到图像的空间分辨率越高。因此 K 空间中心区域决定图像的信噪比及对比度，边缘区域决定图像的空间分辨率。

MR 信号通常是回波信号，回波信号的波形是镜像对称的，因此 K 空间在频率编码方向是对称的；由于相位编码梯度的大小是步进等增量对称变化，且其是以 K 中心数据线为对称轴，因此 K 空间中相位编码方向也是对称，K 空间的这种对称性即是数学上的 Hermitian 共轭对称性质，利用 K 空间的对

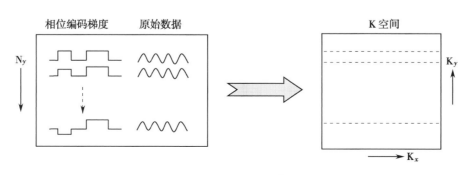

图 6-18 K 空间的填充

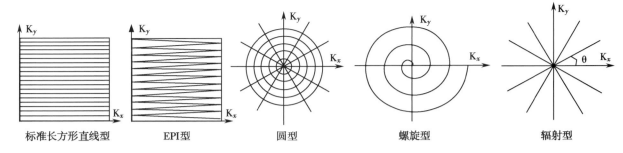

标准长方形直线型　　EPI型　　圆型　　螺旋型　　辐射型

图6-19　不同类型的 K 轨迹

称性质,可采集部分K空间数据,其他数据通过对称性求出,这样可以大大减少成像时间。

根据傅里叶变换的性质可知,MR 成像的扫描视野 FOV 与 K 空间中 K 轨迹(沿相位编码方向)间距 ΔK 的存在如下关系[公式(6-11)]:

$$FOV \propto \frac{1}{\Delta K} \qquad 公式(6-11)$$

保持 K 空间大小而减少 K 轨迹(ΔK 增加),则图像的大小(FOV)成比例地减少,图像的空间分辨率保持不变;如果 K 轨迹与 K 空间大小同时减小而 ΔK 不变,则图像大小不变,但其空间分辨率下降。

(四)K 空间的轨迹

K 轨迹除了直线外,也可以是曲线,这些非线性采样是通过对相位编码梯度及频率编码梯度的波形、幅度大小及作用时间的控制来实现。K 空间轨迹主要分为五类:标准直线型、EPI 型、圆型、螺旋型及辐射型(图6-19)。正确理解及合理巧妙地利用不同 K 空间轨迹,对于提高成像质量及减少成像时间非常有意义。

第二节　磁共振成像脉冲序列

一、脉冲序列概念及图像加权

磁共振成像把不同组织之间由于性质差异在图像中表现出灰度或亮度的差别称为图像的对比度。图像对比度是衡量磁共振图像质量的重要技术指标。MR 图像对比度的好坏不仅取决于不同组织之间固有对比度,还与显示组织固有对比度的磁共振成像手段有很大关系,即图像对比度很大程度上取决于射频脉冲的发射形式和间隔、选择的相位及频率编码梯度磁场的引入方式和采集受检体产生 MR 信号的方式。

(一)脉冲序列概念

将用于激发和获取 MR 信号进而形成图像,按

一定时间顺序排列的射频脉冲及梯度脉冲等硬件组件的工作时间序列,称为磁共振脉冲序列。脉冲序列是通过计算机的控制,使 MR 系统各个不同的组成部分按一定时间顺序进行工作,得到不同对比度成像的过程。充分理解各种脉冲序列的基本构建和特点是保证 MR 图像技术质量和提高诊断准确率的前提。

磁共振成像的脉冲序列类型繁多,常用的有自旋回波序列、反转恢复序列、梯度回波序列及各种快速扫描序列等。

(二)图像加权

MR 图像是根据人体组织的质子密度、T_1 和 T_2 的差别而得到具有一定组织对比度的图像,通常将 MR 图像分为质子密度加权像、T_1 加权像及 T_2 加权像。只要选择合适的成像方法和参数,就可得到其中一种物理量的加权图像,而其他物理量对图像的影响可以忽略,同时也可避免多种物理量对图像对比度共同作用,降低图像的对比度,这里所谓的加权(weighted)概念为某种成分突出、比重大的意思。

质子密度加权图像是指图像中组织的对比度由各组织被激活的质子密度或浓度的差异来决定。质子含量高的组织产生信号强,图像亮度大,反之信号强度弱,图像较暗,如大脑中灰质的质子密度比白质的高,因此在质子密度加权图像中灰质的信号强(亮度高)。又如脂肪和不流动的液体的质子密度都较大,在图像中的亮度较高;相反骨骼的质子密度很低,在图像中的亮度非常低。

在 T_1 加权图像中组织对比度主要由组织的 T_1 差别决定,短 T_1 组织信号较强,长 T_1 组织信号较弱。当两种组织的质子密度差别很小,而 T_1 差别很大时,要得到组织对比度好的图像,可采用 T_1 加权图像,通过调整脉冲序列参数来突出组织间 T_1 差异,而使质子密度及 T_2 差异减弱。

在 T_2 加权图像中,组织的对比度主要由组织的 T_2 差别决定,具有长 T_2 值组织的信号较强,短 T_2 值

组织的信号较弱。

扩散（或弥散）加权成像是利用成像层面内组织间水分子的扩散强度（扩散系数表示）分布不同产生对比度的成像方式。在体活动中主要是测量水分子的运动，其图像对比度主要决定于水分子的位移运动并非水的内容物，反映的是游离水携带的质子在横向磁化上产生的相位位移。扩散系数可能因病理改变而变化，它和 T_1、T_2 参数一样被 MR 成像用来产生组织的影像对比度。在扩散加权像上，扩散速度较快的组织信号下降明显，表现为低信号，而扩散速度较慢的组织信号下降幅度较低，与扩散速度较快的部分比较，表现为相对的高信号，另外扩散加权序列中含有 T2 对比成分。

二、自旋回波序列

自旋回波（spin echo，SE）脉冲序列是 1950 年由 Hahn 在磁共振波谱分析中首创的，是目前临床磁共振成像中最基本、最常用的扫描技术。自旋回波序列是用 90° 射频脉冲激励平衡状态的磁化强度矢量，使 M_z 翻转到 xy 平面，经过一段时间后，用 180° 反转脉冲使 M_{xy} 倒相 180°，再经过相同时间测量回波信号强度。将 90° 脉冲到采集回波信号之间的时间称作回波时间（Echo Time：TE），TE 为 90° RF 脉冲与 180° RF 脉冲时间间隔的两倍，两个 90° 脉冲之间经历的时间为重复时间 TR。如图 6-20 所示，图中每条直线代表一个主要组成部分或 MRI 系统的某项功能；RF 代表发射 90°、180° RF 脉冲及接收到的回波信号，Gss、Gro、Gpe 分别代表层面选择、读出（频率）编码及相位编码方向上的梯度脉冲时序，有时用 Gz、Gx、Gy 表示。通常自旋回波脉冲序列由 90° RF 脉冲激励、空间编码、180° RF 脉冲聚相及信号读出四个阶段组成。

SE 序列中 180° RF 脉冲的作用一方面消除磁场非均匀性对信号的影响，另一方面促使自旋回波

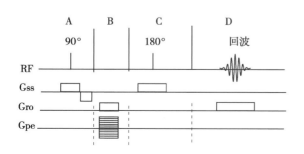

图 6-20　自旋回波序列时序图
A. 激励；B. 编码；C. 聚相；D. 采集

信号的产生，选择短 TR、短 TE，得到的图像是 T_1 加权图像，图像中 T_1 短的组织信号强度大，长 T_1 组织信号强度弱；选择长 TR、短 TE，得到的图像是质子密度加权像，质子密度含量高者信号强度大，反之信号较弱；选择长 TR、长 TE，得到 T_2 加权图像，T_2 较长的组织信号强度高，反之，信号强度低。

在成像过程中，每次扫描的回波与连续激励 90° RF 脉冲之间有一段较长的无任何脉冲作用及采集信号的空闲时间（即延迟时间），为充分利用这段延迟时间，可在此时间内进行多回波采集数据或插入其他层面的扫描（多层面），以提高扫描效率。

标准 SE 序列中已经包含有一个回波，在延迟时间内插入多个 180° RF 脉冲及读出梯度，进行多个回波信号的采集，即变为多回波 SE 序列。多回波序列中 TE 时间不一定要求等间隔。多回波序列可以用在单层成像中或多层成像中，且回波次数受到延迟时间的限制，如果是单层面多回波序列，则每个回波采集的信号有同样的相位编码梯度值，每个回波对应于图像中相同位置的原始数据，不同的回波数据在一起重建出不同的图像，另外在延迟时间内可有效地利用 RF 脉冲和梯度进行其他层面成像。目前几乎所有的扫描序列都采用多层面技术。

SE 序列是磁共振成像的经典序列，在临床上得到广泛应用。SE 序列产生的图像组织对比度高且图像信噪比较高，但其成像时间较长，因此目前多用于获取 T_1 加权成像，是颅脑、头颈部、骨关节、软组织、脊柱脊髓等部位的常规 T_1 加权成像序列之一，一般不用于腹部成像及动态增强成像。

三、快速自旋回波序列

（一）快速自旋回波序列

快速自旋回波序列是一种具有真正 SE 对比特征的快速成像技术，简称为 TSE（turbo SE）或 FSE（fast SE）序列。

快速自旋回波序列是一个 90° RF 脉冲激励之后，相继施加多个 180° 脉冲，且在每个回波前加不同的相位编码梯度，图 6-21 所示为 5 个回波的 FSE 序列，此时每个回波信号对应于同一 K 空间中的不同傅里叶线，因此在同一 TR 周期内，可得到 K 空间中多条不同的傅里叶线，FSE 序列的成像时间为：TR×N_y×NEX ÷ ETL。其中 ETL（echo train length）为每次 TR 周期的回波次数，称为回波链长或快速因子（turbo factor）。FSE 扫描时间仅为常规 SE 序列的 1/ETL 倍，FSE 序列中同样可采用多层面技术。

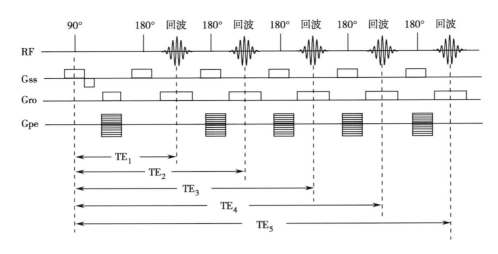

图6-21 FSE序列时序图

FSE成像中,将放置于K空间中心,对图像对比度起决定作用的回波信号所对应的回波时间称为有效回波时间(effective echo time,ETE)。增加回波链长度,扫描时间缩短,由于存在T_2衰减,后面得到的回波信号比前面得到的回波信号低,因此长ETE会导致SNR降低。回波链间隔(echo train spacing,ETS)是FSE中两个连续回波之间的间隔时间,减小ETS,增加多层面成像的层数,增加图像对比度的控制能力,且减少了图像的模糊度,ETS越短越好。FSE序列在多数情况下已取代了常规SE的T_2加权序列。

FSE序列产生图像的对比特性与SE序列相似,应用多个180° RF脉冲重聚相位形成回波,180°脉冲可以剔除静磁场不均匀对成像的影响,与其他类型的脉冲序列相比,对磁场不均匀性不敏感,不易产生磁敏感伪影,可获得稳定的图像。通过K空间重排技术,可自主调节有效回波时间,控制成像T_2权重的程度。FSE序列由于回波链中每个回波的幅度存在差别,在傅里叶变换时将发生相位的错误,从而导致图像模糊,ETL越长,图像越模糊。在FSE序列中由于脂肪质子的自旋—自旋偶合效应,高频率射频脉冲延长了脂肪质子的弛豫时间,且产生磁化传递效应等,使FSE序列中的脂肪信号比SE序列中的高,如在SE T_2WI上脂肪组织呈现中等偏高信号,而在FSE T_2WI上,脂肪组织将保持很高的信号。由于使用了多个180° RF重聚脉冲,且180°脉冲能量很大,传递到人体组织的能量将在短时间内很快积聚,可引起体温升高等不良反应,在高场强的MRI系统中将表现得更加突出。ETL越长,ES越小,能量积累越大。

(二)单次激励快速自旋回波序列

单次激励快速自旋回波序列(single shot FSE,

SSFSE)是在90° RF脉冲激励之后,连续施加多个180°脉冲,采集填充K空间的所有MR信号数据,即一次90° RF脉冲激励完成整个K空间的填充,SSFSE序列的TR无穷大(部分设备上设置的TR多为时间顺序上相邻两层采集开始点的时间间隔),通常采用很长的TE,其ETL为图像相位编码方向的采集步数N_Y。由于存在T_2衰减效应,为保证图像的信噪比,SSFSE序列的ETS非常短。

SSFSE序列通常仅用于T_2WI,不用于T_1WI;SNR低,图像模糊效应比较明显,T_2对比度也比常规FSE低;脂肪组织的信号强度很高;且由于连续使用180°脉冲,SAR明显升高,为了降低SAR值,SSFSE序列通常采用小于180°脉冲的聚相脉冲,聚相脉冲常缩小到120°~160°;成像速度快,能够达到亚秒级,可用于屏气扫描和不能配合的患者及儿童,还可用于定位像;回波链长,可获得重T_2加权,用于水成像:MRCP、MRU;与EPI相比几何变形不敏感。

(三)半傅里叶采集单次激发快速自旋回波序列

半傅里叶采集单次激发快速自旋回波序列(half-fourier acquisition single-shot turbo SE,HASTE)是在90° RF脉冲激励之后,连续施加多个180°脉冲,采集填充K空间一半MR信号数据,另一半数据根据K空间对称性进行填充。与SSFSE序列相比,HASTE成像速度更快(1秒以内),有效TE较短(<70ms),软组织对比比SS-FSE高,几乎无运动伪影和磁敏感伪影,T_2对比不及SE及呼吸触发FSE。

四、反转恢复及快速反转恢复序列

(一)反转恢复脉冲序列

反转恢复脉冲序列(inversion recovery,IR)是在

SE 序列之前加一个 180° 反转脉冲，使被选择层面内磁化矢量翻转 180°，并在磁化矢量弛豫过程中加入 90° 激励脉冲及 180° 聚相脉冲，再检测 SE 信号的一种脉冲序列（图 6-22）。反转脉冲之间的时间为重复时间 TR，180° 反转脉冲与 90° RF 脉冲之间的间隔时间称为反转时间（inversion time，TI）。

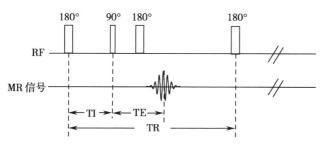

图 6-22　IR 脉冲序列

IR 序列中，180° 反转脉冲使原来和静磁场方向完全一致的磁化矢量 M_Z 反转到和主磁场完全相反的方向，在 180° 脉冲停止后，M_Z 从负最大值经过零点最后恢复到正最大值，显然 IR 序列的 180° 反转脉冲成倍延长了纵向磁化矢量 M_Z 弛豫时间，增加了组织的 T_1 对比。

IR 序列成像的目的是增加 T_1 对比，有利于显示 T_1 值相差不大的微小组织。IR 序列主要用于 T_1WI 和 PDWI，也有个别进行 T_2WI，在 IR 序列成像参数包括 TI、TR 及 TE，TI 的选择对 MR 信号强度大小和图像对比度的影响很大，选择 TI 接近于两种组织 T_1 值之间时，可最大限度地显示这两种组织的 T_1 对比，通常 TR 等于 TI 的三倍左右，所得图像 SNR 最好。由于增加了 180° 反转脉冲，使 IR 序列扫描时间较长。

（二）快速反转恢复序列

快速反转恢复脉冲序列（fast inversion recovery，FIR）是在 FSE 序列之前加一个 180° 反转预脉冲的脉冲序列。180° 反转脉冲与 90° RF 脉冲之间的间隔时间是 TI，其他成像参数与 FSE 序列相同。FIR 的成像对比特性与 IR 序列类同，其目的均是为了提高成像 T_1 对比度。FIR 成像速度明显提高，在其他参数不变时，成像时间比 IR 序列快 ETL 倍，由于存在回波链，会出现图像模糊效应。

（三）STIR 序列

IR 序列的一种特殊情况是短反转时间的反转恢复（short TI inversion recovery，STIR）序列，该序列来抑制某种短 T_1 组织信号，如脂肪、脑白质或脑灰质等。即通过用短 TI 时间，能使某种组织磁化矢量

在 TI 时刻为零，使该组织在 90° 激励脉冲时刻磁化矢量为零，因此无信号产生，该组织的信号完全被抑制。抑制某种组织信号的 TI 值等于该组织 T_1 值的 69%。

STIR 序列主要用于脂肪抑制，当脂肪的磁化矢量为零时，即 TI 等于 0.69 倍的脂肪 T1 时，加 90° RF 脉冲，此时脂肪组织没有信号产生。由于组织的 T_1 值随磁场的变化而变化，则对不同磁场的扫描系统，使用 STIR 序列时，TI 值也不同，如 1.5T 场强设备中 TI 设置为 150~170ms。对人体中受到呼吸和心跳影响较大的器官，如腹部、胸部等病变的显示，可用 STIR 序列，采用更短的 TR 和 TI 值以减少运动的影响。使用 STIR 序列抑制脂肪充分、均匀，常用于场强不均匀处的解剖部位，但会降低图像的 SNR。另外值得注意的是在注射造影剂后，由于 Gd-DTPA 使血管分布丰富组织的 T_1 值缩短，而脂肪组织一般血供不佳，其组织的 T_1 值变化不大，为了避免抑制病变组织信号，STIR 序列不宜用于增强扫描。

（四）FLAIR 序列

IR 序列的另一种特殊形式为液体衰减反转恢复技术（fLuid attenuated inversion recovery，FLAIR），该序列长 TI 及长 TE 使生物体中自由水信号被抑制，提高组织的对比度。FLAIR 序列主要用于神经系统成像，保持 T_2 对比度的同时抑制自由水信号，突出结合水信号，便于鉴别脑室内/周围高信号病灶（如多发性硬化、脑室旁梗死灶）以及与脑脊液信号难于鉴别的蛛网膜下腔出血，肿瘤及肿瘤周围水肿等。FLAIR 序列中的 TI 大约为 2000ms，而 TR 大约为 5000ms，因此该序列的扫描时间比较长，甚至在高场强还有可能降低图像分辨率。

五、梯度回波序列

梯度回波序列（graduate echo，GRE）是在自旋回波序列基础上发展起来的，与常规 SE 序列不同之处为：GRE 序列使用激励脉冲的倾角一般小于 90°，此脉冲后质子的纵向磁化矢量仍保持较大值，磁化矢量在纵向上恢复到平衡位置所需的时间明显较 SE 序列短，故可有效地缩短 TR 时间；梯度回波序列不使用 180° RF 脉冲使横向磁化矢量聚相，而是用反向梯度实现上述目的产生回波信号，这样回波时间明显缩短，减少了数据采集时间。

（一）梯度回波序列的特点

GRE 序列采用小于 90° 的 RF 脉冲（10° ~90°

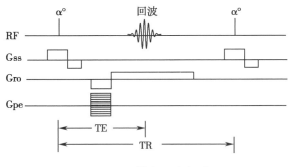

图 6-23 梯度回波序列

之间)激励组织,纵向磁化矢量恢复到平衡状态时间明显缩短(50~100ms),可选较短的 TR,大大缩短扫描时间;GRE 序列在激励脉冲之后用翻转梯度场代替 SE 序列的 180° RF 脉冲产生梯度回波,这种回波信号波峰只能达到 T_2^* 衰减曲线的高度,因而 GRE 序列图像的信噪比比 SE 序列的图像低;由于采用了梯度翻转,使 TE 比 SE 序列中的短;GRE 序列去掉了 180° RF 脉冲,从而使 RF 吸收率减少,SAR 值低,保证了患者的安全。

梯度回波成像中产生磁敏感伪影较大,组织内有高磁化率物质而造成局部磁场不均匀(如血肿中完整的红细胞内的正铁血红蛋白或脱氧血红蛋白)会导致信号下降,且磁化率相差较大的两种不同组织的界面处质子完全聚相比较困难。

GRE 序列的图像对比度主要依赖于激发角度 FA、TR 及 TE。减少 TR,增加组织的 T_1 对比度,由于信号强度降低,信噪比也降低;增加 TE 值,可增加组织 T_2^* 对比度,FA 较大(通常大于 50°),使用短 TR,得到 T_1 加权图像;FA 较小(通常小于 30°),由于组织纵向磁化矢量仍很大,使不同组织间的纵向磁化相对差别较小,图像中 T_1 对比减少,如果选择合适的 TE,可得到 T_2^* 加权图像,选择较小的 FA,尽量短的 TE,可得到质子密度加权像,但 GRE 的质子密度加权像在临床上应用较少。

(二)梯度回波序列的类型

在梯度回波序列基础上,增加不同作用的射频脉冲或梯度脉冲,将产生不同类型的 GRE 序列,满足不同的临床应用。

1. 扰相梯度回波序列 梯度回波序列中,当 TR≫T_2 时,横向磁化矢量完全弛豫,对下一次信号采集没有影响,但当 TR≪T_2 时,剩余横向磁化矢量将影响下一次信号强度,使长 T_2 组织在大角度 RF 脉冲作用下产生带状伪影。为避免这一情况的发生,信号采集之后下次 RF 脉冲之前,在三个方向(或选

层梯度方向)上同时附加梯度脉冲,有效地加速相位离散,破坏剩余横向磁化矢量,使下一个 RF 脉冲作用时横向磁化矢量完全弛豫,这种 GRE 序列称为扰相梯度脉冲序列。扰相梯度回波序列中,选择短 TR(5~150ms)、短 TE(1~10ms)及较大的 FA(40°~90°)产生 T_1 对比图像;长 TR(>500ms)、短 TE 及小 FA(5°~10°)产生质子密度图像;长 TR(>500ms)、相对长 TE(20~40ms)及小翻转角 FA(5°~10°)产生 T_2^* 图像。

扰相梯度回波序列在不同公司的名称不同,西门子公司称为 FLASH(Fast Low Angle Shot)成像,GE 公司称之为 SPGE(spoiled gradirnt recalled echo),飞利浦公司称为 FFE(fast field echo)。扰相梯度回波序列 T1 加权像在临床上应用非常广泛,主要用于腹部屏气成像、3D MRA、对比增强 MRA 及骨关节成像中,扰相梯度回波序列 T_2^* 加权像主要应用于椎间盘病变、半月板病变、关节软骨及出血病变等。

2. 稳态进动梯度回波序列 GRE 脉冲序列可通过在层面选择、相位编码及频率编码三个方向均分别施加一个与相应的空间编码梯度场大小相等方向相反的梯度场,可消除相应空间编码梯度场对横向磁化矢量的去相位效应,即使横向磁化矢量相位重聚,这样残留的横向磁化矢量在下个 RF 脉冲到达时达到稳定状态(稳态),从而对下一次信号采集做出贡献,GRE 序列小 FA 及短 TR 成像时,纵向磁化矢量经过数次脉冲后也出现稳定状态,将这种纵向及横向都达到稳态的 GRE 序列,称为稳态进动成像序列。西门子公司称为 FISP(Fast Imaging with Steady-State Procession,),GE 公司称为 FIESTA(fast imaging employing steady acquistion),飞利浦公司称为 B-FFE(balance fast field echo)。这种序列组织的对比度取决于 T_2^*/T_1 的比值,因此 T_2^* 较长的水性物质显示较好,液体显示为很高信号,组织结构显示好,软组织对比较差。诊断软组织病变时,软组织 T2 对比差,容易漏诊,对中心频率偏移很敏感,扫描前注意调整中心频率,磁场不均匀时,容易产生带状伪影,磁化敏感伪影。应用于腹部结构成像、心血管电影、3D 采集用于内耳水成像及无创性冠脉成像等。

3. 快速梯度回波序列 快速梯度回波序列(Turbo-FLASH)是在 FLASH 序列基础上发展和改进而产生的。随着磁共振成像设备硬件的发展,目前 MR 系统 TR 及 TE 可达到非常短,用极短的 TR、TE 序列进行的快速梯度回波成像一幅图像的数据采集一般均在 1s 以内,将这种 GRE 序列称为快速(turbo)

梯度回波成像或为 Turbo-FLASH 成像,这种序列形成的图像是质子密度加权像,可冻结一般生理运动,也可消除心脏及呼吸运动产生的伪影,用于心脏实时成像,但其信号对比相对差,为了提高 Turbo-FLASH 序列成像的对比度,通常在该序列前增加一个 RF 预脉冲,通过调节该脉冲与 Turbo-FLASH 序列的成像参数增强其对比特性,可选择性地进行 T_1 或 T_2 加权成像,或抑制某种组织信号。Turbo-FLASH 序列可通过 K 空间不同的填充方法提高成像对比度及信噪比,尽可能减少空间分辨率的损失。由于 Turbo-FLASH 技术可用于实时成像,使成像时间缩短在秒级,这样可进行动态成像,如关节运动、舌头运动、心脏动态成像等,临床价值非常高。

Turbo-FLASH 序列可以用于 3D 成像中,亦称为 3D 磁化准备快速梯度回波(3D magnetization-prepared rapid-acquision gradient echo,MP-RAGE),类似于 2D Turbo-FIASH,可以在成像序列前附加预备脉冲以产生 T_1 或 T_2 加权图像,如翻转脉冲可加在某一特定部分的所有傅里叶线之前,对 256×128×64 的成像,翻转脉冲加在每个 64 次 RF 激励之前。3D Turbo-FLASH 非常类似于分段 K 空间 Turbo-FLASH,可通过分段来优化图像对比度和分辨率,3D IR Turbo-FLASH 成像中,其图像对比度和分辨率取决于翻转脉冲施加的位置。一般情况下,3D Turbo-FLASH 比 2D Turbo-FLASH 的信噪比高,层面更薄。

六、平面回波成像序列

平面回波成像(echo planar imaging,EPI)技术是目前最快的 MR 成像技术之一,1991 年第一台非谐振梯度场 EPI 磁共振成像系统诞生并用于临床,EPI 在 MR 成像领域得到广泛的应用,主要用于脑功能成像、扩散成像和灌注成像等。

(一)EPI 技术构成及作用机制

EPI 序列是在一次或多次 RF 脉冲激励后,频率编码梯度连续正反向快速切换产生一系列梯度回波,频率编码梯度每反转一次,相位编码梯度也递增一次,这些梯度回波信号中包含了不同频率及相位的信息,对应于 K 空间中的不同位置,经过重建产生一幅 MR 图像。EPI 序列一次 RF 激发即可完成整个图像的采集,这与单次激励 SE 序列类似,但 RF 激励后利用读出梯度的快速连续振动产生梯度回波链,其速度比 SE 链要快得多。EPI 序列产生一系列回波信号在 K 空间内的填充是一种迂回轨迹方式,这种 K 空间迂回填充轨迹需要相位编码梯度和频率编码梯度相互配合实现。

(二)EPI 序列的分类及其应用

1. 按准备脉冲分类　EPI 技术需要结合一定准备脉冲才能成为真正能产生加权图像的成像序列,其权重和用途都与其准备脉冲密切相关。脉冲序列中的任何关于激励 RF 脉冲的设计均可与 EPI 结合,梯度回波 EPI(GRE-EPI)序列是最基本的 EPI 序列(图 6-24A),获得包含梯度回波信号的 T_2^* 依赖衰减的数据,产生具有 GRE 特性的 EPI 图像。GRE-EPI 使血液变亮,可进行心脏电影成像与 MR 血管造影,它也是目前顺磁性对比剂灌注成像的常规序列。90°~180° RF 脉冲结合 EPI 采集技术(图 6-24B),则得到具有 SE 特性的 EPI 图像(SE-EPI),获得包含 SE 信号的 T_2 依赖性的数据,通常被用作超快速 T_2WI 和扩散加权成像中,SE-EPI 序列可以是单次激发或多次激发。SE-EPI 磁敏感性较 GRE-EPI 低,在灌注成像中反映血流变化水平不同,前者反映小管径的磁敏感引起的信号下降(毛细血管水平),后者显示的是大管径的磁敏感变化所引起的信号下降(静脉水平),而且 GRE-EPI 对血流变化更敏感,SE-EPI 清楚地显示解剖结构,避免了流动伪影。IR 序列与

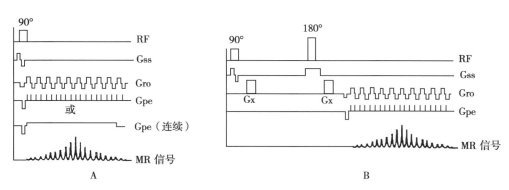

图 6-24　EPI 脉冲序列
A. GRE 特性 EPI;B. SE 特性 EPI

EPI 采集相结合,得到反转恢复 EPI 序列(IR-EPI),主要是为了产生 T_1WI。在 SE-EPI 前施加 180° 反转预脉冲,选择适当的 TI,还作为脂肪抑制 DWI 序列或 FLAIR 序列。

2. 按激发次数分类　按一幅图像需要进行 RF 脉冲激发的次数,EPI 序列可分为单次激发 EPI(single shot EPI,SS-EPI)和多次激发 EPI(multishot EPI,MS-EPI)。SS-EPI 是在一次 RF 脉冲后,利用读出梯度磁场连续切换采集多个梯度回波填充整个 K 空间,重建一个平面成像。MS-EPI 是指一次 RF 脉冲激发后利用读出梯度磁场连续切换采集多个梯度回波,填充 K 空间的多条相位编码线,需要多次 RF 脉冲激发和相应次数的 EPI 采集及数据迂回填充才能完成整个 K 空间的填充,也称为分段 EPI 技术,激发次数常为 4~16 次。SS-EPI 序列是目前采集速度最快的 MR 成像序列,但信号强度低,成像的分辨率较差,且磁敏感伪影明显。SS-EPI 更适合于对速度要求很高的功能成像,主要用于 MR 对比剂首次通过灌注加权成像、基于血氧水平依赖效应的脑功能成像及扩散加权成像。MS-EPI 图像的信噪比高些,EPI 常见伪影更少。

第三节　磁共振成像设备基本结构

磁共振成像设备是由产生磁场的磁体系统、产生梯度磁场的梯度系统、用于射频脉冲发射和信号接收的射频系统、进行系统控制和数据处理的计算机和图像处理系统等组成。磁共振成像设备有多种分类方式,根据主磁场产生方法的不同可分为永磁型、常导型和超导型等;根据成像范围大小可分为局部(头、乳腺、关节等)型和全身型;根据不同用途可分为专用(如心脏专用机、神经系统专用机、介入专用机等)型和通用型两种;根据主强度大小分可分为低、中和高场 MRI 系统。另外 MRI 成像系统还有相应的附属设备如磁屏蔽、射频屏蔽、氧监测器、冷水机组、空调以及超导磁体的低温保障设施等(图 6-25)。

一、磁体系统

磁体系统是 MRI 设备的重要组成部分,它是产生均匀、稳定主磁场的硬件设施,其性能直接影响最终图像质量。

(一)磁体的性能指标

磁体(magnet)的性能指标包括磁场强度、磁场均匀性、磁场稳定性、磁体有效孔径及边缘场的空间范围等。

1. 磁场强度　MRI 设备在磁体内产生均匀、稳定的磁场称为主磁场或静磁场(static magnetic field),MRI 设备的磁场强度即为该磁场的大小,单位为特斯拉(Tesla,T),1 特斯拉等于 10 000 高斯(Gauss,G)。磁场强度越高,图像的信噪比越高,图像质量越好,但人体对射频能量的吸收增加,同时增加主磁场强度使设备成本增加。目前大多数 MRI 设备的磁场强度在 0.2~3.0T 之间,FDA 允许用于临

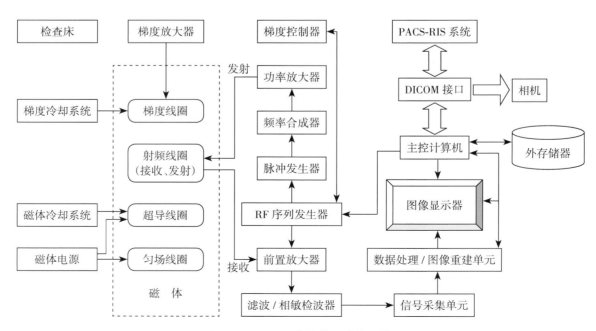

图 6-25　MR 设备结构及功能组件

床的最高场强为 3.0T，4.7T、7T、9T 等超高场 MRI 设备目前只能用于科学研究。

2. 磁场均匀性 磁场均匀性（magnetic field homogeneity）是指在特定容积内磁场的同一性，即穿过单位面积的磁力线是否相同，特定容积通常采用与磁体中心相同、具有一定直径的球形空间（diameter of spherical volume，DSV），DSV 常用 10cm、20cm、30cm、40cm、45cm 和 50cm 为直径的球体。在 MRI 设备中，磁场均匀性是以主磁场的百万分之几（parts per million，ppm）为单位定量表示，如对于 1.0T 的磁场在 40cm DSV 范围内测量的磁场偏差为 0.02G，则其磁场均匀性为 2ppm。所取测量 DSV 大小相同时，ppm 值越小表明磁场均匀性越好，通常 DSV 越大，磁场均匀性越低。

梯度磁场强度必须大于其磁场偏差，否则将会扭曲定位信号，降低图像质量。磁场均匀性越差，会造成化学位移增加、信号丢失及空间定位畸变，图像质量也会越低。磁场均匀性是衡量 MRI 设备性能高低的关键指标之一。

磁场均匀性的测量方法通常有点对点法（peak to peak，P-P）、平方根法（root mean square，RMS）及容积平方根法（volume root-mean-square，Vrms）。点对点法即成像范围内两点之间磁场强度的最大偏差 ΔB 与标称磁场强度 B_0 之比，即（$B_{max}-B_{min}$）/B_0；平方根法是成像范围内测量波峰的半高宽度；容积平方根法是在每个测量容积上选择 24 平面，每平面上 20 点采样进行测量。

磁场均匀性由磁体本身的设计和具体外部环境决定。磁场均匀性并非固定不变，一个磁体在安装调试后，由于外部环境及磁体稳定性的影响，其均匀性会改变，因此，必须定期进行匀场。

3. 磁场稳定性 磁场稳定性（magnetic field stability）是衡量磁场漂移程度的指标，它与磁体类型和设计质量有关，受磁体附近铁磁性物质、环境温度、磁体电源稳定性、匀场电源漂移等因素的影响，稳定性下降，意味着单位时间内磁场的变化率增高，在一定程度上亦会影响图像质量。

磁场稳定性分为时间稳定性和热稳定性两种。时间稳定性指磁场随时间而变化的程度，热稳定性指磁场随温度而变化的程度。磁场的漂移通常以一小时或数小时作为限度，通常超导磁体的稳定性小于 0.1ppm/h，磁体电源或匀场电源波动时，会使磁场的时间稳定性变差。永磁体和常导磁体的热稳定性比较差，因而对环境温度的要求很高。超导磁体的时间稳定性和热稳定性都比较高。

4. 磁体有效孔径 磁体有效孔径指梯度线圈、匀场线圈、射频体线圈和内护板等均安装完毕后柱形空间的有效内径。对于全身 MRI 设备，磁体有效孔径以足够容纳受检者人体为宜，通常内径必须大于 60cm。MRI 设备孔径过小容易使被检者产生压抑感，孔径大可使患者感到舒适。然而，增加磁体的孔径使磁场均匀性下降，近年来随着磁体技术的发展，大孔径 MRI 设备（有效孔径达到 70cm）已经进入市场，有利于特殊体形患者、儿童及"幽闭恐惧症"患者接受检查。

5. 边缘场空间范围 磁体边缘场（fringe field）指主磁场延伸到磁体外部向各个方向散布的杂散磁场，也称杂散磁场、逸散磁场。边缘场延伸的空间范围与磁场强度和磁体结构有关。随着空间位置与磁体距离的增大，边缘场的场强逐渐降低（与距离的立方呈反比）。边缘场是以磁体原点为中心向周围空间发散的，具有一定的对称性。常用等高斯线的三视图（俯视图、前视图、侧视图）形象地表示边缘场的分布，即由一簇接近于椭圆的同心闭环曲线表示的杂散磁场分布，图中每一椭圆上的点都有相同的场强（用高斯表示），故称为等高斯线。由于不同场强磁体的杂散磁场强弱不同，对应的等高斯线也就不同，一般用 5 高斯（0.5mT）线作为标准。在 MRI 设备的场所设计阶段，等高斯线是经常使用的指标之一。边缘场可能对在它范围内的电子仪器产生干扰，这些电子仪器也通过边缘场对内部磁场的均匀性产生破坏作用。因此，要求边缘场越小越好，通常采用磁屏蔽的方法减小边缘场。

除了上面所提到的几项磁体性能指标外，磁体重量、磁体长度、制冷剂（液氦）的挥发率和磁体低温容器（杜瓦）的容积等因素也是超导型磁体的重要指标。

（二）磁体的分类

磁共振成像磁体可分为永磁型、常导型和超导型三种。

1. 永磁型磁体 永磁型磁体（permanent magnet）是最早应用于全身磁共振成像的磁体，由具有铁磁性的永磁材料构成，简称永磁体。用于构造磁体的永磁材料主要有铝镍钴、铁氧体和稀土钴三种类型。我国有丰富的稀土元素，也能大量生产高性能的稀土永磁材料，这些材料可作为生产永磁体的原料资源，目前永磁体使用的主流材料是稀土钕铁硼。

永磁体一般由多块永磁材料堆积（拼接）而成。

磁铁块的排列既要构成一定的成像空间,又要达到尽可能高的磁场均匀度。另外,磁体的两个极片须用导磁材料连接起来,以提供磁力线的返回通路,从而减少磁体周围的杂散磁场。永磁体的结构主要有两种,即环形偶极结构(图 6-26A)和轭形框架结构(图 6-26B)。环形偶极结构通常由八个大永磁体块组成,孔径内的磁场是横向;轭形框架结构由铁磁性材料框架和永磁体块(磁极)组成一个 H 形空间,框架本身同时为磁通量提供回路。永磁体的极靴决定磁场分布的形状和磁场的均匀性,轭形框架结构比环形偶极结构更笨重,但边缘场的延伸范围小,便于安装和匀场。将轭形磁体的框架去掉一边,就成为目前永磁体最常用的开放式磁体(图 6-27),它是由 C 型铁轭、上下极靴及磁体基座组成。

永磁体两极面之间的距离就是磁体孔径,其值越小磁场越强,而太小又不能容纳受检者。在磁体孔径一定的前提下,提高磁场强度的唯一办法就是增加磁铁用量,这样会受到磁体重量的限制,因此,磁体设计者必须在场强、孔径和磁体重量三者之间折衷进行选择。目前永磁体的场强一般不超过 0.45T。

永磁材料对温度变化非常敏感(1100ppm/℃),因此永磁型磁体的热稳定性差,其磁场稳定性是所有磁体中最差的。通常磁体本身温度设置略高,要求在 30±0.1℃(不同厂家磁体温度要求不同),通过温度控制单元维持磁体恒温,用来测量磁体温度的位置设置在上下极板及上下极靴上,当温度低时通过加热单元对磁体加温,该控制单元是不间断地工作以确保磁场强度及均匀性,使磁体性能更加稳定,减少了用户为保持环境温度而配置高性能空调的费用。

永磁型磁体缺点为场强较低,图像的信噪比较低,很多高级临床应用软件及功能成像在该类 MRI 设备中无法实现;其磁场的均匀性较差,原因是用于

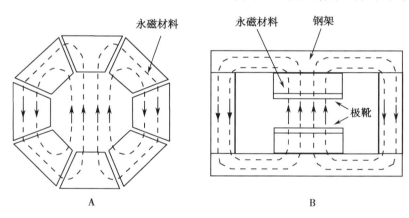

图 6-26 永磁体的结构
A. 环形偶极结构;B. 轭形框架结构

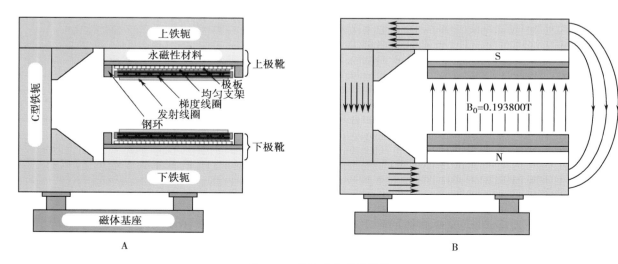

图 6-27 开放式永磁体结构
A. 开放式磁体结构;B. 开放式磁体磁力线

拼接磁体的每块材料的性能不可能完全一致,且受磁极平面加工精度及磁极本身的边缘效应(磁极轴线与边缘磁场的不均匀性)的影响;此外,该类磁体的重量均在数十吨以上,对安装地面的承重也提出了较高的要求。

永磁型磁体的优点是结构简单并以开放式为主、设备造价低、运行成本低、边缘场空间范围小、对环境影响小及安装费用少等。另外,永磁型 MRI 设备对运动、金属伪影相对不敏感,磁敏感效应及化学位移伪影少,高场 MRI 设备的部分软件功能向低场设备移植,尤其是磁共振介入治疗技术,为永磁型 MRI 设备开拓新的用武之地。

2. 常导磁体　常导磁体(conventional magnet)也称为阻抗型磁体(resistive magnet),其原理是根据电磁效应而设计的,即载流导线周围存在磁场,磁场强度与导体中的电流强度、导线形状和磁介质性质有关。从理论上讲,将载流导体沿圆柱表面绕成无限长螺线管,螺线管内形成高度均匀的磁场;另外将载流导体紧密排列在一个球形表面上形成均匀分布的电流密度,球面内部的磁场是高度均匀的。由于 MRI 磁体只能采用有限的几何尺寸且必须有供受检者出入的空间,所以实际磁体线圈只能采用与理想结构近似的形式。常导磁体线圈是由铜或铝导线绕制而成,由于绕制线圈的金属导线有一定的电阻率,故有人又将这种磁体称为阻抗型磁体。

无限长螺线管的近似结构是有限长螺线管,它靠圆柱对称的几何形状建立螺线管内部的均匀磁场。均匀磁场只能建立在螺线管中一个长度有限的区域,增加螺线管两端导线的匝数可以扩大这个均匀区域的范围,也可以在螺线两端与它同轴各附设一个半径稍大的薄线圈,利用这两个辅助线圈电流的磁场抵消螺线管中心两侧磁场随轴向位置的变化。

球形磁体线圈最简单的近似形式是霍尔姆兹线圈(Helmholtz coil),它是一对半径相等的同轴线圈,轴向距离等于线圈的半径,两个线圈中通过大小相等且方向相同的恒定电流,则在线圈中心一个小体积范围建立均匀磁场,扩大均匀磁场范围的途径是在同一轴线上增加线圈对数目。双线圈对结构是将四个线圈同轴排列在一个球形表面内(图6-28),中间两个线圈的半径比两边两个线圈的半径大,依次类推,目前常导磁体是根据球形表面均匀分布电流密度理论而设计的。

常导磁体磁场强度为[公式(6–12)]:

$$B_0 = \mu_0 G \sqrt{\frac{W\lambda}{a\rho}} \qquad 公式(6\text{-}12)$$

式中 W 为线圈的总功耗,λ 为空间系数,即导体截面积在线圈截面积上占的比例,ρ 为线圈的电阻率,a 为常数,G 为取决于线圈的几何形状的常数,μ_0 为真空磁导率。由此可见,常导磁体的磁场强度与功耗及线圈的几何形状有关。磁体的功耗与磁场强度的平方呈正比,可通过加大线圈电流来提高常导磁体的磁场强度,但增加电流,线圈将产生大量的热能,如果不释放这些热量将导致线圈温度过高而烧坏线圈。0.2T 左右的横向磁场的四线圈常导磁体通过 300A 电流,工作电压 220V 时的功耗达 60kW 以上,因此,常导磁体必须配备专门的电源供电系统及磁体水冷装置。常导磁体的磁场均匀度受到线圈大小和定位精度的影响,影响其稳定性的主要因素是磁体电源,另外线圈的电阻率 ρ 将随温度的增加而增加,影响主磁场的稳定性。

常导磁体的线圈由高导电性的金属导线或薄片绕制而成,如铜或铝,通常采用铝或铜薄片作线圈,每个线圈绕几千层。常导磁场的均匀度受到线圈大小和定位精度的影响,线圈越大,磁场均匀性越高,但常导磁体为了减小功耗,线圈均做得不大,限

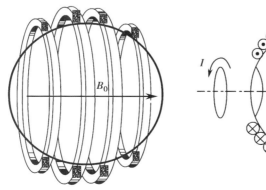
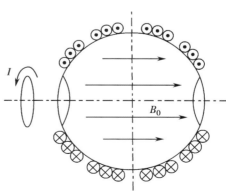

图 6-28　四线圈常导磁体

制了磁场的均匀度;多个线圈的位置、平行度、同轴度也会有误差,当线圈通电后,彼此的磁场相互作用,可能使线圈位置发生变化,也会影响磁场均匀性。影响常导磁体磁场稳定的因素主要是线圈电流,如果电源供应的电流波动,即会引起磁场的波动,通常要求磁体电源输出稳定电流,再者环境因素变化,如温度变化或线圈之间的作用力引起线圈绕组或位置的变化,对磁场稳定性也有影响。

常导磁体的优点是其结构简单、造价低廉,磁场强度最大可达 0.4T,均匀度可满足 MRI 的基本要求,属于低场磁体,该磁体性价比较高,其成像功能已经满足临床基本需求,维修相对简便,适用于一些较偏远电力供应充足的地区。其缺点是工作磁场偏低,磁场均匀性及稳定性较差,高级临床应用软件及功能成像在该磁体上无法实现,且励磁后要经过一段时间等待磁场稳定,需要专用电源及冷却系统,使其运行和维护费用增高,限制了常导磁体的推广应用,该类磁体目前在市场上逐渐消退,被永磁体替代。

3. 超导型磁体　超导磁体线圈的设计原理与常导磁体基本相同,但超导磁体的线圈是采用超导导线绕制而成,故称其为超导磁体。这种磁体场强高,磁场稳定性及均匀性较高,MRI 设备中 0.5T 以上的磁体场强均采用超导磁体。

(1) 超导性及超导体:超导性(superconductivity)是指在超低温下某些导体电阻为零,导电性超过常温的优良导电现象。具有超导性的物质为超导体(superconductor)。超导体中的电子在临界温度下组成电子对而不再是自由电子,电子和晶格之间没有能量传递,它在晶格中的运动不受任何阻力,因此导体的电阻完全消失。超导体出现超导性的最高温度叫临界温度,通常超导材料的临界温度非常低,如水银的临界温度为 4K,锡的临界温度为 3.7K,铌钛合金的临界温度为 9.2K 左右。超导体在外加磁场达到一定数值时其超导性被破坏,通常将导致超导性破坏的磁场值称为超导体的临界磁场。超导体在一定温度和磁场下通过的电流超出某一数值时其超导性被破坏,这个电流称为超导体的临界电流。超导材料最成功的应用是绕制各种强磁场磁体,所有高磁场 MRI 设备均采用超导磁体。

(2) 超导磁体的构成:超导磁体的内部结构有超导线圈、低温恒温器、绝热层、磁体的冷却系统、底座、输液管口、气体出口、紧急制动开关及电流引线等部分组成(图 6-29)。

目前超导线圈材料采用机械强度较高、韧性较好的铌钛合金(Nb-Ti),它是以铌(Nb)为基的二元或三元合金组成的 β 相固溶体,其中铌占 44%~50%,其临界温度为 9.2K,临界场强为 10T,临界温度为 9.2K,临界电流密度为 $3 \times 10^3 A/mm^2$,铌钛合金具有优良的超导电性和加工性能。超导线圈是铌钛合金的多芯复合超导线埋在铜基内,铜基一方面起支撑作用,另一方面在发生失超时,电流从铜基上流过,使电能迅速释放,保护超导线圈,并使磁场变化率减小到安全范围以内。

超导磁体与常导磁体一样是由超导线圈中通过电流产生磁场,有两种设计形式,一种是以四个或

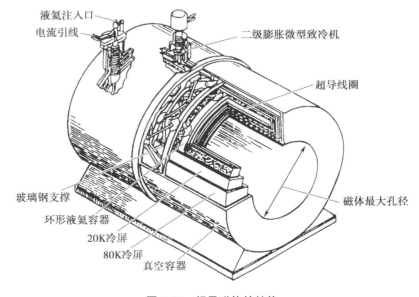

图 6-29　超导磁体的结构

六个线圈为基础,另一种是采用螺线管线圈为基础。四线圈结构是将线圈缠绕在一个经过精加工的圆柱体上(常用铝),在圆柱体的外表面开槽用来绕制聚集成束状的铌钛合金导线,由于线圈之间存在较大的相互作用力,需要增加固定装置,这将增加散热及真空杜瓦的设计困难。

目前大多数超导磁体采用螺线管线圈,在磁介质一定的前提下,其磁场强度与线圈的匝数和线圈中的电流强度有关,改变超导磁体螺线管线圈的匝数或电流均可改变磁场强度。主磁场强度 $B_0 \propto \mu_0 KI$,I 为线圈中的电流;K 为线圈匝数,μ_0 为真空磁导率。螺线管线圈绕组两端磁场强度减小为线圈中心一半,因此,在线圈绕组两端需要增加匝数或增加补偿线圈进行场强校正,确保螺线管内部一定范围内达到均匀场强。超导线圈整体密封在高真空、超低温的液氦杜瓦容器中,并浸没在液氦中才能工作,为了固定超导线圈绕组的线匝,防止其滑动,通常用低温特性良好的环氧树脂浇灌、固定、封装绕制好的超导线圈绕组,环氧树脂封装超导线圈绕组的强度要确保其能够抵抗并承受励磁过程或失超中线圈整体受到的径向和轴向的挤压力,而不发生位移。

超导线圈的低温环境由低温恒温器保障,低温恒温器是超真空、超低温环境下工作的环状容器,内部依次为液氦杜瓦和冷屏,其内外分别用高效能绝热材料包裹,为减少漏热,容器内部各部件间的连接和紧固均采用绝热性能高的玻璃钢和环氧树脂材料。外界热量是通过传导、对流或辐射传输进磁体的,其中辐射途径传输的热量最大,通常为减少液氦的蒸发,装配有磁体的冷却系统,它由冷头、气管、压缩机及水冷机构成。冷头在磁体顶部,通过绝热膨胀原理带走磁体内的热量,气管内的纯氦气(纯度在 99.999% 以上)在膨胀过程中吸收磁体内部的热量,再利用外部压缩机对氦气进行制冷,压缩机中的热量由水冷机带走,新型磁体均采用 4K 冷头,且在磁体内有液氦液化装置,通常冷头正常工作时,液氦挥发率基本为零,如果冷却系统工作异常,液氦挥发率成倍增长(1.5~2L/h)。低温恒温器上有液氦的加注口、排气孔及超导线圈励磁退磁、液面显示和失超开关等引线,这些引线用高绝热材料支持和封固起来进入恒温器,它们向恒温器的热传导被降到最低限度。

(3) 超导环境的建立:超导线圈的工作温度为 4.2K(-268.8℃),即一个大气压下液氦的温度,MRI 磁体超导环境的建立通常需要以下步骤。①抽真空:超导型磁体真空绝热层是其重要保冷屏障,其性能主要由它的真空度决定,磁体安装完毕后,首先需用高精度、高效能的真空泵(通常用等离子真空泵)抽真空,还需准备真空表、检漏仪、连接管道等。超导磁体内的真空度要求达到 $10^{-7} \sim 10^{-6}$mbar,才能保证超导磁体的真空绝热性能。②磁体预冷:磁体预冷是指用制冷剂将杜瓦容器内的温度降至其工作温度的过程。通常磁体预冷过程分为两步,首先用温度略高的液氮导入杜瓦容器,使液氮能在磁体内存留,此时磁体内温度达到了 77K(-196℃),再用有一定压力的高纯度氦气将磁体内的液氮顶出;其次再将液氦输入杜瓦容器内,直到液氦能在磁体内存留,此时磁体内部温度达到 4.2K。③灌装液氦:磁体经过预冷,杜瓦容器内的温度已降至 4.2K,而超导线圈稳定工作的条件是必须浸泡在液氦中,因此,还要在杜瓦容器中灌满液氦,一般将液氦充灌至整个容量的 95%~98% 左右。以上步骤均在工厂内完成,到达用户现场的磁体一般为冷磁体。

(4) 励磁:励磁(energizing the magnet)又叫充磁,是指超导磁体系统在磁体电源的控制下向超导线圈逐渐施加电流,从而建立预定磁场的过程。励磁完成后,超导线圈将在不消耗能量的情况下提供强大的、高稳定性的均匀磁场。

对于超导磁体,成功励磁的条件是建立稳定的超导环境及有一套完善的励磁控制系统,该系统一般由电流引线、励磁电流控制电路、励磁电流检测器、紧急失超开关和超导开关等单元组成。另外,一个高精度的专用励磁电源是不可缺少的,这种电源是低压大电流的稳流电源,应具有高精度、大功率、高稳定性、电源的波纹较小等特点,电源还须附加保护磁体的自动切断装置,在励磁、退磁过程中及突然停电时,保护超导线圈和电源本身。不同厂家的磁体对励磁要求不同,励磁时间也不尽相同,但电流的输入遵循从小到大、分段控制的原则,因而磁场也是逐步建立的,通常整个励磁过程长达几个小时。

超导磁体线圈的稳定电流强度不仅取决于磁体场强的大小,而且与线圈的结构有关。因此,场强相同的不同磁体,其稳定电流往往是不相同的,即使是同一型号的磁体,线圈电流也因有无自屏蔽而有所不同。

超导磁体励磁时,电流到了预定数值就要适时切断供电电源,去磁(退磁)时又要迅速地将磁体贮存的磁量泄去,实现这一特殊功能的是磁体开关

(magnet switch),它是磁体供电装置的重要组成部分(图6-30)。磁体对外可接三对引线,即磁体电源线、感应电压检测线和加热器引线。其中磁体电源线和电压感应线是励磁专用线,励磁结束后就卸掉,平时只有加热器(switch heater)与磁体电源系统中的磁体急停开关相连。图中a、b间是一段超导线,它跨接在磁体线圈的两端,起开关作用。a-b超导线和加热器被封装在一起置于磁体低温容器内,其工作状态是由加热器控制的,设a-b线的电阻为R_s,正常情况下,由于加热器电源关闭,a-b线便处于超导态($R_s=0$)。但是,当加热器电源接通后,a-b线就会因加热而失去超导性($R_s\neq0$)。励磁时,给加热器通电使其发热,a-b线失去超导性,励磁电流流过磁体线圈L,电流达预定值后切断加热器电源,超导线a-b便进入超导态,磁体线圈L被a-b线所短接,形成闭环电流通路。此后就可关闭供电电源、卸掉磁体励磁的电流引线,以减少制冷剂的消耗。超导线允许的电流强度比普通铜线高出几十至上百倍,几平方毫米的导体便可通过200~300A的电流。磁体的励磁过程必然会引起液氦的汽化,造成磁体内腔压力的增高,为及时排出过多氦气产生的压力,此时需要打开泄压阀门,主动泄压。

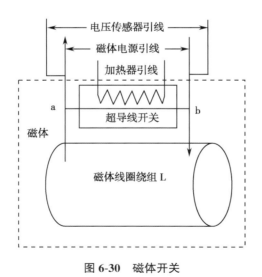

图6-30　磁体开关

(5) 失超及其处理:失超(quench)是超导体因某种原因突然失去超导性而进入正常态的过程。超导体是在极高的电流强度下工作的,又处于超低温环境,因而比较容易发生失超。失超的基本过程是电磁能量转换为热能的过程,磁能在线圈绕组周围的传播是不均匀的,因而从微观上讲失超总是从一点开始,并通过热传导方式向外扩散焦耳热,温度的升高使线圈局部转为正常态,线圈局部电阻的出

现,加热了超导线圈,使磁体电流下降为零。失超是一个不可逆的过程,磁场能量将迅速耗散,线圈中产生的焦耳热引起液氦急剧蒸发,低温氦气从失超管中猛烈向外喷发,超导线圈的失超部分可出现几千伏的高电压引起强大的电弧,可能烧焦线圈的绝缘或熔化超导体,甚至损坏整个超导线圈。失超和磁体的去磁(或退磁)是两个完全不同的概念,去磁只是通过磁体电源慢慢泄去其贮存的巨大能量(一个1.5T的磁体在励磁后所储存的磁场能量高达5MJ),使线圈内电流逐渐减小为零,但线圈仍处于超导态;失超后不仅磁场消失,而且线圈失去超导性。

造成磁体失超的原因很多:①磁体本身结构和线圈因素造成的失超,正常运行的磁体偶尔出现的失超和励磁过程中出现的失超均是这类原因造成的;②磁体超低温环境破坏造成的失超,如磁体杜瓦容器中的液氦液面降到一定限度则可能发生失超,磁体真空隔温层破坏等;③人为因素造成的失超,励磁时充磁电流超过额定值,使磁场建立过快时易造成失超,磁体补充液氦时方法不当也极易引起失超(如输液压力过大或输液速度过快),误操作紧急失超开关造成"意外"失超等;④其他不可抗拒的因素造成的失超,如地震、雷电、撞击等均可造成失超。

为避免失超,失超的预防和保护系统是十分重要的,通过传感器及探测器实时监控磁体状态,建立励磁时及实现超导后的失超保护等防范措施。①超导合金纤维导线埋在铜基中,铜基在磁通量突变时对超导线起分流作用及限制热量的产生,并使热量不向超导体的其他部分蔓延,另外,要从工艺上保证超导线的焊接点引入的电阻极小。由于磁通量突变产生的热量绝大部分被铜基传导给液氦,液氦蒸发使热量散失而不致引起很大的升温,在励磁时磁通量突变最大,消耗液氦最多,应及时补充。②励磁时的失超保护十分重要,它是由失超探测器、机械式直流快速断路器及泄能电阻器组成,当失超探测器发现失超发生时,启动断路器将励磁电源和磁体超导线圈绕组隔离开,并将磁体超导线圈绕组里的电流切换到泄流电阻器放电,在短时间里将其能量释放掉。③建立磁体监控和保护措施,实时监控测量磁体线圈温度、应力、液氦液位、真空度、流量、杜瓦容器压力等参数值的变化。

失超带来的问题主要是过压、过热等。一旦发生失超,磁体中的制冷剂会挥发一空,因此,对于用户来说,首先要尽快更换有关管道口的保险膜,以免空气进入磁体低温容器后形成冰块,此后可对磁体

进行全面检查,以找出失超原因,如果磁体尚未破坏,就要按本节所述方法,重新建立超导环境并给磁体励磁。

(6) 超导磁体的其他组件:①失超管(quench tube)是超导磁体不可缺少的部分之一,其作用是将磁体内产生的氦气排到室外。日常情况下只将磁体内产生的少量氦气排出,一旦失超,磁体容器中近千升的液氦变为氦气(通常每升液氦气化为 1.25m³ 氦气)将从失超管喷出。如果失超管设计尺寸不足、铺设路径不合理、不通畅、甚至堵塞,磁体因内部压力快速增高而被损坏的可能性将增大。②紧急失超开关又称为磁体急停开关(magnet stop),是人为强制主动失超的控制开关,装于磁体间或控制室内靠近门口的墙上,其作用是在紧急状态下迅速使主磁场削减为零。该开关仅用于地震、火灾和危及受检者生命等突发事件时使用。出于安全考虑,可在失超按钮上加装隔离罩。需要严格控制进出磁体间的人员对该开关的非正常操作。

超导磁体的场强可以超过任意一种磁体,其场强在 0.5~12T,目前应用于临床的最高场强为 3.0T,其他高场强 MRI 设备均用于科学实验。超导磁体优点为高场强、高稳定性、高均匀性、不消耗电能以及容易达到系统所要求的孔径,所得图像的信噪比高,图像质量好,特殊功能成像及超快速成像只能在超导高场强的 MRI 设备中完成。但是超导线圈须浸泡在密封的液氦杜瓦中方能工作,增加了磁体制造的复杂性,运行、安装及维护的费用相对较高,随着磁场强度的升高,其边缘场范围较大。

(三)匀场

受磁体设计、制造工艺及磁体周围环境(如磁体的屏蔽物、磁体附近固定或可移动的铁磁性物体等)影响,任何磁体都不可能在整个成像范围内的磁场完全一致。将消除磁场非均匀性的过程称为匀场(shim)。匀场是通过机械或电流调节建立与磁场的非均匀分量相反的磁场,将其抵消。常用匀场方法有被动匀场和主动匀场两种。

1. 被动匀场　被动匀场(passive shimming)是指在磁体孔洞内壁上贴补专用的小铁片(也称为匀场片),以提高磁场均匀性的方法,由于该匀场过程中不使用有源元件,故又称之为无源匀场。匀场所用的小铁片一般用磁化率很高的软磁材料,根据磁场测量的结果确定小铁片的几何尺寸、数量及贴补位置。

超导磁体的被动匀场过程是:磁体励磁→测量

场强数据→计算匀场参数→去磁→在相关位置贴补不同尺寸的小铁片,这一过程要反复进行多次。匀场用的小铁片本身没有磁性,将它贴补到磁体内壁,立刻被主磁场磁化而成为条型磁铁,从而具有了与条形磁铁类似的磁场(图 6-31)。如果小铁片外部靠近磁体中心一侧的磁力线正好与主磁场反向,则削弱该小区域内的磁场强度(图 6-32)。匀场时,何处磁场均匀性差,就在何处贴补这种小铁片,铁片的尺寸要根据需要调整场强差来决定。用小铁片匀场的优点是可校正高次谐波磁场的不均匀,材料价格便宜,不需要昂贵的高精度电源。大多数铁片装在磁体孔径内,有些被动匀场中的铁片装在磁体杜瓦容器外侧,用以补偿磁体上面或下面钢梁引起的高次谐波磁场。

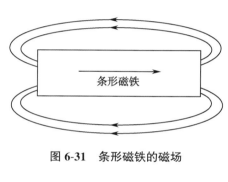

图 6-31　条形磁铁的磁场

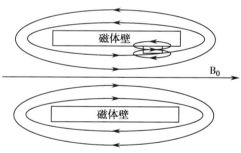

图 6-32　小铁片对磁场的影响

2. 主动匀场　主动匀场(active shimming)是通过适当调整匀场线圈阵列中各线圈的电流强度,使局部磁场发生变化来调节主磁场强度,以提高整体均匀性的过程,由于该匀场过程中使用了有源元器件,又称为有源匀场。匀场线圈由若干个大小不等的小线圈组成,这些小线圈分布在圆柱形匀场线圈骨架的表面,构成线圈阵列,将其称为匀场线圈(shimming coils),它安装于主磁体线圈和梯度线圈之间。主动匀场是对磁场均匀性进行精细调节的方法,匀场线圈产生的磁场可以抵消谐波磁场,改善磁场的均匀性(既可修正轴向非均匀性,也可修正横向非均匀性)。

匀场线圈也有超导型及阻抗型之分。超导型匀场线圈与主磁场线圈置于同一低温容器中,其电流强度稳定,且不消耗电能。阻抗型匀场线圈消耗能量,匀场电源的质量对于匀场效果起着至关重要的作用,匀场电源波动时,不仅匀场的目的达不到,而且主磁场的稳定性会变差。因此,在 MRI 设备中匀场线圈的电流均由高精度、高稳定度的专用电源提供。

在大多数 MRI 设备的匀场都是无源匀场和有源匀场并用,无源匀场是有源匀场的基础,有源匀场可在系统软件控制下进行。

二、梯 度 系 统

梯度系统(gradient system)是指与梯度磁场相关的电路单元,梯度系统是 MRI 设备的核心部件之一。其功能是为 MRI 设备提供满足特定需求、可快速切换的梯度场,主要对 MR 信号进行空间编码,在梯度回波和其他一些快速成像序列中起着特殊作用(聚相、离相等),在没有独立匀场线圈的磁体中,梯度系统可兼顾用于对主磁场的非均匀性进行校正等。

(一)梯度磁场的性能指标

梯度磁场的性能指标通常有梯度强度、梯度爬升时间、梯度切换率、梯度有效容积及梯度场线性等。

1. 梯度强度 梯度强度是指梯度磁场能够达到的最大值,通常用单位长度内梯度强度的最大值表示,单位为 mT/m。在梯度线圈一定时,梯度强度由梯度电流决定,而梯度电流又受梯度放大器的输出功率限制。梯度强度越高,可得到的扫描层面越薄,图像的空间分辨率就越高。目前超导 MRI 设备梯度强度大多数在 30~50mT/m,高端 MRI 设备甚至高达 80mT/m。

2. 梯度切换率及爬升时间 梯度切换率(slew rate)和梯度爬升时间是梯度系统两个重要指标,它们从不同角度反映了梯度磁场达到最大值的速度。梯度爬升时间指梯度由零上升到最大梯度强度所需的时间,单位 ms。梯度切换率是梯度从零上升到最大值或从最大值下降到零的速度,即单位时间内梯度磁场的变化率,单位为 mT/(m·ms)或 T/(m·s)。对于梯度强度 30mT/m 以上的梯度系统,其切换率可达 120~200mT/(m·ms),爬升时间达到 0.1ms。梯度切换率越高,梯度磁场爬升越快,扫描速度越快,从而实现快速或超快速成像,梯度磁场爬升时间决

定或限制 MRI 设备的最短回波时间。梯度磁场的变化波形可用梯形表示,梯度磁场的有效部分是中心的矩形,梯形的腰表示梯度线圈通电后,梯度磁场逐渐爬升至最大值过程(图 6-33),则:

梯度切换率(mT/m/ms)= 梯度场强度(mT/m)/

爬升时间(ms) 公式(6-13)

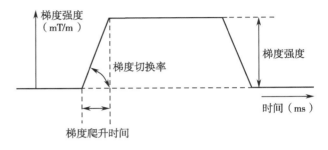

图 6-33 梯度性能参数示意图

3. 梯度线性 梯度线性是梯度强度与空间位移之间按比例、成直线的关系。它是衡量梯度磁场平稳性的指标。线性越好,表明梯度磁场越精确,图像的质量就越好,非线性度随着距磁场中心距离增加而增加,因此如果梯度磁场的线性不佳,图像可能产生畸变,通常梯度场的线性范围大于成像视野。

4. 梯度有效容积 梯度有效容积又叫均匀容积,是指梯度线圈所包容的能够满足一定线性要求的空间区域,这一区域一般位于磁体中心,并与主磁场的有效容积同心。产生 x、y 梯度的线圈通常采用鞍形线圈,对于鞍形线圈,其有效容积只能达到总容积的 60% 左右。梯度线圈的均匀容积越大,对于成像区的限制就越小。

5. 梯度工作周期 在一个成像周期时间(TR)内梯度场工作时间所占的百分比。梯度工作周期与脉冲序列及成像层数等有关,在多层面成像中,成像层面越多则梯度磁场的工作周期百分数越高。

线性梯度场强必须大于主磁场的非均匀性,否则磁场非均匀性将严重影响空间编码,使成像出现几何失真,还会导致空间分辨率降低。梯度系统性能高低直接决定着 MRI 设备的扫描速度、影像的几何保真度及空间分辨率等,另外,其性能还同扫描脉冲序列中梯度脉冲波形的设计有关,即一些复杂序列的实现也取决于梯度性能。

(二)梯度系统的组成

梯度系统由梯度线圈、梯度控制器(gradient control unit,GCU)、数模转换器(digital to analogue converter,DAC)、梯度功率放大器(gradient power amplifier,GPA)和梯度冷却系统等部分组成(图

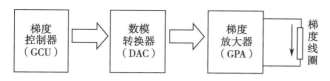

图 6-34　梯度子系统工作流程

6-34）。梯度功率放大器由波形调整器、脉冲宽度调整器和功率输出级组成。梯度磁场是通电线圈产生的，其工作方式是脉冲式的，需要较大的电流和功率。梯度磁场快速变化所产生的作用力使梯度线圈发生机械振动，其声音在扫描过程中清晰可闻。MR成像方法不同，梯度磁场的脉冲形式也不同，梯度脉冲的开关及梯度组合的控制由 GCU 完成，GCU 发出梯度电流数值，经过 D/A 将其转换为模拟控制电压，该电压与反馈电路的电压进行比较后送入波形调整器，再经脉冲调制，便产生桥式功率输出级的控制脉冲。

1. 梯度线圈　MRI 设备梯度线圈（gradient coil）是在一定电流驱动下，在整个成像范围内建立大小、方向和线性度满足要求的梯度磁场硬件，由 x、y、z 三个梯度线圈组成。梯度线圈的设计应该满足良好的线性度、切换率快、爬升时间短、线圈功耗小及涡流效应低等。

产生 z 轴梯度磁场的线圈 G_z 可以有多种形式，最简单的是 Maxwell 对。这是一对半径为 a 的圆形线圈，两线圈中通过的电流大小相等、方向相反，根据电磁场理论可知，当两线圈的距离为线圈半径的 $\sqrt{3}$ 倍时，线圈取得最好的线性，且可使正中平面的磁场强度为零（图 6-35）。根据右手螺旋法则，Z 轴梯度所产生的磁场，两端线圈产生不同方向的磁场，一端与 B_0 同向，另一端与其反向，因而与主磁场叠加后分别起到加强和削弱 B_0 的作用（图 6-36）。

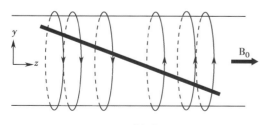

图 6-35　Z 轴梯度线圈

x 轴和 y 轴梯度线圈 G_x 和 G_y 的设计原理是依据电磁学中的毕奥-萨伐尔（Biot-Savart）定律，即适当放置四根无限长平行通电导线，其周围便可产生线性梯度磁场，且如果导线几何形状确定，则产生的

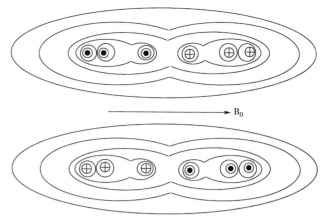

图 6-36　Z 轴梯度线圈产生的磁场

梯度磁场大小只与线圈中通过的电流有关。实际上导线不能太长，必须提供回路，因此 x 轴和 y 轴梯度线圈使用鞍形线圈（图 6-37），其采用圆弧线而不是平行直线，这样对磁体入口的限制小，且返回电路与 z 轴平行，不会产生 x 方向磁场（图 6-38）。根据对称性原理，将 G_x 旋转 90° 就可得到 G_y。因此，G_x 和 G_y 线圈的设计可以归结为同一线圈的设计问题。增加鞍形线圈对数可提高梯度磁场线性度。

x 轴、y 轴及 z 轴三组梯度线圈被固定并封闭在用纤维树脂制作的圆柱形筒内，再装入磁体腔内（图 6-39）。

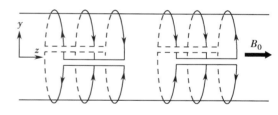

图 6-37　$y(x)$ 轴梯度线圈

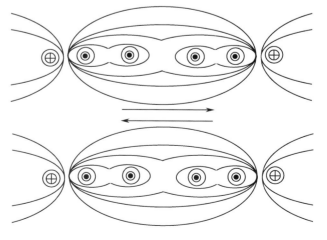

图 6-38　$y(x)$ 轴梯度线圈产生的磁场

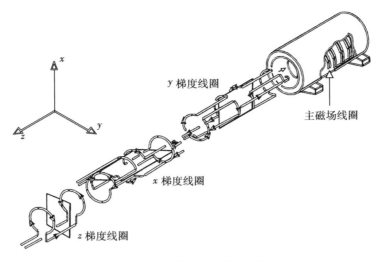

图 6-39　梯度线圈在磁体内的排列

2. 梯度控制器和数模转换器　梯度控制器 (GCU) 的任务是按系统主控单元的指令,发出全数字化的控制信号,数模转换器 (DAC) 接收到数字信号后,立即转换成相应的模拟电压控制信号,产生梯度放大器输出的梯度电流。MRI 设备不仅要求梯度磁场能够快速启停,而且要求其大小和方向都能够改变,反映在硬件上就是要求梯度电流放大器的脉冲特性高。对梯度放大器的精确控制就是由 GCU 和 DAC 共同完成的。通常 DAC 的精度 (分辨率) 由输入端的二进制数的位数决定,梯度系统大多采用 32 位的 DAC。DAC 收到梯度控制器发送的、标志梯度电流大小的代码后,立即转换成相应的模拟电压控制信号,以驱动梯度放大器输出梯度电流。

3. 梯度放大器　梯度放大器 (GPA) 是整个梯度控制电路的功率输出级,要求具有功率大、开关时间短、输出电流精确和系统可靠等特点。但受线路分布参数、元器件质量、涡流效应以及梯度线圈感性负载等影响,给梯度放大器的设计带来一定困难,梯度放大器性能的优劣决定整个梯度系统的性能。为了使三个梯度线圈的工作互不影响,一般都安装三个相同的电流驱动放大器。它们在各自的梯度控制单元控制下分别输出系统所需的梯度电流。

梯度放大器的输入信号就是来自 DAC 的标准模拟电压信号,该电压信号又决定了梯度电流的大小。为了精确调节梯度电流的量值,MRI 设备在梯度电流输出级与梯度放大器间加入了反馈环节。采用霍尔元件测量梯度电流,实现实时监测。MR 扫描过程中需不断地改变梯度场的强度和方向,因此,GPA 除了具备良好的功率特性外,还要有良好的开关特性,才能满足梯度磁场快速变化的需要。

梯度放大器是工作在开关状态的电流放大器,由于梯度放大电路的驱动电流较大,梯度线圈的电阻比较稳定,使用开关放大器可大大降低放大器中三极管本身的功耗。开关放大器与系统时钟同步工作,其输出电流平均值取决于工作脉冲的占空比,另外,梯度线圈是感性负载,流经它的电流不能突变,因此 GPA 通常采用高电压电源。假设梯度线圈的电感与电阻分别是 L 与 R,则开关管接通后电流上升的时间常数 $\tau=L/R$,通常梯度线圈的 L 很小,R 比较大,使 τ 非常短。采用高电压电源,可在管子导通的最短时间内使输出电流达到额定值,这样开关管的功耗最小。

4. 梯度冷却系统　梯度系统是大功率系统,为得到理想的梯度磁场,梯度线圈的电流往往超出 100A,大电流将在线圈中产生大量的焦耳热,如果不采取有效的冷却措施,有可能烧坏梯度线圈。梯度线圈固定封装在绝缘材料上,没有依赖环境自然散热的客观条件。常用的冷却方式有水冷和风冷两种,水冷方式是将梯度线圈经绝缘处理后浸于封闭的蒸馏水中散热,水再由冷水交换机将热量带出;风冷方式是直接将冷风吹在梯度线圈上,目前高性能的梯度系统均采用水冷方式。

5. 涡流及涡流补偿　电磁学定律指出变化的磁场在其周围导体内产生感应电流,这种电流的流动路径在导体内自行闭合,称涡电流 (eddy currents),简称涡流。涡流的强度与磁场的变化率呈正比,其影响程度与这些导体部件的几何形状及与变化磁场的距离有关,涡流所消耗的能量最后均变为焦耳热,称为涡流损耗。通常 MR 系统都要设法减少这种损耗。涡流可引起 MR 影像伪影,并能引起 MR 频谱基线伪影和频谱失真。

梯度线圈被各种金属导体材料所包围,因而在梯度磁场快速开关的同时,必然产生涡流。随着梯度电流的增加涡流会增大,而梯度电流减小时,涡流又将出现反向增大;而当梯度磁场保持时,涡流按指数规律迅速衰减。涡流的存在会大大影响梯度磁场的变化,严重时类似于加了低通滤波器,使其波形严重畸变,破坏其线性度(图 6-40B)。

为了克服涡流造成的影响,人们采取了许多措施:①在梯度电流输出单元中加入 RC 网络,预先对梯度电流进行补偿,图 6-40C、D 是补偿梯度电流及补偿后梯度电流波形,经过补偿后梯度场的波形变化已经比较理想了。②由于涡流的分布不仅是径向,而且在轴向也有,因此采用 RC 电路不能完全补偿涡流,可以利用有源梯度磁场屏蔽的方法,即在主梯度线圈与周围导体之间增加一组辅助梯度线圈。辅助线圈与主梯度线圈同轴,施加的电流方向与主梯度电流相反,且同时通断,这样抵消和削弱了主梯度线圈在周围导体中产生的涡流,这种有源梯度磁场屏蔽使梯度系统的成本和功耗成倍增加。③可以使用特殊的磁体结构,用高电阻材料来制造磁体,以阻断涡流通路,从而使涡流减小。

(三)双梯度系统

通常每个 MR 设备有一组梯度(x、y、z 梯度各一个)及对应的梯度放大器等组件,为提高梯度性能,有些厂家在梯度设计时提供了两种不同的梯度磁场供使用选择,即有两套梯度线圈及其相应的放大器(图 6-41),小线圈梯度强度为 40mT/m,切换率为 150mT/(m·ms),最大 FOV 为 40cm,大线圈梯度强度为 23mT/m,切换率为 80mT/(m·ms),最大 FOV 为 48cm,这种梯度系统称为双梯度 MRI 系统,它兼顾了不同层厚和不同部位的特殊情况,可有效地利用不同梯度磁场,对提高图像质量有一定作用。

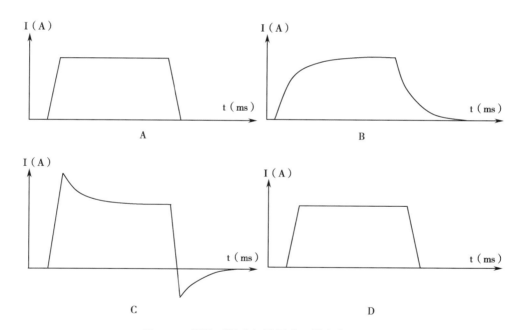

图 6-40　涡流对梯度场的影响及梯度电流补偿
A. 梯度电流波形;B. 受涡流影响的梯度场波形;C. 补偿的梯度电流波形;D. 补偿后梯度电流波形

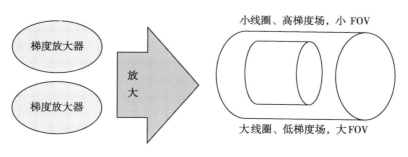

图 6-41　双梯度系统

三、射 频 系 统

射频系统是 MRI 设备实施射频激励并接收和处理 RF 信号的功能单元。射频系统不仅要根据扫描序列的要求发射各种翻转角的射频脉冲,还要接收成像区域内发出的磁共振信号,因此射频系统分为发射单元和接收单元两部分。通常磁共振信号只有微伏(μV)的数量级,因而射频接收单元的灵敏度和放大倍数都要非常高。

(一)射频线圈

磁共振成像的磁场强度在 0.2~3T 之间,相应的工作频率在 8.5~127.8MHz 射频波段。MRI 设备的发射/接收线圈相当于广播、电视用的发射/接收天线,区别在于广播、电视的发射地点和接收地点相距可达数千百公里,接收天线处在发射电磁波的远场中,发射天线和接收天线之间是行波偶合,行波的波长比发射地和接收地之间的距离小很多,行波的电场和磁场特性具有对等的意义。MRI 设备中射频线圈和人体组织之间的距离远远小于波长,接收线圈处在被接收的 MR 信号的近场区域,发射和接收之间是驻波偶合,驻波的电磁能量几乎全部为磁场能量,所以,MR 信号的接收和射频激励不能采用电偶合的线状天线,而必须采用磁偶合的环状天线,即射频线圈。

射频线圈的功能是发射射频脉冲和接收磁共振信号,射频线圈(RF coil 或 RF resonator)既是原子核发生磁共振的激励源,又是磁共振信号的探测器。射频线圈中用于建立射频场的线圈称为发射线圈(transmit coil),用于检测 MR 信号的线圈称为接收线圈(receive coils)。

1. 射频线圈的性能指标　射频线圈的主要性能指标有:信噪比(SNR)、灵敏度、射频场均匀度、线圈品质因数、填充因子及线圈的有效范围等。

(1)信噪比(SNR):射频线圈的信噪比与成像部位的体积、进动角频率的平方呈正比,与线圈半径呈反比,还与线圈的几何形状有关。线圈的 SNR 越高,有利于提高影像分辨力及系统成像速度。提高信噪比是设计线圈的最主要目的之一。

(2)灵敏度:射频线圈灵敏度是指接收线圈对输入信号的响应程度。灵敏度越高可检测微弱信号的能力越强,但同时噪声水平也会增加,从而导致信噪比下降,因此,线圈灵敏度并不是越高越好。

(3)均匀度:射频场均匀性是指发射 B_1 场或接收磁共振信号的均匀性,射频线圈发射的电磁波会随着传播距离的增加而逐渐减弱,又向周围空间发散,因而它所产生的射频磁场并不均匀。磁场均匀度与线圈的几何形状密切相关,螺线管线圈及其他柱形线圈提供的磁场均匀性较好,而表面线圈产生的磁场均匀性较差。

(4)品质因数:品质因数 Q 值指线圈谐振电路的特性阻抗 ρ 与回路电阻 R 的比值,即 $Q=\rho/R$。Q 也定义为谐振电路中每个周期储能与耗能之比。对于串联谐振,当满足谐振条件($\omega=\omega_0$)时,谐振电路的输出电压是输入电压的 Q 倍,因此,Q 值是反映谐振电路性质的一个重要指标。在 MRI 设备中,射频线圈实际上是由各种谐振电路组成的,射频线圈也有 Q 值。Q 值越大,表示线圈在工作频率及共振频率下对信号的放大能力越强,线圈对某一频率信号的选择性越好,但线圈的通频带也随之变窄,脉冲的衰减时间也会变长。因此,应该选用适当 Q 值的线圈。

(5)填充因数:填充因数 η 为被检体体积 Vs 与射频线圈容积 Vc 之比,即 $\eta=Vs/Vc$。η 与射频线圈的 SNR 呈正比。因此,在射频线圈(软线圈)的结构设计以及使用过程中,应以尽可能多地包绕被检体为目标。

(6)有效范围:射频线圈的有效范围是指激励电磁波的能量可以达到(对于发射线圈)或可检测到射频信号(对于接收线圈)的空间范围。有效范围的空间形状取决于线圈的几何形状。有效范围增大,噪声水平随之升高,SNR 降低。

2. 射频线圈的种类　MRI 系统中射频线圈的种类很多,且有多种分类方法。

(1)按功能分类:射频线圈可分为发射/接收线圈和接收线圈两种。同一射频线圈在成像过程中的不同时间分别进行发射和接收两种功能,内置于磁体孔径内部的正交体线圈(body coil)及正交头线圈(head coil)均为此类线圈,实际工作时要用电子线路在发射和接收之间快速切换,MRI 设备中大部分线圈均为接收线圈。

(2)按线圈成像范围的大小:可将其分为全容积线圈、部分容积线圈、表面线圈及体腔内线圈。全容积线圈指能整个包容成像部位的柱形线圈,如体线圈和头线圈,这种线圈在一定的容积内有比较均匀的发射和接收 RF 场,因此主要用于大体积组织或器官的大范围成像。表面线圈是一种可紧贴成像部位放置的接收线圈,其结构为扁平形或微曲形,该线圈成像范围内接收场强的不均匀直接导致了接收信号的不均匀,在影像上的表现是越接近线圈的组织越亮,越远离线圈的组织越暗,表面柔性线圈在线圈放置时有最大的自由度,主要用于表浅组织和器官的成像。部分容积线圈是全容积线圈和表面线圈两种技术结合而成,其 RF 均匀性介于全容积线圈和表面线圈之间。体腔内线圈是置于人体相应的体腔内,对体内的某些结构实施高分辨成像的表面线圈。此类线圈的设计要考虑进出人体的方便性,射频电路可以安装在固定体内形成线圈;也可以把软射频线圈固定在气囊内,进入体腔后充气把环形线圈电路膨胀开之后再进行扫描。如直肠内线圈用于直肠、前列腺及子宫等器官成像。

(3) 按线圈的极化方式:可将其分为线性极化、圆形极化及相控阵线圈。线性极化线圈只有一个绕组,射频场只在一个方向上;圆形极化线圈又被称为正交线圈,两对相互垂直的绕组,这两组绕组同时接收同一个 MR 信号,但得到的噪声互不相干,所以这种线圈的 SNR 提高 $\sqrt{2}$ 倍。相控阵线圈是由多个线性极化或圆形极化的小线圈组成的线圈阵列,每个小线圈都有各自的接收通道及放大器,可进行大空间成像,提高 SNR,阵列线圈中每个线圈是同时采集其对应区域的 MR 信号,在采集结束后将所有小线圈的信号有机地结合重建 MR 成像,图像重建时间与组合的线圈数有关。每个小线圈也可任意组合或单独使用,该线圈的设计比较复杂,要考虑多个线圈的布局及几何结构、线圈之间的干扰、不同线圈的同步、多通道信号采集等问题,全景式相控阵线圈(简称 Tim:total imaging matrix)将多达 102 个线圈矩阵组成全身一体化线圈,扫描过程中系统自动切换

线圈,可以一次性完成全身所有部位的扫描,无须重复摆放体位和更换线圈。

(4) 按主磁场方向:射频场 B_1 的方向应该与主磁场 B_0 垂直,由于主磁场 B_0 有纵向磁场(超导磁体)和横向磁场(开放式永磁体)之分,射频场 B_1 的方向也要随之而变。体现在体线圈设计上就是采用不同的绕组结构。在横向磁场的磁体中,一般采用螺线管线圈,这时 B_1 的方向将与人体轴线一致。在纵向磁场的磁体中,均采用所谓鞍形线圈,它所产生的射频场垂直于被检体轴线。螺线管线圈的灵敏度和 B_1 场均匀性均优于鞍形线圈,前者的灵敏度是后者的 2~3 倍。但是,由于螺线管线圈对来自采样体的噪声也同样敏感,其信噪比并不比鞍形线圈高。一般来说,人体的噪声水平随着场强的提高而上升,因此,只有在低场中,螺线管线圈才表现出较好的性能。

(5) 按线圈绕组形式:根据线圈绕组或电流环的形式,射频线圈又可分为亥姆霍兹线圈、螺线管线圈、四线结构线圈(鞍形线圈、交叉椭圆线圈等)、STR(管状谐振器)线圈和鸟笼式线圈(bird cage coil)等多种形式(图 6-42)。

3. 线圈的调谐　MRI 系统的线圈只有谐振在氢质子的共振频率时才能达到激发氢核和接收到最大信号的目的。负载放入线圈后,线圈的固有共振频率会发生偏移,即出现失谐(detuning)。这是因为线圈中存在电容,电容值与介电常数呈正比,在未加负载前,线圈内为空气介质,加载后部分线圈容积被负载占据,而负载比空气的介电常数高出数倍,其结果等效于线圈电容增大,因此,加载后线圈的谐振频率降低。对于不同的负载,其介电常数不同,线

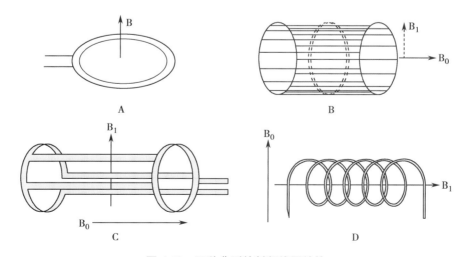

图 6-42　四种典型的射频线圈结构
A. 简单的线性线圈;B. 笼式线圈;C. 鞍形射频线圈;D. 螺线管射频线圈

圈的电容也不同。另外线圈进入磁体后其等效电感会变小,这是因为电感是储能元件,其能量以磁场的形式储存于周围空间中,进入磁体后,有效空间变小导致电感储能减少,从而使其等效电感变小,共振频率增加。因此线圈加载并置入磁体后一定要进行调谐(tuning)。调谐分为自动调谐和手动调谐两种,目前的 MRI 系统中均为自动调谐。线圈的调谐可通过改变线圈电路中可变电容值或改变变容二极管的管电压(从而改变其电容值)两种方式来实现。MRI 系统的调谐与收音机的选台非常相似。

4. 线圈系统的耦合及去耦 当线圈单元工作于表面线圈方式时,分别进行激励与信号接收的体线圈与表面线圈工作频率相同,两者之间极易发生偶合,如果体线圈发射大功率的射频脉冲被表面线圈接收,则由于感应电流过大使表面线圈损坏。因此体线圈与表面线圈之间一旦偶合,危害很大,必须设法去耦,MRI 中应用了两种去耦方式:静态去耦及动态去耦。静态去耦是通过机械开关的通与断控制线圈之间的偶合;动态去耦是在扫描过程中给线圈施以一定的控制信号,使其根据需要在谐振与失振两种状态下转换,即射频脉冲发射时,体线圈谐振,表面线圈失振,接收信号时,体线圈失振,表面线圈谐振,实现动态偶合要使用开关二极管等电子元件。

5. 对射频线圈的要求 MRI 设备对射频线圈的要求主要包括以下几个方面:①射频线圈对谐振频率要有高度的选择性,即严格谐振在氢质子的共振频率上;②必须有足够大的线圈容积(成像空间),产生的射频场(B_1)在整个容积内要尽可能均匀;③从几何结构上要保证线圈具有足够的填充因数,线圈本身的信号损耗要小;④能经受一定的过压冲击,即具备自保护电路;⑤在被检体上的射频功率沉积要少,要考虑到线圈的发射效率并进行必要的

射频屏蔽。

(二)射频系统发射单元

1. 射频系统发射单元及其发射通道 射频发射单元的功能就是在射频控制器的作用下,提供扫描序列所需的各种射频脉冲,包括形成 RF 脉冲形状、对脉冲进行衰减控制、脉冲功率放大及监视等。在射频发射电路中是通过连续调整 B_1 的幅度来改变 RF 脉冲翻转角度。发射单元主要由射频发射控制器、振荡器、频率合成器、混频器、发射调制器、功率放大器、终端发射匹配电路及发射线圈组成(图 6-43)。

振荡器产生的电磁波首先被送入频率合成器,RF 波的频率在此得以校正,使之完全符合序列的需要。然后,标准频率的 RF 波进入发射调制器,调制器的作用是产生需要的波形。RF 脉冲要经过多级放大,使其幅度得以提高。射频脉冲发射单元的最后一级为功率放大级,它输出一定发射功率的 RF 脉冲信号,这一 RF 信号要通过一个阻抗匹配网络进入射频线圈。阻抗匹配网络在这里起缓冲器和开关的作用。由于有些线圈(如体线圈和头线圈)既是发射线圈又是接收线圈,必须通过阻抗匹配网络进行转换。射频发射时,它建立的信号通路阻抗非常小,使线圈成为发射线圈;射频接收阶段,它建立的信号通路阻抗非常大,线圈成为接收线圈。

(1)频率合成器:在 MRI 中需要用到几种频率 RF 信号,发射部分需要一路中频信号和一路同中频进行混频的信号,接收部分需要用到两路具有 90° 相位差的中频信号和用以混频的一路 RF 信号,同时整个 RF 部分的控制还要一个共用的时钟信号,所有这些 RF 信号都要求稳定度好,准确度高,并且频率的大小易于用计算机进行控制,这此信号均由频率合成器产生,它是通过对稳定的频率进行加、

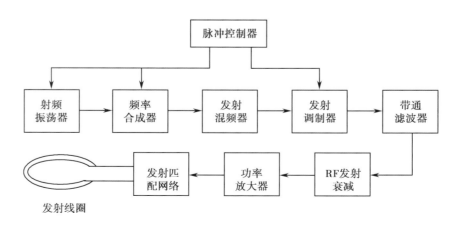

图 6-43 射频系统的发射单元

减、乘、除的基本运算产生所需频率的装置,具有输出信号频率精确、稳定、易控制等特点,其基本原理是通过混频器完成频率的相加和相减,通过倍频器完成频率的乘法,通过分频器完成频率的除法,通过鉴相器和锁相环路来稳定频率。所有的频率均来自一个频率信号源,MRI 频率信号源是石英晶体振荡器。频率合成器由四部分组成:①固定频率部分:它提供频率合成过程中所需的各种频率,也可提供合成器对外输出的一些固定频率;②低频部分:用作合成器细调步进频率;③高频部分:用作合成器粗调步进频率;④相加部分:完成几个频率的相加或相减。

(2) 发射混频器:是通过两种信号混频产生 RF 信号,同时通过门控电路形成 RF 脉冲波形。采用不同的非线性器件及选取不同的工作状态,可以得到多种混频器,如三极管混频器、二极管平衡混频器、二极管开关混频器、二极管平衡式开关混频器以及环形混频器等。其中以环形混频器性能最佳。

(3) 发射调制器:所有 MRI 均采用脉冲式 RF 场,因此对 RF 信号的输出必须采用开关控制,同时为了激发一定频带的原子核或者一个小空间区域的原子核,还需对 RF 信号进行幅度调制,即改变 RF 波形。调制和门控均可用双平衡调制器完成。由于 MRI 中必须采用单边带调制方法,所以要用正交调制器使 RF 和调制信号分别分解为相对相移 90°的两个分量,分别通过两个通道,在功率放大前两个通道再结合,因有一个边带相位差为 180°而互相抵消,只剩下另一个边带相加。

(4) 脉冲功率放大器:发射调制器输出的 RF 脉冲信号幅度仅为 0.5V 左右,功率也只有 1mW 左右,必须经过功率放大才能馈送到发射线圈以产生 RF 场。由于 MRI 设备的 RF 发射频率高达数十兆赫兹,且频带较窄,因此要采用高频调谐回路功率放大器。一种 MRI 设备 RF 发射功率为 10kW(电压峰值约为 2000V),为了获得如此大的功率,通过多级功放及功率合成技术,并将固体电路推动级与真空管末级相结合,可分为 30W 放大器、600W 放大器及 10kW 放大器几级,末级功率放大器的功率大,大多采用真空四极管放大器。功率放大器的运行必须是非常稳定、耐久、以及可靠的。

(5) 发射控制器:发射控制器是协调 RF 系统各部分工作的重要单元,主要功能有①脉冲信号的产生,计算机通过数据总路线发来发射调制的控制信号,在发射控制器中经过 DAC 将这些信号转换成模拟信号,送到发射调制器,供形成 RF 脉冲使

用。②门控及中频相位的组合输出,计算机送给发射控制器控制信号,发射控制器将其转变成门控信号送至发射混频器,发射控制器还接收相移控制信号,经过组合后输出相位分别为 0°、90°、180°或者 270°的中频信号。

(6) 发射线圈:RF 发射单元产生的射频场 B_1 垂直于主磁场 B_0,使得 RF 脉冲能够将其能量偶合给共振的原子核而引起质子的进动。为了产生理想的 RF 场,发射线圈必须满足下列要求:要求产生的射频场尽可能均匀;其次有适当的 Q 值,不能太大,太大时脉冲误差时间变长;第三线圈装置不能太大,从调谐的观点看,线圈的电感随它的线度成比例地增大,必须保证它不太大,以避免自激振荡(线圈与线圈自身的分布电容形成的振荡)频率与工作频率接近,显然第二和第三个要求互相矛盾,但一般总有办法解决。如鞍型线圈的长度与半径之比在 1~2 之间,即可满足以上三个条件。在 MRI 中,线圈的性能不只取决于所用的元件和电路形式,还决定于它的几何形状以及对分布参数的利用技术。

2. 发射线圈电路　发射线圈是发射调谐电路中的一部分,发射调谐电路(图 6-44)中发射线圈 L 与可变调谐电容 C_2 形成一个并联调谐电路,谐振于频率 ω_0 下,即公式(6-14):

$$\omega_0^2 LC_2 \approx 1 \qquad 公式(6-14)$$

此时线圈中的电流将是总电流的 Q 倍,Q 为回路的品质因数[公式(6-15)]:

$$Q = \frac{\omega_0 L}{R} \qquad 公式(6-15)$$

式中 R 为发射线圈的电阻,这个电阻一般很小,Q 值为几十到几百。谐振时回路的阻抗最大,为 $10\sim100k\Omega$ 的纯电阻,而功率放大器的输出阻抗一般设计为 50Ω,即对 50Ω 负载传送的功率最大,从 A 点看如果线圈绕组的射频电阻非常小,则网络的输入阻抗非常高($10\sim100k\Omega$),直接接到功率放大器

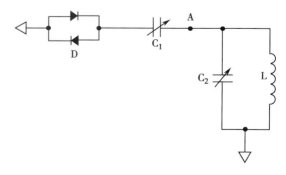

图 6-44　发射线圈电路

上将不匹配,使大部分功率被反射回去,为避免这一问题,引入可变电容 C_1(比较小,约15pF),调节它的容量,可将谐振电路的阻抗转换到50Ω。电路中的交叉二级管必须是高频二极管(低电容),有高峰值电流,可提供阀值屏障,消除低电平噪声和削去发射脉冲的下降沿。

(三)射频系统接收单元

1. 射频系统接收单元及其接收通道 射频接收单元的功能是接收人体产生的磁共振信号,并经适当放大、混频、滤波、检波、A/D 转换等一系列处理后送至数据采集单元。它由接收线圈、前置放大器、混频器、相敏检波器、低通滤波器及 A/D 转换器等组成(图6-45)。

(1)前置放大器:是射频接收单元的重要组成部分。从接收线圈中感应出的 MR 信号只有微瓦数量级的功率,这就要求它既要有很高的放大倍数,又要有很小的噪声,为减少信号在电缆上的损失,前置放大器应尽量接近接收线圈,并使发射器与前置放大器绝缘。前置放大器要对 1μV 以下的信号发生反应。同时,在工作频率附近要求有较为平坦的信号经前置放大器放大后到达混频器。为了提高放大器的灵敏度与稳定性,在这里一般采用外差接收的方法,使信号与本机振荡混频后产生一个中频信号,该信号经中频放大器进一步放大后送往相敏检波器。为了降低对信号中噪声的放大,一般选用低噪声的场效应管。

(2)混频器:其作用是将经过低噪声前置放大后的信号进行变频,将信号频谱移至中频上。同发射混频一样,接收混频器是利用混频元件的非线性,让信号频率同本地振荡频率进行组合,获得需要的中频信号,在这过程中会产生许多不需要的频率组合,应尽量减少其影响,常用的措施有选择适当的混频器电路,如用二极管平衡混频器,另外可设计滤波电路,滤除组合频率。

(3)滤波器:其作用是滤除混频器产生的不需要的组合频率信号,采用无源滤波器,通常采用 Q 值较高的 LC 滤波器,为提高效率可采用多级滤波器。

(4)相敏检波器:检波器的作用是将来自中频滤波电路的中频信号中检测出低频 MRI 信号,由于 MRI 的中频信号中含有与成像有关的信息,因此采用相敏检波器(phase sensitive detector,PSD),它实际上是一个混频器或模拟乘法器,使输入信号与参考信号相乘,输出信号为两者的乘积,输出信号的频率与输入信号和参考信号的频率有关,幅度则与两者的相位差和幅度有关。在 MRI 设备中需要成对使用相敏检波器,两个相敏检波器的参考中频信号具有频率和振幅相同而相位相差90°的特性,又称为正交检波,目的是为了消除频谱折叠现象。对于频率和相位均不同的信号,相敏检波电路有很高的选择性,因而可得到较高的 SNR。相敏检波器输出两个相位差为90°的信号,这两个信号即为 MR 信号的实部和虚部。

(5)低通滤波器和低频放大器:由于检波器的要求,进入它的中频信号及检波输出的低频信号均不超过 1V,而 MR 信号最终经过 A/D 转换数字化时需要 10V 左右的信号,因此必须由低频放大器将检波后的 MR 信号进行放大,为保证不失真地进行放大,通常采用集成运算放大器,它有良好的线性特性及较宽的频率响应。另外,检波输出的信号中除了所需的 MR 信号外,还有一些高频的干扰和噪声,必须加低通滤波器滤除,信号经两个低通滤波器,滤除其中混杂的交流成分后送 A/D 转换供数据采集系统使用。

(6)A/D 转换器:MR 信号是随时间连续变化的模拟信号。模拟信号转换为数字信号后便于进一步处理,如累加、存储、变换和运算等。A/D 转换就是将模拟信号变换为数字(离散)信号的过程。A/D 转

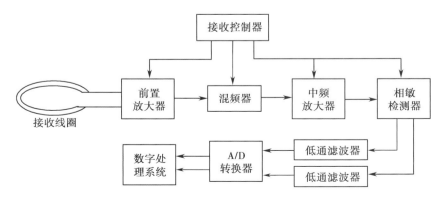

图6-45 射频系统的接收单元

换可分为采样和量化两个步骤。采样是把一个连续时间函数的信号,用一定时间间隔的离散函数来表示。根据奈奎斯特(Nyquist)采样定理,为使原始信号波形不失真,信号采样频率必须等于或大于原始信号最高频率的两倍,因此选用 A/D 芯片时应该首先考虑芯片的变换速度是否合乎要求。采样把连续的 MR 模拟信号转换成为由一系列的断续平顶脉冲构成的采样保持信号。以数字值表示这些平顶脉冲幅度的过程称为量化。量化过程中引入的误差就是所谓的量化误差,其大小取决于 A/D 转换器的精度,即数字值细化的程度,数字值划分得越细,引入的误差就越小。该数字值的表达一般采用二进制数据以便于计算机的存储和处理,MR 设备一般都用 16 位的 A/D 转换器进行 MR 信号的数字化。

(7) 接收线圈:接收线圈用于接收人体被检部位所产生的 MR 信号,与发射线圈的结构非常相似。接收线圈的特性直接决定着图像质量的好坏,因此一个优良的接收线圈在 MR 成像中至关重要。首先要求接收线圈有尽可能高的 Q 值,这样可得到高信噪比,因此希望与采样体偶合紧密的小线圈,且小线圈产生的热噪声较小;另外要求接收线圈具有高灵敏度,这样才能检测到十分微弱的 MR 信号,接收线圈响应的均匀性并不像发射线圈一样重要。此外应考虑在发射脉冲期间对接收电路的适当隔离,保护前置放大器。螺线管状的接收线圈 SNR 高,但仅适用于主磁场方向与患者床垂直的磁体,鞍形线圈的 SNR 不如螺线管线圈,可用两个正交鞍形线圈组合成一个接收线圈提高 SNR。

2. 接收线圈的接口电路 线圈、RF 功率放大器及前置放大器之间的接口电路(图 6-46)中,在发

射期间,当功率较大的射频脉冲到达时,低电容开关二级管 D_1 导通,使信号进入发射线圈,同时射频脉冲也可通过四分之一波长的传输线到达前置放大器的输入端,但这时无源交叉二级管 D_2 导通,使前置放大器相当于短路,从 M 点看,该短路可视为开路,因此所有发射的功率都传送到谐振电路中;在接收期间,感应电动势太小不能使二级管组 D_1、D_2 导通,因此有效地隔离了发射器,并消除了接收器输入端的短路,接收信号全部输入到接收器。

四、信号采集和图像重建系统

信号采集(signal acquisition)也称为信号采样(signal sampling)或者数据采集(data acquisition),是指对相敏检波后的两路 MR 信号分别进行模数(A/D)转换,使之成为离散数字信号的过程。这些数字信号经过累加及变换处理后就成为重建 MR 图像的原始数据(raw data)。图像重建是将原始数据转换为可显示的灰度图像。

(一) 信号采样和采样保持

MR 信号是随时间连续变化的模拟信号,模拟信号只有转换为数字信号才能便于进一步处理。A/D 转换就是将模拟信号转换为数字信号的过程,它可以分为采样和量化两个步骤。

1. 采样 采样就是把输入信号某一瞬间的值毫无改变地记录下来,或者说采样是把一个连续时间函数的信号,用一定时间间隔的离散函数来表示。根据奈奎斯特(Nyquist)采样定理,为不使原始信号波形产生"半波损失",模数转换器(ADC)的信号采样率至少应为原始信号最高频率的两倍。即对于一个有限带宽信号,只有采用超过奈奎斯特率的信号采样频率对其采样,才能保证离散化的数字信号可以完全逆转换,恢复到原来连续的模拟信号。

MR 信号的频谱取决于梯度磁场和层面的大小。当 MRI 设备中使用的梯度场在 1~10mT/m 时,其相应的 MR 信号频率应为 12~120kHz,因此,信号采集系统的采样频率至少应在 24~240kHz 以上,A/D 芯片的变换速度应满足高速率(400kHz 以上)的要求。目前 1.5T 和 3.0T MRI 设备的射频信号采样频率一般在 700kHz 到 3MHz。

2. 频率分辨率 采样信号的频率分辨率(frequency resolution)是指信号采样频率与采样点数之比。采样点数及采样频率共同决定了采样信号的频率分辨率。在 MRI 设备中,信号的采样点数由扫描矩阵在频率编码方向上的矩阵元素数所决定,这

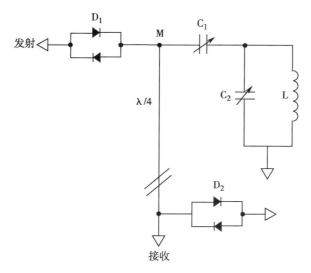

图 6-46 线圈、RF 功放及前置放大器的接口电路

一数值同时也决定了该方向上的空间分辨率。

3. 采样与保持　采样是指把输入信号毫无改变地采纳下来，送入系统进行处理；而保持是指把采样最后一瞬间的信号记录下来，以免信号的幅值在模数转换器件由模拟到数字的量化过程中发生改变，这个量化（数字化）过程高速进行，因此非常短暂，一般在微秒级。

在 A/D 转换过程中，设 Δt 为一个采样周期，则所谓采样值的保持，是指在 0、Δt、$2\Delta t$ 等时间段内保持采样所得到的信号值为一个常值，或者在 Δt 的部分时间内是个常值，以便给 ADC 预留充足的时间（微秒级）对这一常值进行高速 A/D 转换。这样，连续模拟信号在经过采样、保持之后，所得到的是一系列平顶脉冲。

（二）量化和量化误差

量化就是把采样后成为不同幅度断续脉冲的 MR 信号以数字值来表示的过程。该数字值的表达一般采用二进制数据，以便于计算机的存储和处理。在量化过程中必定会引入量化误差，量化数字值级数分得越细，引入的误差就越小，成像亮度的灰度级数就越多，A/D 转换的精度就越高。然而，量化数字值级数分得过细，会增大数据的位数，这将增加计算量和对芯片变换速度的要求。一般在 MRI 设备中，信号量化级数为 16 位数字信号，取值为 15536 级。

（三）信号采集系统的组成

信号采集系统的核心器件是 A/D 转换器。A/D 转换器的两个重要指标是转换速度和精度。因为 A/D 转换的过程可分为采样和量化两个步骤，因此，它们的快慢都影响 A/D 转换的速度。A/D 转换器输出的二进制数字信号，经数据接口被送往接收缓冲器等待进一步处理。上述每一个过程都是在序列发生器以及有关控制器的作用下完成的。射频信号采集系统是 MRI 设备中的关键部件（图 6-47）。

（四）图像重建

从射频系统的 A/D 转换器输出的 MR 信号数据不能直接用来进行图像重建，它们在送入图像处理单元之前还需进行一些简单的处理，这些处理包括累加平均去噪声、相位校正、数据的拼接和重建前的预处理等，这些处理过程由计算机图像重建部分完成。

图像重建的本质是对数据进行高速数学运算。由于获取的数据量非常大，因此需要大容量的缓冲存储器，称为海量存储器，并且要求运算速度快。MR 设备均配有专用的图像阵列处理器（array processor，AP），采用并行算法，图像阵列处理器一般由数据接收单元、高速缓冲存储器、数据预处理单元、算数和逻辑运算部件、控制部件、直接存储器存储通道及傅里叶变换器组成。图像重建的运算主要是快速傅里叶变换（fast Fourier transform，FFT）。目前在高速图像处理器中，每秒钟可重建千幅图像。

测量数据进入图像处理器后先要进行一定的预处理，使之成为标准的原始数据格式。在这里，测量数据中当作控制字使用的高 16 位将进行译码处理。每幅图像应该对应两个原始数据矩阵，一个表示信号的实部，另一个则为信号的虚部。实部和虚部矩阵均被送入傅里叶变换器，分别进行行和列两个方向的快速傅里叶变换，还原出带有定位信息的实部和虚部图像矩阵。此后，图像处理器再对这两个矩阵的对应点取模，就得出一个新的矩阵，这一矩阵称为模矩阵。模矩阵中元素值的大小正比于每个体素 MRI 信号强度，将其作为亮度值时就得出了所需的图像。可见模矩阵就是图像矩阵（（图 6-48），M（L，C）为模矩阵，Re 和 Im 分别是实部矩阵和虚部矩阵对应的值。

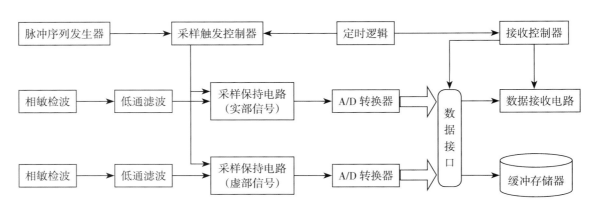

图 6-47　射频信号采集系统组成框图

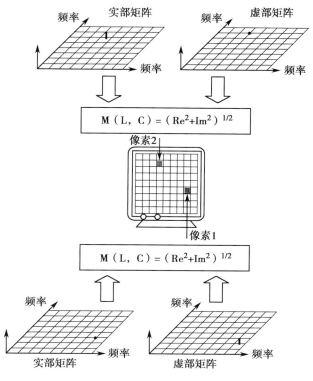

图 6-48 图像的形成

五、主控计算机和图像显示系统

在 MRI 设备中,计算机(包括微处理器)的应用非常广泛。各种规模的计算机、单片机及微处理器等,构成了 MRI 设备的控制网络。计算机系统作为 MRI 设备的指令和控制中心,具有数据采集、处理、存储、恢复及显示等功能,还能进行扫描序列参数的设定及提供 MRI 设备各单元的状态诊断数据。

(一)主控计算机系统

主控计算机(host computer)系统由主控计算机、控制台、图像显示器、辅助信息显示器(显示受检者心电、呼吸等电生理信号和信息)、图像硬拷贝输出设备(磁盘存贮器、光盘存贮器、激光相机)、网络适配器以及数据测量系统的接口部件等组成(图6-49)。

主控计算机的功能主要是控制用户与磁共振各子系统之间的通信,并通过运行扫描软件来满足用户的所有应用要求,即主计算机应有扫描控制、患者数据管理、归档图像、评价图像以及机器维护或自检等功能。此外,随着医学影像标准化的发展,主计算机还必须提供标准的网络通讯接口。MRI扫描中,用户进行的活动主要有患者登记、扫描方案制订、图像调度(显示及输出)以及扫描中断等。这些任务都要通过主计算机的控制界面(键盘、鼠标)来完成。

(二)主控计算机系统中运行的软件

任何计算机系统都是由硬件和软件共同组成的,"软""硬"结合才能完成计算机系统的功能。在 MRI 设备的主控计算机上运行的软件可分为系统软件和应用软件两大类。

1. MRI 设备软件和硬件的关系 MRI 设备整机可划分为用户层、计算机层、接口层和谱仪系统层4 层结构(图 6-50)。但从控制的观点来看,又可将其分为软件和硬件 2 层结构。应用软件总是位于最顶层,它通过操作系统等系统软件与主控计算机发生联系,从而控制整个 MRI 设备的运行。因此,对于用户来说,充分了解主控计算机系统中运行的软件是十分重要的。

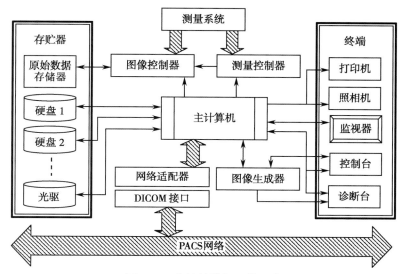

图 6-49 主控计算机系统组成

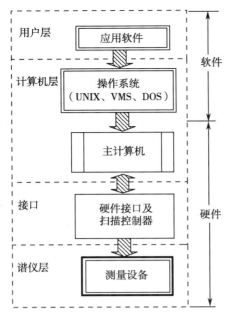

图 6-50　MRI 设备软件和硬件的关系

2. 系统软件　系统软件是指用于计算机自身的管理、维护、控制和运行以及计算机程序的翻译、装载和维护的程序组。系统软件又包括操作系统、数据库管理系统和常用例行服务程序等三个模块，其中操作系统是系统软件的核心。

操作系统是由指挥与管理系统运行的程序和数据结构组成的一种大型软件系统，它具有作业处理和实时响应的能力。其目的是把计算机内所有的作业组成一个连续的流程，以实现全机操作运行管理的高度自动化。目前在医学影像成像设备中广泛使用的操作系统有 Linux，UNIX 和 Windows 等，均为多用户的操作系统。

3. 应用软件　应用软件是指为某一应用目的而特殊设计的程序组，位于 MRI 设备系统结构的最顶层。它一方面从用户那里直接得到需求信息，另一方面它将用户的请求转变为控制数据发往谱仪系统设备，以便获得测量数据，最后再根据用户的要求输出所需信息。

在 MRI 主控计算机系统中运行的应用软件是 MR 成像、影像后处理及分析软件包。这一软件包通常包括受检者信息管理、影像管理、影像后处理及分析、扫描及扫描控制、系统维护、网络管理和主控程序等功能模块。

（1）受检者信息管理模块：受检者信息既可以从键盘输入，也可以应用 DICOM Worklist（工作表）功能从 PACS-RIS 集成信息系统中直接获得受检者信息，工作表的应用解决了手工输入易产生差错的

问题，同时提高了工作效率。信息管理模块将上述信息以数据库形式保留，可供检索查询。

（2）影像管理模块：该模块是专为影像的存储、拷贝、删除、输出等操作而设计的程序，它所完成的任务可称为影像调度。影像信息同样以数据库形式保留，可供检索查询。

（3）影像处理模块：其功能是实现影像的各种变换，以及影像的后处理、分析等工作和任务。

（4）扫描及扫描控制模块：该模块是应用软件的核心，是控制 MRI 设备扫描成像的"中枢"。在其扫描控制界面上提供数十个以类别区分的扫描序列供用户选择应用。扫描序列有按照扫描部位、器官及成像方法分类的，也有按照所用线圈进行分类的。无论采用何种方法，均以方便用户选择、操作、应用为目标和宗旨。

（5）系统维护模块：是现场调整、维护、检修、记录时不可缺少的工具软件。其中，现场调整可分为日常调整和检测两大类。

（6）网络管理模块：是介于系统软件和应用软件之间的通信控制软件。它主要提供网上文件传输、网络管理以及与 DICOM 文件传输、查询检索、存储、影像打印、工作表信息等有关的协议，以便与院区内的 PACS 等系统互联。

（7）主控程序模块：是上述所有模块之间的连接软件，它提供应用软件的主菜单、用户窗口界面及主机登录用户管理，并控制程序的运行。

（三）图像显示

原始数据在图像阵列处理器完成图像重建后，MR 图像立刻传送至主控计算机的硬盘中。随后，这些图像可供放射医师和技师在控制台上查询、检索、浏览、窗宽窗位调节、标记、排版打印胶片及继续完成高级影像后处理等工作。这一系列过程均离不开 MR 图像的显示。图像显示器的性能对图像浏览和诊断工作影响很大，因此，MRI 设备选配专业级彩色液晶显示器，目前阴极射线管（CRT）显示器已经被完全淘汰。液晶显示器尺寸一般选择 19英寸或更大，显示矩阵至少为 1280×1024，场频（即刷新速率）应达到 75Hz 或以上，以达到无闪烁的要求。为达到观察高空间分辨率和高对比度分辨率 MR 影像的目的，显示器像素点距应该在 0.29mm 或更小的数值，对比度至少应达到 600∶1，亮度应高于 270cd/m^2。为观察 MR 动态成像图像，液晶显示器响应时间应低于 25ms。为方便观察者从不同视角观察液晶显示器上的影像，其上下和左右的视角

应该在 ±85° 以上。目前 16∶9 宽屏幕显示器逐渐取代传统 4∶3 显示器,以便将生理信号显示器所显示的信息在宽屏幕图像显示器中同屏显示,并取消生理信号显示器。

第四节 磁共振成像设备保障体系及安装

一、磁共振设备对人体的影响

MRI 系统的静磁场、射频场以及梯度磁场会产生一定的生物学效应,并对受检者产生一定的影响。

(一)静磁场的生物效应

MRI 设备的静磁场(主磁场)场强有不断提高的趋势,目前 FDA 规定临床人体成像的最高场强为 3.0T,并明确规定,因场强超过此限值而造成的一切不良后果均由 MRI 设备的制造商承担。静磁场的生物效应主要有温度效应、磁流体动力学效应以及中枢神经系统效应等。

1. 温度效应 静磁场对哺乳动物体温的影响称为温度效应。1989 年富兰克(G.S.Frank)等人采用荧光温度计对 1.5T 磁场中人体的体温变化情况进行了测量,结果表明静磁场的存在不会对人体体温产生影响,该实验所用的测温方案比较科学,其结果被广泛接受。

2. 磁流体动力学效应 磁流体动力学效应是指处于静磁场环境中的流动液体如血流、脑脊液等所产生的生物效应。静磁场能使血液中红细胞的沉积速度加快,还能通过电磁感应产生感应生物电位进而使心电图发生改变等。

(1)静态血磁效应:血液在磁场中的沉积现象称为静态血磁效应。血液中的血红蛋白是氧的载体,它的活性成分为血红素。由于血红素含有一个亚铁离子,具有一定的磁性,但这种磁性与血红蛋白的氧合水平有关:脱氧血红蛋白的磁矩较大,表现为顺磁性;氧合血红蛋白则没有磁矩,无顺磁性。脱氧血红蛋白的顺磁特性,有可能使血液中的红细胞在强磁场(包括强梯度场)环境中出现一定程度的沉积,沉积的方向取决于血流在磁场中的相对位置。由于动、静脉血含氧量不同(血红蛋白的氧合水平不同),沉积的程度也稍有不同。但是人体中血液的流动可以完全抵消红细胞微弱磁性所导致的沉降,因此,在 MRI 的静磁场环境中,静态血磁效应可以忽略不计。

(2)动态血磁效应:心血管系统在磁场中诱导出生物电位现象称为动态血磁效应。该生物电位与血流速度、脉管直径、磁场强度、磁场和血流方向的夹角以及血液的磁导率等因素相关,且在肺动脉和升主动脉等处最明显。生理学的研究表明,心肌去极化的阈值电压约为 40mV,此阈值电压已经接近磁场强度为 3.0T 的静磁场中产生的血流电压,这可能是超高场磁共振成像过程中容易出现受检者心律不齐或心率降低等变化的原因。

(3)心电图改变:处于静磁场中的受检者其心电图将发生变化,主要表现为 T 波的抬高以及其他非特异性的波形变化(如小尖头波的出现),这些改变是生物电位诱导变化的结果。在 MRI 成像中,由静磁场引起的心电图变化并不伴随其他心脏功能或循环系统功能的损伤,且当患者完成 MRI 检查离开磁体中心区后,其心电图的异常变化也随即消失。因此,一般认为 MRI 检查过程中患者心电信号出现异常并不具有生物风险。但是,对于有心脏疾患的受检者,必须在 MRI 检查过程中全程监测心电图的变化。

3. 中枢神经系统效应 人体的神经系统依靠动作电位以及神经递质来进行相关信号的传导,而外加静磁场则可能会对神经细胞的传导过程产生影响和干扰。如果干扰发生在轴突或有突触联系的神经接头部位,则可能刺激突触小泡中的乙酰胆碱或去甲肾上腺素等神经递质释放,从而导致误传导的发生。研究表明,受检者急性、短期地暴露于 3.0T 及以下的静磁场中时,中枢神经系统没有明显的不良反应和生物学影响。在使用 4.0T 以上的超高场 MRI 设备时,大多数的志愿者会出现眩晕、恶心、头痛、口中有异味等不良反应,这表明超高场磁体的静磁场环境可导致人体产生神经电生理变化。超高场生物效应的原理以及应对措施还需深入研究,这也是目前阻碍 4.0T 以上 MRI 设备进入临床应用的安全障碍之一。

(二)射频场的生物效应

人体是具有一定电阻的导体,当人体受到电磁波照射时会将电磁波的能量转换为热量。在 MRI 成像扫描的过程中 RF 脉冲中的能量将全部或大部被人体组织或器官吸收,其生物效应主要表现为人体体温发生变化。

1. 射频能量的特殊吸收率 为了定量分析 RF 场中组织吸收能量的情况,引入特殊吸收率(specific absorption rate,SAR)。SAR 值表示单位时间内单位质量的生物组织对 RF 能量的吸收量,单位为 W/

kg,可以用其作为组织中电磁能量吸收值或 RF 功率沉积值的计量尺度。局部 SAR 值和全身 SAR 值分别对应于局部组织和全身组织的平均射频功率吸收量。

MRI 成像中,SAR 值的大小与质子共振频率(静磁场强度)、RF 脉冲的类型和角度、重复时间、带宽、线圈效率、成像组织容积、组织类型、解剖结构等许多因素有关。组织吸收的 RF 能量大部分转换为热能释放,温度效应是 RF 场最主要的生物效应。RF 脉冲照射引起的实际组织温升还与激励时间、环境温度以及受检者自身的温度调节能力(表浅血流量、出汗程度等)等因素相关。

美国国家标准协会(ANSI)和 FDA 对人类接受电磁波的安全剂量做出了明确的规定。按照 ANSI 的"关于人体暴露于 RF 射频电磁场(300KHz~100GHz)的相关安全标准"(C95.1-1982),人体在接受连续电磁波辐射时,全身组织的平均射频功率吸收量(即全身平均 SAR)不能超过 0.4W/kg。而美国 FDA 对于医疗用途 RF 电磁场所制定的安全标准为:全身平均 SAR≤0.4W/kg,或者每克组织的 SAR 空间峰值≤8.0W/kg。降低 SAR 值的方法主要有:①缩短 ETL;②延长 TR;③延长回波间隙;④减少扫描层数;⑤利用 GRE 或 EPI 序列替代 FSE 或单次激发 FSE;⑥修改射频脉冲,使其能量降低。

2. 射频场对体温的影响　MRI 扫描中 RF 脉冲所传送的能量被组织吸收并以热量的形式放出,继而导致体温升高。体温升高的程度与多种因素有关,如 RF 照射时间、能量沉积速率、环境温度、湿度及患者体温调节能力等。

RF 脉冲能量与其频率有关,频率越高,RF 脉冲的能量就越强,被组织吸收并转化的热量就越大。而 RF 脉冲的频率与 MRI 的磁场强度呈正比,因此,在 3.0T 的 MRI 设备上,更容易出现 SAR 值过高的问题(SAR 值与场强的平方呈正比)。而在 1.5T 以下的 MRI 设备上,SAR 值一般并不严重。对于不同的扫描序列,长 ETL 的 FSE 及单次激发 FSE 序列需要利用连续的 180° 脉冲进行激发,射频脉冲引起的热效应还与组织深度有关,体表组织如皮肤的产热最为明显,而处于深部的成像中心部位几乎不产热。

3. 易损器官　人体中散热功能不好的器官,如睾丸、眼等对温度的升高非常敏感,这些部位最容易受到 RF 辐射的损伤。有研究显示,射频照射产生的热量如果使阴囊或睾丸组织的温度上升至

38~42℃,就有可能对睾丸功能造成损伤,进而导致诸如减少或停止生精、精子活力下降、细精管功能退化等症状。而对于高热、精索静脉曲张的患者,进行 MRI 检查可能使症状加重,甚至造成暂时或永久性的不育。眼属于血供较差的器官,散热很慢。动物实验表明,眼或头部急性、近距离的 RF 照射容易导致白内障,这是因为当射频场足够强、照射时间又足够长时,热能使眼组织受到破坏的缘故。但实验研究也表明目前临床用 MRI 在检查过程中所引起的体温升高明显低于造成睾丸和眼睛损伤的温度阈值。

对于老年受检者、发热患者、糖尿病患者、心血管病患者、肥胖患者等体温调节机能受损或不健全的患者,接受高 SAR 值扫描之前应对患者的生理反应过程和安全性进行科学而全面的评价。此外,由于钙通道阻滞剂、β 受体阻滞剂、利尿药、血管舒张剂等药物均可以影响机体的体温调节功能,使用了这些药物的患者在进行 MRI 检查时必须密切关注其体温的变化情况,特别是在对易损器官进行 MRI 检查时,应尽量避免长时间、高 SAR 值的扫描。

(三)梯度磁场的生物效应

在 MRI 检查过程中,梯度磁场会快速切换,在人体组织中产生诱导电流,诱导电流的生物效应包括热效应和非热效应。其中,热效应非常轻微,其对人体的影响可以忽略,非热效应则可能引起神经或肌细胞的刺激。

1. 感应电流与周围神经刺激效应　根据法拉第电磁感应定律,穿过人体的磁通量发生变化时会在人体内部产生感应电流并形成回路,越是靠近机体外周的组织电流密度越大,而越接近身体中心的组织电流越小。当机体外周组织的感应电流密度达到神经活动电流密度 $3000\mu A/cm^2$ 的 10% 时,神经细胞就有可能产生误动作,例如患者感觉受到电流的刺激或肌肉发生不自主的抽搐或收缩,多发生在肢体的末梢,这种现象称为周围神经刺激效应。而 $300\mu A/cm^2$ 则被认为是 MRI 的安全阈值。

感应电流的大小与梯度磁场的切换率、梯度强度、平均磁通强度、谐波频率、波形参数、脉冲极性、体内电流分布、细胞膜的电生理学特性和敏感性等诸多因素相关。梯度磁场各种参数都是由所使用的脉冲序列决定的,不同的脉冲序列产生的感应电流大小不同,其生物效应的强弱也不同。

2. 梯度场对心血管的影响　梯度磁场切换所产生的感应电流会直接刺激心肌纤维等电敏感细胞,使其发生去极化,引起心律不齐、心室或心房纤颤等。有研究表明,当 $17\mu A$ 以上的直流电通过心脏时,就可能引发心室纤颤。

3. 磁致光幻视　梯度磁场切换所产生的感应电流对于神经系统的另一个重要影响就是磁致光幻视现象。磁致光幻视(magnetophosphene)又称为光幻视或磁幻视,是指在梯度磁场的作用下眼前出现闪光感或色环的现象。这种视觉紊乱的现象目前被认为是视网膜感光细胞受到电刺激而造成的,是神经系统对于梯度场最敏感的生理反应之一。磁致光幻视的产生与梯度磁场的变化率以及静磁场强度有关,并在梯度磁场停止工作后消失。在 1.5T 以下的常规 MRI 检查时,如果将梯度磁场的切换率限制在 20T/s 以下,则感应电流的密度小于 $3\mu A/cm^2$,不会产生磁致光幻视现象。但当双眼暴露于 4.0T 的静磁场中,梯度磁场频率为 20~40Hz 时,就会产生磁致光幻视现象。

4. 梯度磁场安全标准　美国 FDA 对于梯度磁场的安全标准是基于以下原则制定的,即 MRI 扫描过程中梯度磁场切换率(dB/dt)不能超过外周神经出现刺激阈值的三分之一。具体标准为:①最大梯度磁场切换率被限制在 6T/s 以下。②对于轴向梯度(G_z 梯度),设梯度脉冲的波宽(对于矩形梯度脉冲)或半波宽(对于正弦梯度脉冲)为 r,则 r≥120μs 时,dB/dt 必须小于 20T/s;当 12μs<r<120μs 时,dB/dt 应小于 2400T/s;当 r≤12μs 时,dB/dt 须小于 200T/s。③横向梯度(G_X,G_Y)的 dB/dt 要小于轴向梯度上限的 3 倍。

5. 噪声　梯度线圈在工作时需要高频率地开启和关闭,线圈中的电流不断地发生变化,通电的梯度线圈在强磁场中由于洛伦兹力的作用下发生高频的机械振动,进而产生噪声。MRI 设备的静磁场强度越高、梯度电流脉冲上升速度越快、切换率越高,产生的噪声就越大。MRI 检查时的噪声最大可达到110dB 以上,不仅影响医患之间的通话联络,还可对受检者造成一定程度的心理或生理伤害。心理伤害表现为使患者恐惧心理加剧,并可能诱发癫痫和精神幽闭症。生理伤害主要表现为暂时性听力下降,而对于那些噪声高度敏感型患者,则可能造成永久性听力损伤。在 EPI 序列及各种运用复杂梯度波形的超快速成像技术中,梯度噪声的影响更为显著。为了保护受检者,英国卫生部门于 1993 年制定了

"临床用磁共振诊断设备安全性指导原则"。该原则要求对于噪声超过 85dB 的 MRI 扫描,需要对受检者采取一定的听力保护措施,如使用磁共振专用防噪声耳塞、防磁耳机并播放音乐、或者其他阻声器材以抵消噪声的不良影响,保证受检者的安全。降低梯度噪声的技术有梯度线圈真空隔绝腔技术、缓冲悬挂技术、噪声固体传导通路阻断技术、静音扫描序列技术等。此外,磁体间使用专业的吸音材料也可以实现降低噪声的目的。

二、磁场与环境的相互影响

MRI 设备产生的杂散磁场随空间点与磁体中心距离的增大而逐渐降低,杂散磁场是以磁体原点为中心向周围空间发散的,因而具有一定的对称性,常用等高斯线图来形象地表示杂散磁场的分布。不同场强磁体的杂散磁场强弱不同,对应的等高斯线也就不同。图 6-51 及图 6-52 是某种 3.0T 磁体高斯线的俯视图及前视图,杂散磁场在 x、y 向分布的对称性,由图可见,杂散磁场呈椭球体分布,即 z 向较强,x、y 向较弱,此分布为理想状态,磁场分布会受到周围环境影响,如其他磁场、磁性物体及固定或移动金属物等。

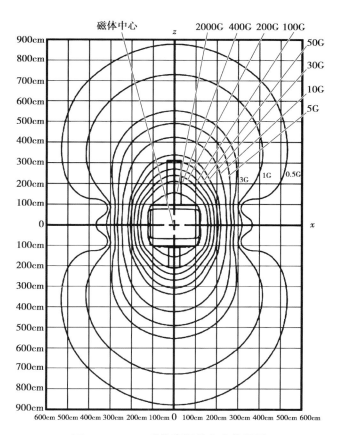

图 6-51　3.0T 磁体高斯线分布俯视图

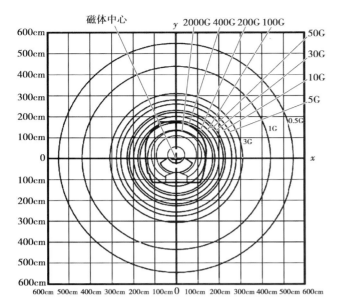

图 6-52　3.0T 磁体高斯线分布前视图

（一）磁场对环境的影响

当杂散磁场的场强达到一定程度时，就可能干扰周围环境中那些磁敏感性强的设备，使其不能正常工作，甚至造成损坏。这种影响通常在5高斯线内区域非常明显，而在5高斯线以外区域逐渐减弱。因此，在 MRI 的5高斯线处应设立醒目的警告标志。依照磁敏感性的不同，可将常见医疗设备归纳为下述四类：第一类是机械型的仪器和仪表，如钟表、照相机等；第二类为磁盘、信用卡、摄像机及计算机（磁盘驱动器）等磁记录装置；第三类是心脏起搏器、离子泵等体内植入物；最后一类是电视机、图文显示终端、示波器、心脏监护仪、X线影像增强器、γ照相机和 CT 等具有电真空器件和光电偶合器件的设备。它们的磁敏感性基本上依次增强。表6-2给出了部分医疗设备所能允许的最大磁场强度以及距磁体中心的最小距离。

由表可见，影像增强器和 CT 等都是具有高度磁敏感性的设备，它们必须与 MRI 系统保持足够远的距离，才能保证其正常运行。特别需要强调的是，装有心脏起搏器的患者必须远离 MRI 系统，虽然各种心脏起搏器对磁场的敏感程度有所不同，但一般认为患者不能进入5G内，因此，有人将5高斯线内区域称为"禁区"，但随着心脏起搏器技术的提高，目前已经有可行 MR 检查的心脏起搏器，但装有这类心脏起搏器的患者在行 MR 检查前必须由医生做必要的评估，且要将心脏起搏器调整到可行 MR 检查模式。

（二）环境对磁场的影响

静磁场的均匀性及稳定性是 MR 图像质量的重要保证，磁体周围环境的变化影响磁场的均匀性及稳定性，造成 MR 图像质量下降。磁体周围磁环境的变化统称为磁场干扰，磁场干扰又可以按照干扰源的类型分为静干扰和动干扰两大类。

1. 静干扰　离磁体中心点很近（2 米以内）的建筑物中的钢梁、钢筋、下水道、暖气管道等铁磁性加固物或建筑材料均可能产生静干扰，在沿磁体中轴线两侧各3米的范围内，地板内所含的铁磁性物质不能超过 $25kg/m^2$，并且这些铁磁性物质须均匀分布在地板上，因此就要尽量对建筑物所有墙壁、地面、墙柱及磁体基座等结构中钢材的用量加以限制。这类干扰对磁场的影响一般可通过有源或无源匀场的办法加以克服。

2. 动干扰　动干扰物体可以分为：①移动的铁磁性物体（如汽车、大客车、卡车等），MR 场地要尽量远离停车场、公路、地铁、火车、水泵、大型电机等。②移动的磁化物体（如电梯、重复进出磁体边缘磁场的手推车等），由于自身的大电流（如电梯）或重复地进入磁体的边缘磁场（如手推车），这类物质会永久性地被磁化，因此主磁场的变化将增大，于是安全距离要增加。③电磁物体（如交流或直流动力电源线、

表 6-2　杂散磁场对部分医疗设备的影响范围

设备种类	最大磁场强度（高斯）	距磁体中心的最小距离（m）			
		0.5T 磁体		1.5T 磁体	
		x、y 方向	z 方向	x、y 方向	z 方向
小电机、钟表、照相机、信用卡、磁盘等数据载体	30	3.5	4.5	5	6.2
电视系统、图像显示终端、计算机磁盘驱动器	10	5	6.5	7	9
心脏起搏器、生物刺激器、神经刺激器	5	6.5	8	9	11.5
影像增强器、γ照相机、CT、回旋加速器、PET、碎石机、超声、电子显微镜等	1	10.5	13.5	15.5	19.5

变压器、马达、火车等),都会对磁场的稳定性产生影响。为避免可能存在的干扰,这些物体到磁体等中心的最小距离如表6-3(某型号3.0T数据)。④静磁体(如另外一台磁共振设备),两台磁共振系统相邻安装,每台磁体的等中心必须位于另一台磁体的3G的边缘磁场外。上述动干扰源对磁场的影响程度取决于各自的重量、距磁体的远近以及交变磁场的强弱等因素,其特点是随机性的,难以补偿的,对于MRI设备的正常工作非常有害。一般可允许的最大交变磁场干扰为0.001高斯。

表6-3　带电磁场的物体与磁体中心的最小距离

带电磁场的物体	到等中心的安全距离(m)
动力电线　500A	5
变压器　650kVA	10
马达　30kVA	5

另外上述移动铁磁物体还会产生振动,会影响MR的图像质量,对MR场地的振动要求为:①稳态振动(通常由电动机,泵,空调压缩机等引起)不得超过表6-4(某型号3.0T数据)中的限制;②瞬态振动(通常由交通工具,行人,开关门等引起)不得超过$500×10^{-6}$g,超过$500×10^{-6}$g的瞬态振动,需要分析从0到峰值对场地的影响。

表6-4　稳态振动对MR设备限制

振动频率范围(Hz)	振动最大值(gs)
0~26	$75×10^{-6}$
26~31	$100×10^{-6}$
31~40	$500×10^{-6}$
40~50	$700×10^{-6}$

三、磁屏蔽

在MRI设备安装中,磁场与环境的相互影响不容忽视,目前3.0T磁共振成像设备在市场的占有率越来越大,它们的散逸磁也有所增加,为了尽量将5高斯线所围区域限于磁体间内,除了增加磁体间的面积和高度,目前广泛采用磁屏蔽方法进行磁场隔离。

(一)磁屏蔽分类

磁屏蔽是用高饱和度的铁磁性材料或通电线圈来包容特定容积内的磁力线,它不仅可防止外部铁磁性物质对磁体内部磁场均匀性的影响,同时又能大大削减磁屏蔽外部杂散磁场的分布,因此增加

磁屏蔽是一种极为有效的磁场隔离措施。

1. 有源屏蔽和无源屏蔽

(1)有源屏蔽:有源屏蔽(active shield)是指由一个线圈或线圈系统组成的磁屏蔽。屏蔽线圈是在工作线圈(内线圈)外面放置一个孔径较大的同轴线圈,可称为外线圈。这种磁体的内线圈中通以正向电流,以产生所需的工作磁场,外线圈中则通以反向电流,产生反向的磁场来抵消工作磁场的杂散磁场,从而达到屏蔽的目的。如果线圈排列合理且电流控制准确,屏蔽线圈所产生的磁场就有可能抵消杂散磁场。有源屏蔽的实现会造成磁共振设备生产成本的增加,同时也依赖于磁共振技术的进步。该方式的屏蔽效率高,一般在90%~95%范围内,主磁场的杂散磁场范围可以有效地控制在磁体间内。有源屏蔽不需要大量使用铁磁材料屏蔽体,磁共振设备的重量也相应地减轻,有源屏蔽已成为当今磁共振设备的首选磁屏蔽方式。

(2)无源屏蔽:无源屏蔽(passive shield)使用铁磁性屏蔽体,即软磁材料罩壳,因为不使用电流源而得名。其原理可借助并联磁路的概念来说明。将一个磁导率很大的软磁材料罩壳放在外磁场中(图6-53),则罩壳壁与空腔中的空气就可以看作并联磁路。由于空气的磁导率μ接近于1,而罩壳的磁导率在几千以上,使得空腔的磁阻比罩壳壁的磁阻大很多,这样外磁场的绝大部分磁感应通量将从空腔两侧的罩壳壁内"通过","进入"空腔内部的磁通量是很少的。这就达到了磁屏蔽的目的。在MRI中,磁屏蔽既起到保护空腔内磁场不被其他外界因素干扰的作用,又限制腔内磁场以杂散磁场的方式向周围环境中散布。应当指出的是,用软磁材料制作的罩壳(称为屏蔽体)对磁场的屏蔽效果远不如金属导体壳对静电的屏蔽效果好。这是因为金属导体的电导率一般要比空气的电导率大十几个数量级,而铁磁材料与空气的磁导率只差几千倍。

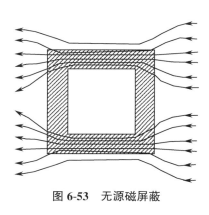

图6-53　无源磁屏蔽

2. 房屋屏蔽、定向屏蔽及自屏蔽

房屋屏蔽、定向屏蔽及自屏蔽均属于无源屏蔽。

（1）房屋屏蔽：房屋屏蔽是在磁体间的四周墙壁、地面和天花板等六面体中均镶入 4~8mm 厚的硅钢板，构成封闭的磁屏蔽间，它是超导磁共振设备进入市场初期采用的磁屏蔽方式。房屋屏蔽的设计相对独立，实现较为简单，但铁磁材料的用量极其庞大，常达数十吨甚至上百吨，价格昂贵。

（2）定向屏蔽：定向屏蔽是指当杂散磁场的分布仅在某个方向超出规定限度，则可只在对应方向的墙壁中安装屏蔽体，形成杂散磁场的定向屏蔽。这种方法特别适用于磁共振设备与其他影像设备安装距离较近的情况。如 CT 设备在杂散磁场 1 高斯线范围内即会受到影响，因此当 CT 设备与磁共振设备安装的距离小于杂散磁场自然衰减距离时，需要在两者之间增加定向屏蔽以减弱该方向上杂散磁场的影响。相对于房屋屏蔽，定向屏蔽的选择性使其既达到屏蔽效果，又节省了费用。

（3）自屏蔽：自屏蔽是在磁体周围对称的安装铁磁材料作为磁通量返回的路径，以此来减弱杂散磁场对外界的影响，该方法可以得到非常理想的屏蔽效果。超导 MRI 设备的自屏蔽可以有板式、圆柱式、立柱式及圆顶罩式等多种结构形式。各种结构的设计都应以主磁场的均匀性不受影响或少受影响为目的。自屏蔽重量往往达到数十吨，导致整个 MRI 设备重量大大增加，对机房的承重提出了更高的要求。自屏蔽紧紧包绕着磁体，构成屏蔽罩壳的铁磁材料的利用率很高，对磁场的屏蔽效果好，其屏蔽效率可在 80%~85%。

综合对比上述几种磁屏蔽方式，房屋屏蔽实现简单，但是其铁磁材料用量大、重量大，机房建设费用高，现已基本被淘汰。定向屏蔽作为房屋屏蔽的一种特殊形式，在某些特定的环境中付出较小的建设成本即可获得较好的磁屏蔽效果，可作为常规屏蔽方法的一种有效补充。自屏蔽效果好，但需要大量使用铁磁材料作为屏蔽体，其重量常达到十几吨，对磁共振设备机房的承重要求较高，这种方法是在有源屏蔽出现之前最常用的磁屏蔽方法。有源屏蔽是这几种磁屏蔽方式中屏蔽效能最高、自重最轻的一种磁屏蔽方式，是目前超导磁共振设备采用的主要磁屏蔽方式。

（二）磁屏蔽材料

磁屏蔽材料可以根据磁导率的高低粗略地划分为高磁导率及低磁导率两大类，它们分别以镍合金及铁合金（包括铁和钢）为代表。

高磁导率材料的特点是具有很高的初始磁导率和最大磁导率。为了保持理想的磁导率，屏蔽体做成后还需进行退火处理。另外，这类材料的饱和磁感为 0.75~0.9T，只有普通铁合金或钢饱和磁感的三分之一，在高场强磁共振设备中极易饱和。在高场的情况下，这类材料的屏蔽体只有做得比铁屏蔽厚得多时，才能避免饱和的出现，而从价格上来看，高磁导率材料又比低磁导率材料贵得多，此外，这类材料还具有因大应力和高温度敏感性而难以处理的缺点。因此，尽管镍合金的磁导率很高，但综合考虑到用量、经济性以及制作工艺等原因，一般认为它并不适于制造大容量的磁体屏蔽体。

铁或钢的最大磁导率可以达到 5000H/m，这对于一般的磁屏蔽来说已经足够高了。因此，现在大量采用相对便宜的、高磁饱和度的铁或钢来制作磁屏蔽体。调整其厚度可获得最大磁导率。

目前高场 MR 设备均采用了主动补偿线圈的方法进行磁屏蔽（工厂已经安装），到安装场地后可视情况决定是否加装被动屏蔽。通常 3.0T 超导 MR 系统在安装前要进行磁屏蔽设计，大多数采用在磁体间某个墙面上加硅钢板的定向屏蔽方法，该磁屏蔽的设计是一个相对复杂的项目，它要求对母体建筑空间、承重、周边环境进行详细评估和测试，针对测试数据进行评估，还要考虑对磁场的影响。

四、射频屏蔽

射频屏蔽是利用屏蔽体对电磁波的吸收和反射作用，隔断外界与磁共振系统之间的电磁场偶合途径，以阻挡或减弱电磁波的相互干扰。MRI 磁体间必须安装有效的射频屏蔽，防止射频发射单元的射频输出泄漏到磁体间外，同时防止磁体间外空间中的电磁波干扰磁共振信号，通过射频屏蔽的方法解决磁共振射频信号与外界的其他信号间相互干扰的问题，保证磁共振图像质量。

（一）射频屏蔽原理

射频屏蔽主要是通过射频波的反射（射频波在屏蔽体上的界面反射）、吸收（趋肤效应）来衰减射频波，当射频波到达屏蔽体表面时，在空气和屏蔽体的交界面上，由于两者的导电率不一致，射频波会产生反射，使穿过屏蔽体表面的射频能量减弱，对射频波进行衰减。

未被屏蔽体表面反射的射频波在损失部分能

量后进入屏蔽体,在屏蔽体内向前传播的过程中会被屏蔽材料吸收。射频波穿入屏蔽体的深度与射频波的频率及屏蔽材料的电导率和磁导率有关,射频波的频率越高、屏蔽材料的电导率、磁导率越大,射频波穿入的深度就越小。从能量的观点来看,射频波在导电介质中传播时有能量损耗,因此,高频射频波只能穿入导电介质的表面薄层内,并在导电介质表面的薄层内形成高频交变电流(涡流),这种现象称为趋肤效应。由于涡流的存在使导电介质表面一个薄层内的自由电子在电场的作用下产生运动而形成一个高频的传导电流,这个传导电流产生焦耳热,导致射频波能量的损耗,使进入导电介质内部的射频波迅速衰减为零。

在屏蔽体内尚未衰减掉的射频波,其剩余能量传到屏蔽材料的另一面时,再次遇到空气和屏蔽材料的交界面,由于两者的导电率不一致,射频波会反射,并重新返回屏蔽体内。这种反射可在空气、屏蔽材料的交界面上多次发生,达到衰减射频波的目的。为了增强屏蔽效果,可以采用多层屏蔽体,其外层一般采用高电导率材料,以加大对射频波的反射衰减作用,而其内层则采用高磁导率材料,以加大涡流效应,加大对射频波在屏蔽体内的传播衰减。

(二)射频屏蔽材料

屏蔽材料的电导率和磁导率越大,屏蔽性能越好。但实际上常用的屏蔽材料不可能兼顾这两方面。银、铜以及铝的电导率相对较高,但是磁导率相对较低,作为射频屏蔽材料时以反射衰减为主;铁和铁镍合金的磁导率相对较高,但是电导率相对较低,作为射频屏蔽材料时以吸收衰减为主。在射频波频率较低时,吸收衰减较小,射频波的屏蔽主要依赖于反射衰减,因而要选用反射衰减较明显的屏蔽材料,尽量提高反射衰减。在射频波频率较高时,射频波的屏蔽主要依赖于吸收衰减,因而要选用吸收衰减较明显的屏蔽材料,尽量提高吸收衰减。

射频屏蔽体需要考虑机械强度及必要的厚度。在高频时,由于铁磁材料的磁滞损耗和涡流损失较大,从而造成谐振电路品质因素 Q 值的下降,通常在屏蔽高频射频波时,不采用高磁导率的铁作为屏蔽材料,而采用高电导率的铜作为射频屏蔽的材料。铁屏蔽体多用于磁场强的情况,铜屏蔽体多用于中频和高频射频波的屏蔽。在 MR 设备的射频屏蔽中,常采用铜作为屏蔽材料。

(三)射频屏蔽的实现

影响射频屏蔽屏蔽效能的因素有两个:一个是整个射频屏蔽体表面必须是导电连续的,另一个是不能有直接穿透屏蔽体的导电介质。射频屏蔽体上不可避免地要留有电源线及信号线的出入口、通风散热孔等缝隙,这些缝隙成为射频屏蔽体上导电不连续的点,同时,射频屏蔽体不同部分结合的地方也会形成不导电缝隙,这些不导电缝隙会产生电磁泄漏。在缝隙处填充弹性导电材料可消除不导电点,通常选用电磁密封衬垫作为弹性导电填充材料。射频波的泄漏与否取决于缝隙或孔洞相对于射频波波长的尺寸,当射频波波长远大于缝隙尺寸时,并不会产生明显的泄漏。

在 MR 设备机房的建设中,射频屏蔽常选用0.5mm 厚的紫铜板制作,并镶嵌于磁体间的四壁、天花板及地板内,以构成一个完整的、密封的射频屏蔽体。上述六个面之间的接缝应当全部叠压,并采用氩弧焊、无磁螺钉等工艺连接。一般采用铝合金龙骨架支撑,龙骨架与墙体间用绝缘板隔开,将整个磁体间与建筑物绝缘,只通过一根电阻符合要求的导线接地。地板内的射频屏蔽层还需进行防潮、防腐和绝缘处理。所有屏蔽件及射频屏蔽之外的装修装饰材料均不能采用铁磁材料制作,例如不能使用铁钉,必须采用铜钉或者钢钉。

进出磁体间的照明电源线、信号线等均应通过射频滤波器(一般由 MR 设备生产厂家和屏蔽施工厂家提供专用波导板),所有进出磁体间的空调送风管及回风口等在穿过射频屏蔽层时必须通过相应的波导管,以有效地抑制射频干扰。波导管对于在截止频率以上的射频波没有任何衰减作用,至少要使波导的截止频率是所屏蔽频率的 5 倍。不能有金属材料穿过波导管,当有金属材料穿过波导管时,会导致严重的电磁泄漏。波导管的四周与屏蔽体连续焊接起来,如果波导管本身带法兰盘,利用法兰盘来将波导管固定在屏蔽体上,需要在法兰盘与屏蔽体之间安装电磁密封衬垫。

观察窗的玻璃面内需安装铜丝网或双层银网,其网面密度的选择要满足网面网孔的孔径小于被屏蔽射频波波长。主磁场场强越高,射频波的频率越高,要求其网孔孔径越小。磁体间门和墙壁间的屏蔽层要密切贴合,通常使用指形簧片作为门和墙壁的"接缝"。指形簧片具有较高的屏蔽效能,其允许滑动接触,形变范围大,允许接触面的平整度较低,特别适用于需要滑动接触且需要较高屏蔽效能的场合。整个屏蔽体须通过一点单独接地,通过 MR 系统接地,严禁单独接地,接地电阻小于 2Ω,屏蔽体对地绝缘要求大于 1000Ω。

射频屏蔽工程完成后,由具备国家认可资质的相关专业机构按国家标准对工程质量进行检测。门、观察窗、波导孔、波导管和滤波器等屏蔽效果薄弱环节的周围需要重点测试。总的要求是各墙面、开口处对 15~100MHz 范围内信号的衰减不能低于 90dB。

五、配套保障系统

配套保障系统主要包括配电系统、照明系统、空调系统、磁体冷却系统、安全和监测系统。

(一)配电系统

MR 设备电源均采用符合国家规范的供电制式,应按照设备所需的额定功率、频率、电压、电流要求配置专用电源、设备要求独立专线供电,并留有一定功率余量,为保证电源内阻要求,主电缆线线径须足够粗,其截面积视总长度而定。辅助设备供电(机房空调、冷水机、激光打印机、照明及电源插座等)另取线路,以避免一些频繁启动的高压设备如马达、泵、压缩机等对磁共振主机的电源干扰。主机电源需要安装稳压电源,必要时配备 UPS。

MR 设备要求设置设备专用 PE 线(保护接地线),接地电阻小于 2Ω,且必须采用与供电电缆等截面的多股铜芯线,地线到达 MR 设备专用配电柜内,尤其是在接地电阻符合要求的前提下,必须做好设备所在场所的等电位联结,例如:激光相机、工作站及 RF 屏蔽体等与该设备系统有电缆连接的设备以及插座的 PE 线,必须与该设备的 PE 线做等电位联结。当医院安装多个 MR 设备时,每台设备的 PE 线都需按照上述要求从接地母排单独引出至设备。

所有配电柜必须具备防开盖锁定功能,以确保电气安全作业之需。配电柜紧急断电按钮需安装在操作间中操作台旁的墙上,便于操作人员在发生紧急情况时切断系统电源。

(二)照明系统

MR 设备磁体间内靠近磁体的照明灯工作寿命受磁场影响,灯丝会随电源的频率而振荡,建议磁体间内采用直流照明电灯,直流电源的交流残余波纹应小于或等于 5%,不能使用荧光灯和调光灯,以避免对射频的干扰,目前多以直流 LED 灯为主。磁体间所有照明及插座用电都必须经传导板上的线电源滤波器进入。要求屏蔽室内照明及内部装修由专业屏蔽公司来完成。

(三)空调系统

MR 设备对工作环境的要求很高,机房温度过高导致设备出现故障,无法正常工作,严重的将使设备的电路部分烧坏。湿度过高设备的电路板容易结露,容易引起高压电路打火,还可能造成设备的接地不好。通常机房温度、湿度要求为磁体间分别 15~22℃、30%~60%;设备室 18~25℃、30%~70%;操作室 15~30℃、30%~70%,房间的温度梯度(例如从磁体底部到顶部)应严格控制在 3℃以内。要求配备机房恒温恒湿专用空调,在配备空调时充分考虑设备的散热量、设备升级、其他设备及人体的散热等因素。为防止空调冷凝水滴入电子器件而损坏 MR 设备,空调风管走向和送回风口必须避开滤波板。空调系统还应安装空气过滤器,使大部分(80%以上)大小为 5~10μm 的尘粒得以滤除,以保持一定的空气洁净度。

(四)磁体冷却系统

在超导 MR 设备中,采用磁体冷却系统减少液氦蒸发,它由冷头、氦压缩机和冷水机系统组成。磁共振设备的磁体冷却系统利用了焦耳 - 汤姆逊效应,采用压缩制冷的方式,氦压缩机是整个冷却系统的核心,起着热量传递的作用。氦压缩机的工作流程如下:氦压缩机中充以高纯度氦气,并通过绝热软管与冷头连接,工作时,经冷头返回的低温低压氦气直接送往氦压缩机,经氦压缩机压缩后的氦气压力升高,同时温度也变高,随后该高温高压氦气进入热交换器,并在其中与逆流的冷水交换热量,使其温度骤降,成为低温高压氦气,将低温高压氦气经油水分离器滤除其中的油雾,得到低温、高纯、高压的氦气。此后该气流便通过密封保温软管直达位于磁体上面的冷头,并在冷头中节流,使其迅速膨胀,氦气的温度进一步下降,从而产生冷头所需要的冷量(从周围环境吸热)。膨胀以后的氦气(低温、低压氦气)又被送回制冷循环的输入端,开始下一个流程。

冷头是一个二级膨胀机,与超导磁体的真空液氦容器相连接,其作用是提供冷氦气来维持液氦容器的温度。冷头工作时,氦压缩机提供的高压氦气在这里膨胀,氦气从周围环境中吸收热量,温度进一步下降,成为低温低压氦气。这一变化过程就导致了冷头周围温度的降低,使液氦容器中挥发的氦气冷却成为液氦,减少了液氦的挥发。目前大多数超导磁体均为 4K 冷头,在冷头工作正常状态下,液氦的挥发率为零。

氦压缩机工作时会产生大量的热,其采用水冷方式进行冷却。它的散热器被冷水管包绕,产生的热量最终由循环冷水带走,冷水是由冷水机提供的。磁体冷头是氦压缩机的负载,如果将冷水机组也算在内,整个磁体的冷却系统是由三级级联冷却来实现的,冷水机提供一定温度的冷水使氦压缩机得以冷却,氦压缩机又作为冷源,通过膨胀氦气使冷头温度骤降,冷头的低温传播到液氦容器,维持液氦容器低温,使磁体得到预期的冷却。上述三级中任何一个环节出现故障,都会导致整个磁体冷却系统瘫痪,使液氦的挥发量成倍增长。

(五)安全和监测系统

为了保证 MR 设备的安全运行,防范不良事件的发生,下述安全和监测设施发挥着重要的作用。

1. 警示标识 MR 设备的磁体间周围及其建筑的各进出通道口都应设置明显的"强磁场区域危险"的警示标识,防止有心脏起搏器等体内电子、金属植入物的人员误入高斯线区域发生人身伤害事件。

2. 金属探测器 在磁体间入口处要安装可调阈值的金属探测器,禁止任何铁磁性物体及其他电子泵类植入物(如电子耳蜗、胰岛素泵等)被携带进入磁体间内,影响设备使用,危及人身安全。

3. 氧气监测器及应急换气机 磁体低温容器内液氦大量挥发时将产生过量氦气,使磁体间内氧含量大幅度下降。因此,必须在磁体间内安装氧浓度监测器,并保证当氧浓度降至 18%(人体所需的氧浓度下限)时自动启动应急换气机交换空气。

4. 紧急失超开关 紧急失超开关一般装在操作间控制台附近墙上或磁体间内。紧急失超开关一旦被按下,超导环境被破坏,超导线圈温度上升,失去超导性成为常导体,从而使得磁场迅速消减为零,低温容器内的液氦也会在数分钟内挥发一空。只有当受检者在磁体孔径内出现危险或者磁体面临危险时,才可以紧急按下此开关,使磁体上的强大磁场迅速消失,以保证受检者和系统的安全。此开关虽然是安全防护所必需的,但是其也是潜在的失超隐患,如果误操作会导致磁体失超,造成重大经济损失,因此需要加强培训和管理。

5. 断电报警装置 当 MR 设备动力电停电后,该装置立即发出报警,提示磁共振设备使用人员或维护人员进行紧急关机处理。

6. 系统紧急断电开关 在磁体间、操作间和设备间墙壁的明显部位都应安装系统紧急断电开关,以便在受检者或 MR 设备安全受到威胁时迅速切断

整个设备的供电电源,尽快解除对人身的伤害。

7. 消防器材 MR 设备的操作间和设备间都需配备一定数量的消防器材。与一般建筑物的消防要求不同,磁共振设备必须采用无磁的灭火器具。如果条件允许,磁体间可采用喷气(专门的消防灭火气体)消防装置。电子设备较多的区域内不可使用喷水灭火装置,只能使用喷气消防装置。

六、MRI 设备机房要求及建造

MRI 设备的安装对环境及场地的设计施工要求非常严格,在 MRI 设备机房必须确保磁场具有长期的稳定性和均匀性,并且根据医院的实际情况,充分考虑人流、物流、医疗功能布局和医院长远发展需要进行选址。MRI 设备的场地布局分为磁体间(放置磁体、扫描床、各种表面线圈、各种测试水模、氧监控器及各种生理信号导联等)、设备间(放置 RF 系统柜、梯度系统柜、图像重建系统、氦压缩机、传导板、电源柜、恒温恒湿空调及水冷机的室内机组等)和操作间(放置主计算机、磁体监测显示器、操作台及工作站等)。

(一)环境要求

1. 静态及动态干扰 铁梁、钢筋水泥(特别是磁体下方)、下水道、暖气管道等,这些铁磁性物质应满足 MRI 设备最小间距及最大重量的要求。为避免运动铁磁物品的影响,必须满足最小的间距要求,该间距取决于移动方向和磁场方向。

2. MRI 设备场地附近有高压线、变压器、大型发电机及电机等时,应该提交设备厂商评估,若附近存在其他 MRI 设备,确保两台 MRI 设备的 3G 线没有交叉。

3. 振动的干扰 MRI 设备场地振动要求为:①稳态振动:由电动机、泵及空调压缩机等引起,其振动频率不得超过一定范围;②瞬态振动:通常由交通工具,行人,开关门等引起,不得超过 $500 \times 10^{-6} g$,超过 $500 \times 10^{-6} g$ 的瞬态振动,需要分析从 0 到峰值对场地的影响。MRI 设备场地要尽量远离以下振动源:停车场、公路、地铁、火车、水泵、大型电机等。

(二)系统电源要求

MRI 设备电源均采用符合国家规范的供电制式,应按照设备所需的额定功率、频率、电压、电流要求配置专用电源,并留有一定功率余量。设备要求独立专线供电,建议使用专用变压器,需要安装稳压电源,必要时配备 UPS。辅助设备供电(机房空调、冷水机、激光打印机、照明及电源插座等)根据所需

设备的负荷单独供电,与主系统用电分开,以避免一些频繁启动的高压设备如马达、泵、压缩机等对磁共振主机干扰。MRI 设备要求设置设备专用 PE 线(保护接地线),接地电阻小于 2Ω,且必须采用与供电电缆等截面的多股铜芯线,地线到达 MRI 设备专用配电柜内,必须做好设备所在场所的等电位联接。

(三)射频屏蔽要求

对 15~150MHz 内平面波衰减大于 100dB,这些值必须在 MRI 设备安装之前由有资质的机构测量确认,屏蔽室对地绝缘要求大于 1000Ω。

(四)磁体间承重

MRI 设备的磁体自重在几吨至十几吨,在建造设备机房时必须考虑磁体间内地面具备充足的承重能力,请建筑结构工程师做承重和受力分析,如混凝土承重应符合安装要求并得到建筑设计部门的认可,以确保安全。

(五)温湿度及散热量

MRI 设备对工作环境的要求很高,通常机房温度、湿度要求为磁体间 15~22℃、30%~60%;设备室 18~25℃、30%~70%;操作室 15~30℃、30%~70%,房间的温度梯度(例如从磁体底部到顶部)应严格控制在 3℃以内。要求配备恒温恒湿专用空调(建议双压缩机组且不能安装在磁体间),需安装送风及回风的风道系统且必须单独控制。

(六)通风及上下水

超导 MRI 设备正常情况下液氦不挥发或有少量挥发,紧急状态时(失超)会在瞬间有大量氦气产生,因此磁体间必须安装足够粗的失超管,由磁体上部的出气孔通向室外大气,长度不能太长,尽量减少直角转弯,且出气口必须避开人群聚集区域,失超管由非铁磁性金属(如不锈钢管等)制成,失超管需通过波导进入磁体间内和磁体失超管口连接。另外磁体间要求安装紧急排风系统(排风量大于 35m³/min),磁体间内不能设置上下水管道。

(七)设备噪声

通常的噪声要求:磁体间小于 90dB,操作间小于 55dB,设备室小于 65dB。

(八)设备运输通道

磁体是所有部件中体积及重量最大者,必须考虑门、走廊的高度及宽度,通常磁体间需预留(宽×高)2.8m×2.8m 开口以供磁体进入,确保通向磁体间的通道平整,无障碍物,必要时需搭建平台。磁体吊装前,吊装公司应到吊装现场实地查看环境状况,以确定最佳吊装方案,磁体在运输过程中任何方向的

倾斜角度都不得超过 30°。

七、MRI 设备的安装调试与验收

MRI 设备场地装备完成,就可进行设备安装工作,安装过程分为:设备拆箱、机械安装、软件安装、设备调试及设备验收移交这几个阶段。本节 MRI 设备安装是以超导 MRI 设备为例。

(一)设备拆箱

在设备到货后的拆箱验货过程中需注意以下几点:①要将配置单、装箱单及实物进行逐一核实避免错发或漏发货。②如果设备为进口厂家,设备在开箱前需当地商检部门进行现场验货,逐项审核各项报关物品是否和实物一致。③由于从厂家发货到医院的过程中经过长途运输,为避免运输过程中的震动颠簸造成对设备的损害,对磁体或压缩机等部件会加贴防震标志,在开箱时要检查这些防震标志是否有异常。

(二)机械安装

MRI 设备机械安装包括设备就位及物理连线。MRI 设备均有元件编号系统识别设备组件,所有子系统柜及组件在其安装文件的图表中均通过编号标识。每根线缆上也有与其对应的线号及颜色。接线时应遵循以下原则:①信号线与电源线要保持一定的距离;②信号线多余的部分要盘为"8"形,以抵消强磁场产生的涡流;③截去梯度线多余的部分。

1. 磁体间　在磁体间内需要安装设备有:磁体、失超开关、失超管、扫描床、摄像头、扬声器及传导板等。

(1)磁体就位:在卸载及就位过程中需要的工具包括叉车、吊车、吊臂、吊带或钢丝绳、"U"形吊环、千斤顶、地坦克、撬杠及一些特殊工具。在卸载及打开包装后,要用带吊臂的吊车将其吊至距磁体间最近的区域,用千斤顶将磁体提升,在磁体的相应位置安装地坦克,通过专用通道将磁体移动至磁体间,放置在规划好的位置(安装前已经将该位置在地面做定位标记)并进行高度及水平调节。

(2)扫描床就位:根据磁体的位置调节扫描床位置及高度(活动床及悬浮床不用固定,落地床要进行水平调整及固定)。

(3)传导板安装:根据场地预留位置安装传导板,传导板是所有进出磁体间电缆及光纤的接口,是进入磁体间电源的滤波设备,在安装时要固定牢靠,传导板和屏蔽体接口要严密,避免因射频泄漏影响 MR 图像质量。

（4）失超开关及失超管安装:失超开关安装位置要求在明显且距门口较近的位置,在失超开关附近应有明显的提醒标记避免他人误操作,失超管在安装过程中尽量走直线,严禁过度打弯。

（5）磁体间内各个系统电源线、信号线及光纤的连接:线缆的摆放及连接布局要严格按照安装手册的规定,在连接光纤过程要小心避免光纤受损,光纤应摆放在易拿易放的位置。

（6）屏蔽检测:在磁体间内设备安装完成后,完成磁体入口的基建及 RF 屏蔽,由专业机构进行 RF 屏蔽测试并出具相应的检测报告,RF 屏蔽达标后方可进行下一步安装工作。

2. 设备间　设备间除安装空调外,还要安装水冷机、梯度系统柜、射频系统柜、系统控制柜、氦压缩机及稳压电源等设备。所有这些设备及机柜均是根据其距磁场安全范围按设备厂家安装前规划好的图纸定位。由于大部分机柜较重,所有机柜做必要的固定,避免因地震等不可抗力因素导致柜体移动或倒塌。考虑后期维修的便利在机柜安装摆位时要注意预留足够的维修空间。不同厂家对设备间走线布局要求不同,有的厂家线路要求走地槽,有的要求走空中线架,都必须遵循安全、美观、维修方便的原则。就位完成后按系统要求进行各种线缆的连接。

对于超导 MR 系统,大部分厂家磁体在出厂时已添加液氦,为减少液氦挥发在设备完成机械安装后,首先要开启制冷系统以使冷头正常工作,冷头开启后要注意观察冷头的声音及压缩机压力,如发现异常需及时处理保证冷头正常工作。

3. 控制间　通常情况下设备生产厂家均配备专用操作台,按照要求进行安装即可。对房间内失超开关、监测显示器等,由用户和设备安装工程师本着安全、使用方便的原则进行定位与安装。

（三）软件安装

软件安装包括操作系统安装、应用软件安装及系统配置。有些厂家在机器出厂已经将操作系统及应用软件在主机预安装,在软件安装阶段只需进行系统配置,不同医院在购买设备时对设备功能要求不同,配置也不同。

在进行系统配置中主要进行下列配置工作:①每个厂家对每台设备有一个序列号,在软件配置时需将序列号填入系统。②针对该台设备的硬件配置在软件系统进行相应的设置。③添加 DICOM 打印机及网络节点,在添加 DICOM 节点前先设置好本机的 IP 地址、AE Title 及主机名。再添加打印机、

PACS 系统等。④系统语言、时间、医院名称及患者信息等其他相关信息进行设置。⑤安装设备远程诊断系统。

（四）设备调试

设备调试主要包括磁体系统、梯度系统、射频系统及系统调试几个阶段。

1. 磁体系统调试　磁体系统调试主要包括励磁和匀场两个部分。励磁是在磁体电源的控制下向超导线圈逐渐施加电流,从而建立预定磁场的过程。在完成励磁准备后,将励磁电极快速插入磁体,使其与超导线圈接触处的电极片连接,并检测电极是否接触良好,通过加热控制开关使超导线圈和励磁电源形成回路,逐渐增加外接电源的输出使得超导线圈电流随之增加,最终达到所需磁场强度的电流。励磁完成且场强稳定后,关闭加热控制开关,快速拔出励磁电极,切断励磁电源与超导线圈的回路。匀场是通过人为手段使扫描野内的磁场偏差保持在一定范围内,测试不同范围内的磁场强度,通过匀场软件计算出需要在磁体不同位置进行磁场补偿。

2. 梯度系统调试　梯度系统的性能参数通常在出厂时已经按标准要求设置,在实际安装过程中由于梯度放大器和梯度线圈之间的连接因医院场地的不同而存在差异,需要将系统梯度波形和实际产生的波形进行调试匹配,最终能够产生理想的梯度场,调试过程通过实际扫描进行。

3. 射频系统调试　射频系统的调试比较复杂,为得到理想的 RF 波形及 MR 信号,主要调试参数有发射衰减校正、接收衰减校正、射频放大器最大功率校正、射频能量安全监测校准等,调试过程通过实际扫描进行。

4. 系统调试　调试完成磁场中心频率、磁场均匀性、梯度系统及射频系统后,需对整个系统进行调试及校准,包括涡流补偿及校正、系统伪影测试、噪声测试、每个线圈的图像质量测试及周期性性能测试等。

5. 调试注意事项　①有些调试是建立在前期调试数据基础上的,因此调试过程严格按顺序要求进行;②必须使用规定的工具及水模,且水模位置摆放要准确,否则影响调试结果;③对调试结果及时保存,确保扫描过程调用到正确参数。

（五）设备验收移交

MRI 设备安装调试结束后,用户要与厂商严格按照购买合同,对硬件和软件分别进行验收。设备厂家提供调试数据及配件清单,验收合格后由各方

在验收报告签字并归档,在保证设备性能稳定的情况下再交付用户使用。

第五节　磁共振成像质量控制与保证

磁共振成像设备的质量保证(quality assurance, QA)与质量控制(quality control,QC)是确保磁共振影像符合诊断标准,提高影像质量的重要工作,也是确保每一个磁共振检查者安全以及疾病得到及时诊断的根本保障。国外对磁共振成像 QA/QC 标准的制定始于 20 世纪八、九十年代,美国医学物理学会(American Association of Physicists in Medicine,AAPM),美国电气制造业协会(National Electic Medical Association,NEMA)和美国放射学院(American College Radiology,ACR)制定出了一系列的关于 QA/QC 的基本标准。我国在 2006 年发布了卫生行业标准《医用磁共振成像(MRI)设备影像质量检测与评价规范》(WS/T 263—2006)。

MRI 设备结构复杂,影响图像质量的因素很多,日常工作中通常选择一些主要的性能参数,如非成像参数、信号强度参数及几何成像参数进行检测。

一、MRI 设备检测体模

(一)体模材料

用于磁共振设备 QA/QC 的体模材料应具有化学和热稳定性,其理化性质在存放期间不能发生变化,以免影响参数的测量;没有大的化学位移;质子含量高,保证产生足够强的 MR 信号;体模内充材料的 T_1、T_2 及质子密度应满足以下要求:$100ms<T_1<1200ms$,$50ms<T_2<400ms$;内充材料的质子密度应与水的质子密度尽量一致。应尽量避免使用着色材料,并且容器与内充材料的磁化率不应有明显的差异。

为保证信噪比,线圈的负载也非常重要。注意避免使用有色塑料及其他具有不同磁敏感性的材料做体模容器,最好用有机玻璃或玻璃容器。

目前用于 MR 体模内充材料很多,水溶剂和含大量质子的凝胶体应用最广泛,有些是在水溶剂中加入了不同的顺磁性离子如 Cu^{2+}($CuSO_4$)或 Mn^{2+}($MnCl_2$),两者可单独或混合使用,并要考虑 T_1、T_2 及质子密度变化的范围。由于 $CuSO_4$ 溶液的 T_1/T_2 值接近于 1,而生物组织的 T_1/T_2 在 3~10 之间变化,所以 $CuSO_4$ 溶液可用于除 T_1、T_2 及质子密度值以外的

参数测试中,可使用其他液体,如 $MnCl_2/CuSO_4$ 混合液进行 T_1、T_2 及质子密度值的测试。体模溶剂的弛豫时间依赖于温度及磁场强度,且弛豫速度与顺磁性离子浓度成近似线性。

琼脂凝胶体是很好的 MR 测试材料,它对温度的敏感性小于水溶液,凝胶体的贮存温度在 4~45℃之间,否则其特性被破坏,如果在高纯度的琼脂中加入钆顺磁性离子就成为很好的测量弛豫精确性的材料。一般情况下不需要对凝胶体的弛豫时间进行校准,但在保管时须十分小心,避免高温下水分的损失。

(二)体模类型

为正确测量各种 MRI 参数,进行质量控制测量,已经设计出多种测试体模,有用于测量信噪比、信号均匀度的均匀性体模,这类体模有球形及圆柱体等形状;有由几组平行有机玻璃和具有不同间隔和宽度(0.3~2mm)玻璃板或棒制成,专门用于测量空间分辨率的体模;有一圆柱体,沿柱的长轴方向打若干孔,孔内插入玻璃管(直径相同),管内装有凝胶,该体模用于测量信号参数、信号线性、T_1 和 T_2 的精确度以及对比度及对比噪声比;有排列相互成一定角度的两个可产生高信号斜面组成的体模,用于测量层面厚度、层间距及层面定位。另外还有一种可以将几个参数同时测量的多参数测试体模,可用一次扫描同时测量出 SNR、空间分辨率、低对比度分辨力、信号均匀度、几何变形、层厚、层间距、T_1 及 T_2 等多种参数,这种体模使用方便,定位容易,大大节约了 MRI 参数检测的时间,但价格较贵。图 6-54 所示为美国体模实验室研制的 Magphan SMR 170 性能测试体模。

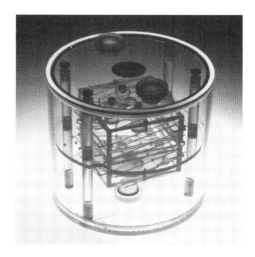

图 6-54　Magphan SMR 170 性能测试体模

二、非成像参数

非成像参数是指与 MRI 信号强度和图像没有直接关系的参数,这些参数对于 MRI 信号及最终图像的质量起着至关重要的作用,如共振频率、磁场均匀性、射频翻转角的精确度、涡流补偿、梯度场强度校准等。

(一)共振频率

1. 概念与影响因素　共振频率是磁共振成像中非常重要的参数之一,MRI 系统的共振频率,也是整个射频发射和接收单元的基准工作频率,等于质子在静态磁场 B_0 中的进动频率。磁共振成像中心频率的稳定性及准确性对于提高 MRI 图像的质量是十分重要的,特别是在脂肪抑制成像、化学位移成像及磁共振波谱分析成像等成像过程中,保持中心频率的稳定和准确尤为重要。共振频率发生变化主要是由于静态磁场 B_0 漂移所导致,影响因素主要有磁体的稳定性、温度及机械效应引起磁场的电流强度发生变化、均匀线圈的变化或外界铁磁性物质的影响等。

2. 检测方法　共振频率的校准和检测,使用可产生均匀信号的柱形体模,通常在体模表面有定位标志以确保定位的准确性。

中心频率的检测通常使用磁共振波谱序列,用 10Hz 步进搜索中心频率。测量时使用体模固定架先将体模精确定位于磁体中心,并切断所有的梯度场。之后,通过控制 RF 合成器的中心频率来调整射频并使其达到最大信号。MRI 在进行扫描之前(或每次系统调协后)都有预扫描过程,其中一个重要的步骤就是调整中心频率,并显示于软件的操作界面上,在进行磁共振扫描前必须先完成共振频率的校准。对于移动式 MRI 系统和常导磁体 MRI 系统,在使用的过程中会频繁的升降磁场,共振频率的校准尤为重要。共振频率的校准属于日常检测项目,可由 MR 技师完成。并且 MRI 系统为用户提供了专用的频率调节程序,能够自动进行频率调节。共振频率的偏移称为失振(off-resonance),失振的出现对于 MRI 会产生不利的影响。为了避免失振的发生,在每次进行 QC 检测时,应当使用不同的体模或不同的定位进行频率校准,以保证测量的准确性。并将每天的共振频率值加以记录以便进行趋势分析。

3. 结果评价与注意事项　ACR 标准是连续两天的共振频率差别不大于 2ppm,如果变化程度较大,则需进行系统调试。体模必须放置在磁体的绝对中心,由于主磁场及 RF 场的漂移也可能引起检测失败。

(二)磁场的均匀性

1. 概念与影响因素　主磁场的均匀性是决定 MR 图像变形及图像均匀性的重要参数,特别是对于 MRS 质量的影响非常大。磁场的均匀性与匀场方式有关。测量结果与所用体模的形状、大小、层面的定位及 ROI 的选取等因素有关。

2. 检测方法　主磁场均匀性的测量使用均匀、形状规则的大体模。

通常情况下有两种测量磁场均匀性的方法,其一是测量相位图,即测量相位在一定空间中的分布状况,使用不同回波时间的梯度回波序列进行两次测量,分别得到两幅相位图,将这两幅相位图相减,得到相位差图像,测量其中的 ROI 即是相位差值,该相位差与主磁场的差异呈正比。这种方法比较准确,但是由于它需要特殊的软件,并不是在所有磁共振设备上都能实现。另一种方法是通过测量某一特定波峰的半高全宽度(FWHM)来实现,一般 FWHM 以 ppm 为单位。用单一 90° 脉冲序列测量水中 ^{1}H 谱的 FWHM 大小(图 6-55)。而磁场强度的测量及之后的匀场操作均应由具有资质的系统维护工程师实施。

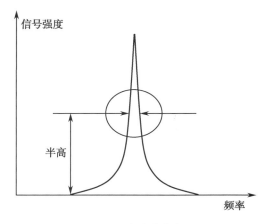

图 6-55　波谱的半高宽

3. 结果评价　根据 ACR 的标准,在 DSV 是 30cm 时,要求磁场的均匀性小于 2ppm。通常状况下成像系统水峰的 FWHM 应小于 3~5ppm,而 MRS 系统的 FWHM 不应大于 0.12ppm,如果达不到以上标准,则应通过调整匀场线圈中的电流来进行匀场操作。

(三)射频发射的增益 / 电压及 RF 翻转角

1. 概念与影响因素　射频发射的增益 / 电压与

RF 翻转角精确度密切相关,并且直接依赖于图像的 SNR、线圈的调谐、体模负载及所使用的 RF 脉冲类型。RF 翻转角是射频系统的重要性能指标之一,也是 QA 所要测试的主要指标。磁共振信号的强度依赖于 RF 脉冲的强度,如果射频功率管的性能下降严重,则成像系统要得到 90° 脉冲和 180° 脉冲就会变得十分困难。此时,就需要根据系统的特性对 RF 翻转角进行常规检测并校准。

2. 检测方法 射频发射的增益 / 电压通常情况下可以在扫描序列的不同部分有所记录,在 DICOM 文件中也有所记录;RF 翻转角用单一 RF 脉冲序列进行检测(如 FLASH 或 FISP 序列),均匀柱形或圆形体模放在磁体的绝对中心,采自中心 ROI 的信号强度记录为 RF 功率或 RF 角度的函数,画出的信号强度与 RF 功率关系呈正弦曲线形式。RF 脉冲简单的日常测量方法是把短 T_1 液体的体模放在接收线圈中,且用没有梯度的翻转序列进行测量,在示波器中记录 90° 脉冲及 180° 脉冲后的信号,并求出两者的比值,如果比值非常高,则说明 RF 脉冲性能好,如果太低(<10),则需要进行调整。另外还可通过工程人员用毫伏表等测量工具在 RF 回路中进行测试。

3. 结果评价 对于测试结果,射频发射的增益 / 电压变化不应超过基线的 10%。

(四)涡流补偿

涡流对于 MRI 的影响是不容忽视的,应定期(通常半年)由工程技术人员对系统的涡流补偿进行检测。检测涡流补偿程度的一个简单办法是在没有梯度和加梯度两种情况下,分别施加 90° 脉冲并测量 FID 信号。两次测量 FID 信号位移应该保持不变,如果变化较大就应该重新校准。另一种比较直观的观察涡流影响的方法是梯度电流感应电压曲线测量法,把一个小接收线圈放在接近梯度线圈的地方,施加梯度脉冲时观察此线圈的感应电压,这种来自体线圈的电压波形非常近似于由扫描物体观察的梯度场,该测试通常由厂家工程人员进行。涡流补偿的检测周期为半年,机器每次维修、调整、升级后必须进行测试。

(五)梯度强度校准

测量实际成像的梯度强度有多种方法,用不同读出梯度对已知尺寸物体进行一系列成像,用像素组成的成像来计算读出梯度的实际强度[公式(6-16)]:

$$梯度强度\frac{(Hz/点)\times}{(mT/m)} = \frac{(物体截面的点素)}{\gamma(HZ/mT)\times} \quad 公式(6-16)$$
$$(真正物体的长度)$$

其中 Hz/ 点 = 矩阵大小 / 读出梯度的时间。可通过改变成像定位方法用不同方向的梯度作为读出梯度,将上述测量结果以梯度步长为横坐标、像素数为纵坐标绘图,可得到读出梯度线性实测趋势图。将梯度线性的理论值与实测值进行对比,如果两条线重合良好,说明读出梯度能满足 MR 成像的要求。依此法类推可将其余两个梯度分别作为读出梯度进行测量,从而得到所有三个梯度的线性评价图。该项检测每半年进行一次。每次调整或维修梯度系统后必须做梯度场强度的校准。

三、信号强度和对比度参数

(一)信噪比

1. 概念与影响因素 信噪比(signal to noise ratio,SNR)是图像的信号强度 S 与噪声强度 N 的比值。信号强度 S 为某感兴趣区(ROI)内信号的平均值,噪声强度 N 为同一感兴趣区内噪声的平均值。信噪比是衡量图像质量的重要指标之一,信噪比越高,图像质量越好,反之,图像质量越差。MRI 图像的噪声源很多,最基本的噪声源有两种:一种来自于接收电路的电噪声,另一种来自于受激组织的噪声,它们都与共振频率有关,但依赖程度不同。随着共振频率增加,组织噪声起主要作用,当共振频率大于 10MHz 时,组织噪声占主导地位。

在一定的扫描参数下,MR 信号强度主要来自每个体素,体素体积增大,则导致 SNR 成比例增加,任何影响体素的参数都将影响 SNR。SNR 与扫描参数的函数关系如公式(6-17):

$$SNR \propto D^2(d/\sqrt{Np\times Nf})\times\sqrt{NEX} \quad 公式(6-17)$$

式中 D^2 为视野,$Np\times Nf$ 为矩阵大小,d 为层厚,NEX 为激励次数。

影响 MRI 图像 SNR 的主要因素有接收线圈的几何形状及品质因数、被检测组织的弛豫时间及温度、共振频率及扫描脉冲序列参数等。信噪比是 QA/QC 中的一个重要参数,SNR 的高低直接决定图像质量的好坏,定期进行 MRI 设备的 SNR 测试是十分必要的。

2. 检测方法 SNR 的测试要求使用均匀体模,其最小成像平面不得小于 10cm 或者不得小于 FOV 的 80%(图 6-56)。对于单层测量,体模层面方向的尺寸必须大于所有最大层厚的两倍;对多层测量,体模长度应该至少为总成像厚度加上两倍的最大层厚。NEMA 规定测量 SNR 必须使用带负载的体模(图 6-57)。带负载的体模由球形空心外壳和碱性导

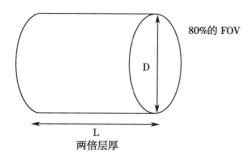

图 6-56 可用于测量 SNR、共振频率及图像均匀性的均匀体模

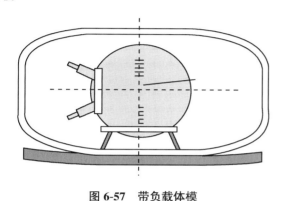

图 6-57 带负载体模

电溶液组成,以模仿人体的带电性。

SNR 测量最常用的是自旋回波序列,TR、TE 与体模内容材料有关,通常用 TR/TE 为 500ms/20ms,扫描矩阵 256×256,层厚为 3mm,FOV:22~24cm,采集次数为 1,不使用并行采集技术及内校准技术,每次进行测量时一定要确保扫描参数一致,这样才有可比性。

(1)方法一:ACR 推荐采用信号背景法计算 SNR 的值。信号区为图像中央 75%~80% 的区域,求此区域的图像平均信号强度,记为 S。噪声区为图像周围无伪影背景区域,求此区域信号强度标准偏差的平均值,记为 SD。根据公式(6-18)计算得出图像的 SNR。

$$SNR = \frac{S}{SD} \qquad 公式(6-18)$$

由于噪声在图像中的分布并不是正态分布的,有时也会在公式(6-18)的基础上乘以一个常数校准项对 SNR 的值进行校准,如公式(6-19)所示:

$$SNR = \sqrt{2}\,\frac{S}{SD} \qquad 公式(6-19)$$

该方法较为简单,可用于日常 SNR 的测量。

(2)方法二:另一种测量 SNR 的方法由 NEMA 推荐。首先,使用同样的参数进行两次连续测量,最好进行交叉采集。之后将两幅图像相减得到噪声图

像,选中噪声图像的感兴趣区并计算标准差,得到噪声信号 SD。而图像的平均信号 S 则使用之前两幅图像中的任意一幅,选中同样的 ROI 区并通过计算得到。这种方法的稳定性和一致性比较好,很多 MRI 厂家推荐使用,缺点是耗时较长,并且两次测量必须连续进行。

3. 结果评价与注意事项 影响 SNR 的因素很多,因此国际上没有统一的 SNR 测量标准。但通常情况下,对于特定线圈,每次测量必须使用同一扫描序列及参数,且以生产厂家给出的信噪比标称值为依据,以该值作为标准进行比较。

SNR 测量时应该对不同的线圈分开测量。测量表面线圈的 SNR 应该使用特定的体模,信号区域应选在最大信号强度所处区域,并且每次测量时定位要准确,以确保测量具有一致性。在 ROI 选择时应该注意,避免选择无信号(零噪声)区域及有伪影的区域。如果体模直径为 18cm,为了准确测量,则 FOV 最好选 24~26cm,一般选图像四个角区域标准差的平均值。其次是信号区域的选择,在 1.5T 磁共振设备中,体模信号基本是均匀的,但在 3T 磁共振设备中,由于电介质效应的影响,图像中心信号强度非常高,则区域的选择为整个图像的 75%~80% 区域。

(二)图像均匀度

1. 概念及影响因素 图像均匀性指 MR 系统在整个均匀扫描体产生恒定信号的能力。影响成像均匀性的参数有:静磁场 B_0 的均匀性、射频发射的均匀性、涡流效应、梯度磁场的线性;接收线圈敏感度的均匀性及 RF 脉冲的穿透效应等。

2. 检测方法 图像均匀度检测使用均匀体模,在使用均匀体模进行测试,为防止 RF 脉冲的穿透影响,体模中内容材料应该不导电。RF 脉冲穿透效应导致的非均匀性,应该用导电溶液作内容材料的体模单独进行测试。

测量图像均匀性时必须使 SNR 达到一定值,这样图像均匀性的测量效果才能比较准确,图像均匀性的检测可使用与测量 SNR 相同的自旋回波序列及参数,测量图像中包含中心区域 80% 体模面积的像素信号平均值的最大值(S_{max})与最小值(S_{min}),测量时先将图像的对比度调到 100%,再将图像的亮度由高变低,在图像中最先出现黑的区域就是信号最低的区域,继续将亮度降低,图像中最后还有亮度的区域即为信号最高的区域。则图像整个均匀性为:

$$U = \left(1 - \frac{S_{max} - S_{min}}{S_{max} + S_{min}}\right) \times 100\% \qquad 公式（6-20）$$

3. 结果评价与注意事项　理想的图像均匀性应该是 100%。AAPM 要求通常对于 FOV 为 200mm 的测量，其整体均匀性应大于 80%，应该说 FOV 越大其图像均匀性越差。ACR 标准是小于 3T 的设备图像均匀性要求大于 87.5%，3T 设备要求大于 82%。

图像均匀性的测量最好在轴、矢、冠三个层面图像上进行测量，这样才能更加准确，注意 ROI 不要选择包括边界伪影的区域。

（三）低对比度分辨力

1. 概念与影响因素　低对比度分辨力是指 MRI 设备对信号大小相近物体的分辨能力，反应组织的对比度—噪声比（contrast noise ratio, CNR）。低对比度分辨力是 MRI 质量控制的重要参数之一，对早期病变的诊断起着重要的作用。CNR 定义为［公式（6-21）］：

$$CNR = \frac{S_1 - S_2}{SD} \qquad 公式（6-21）$$

式中，S_1 和 S_2 分别是两种组织的信号值，SD 是噪声标准差的平均值。CNR 的值取决于 MRI 设备对物质信号的响应能力，并且还受影像的 SNR、均匀性及伪影等因素的影响。

2. 检测方法　低对比度分辨力测试所使用的体模是在均匀体模的基础上，在内部制造大小不一的圆洞，并在洞内充填性质相近的物质（图 6-58）。

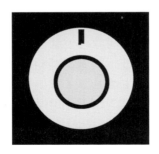

图 6-58　目测低对比度分辨力

图像中两个不同区域的信号强度差异程度决定了这两个区域能否被分辨出来。其中一种方法是在两个观察区域分别放置 ROI，测量并计算它们的 CNR；另一种方法是通过目测的方法判断 MRI 设备的低对比度分辨力。

3. 结果评价　目前国际上还没有给出该参数的测量方法及标准。

四、几何参数

（一）空间分辨力

1. 概念及影响因素　空间分辨力是指单个组织体素的大小，反映了图像细节的可辨能力，是决定 MR 图像质量的重要因素之一。图像是由单个像素的亮度表现出来的，单个体素中包含的各组织弛豫特性经过平均后，产生体素的 MR 信号，该信号是体素中所有组织产生 MR 信号的混合，这种信号混合作用是由体素的大小决定的，它的存在降低了微小结构的对比度和可见性，限制了分辨相邻解剖结构和发现微小病灶的能力。

成像体素的大小决定了图像的空间分辨力，即体素大空间分辨力低，体素小空间分辨力高。体素的大小是由视野、层面厚度及矩阵大小决定的，成像体中每一个体素对应于图像中相应的像素。设视野为 $D \times D$，矩阵大小为 $Np \times Nf$，层厚为 d，则体素的体积为［公式（6-22）］：

$$V = d\frac{D}{Np} \times \frac{D}{Nf} = dD^2/NpNf \qquad 公式（6-22）$$

根据上式可分析成像参数对空间分辨力的影响，其参数主要有 FOV、层面的厚度及矩阵。

高对比空间分辨力是在没有大的噪声干扰下测量成像系统对物体的分离程度的能力。任何 MRI 系统的空间分辨力都是非常重要的特性之一。采集矩阵与经过点素内插可重复采样处理的显示矩阵大小不同。传统定量分析空间分辨力是通过点扩展函数（PSF）、线扩展函数（LSF）或调制转移函数（MTF）进行的，但这些方法在日常 MRI 系统的测量中不实用，因此目前使用可观测评估的测试体模。

2. 检测方法　用于可观测评估高对比分辨力的体模有多种，有使用棒状或孔状阵列组成，产生信号的阵列截面是圆形或者是长方形。有信号与无信号区域由等宽的棒或孔间隔分开，且相邻两个有信号区域中心之间的宽度是孔直径的两倍。用于测量

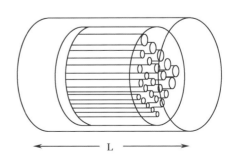

图 6-59　测量空间分辨力的体模

分辨力的典型体模如图6-59所示,一般每组由5个产生信号的个体组成,每组尺寸分别为5mm、3mm、2mm、1.5mm、1.0mm,体模层选方向上的厚度至少是扫描层厚的两倍。

任何典型的多层扫描序列(层厚3~10mm)都能用于空间分辨力的测量,但最好使用测量SNR的自旋回波序列。体模要垂直于扫描平面放置,体模中心定于磁场的绝对中心,由于频率编码与相位编码方向上的分辨力不一定相同,因此要分别得到相位及频率编码方向上的分辨力,必须进行两次单独的扫描,每次扫描体模轴沿所测方向轴排列,为简化扫描,可把体模旋转45°,同时测两个方向的分辨力。

所得图像评价是可目测的,成像分辨力的组成决定于最小的阵列个体,阵列中所有五个信号区及四个间隔区是分开的,且用最窄的窗宽观察时能区分出来。测量高对比空间分辨力应该在相同扫描序列下进行,其分辨力等于点素尺寸大小,如FOV为256mm,用256×256采集矩阵,其分辨力应该为1mm。

3. 结果评价与注意事项 根据ACR的标准,在所有方向上的空间分辨力都不应小于1.0mm。采集矩阵与重建矩阵应一致。测量时采集矩阵和重建矩阵最好一致。

(二)空间线性

1. 概念及影响因素 空间线性是描述任何MR系统所产生图像几何变形程度的参数。MRI中产生几何变形的原因有主磁场不均匀、梯度场的非线性、涡流、共生磁场(低场)、接收带宽及信号采集不理想等。

2. 检测方法 用于测量空间线性的体模为柱形或球形均匀体模,其最大直径应该至少占据最大FOV的60%以上。

空间线性的测量应该使用测量SNR的自旋回波脉冲序列,最好使用大FOV及最大成像矩阵。由于MRI是一种相关体成像技术,应该在每一个垂直平面上进行相关评价测量,线性测量可用多方向多层面对三个相互垂直面进行成像。空间线性并不依赖于扫描时间TE、TR和信号采集次数。

为确保测量准确性,将图像的对比度调至90%以上,分别测量X和Y方向的尺寸$D_{测}$,则几何变形程度定义为[公式(6-23)]:

$$GD = \frac{D_{真} - D_{测}}{D_{真}} \times 100\% \qquad 公式(6-23)$$

几何变形的测量应该在FOV内任意两个点中进行。如果在MRI图像处理系统中测量空间线性,则仅仅反映的是MRI系统的特性,如果是在胶片上测量空间线性,则反映的是MRI系统和胶片系统的综合信息。

3. 结果评价与注意事项 一般情况下,使用200mm的FOV测量时,几何畸变应小于1%。AAPM要求一般畸变小于5%。而在ACR标准中,测量值与真实值之差不能大于±2mm。

在进行空间线性测量时,一定要将体模放平,最好用水平仪检查,否则测量时会产生误差。另外,在选择ROI时,一定要避开由厂家校准过的区域。对于弥散成像中出现的剪力变形,最好进行两次对角线测量D_1、D_2,其最大偏差为[公式(6-24)]:

$$GD = \frac{D_1 - D_{真}}{D_{真} - D_2} \times 100\% \qquad 公式(6-24)$$

(三)层面的层厚

1. 概念及影响因素 层厚是指成像层面在成像空间第三维方向上的尺寸,表示一定厚度的扫描层面,对应一定范围的频率带宽。精确定义为成像层面灵敏度剖面线的半高全宽度(full width at half-maximum;FWHM),层面剖面线定义为MRI设备对某一穿透层面点源的响应,即某一点源穿透层面时,该点源产生的MR信号经重建后形成的轨迹。影响层面厚度的因素有梯度磁场的均匀性、RF场的均匀性、主磁场均匀性、在激励与读出梯度间非共面选层脉冲及RF脉冲波形等。

2. 检测方法 用于评估层厚的体模有很多,大多数是利用一些可变的斜面(如平面、柱面、螺旋面)组成的体模,有楔形、交叉斜面形、阶梯形等。一种典型的体模是十字交叉的高信号斜面(high-signal ramp,HSR)组成的体模,HSR体模一般由成对的以一定角度交叉的斜面组成(图6-60)。HSR应该非常薄(理想情况是无限薄)以便更精确地测量层面剖

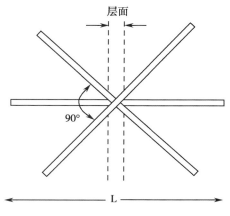

图6-60 用于测量层厚的体模

面线。为了保证图像的信噪比,HSR 应该有一定厚度,但由于测量的最小厚度小于 3mm,因此必须减少斜面的厚度并增加斜面角度。两个 HSR 之间的夹角为 45°,且 HSR 的厚度小于层面剖面线 FWHM 的 20%(即如果层厚为 5mm,则斜面厚度为 1mm),这样的测量误差将小于 20%。

一般两个 HSR 的夹角为 45°,且 HSR 的厚度小于层面剖面线 FWHM 的 20%(即如果层厚为 5mm,则斜面厚度为 1mm),这样的测量误差将小于 20%。

可使用测量 SNR 的多层自旋回波序列进行层厚的测量评估。对层厚的测量不仅要在图像的中心及周围进行,而且还要对磁体中心及偏中心定位进行测量,为保证 SNR 可增加扫描次数。使用不同结构的体模,其检测方法也不同。

使用 HSR 体模时,参数 FWHM 应该由成对斜面决定,以任意角度交叉斜面计算 FWHM 的公式如公式(6-25):

$$FWHM = \frac{(a+b)\cos\theta + [(a+b)^2 \cos^2\theta + 4ab\sin^2\theta]^{1/2}}{2\sin\theta} \qquad 公式(6\text{-}25)$$

其中 a、b 分别是测量 FWHM 的斜面 1 及斜面 2 的截面密度,测量 a,b 的方法有两种,一种是直接测量图像上相应结构的长,另一种是利用层面剖面线测量。当 θ=90° 时,方程简化为公式(6-26):

$$FWHM = \sqrt{ab} \qquad 公式(6\text{-}26)$$

用斜面测量得到的层厚及扫描层厚与斜面厚度有关,层厚测量有一定的误差,由 Mark Selikson 等人经过研究证明层厚测量误差为公式(6-27)和公式(6-28):

$$\Delta_1 = (2\sqrt{\sqrt{2}\,b/a - b^2/2a^2} - b\sqrt{2}/a - 1) \times 100\%$$
$$(b > 0.565) \qquad 公式(6\text{-}27)$$

$$\Delta_2 = b/2\sqrt{2}\,a \times 100\% (b < 0.565) \qquad 公式(6\text{-}28)$$

式中 b 是斜面厚度,a 是 FWHM。

3. 结果评价与注意事项　在确保精确测量的前提下,层厚误差小于 20%。ACR 推荐标准误差不得大于 ±0.7mm。

进行测量时一定要将图像的对比度调到最高,且将体模定位于磁体中心。

(四)层面的位置及层间隔

1. 概念及影响因素　在临床成像中精确地确认层面相对于指示灯的位置是十分重要的。层面的位置定义为层面剖面线 FWHM 中点的绝对位置。层面的间隔定义为相邻两个层面位置之差。层面定位是由外部的定位设备(MR 系统的激光指示灯或

扫描系统灯)或者由内部空间层面的选择而决定的。在磁共振成像中,层面选择是由选择性射频激励脉冲及选层梯度共同作用得到的,由于梯度场的线性及 RF 脉冲选择性的影响,层面附近的质子也会受到激励,会使层面与层面间的信号相互重叠,降低有效的空间分辨力。影响层面位置及间隔的因素有梯度场的均匀性、RF 场的均匀性、非共面选层脉冲、静磁场的均匀性及定位设备的准确性等。

2. 检测方法　通常可用测量层厚的体模来进行层面位置或层间距的评估,这种体模一般有参考针或外部标记来进行定位。

在成像中斜面将直接显示层面的相对位置,用自旋回波序列进行测量层面的位置及间隔(图6-61)。从剖面线中点到标记中心(固定不动)距离 D 的测量来决定层面的相对位置(O),如果体模中斜面的交叉点精确定位于磁体的绝对中心且斜面夹角为 45°,从中心参考针到层剖面线中点的距离将与层面距磁体中心的距离相等。任意角 θ 斜面层面的偏离位置将为[公式(6-29)]:

$$O = D/tg\frac{\theta}{2} \qquad 公式(6\text{-}29)$$

3. 结果评价与注意事项　ACR 推荐标准是用外部定位标记时一般允许实际层面位置在 ±2.5mm 误差范围之内,层间隔误差不能大于 20% 或 ±1mm。

所有测量应沿着由磁场绝对中心及成像平面中心连线决定。

五、QA/QC 计划

新安装 MRI 设备在进行验收检测时需要完成全面测试,本节描述的磁共振成像主要性能参数检测仅仅是 QA/QC 测试的一部分,生产厂家和工程技术人员应对 MRI 设备进行定期维护。准确记录 QA/QC 测试结果非常重要,通常经过一段时间的比较可以得出设备运行的状况,观察系统性能有无变化,此外还应将 QA/QC 测试时的图像保存,以利于故障的分析。在每次 QA/QC 测试时一定要记录体模的摆放位置(尤其是表面线圈),并使用相同的扫描序列,在厂家进行维护或参数调整之后,及时修正基线。

QA/QC 的测试计划没有统一的标准,所用的方案也不尽相同,需要各医院根据自身的实际情况进行方案拟订。根据测试的频率可以分为日测试、月测试和年测试三类。

(一)QA/QC 日测试或周测试

QA/QC 日测试时间短,一般在 5~10 分钟内完

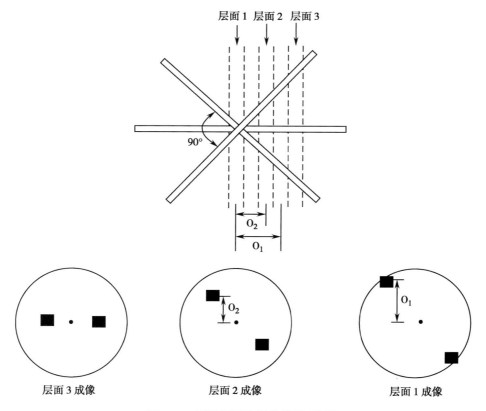

图 6-61 测量层面位置偏差及层间隔

成测量,并用 5~10 分钟时间进行分析记录,通常由有经验的技术人员完成测量并记录数据,由专业人员对数据进行分析。日测试的检测项目通常有测量中心共振频率、磁场均匀性、几何变形(空间线性)、SNR 及发射增益等。

进行日测试时可以使用厂家提供的体模或用球形、柱形均匀体模。采用自旋回波序列(TR/TE=500ms/15ms),FOV=250mm,层厚为 5mm,成像矩阵为 256×256,rBW=200Hz/pixel,用头线圈采集信号,行轴位、矢状位和冠状位成像。需要注意的是扫描应当在体模定位 5 分钟后进行,以确保体模内溶液达到稳定状态,扫描完成后可按照本章第五节的方法记录并分析中心频率、磁场均匀性、发射增益、空间线性及 SNR 等参数。

(二)QA/QC 月测试

在进行 QA/QC 月测试之前应对过去日测试的结果进行分析,之后再进行月测试的内容,整个过程一般需要 20~30 分钟的时间,并由经验丰富的技术人员完成测量并记录数据。在制订测试方案时一般要求有工程技术人员参加,月测试应对层厚、层面位置偏差、成像均匀性、空间分辨力、低对比度分辨力、涡流补偿、空间线性及 SNR(头线圈及体线圈)等参数进行详细的测量并记录。

进行 QA/QC 月测试时使用球形、柱形均匀体模及多功能体模。第一步是采用自旋回波序列(TR/TE=500ms/20ms),FOV=250mm,层厚为 5mm,成像矩阵为 256×256,rBW=156Hz/pixel,用头线圈采集信号,行轴位成像。如果使用 ACR 体模,则用 ACR 特定的 T_1 加权 SE 序列。测量完成后行层厚、层面位置偏差、成像均匀性、空间分辨力、低对比度分辨力及涡流补偿分析;第二步采用直径较大的圆形体模(直径 300mm),用体线圈进行采集,采用自旋回波序列(TR/TE=500ms/20ms),FOV=360mm,层厚为 5mm,成像矩阵为 256×256,rBW=156Hz/pixel,行轴位、矢状位及冠状位成像,并记录分析体线圈的发射增益、轴矢冠位成像的均匀性、SNR 及各方位成像的几何变形;第三步可以对最常使用的线圈重复进行第二步测试(可以仅对一个层面进行)。

(三)QA/QC 年测试

在每年或每次设备进行大的参数调整后进行,年测试的项目除了上述日测试和月测试的项目之外,还应全面分析梯度的稳定性、射频系统的稳定性及磁体的稳定性。

优秀的 QA/QC 计划能够优化 MRI 系统的稳定性和灵敏度。每台 MRI 设备的 QA 测试都必须建立切实可行的 QA/QC 方案,并且随着测试体模及扫描序列的不断改进,将会出现更加简单的测试方法,QA/QC 计划也应随之不断完善。

六、MRI 产生伪影原因与对策

所谓伪影是指磁共振成像过程中,由于种种原因不能正确反映组织解剖位置和组织特性或图像中出现不属于被成像体解剖组织的虚假信息,又称为鬼影,它可导致图像质量下降,影响诊断的正确率。MRI 伪影的形态多种多样,对影像的影响程度不同,为对伪影进行正确分析和判断,必须认识各种伪影来源及其产生机制。磁共振成像的过程十分复杂,与其他影像技术相比它是出现伪影最多的成像技术之一,伪影的来源也较多,有磁体、射频系统、梯度系统、数据采集及处理系统、被成像体本身的生理因素等。根据磁共振伪影的成因,将其分为三大类:即运动伪影,相关性伪影及系统硬件伪影。

(一)运动伪影

运动伪影是人体生理性运动和自主性运动产生的伪影,它是降低磁共振影像最常见、最主要的伪影之一,且即使采用所有先进的运动校正技术也不一定能完全解决运动伪影问题,这主要因为磁共振成像是基于时间成像序列且成像时间较长等原因所致。由于在 MR 信号采集的过程中,运动器官在每一次激发、编码及信号采集时所处的位置或形态发生了变化,因此将出现相位的偏移,在傅里叶变换时会把这种相位的偏移误当成相位编码方向的位置信息,把组织的信号配置到一个错误的位置上,从而出现运动伪影。运动伪影主要表现为相位编码方向上的条形或半弧形阴影、图像模糊不清、细节不明确及鬼影等。

1. 生理性运动伪影　生理运动伪影是心脏、大血管搏动、呼吸运动、血流以及脑脊液波动等引起的伪影,这种伪影成为降低图像质量最常见的原因。生理运动伪影是周期性的,伪影与运动方向无关,影像的模糊程度取决于运动频率、运动幅度、重复时间和激励次数。

控制生理性运动伪影的措施有多种,采用心电门控技术,在心动周期同一预定点上采集成像,可减少心脏和大血管搏动伪影;采用呼吸门控技术,调整相位编码与运动周期同步,消除呼吸运动伪影;屏气扫描及腹带加压,减少呼吸运动伪影;通过预饱和技术,去除流动、呼吸及心脏运动伪影;采用流动补偿技术可减少和抑制脑脊液流动、血液流动、搏动等产生的伪影。

2. 自主性运动伪影　自主性运动伪影是由于人体自主运动、吞咽、眼球转动等引起的,可在图像上产生各种不同形状的伪影,造成图像模糊、质量下降。克服自主性运动伪影的方法有:改变扫描参数,尽量缩短扫描时间;尽量使患者体位舒适,可用海绵块或带子进行固定;检查前对患者进行心理疏导;对躁动患者,必要时给予镇静剂等;使用特定纠正运动伪影成像技术(图 6-62)。

(二)相关性伪影

1. 磁化率及金属伪影　磁共振成像中,除了运动伪影外,最常见的伪影为磁化率伪影,它是在两种磁化率差别较大的组织界面上出现的伪影,磁化率伪影表现为局部信号明显减弱或增强,常同时伴有组织变形。

磁化率伪影常出现在磁化率差别较大的组织界面附近,如脑脊液与颅骨间、空气与组织之间等;

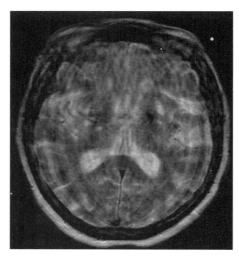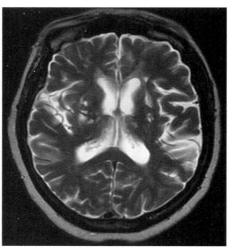

图 6-62　患者头部自主性运动产生的伪影及用 Propeller 技术后的图像

体内或体外的金属物质特别是铁磁性物质可造成局部磁化率发生显著变化，出现严重的磁化率伪影，铁磁性物体在磁体中会产生涡流，局部形成强磁场干扰主磁场的均匀性，从而在金属体周围出现一圈低信号"盲区"或图像出现空间错位而变形失真(图6-63)。非铁磁性金属伪影为圆形低信号区，边缘可见，周围组织呈现高信号环带。铁、钴、镍等铁磁性金属进入磁场后，使磁力线高度集中在铁磁性金属上，严重破坏了磁场均匀性，它对成像的危害最大；铂、钛、钆等顺磁性金属集中磁力线的程度比铁磁性金属弱得多，它只影响主磁场的均匀性；铜、金、锌等抗磁性金属对磁场的影响最小。非铁磁性金属使其周围的主磁场或局部磁场并无大的改变，当施加高速变化的梯度磁场时，在非铁磁性物质中感应出电流产生局部磁场，一方面使信号空间错位，另一方面使质子离相加速，信号损失。

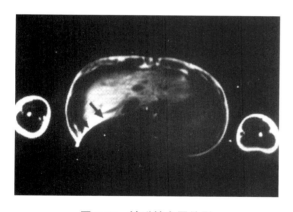

图 6-63　铁磁性金属伪影

克服磁化率伪影的方法有很多，首先做好匀场，场强越均匀，磁化率伪影越轻；再者可调整扫描方案如用 SE 类序列取代 GRE 类序列或 EPI 序列、在 EPI 序列可采用平行采集技术来缩短 TE、增加频率编码梯度场强度及增加矩阵等。去除体外金属异物并不困难，受检者进入磁体前进行严格检查，可除去大部分金属异物。对体内金属异物，如外科手术夹、金属避孕环等，要慎重对待，最好不做相关部位的扫描，以免发生危险。

2. 化学位移伪影　是由化学位移效应而引起的影像失真。脂肪与水的进动频率存在差异，MR 图像频率编码方向表现为脂肪与水的界面上出现黑和白条状或月牙状阴影(图6-64)，严重程度与主磁场场强成正相关。化学位移伪影的特点是在常规成像序列上该伪影出现在频率编码方向上，仅在 EPI 序列上可出现在相位编码方向上；化学位移伪影出

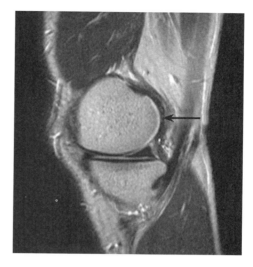

图 6-64　化学位移伪影

现在脂肪组织与其他组织的界面上且脂肪组织与其他组织的界面与频率编码方向垂直时，化学位移伪影比较明显；脂肪组织的信号向频率编码梯度场强较低的一侧移位。

控制化学位移伪影的措施：增加接收带宽，缩小 FOV，可减轻化学位移伪影；改变频率编码方向，使脂肪组织与其他组织的界面与频率编码方向平行，可消除或减轻肉眼可见化学位移伪影；用特殊的脂肪抑制序列也可减少化学位移伪影，如 STIR，SPIR(频谱饱和倒置恢复)及 Dixon 技术等。

3. 卷褶伪影　又称为包绕伪影，是由于被检查解剖部位的大小超出了观察视野(FOV)范围而产生的，其特征是视野外的部分影像移位或被卷进扫描视野之内的图像中(图6-65)，主要见于相位编码方向上，也可能出现在频率编码方向。

控制卷褶伪影的措施：加大 FOV，使 FOV 完全包含扫描部位，可减少卷褶伪影；将相位编码方向设置在被检部位的最小直径上；采用相位编码方向过采样，即对相位编码方向上超出 FOV 范围的组织也进行相位编码；增加扫描矩阵及施加空间预饱和带，均可减弱或克服卷褶伪影。

4. 截断伪影　由于数据采样不足所致，在图像重建中产生，表现为高、低信号突变时产生的环形弧线状伪影，也称环状伪影(图6-66)。截断伪影一般出现在两种差异比较大的组织界面上，如颅骨与脑组织的交界处及骨盆中的其他组织与骨组织界面间等。另一种截断伪影表现为边界增强现象，在组织边界处为一个高信号环。截断伪影常出现在空间分辨力较低的图像上，并且在相位编码方向往往更为明显。

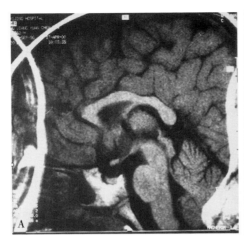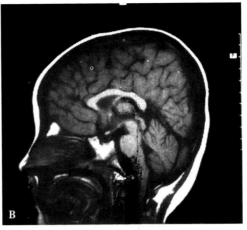

图 6-65　卷褶伪影及增大 FOV 后的情况

A. FOV=120；B. FOV=200

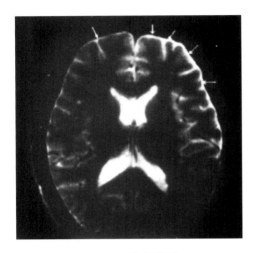

图 6-66　截断伪影

控制截断伪影的措施有加大采集矩阵,两界面间截断带的宽度逐渐减少,可有效地减少伪影;在重建之前对原始数据进行滤波,可把引起伪影的高频信号滤去,这种方法将伴随着图像分辨率的下降,但这种方法对边界增强现象无用。

5. 部分容积效应　当选择的扫描层厚是像素尺寸的几倍或病变较小而又位于层与层之间时,周围高信号组织掩盖小的病变或出现假影,这种现象称为部分容积效应。低信号的病变位于高信号的组织中,病变信号会比原来的信号低,反之亦然。控制部分容积效应的措施有提高空间分辨率、减小层面厚度及改变层面位置(一般选成像面与交界面垂直)及减小 FOV 等方法来减小部分容积效应。

（三）设备伪影

设备伪影是 MRI 设备硬件产生的伪影,它包括主磁场强度、磁场均匀度、电子元件、电子线路以及附属设备等所产生的伪影。设备伪影还与设备的安装、调试以及扫描参数的选择、相互匹配不当等因素有关。出现伪影时应该对设备相应部件进行测试维修,并进行相关检测。

1. 射频伪影　射频伪影是由于受 MRI 设备内部或外来的射频场干扰造成的图像伪影,对 MR 图像的危害非常大,表现为一条或多条穿越图像的离散噪声明暗相间的点状结构排成的线或类似于拉锁状,因此也称为拉链伪影(图 6-67)。RF 伪影通常出现在相位编码方向,它在图像中的精确位置决定于相对中心共振频率的干扰频率在频率编码轴上的位置。引起射频伪影的原因有:由于 RF 屏蔽不佳,使外界电磁波干扰扫描中 RF 场而引起伪影,因此,必须严格按要求进行磁体间 RF 屏蔽的安装及检测;人体是一个导体,与 RF 脉冲相互作用,人体组织导电的局部差异与不均匀会明显影响 RF 场的穿透性,使 RF 场不均匀引起伪影;电子仪器或电动仪器在

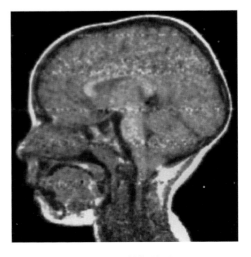

图 6-67　射频伪影

开动时对 RF 场有特殊的作用,在扫描时勿必关掉这些仪器;静电作用也可导致 RF 干扰,要避免患者穿毛衣、尼龙衣物及盖毛毯,这种静电伪影影响整个图像,图像上会覆盖信号不均匀的间隔带影,呈交替状。

为避免 RF 干扰,磁体间内还应用低压直流灯,做好设备本身及磁体间的屏蔽,提高设备本身的稳定性,检查时注意关闭磁体间的屏蔽门,可以有效防止射频伪影的出现。

2. 自由感应衰减伪影 MRI 系统中,相位轴的中心零线上的 MR 信号沿着频率编码轴的中心参考频率较高,如果存在系统噪声,则会出现自由感应衰减或零线伪影。伪影表现为在绝对或相对中心沿频率轴方向的一条点画线,成离散的拉链状伪影。如果是单次扫描或半次扫描,这种伪影出现的可能性增大,注意该伪影位于图像中心,避免与某些解剖结构相混淆(图 6-68)。

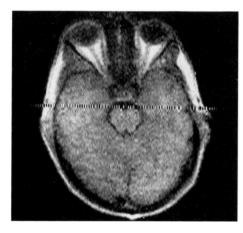

图 6-68 自由感应衰减伪影

FID 伪影由系统噪声引起,可通过对整个系统进行校准减少伪影;另外增加扫描次数也可减少该伪影,多次扫描平均可使系统噪声抵消,但增加了扫描时间;还可以通过设计更为理想的选择性射频脉冲波形、调整射频激发的相位周期等方法克服 FID 伪影。

3. 人形伪影 人形伪影也称网格伪影,表现为整个图像上重叠有类似于织物条纹或网格的干扰伪影,有密有稀,常常伴随着较差的信噪比,可出现于图像的任何方向上,通常贯穿于整个图像,有时出现在一幅图像上,有时出现在一组图像上(图 6-69)。该伪影对磁共振图像的危害较大,出现时间不定。造成人形伪影的原因很多,有系统的射频差异,它可能在信号数据采集与存贮阶段产生电磁波峰干扰,

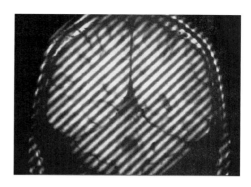

图 6-69 人形伪影

使原始数据发生错误而产生伪影。另外,梯度功率的不稳定也可能产生严重的电磁干扰,模数转换器误差增大等原因均可能产生上述伪影。

克服这种伪影的主要方法是工程人员检查系统部件,及时更换梯度功率放大器、模数转换器以及其他产生电磁波干扰的部件。

4. 非均匀性伪影 非均匀性伪影是在图像中信号表现为明暗不均,这种信号不均匀可能出现在图像中间或图像角上,对诊断影响很大。造成非均匀性伪影的原因有两大类:一是由于射频场的不均匀引起的,在临床 MRI 检查中,为了提高图像信噪比,绝大多数脉冲序列都采用表面线圈或多通道相控阵线圈来采集 MR 信号,MR 信号在整个采集容积区域是不均匀的,越靠近线圈的部位采集到的信号越高,而越远离线圈的部位采集到的信号越低。

控制该伪影的方法通常采用滤过技术,实际上是一种图像后处理技术,使距离线圈不同远近的组织信号尽可能较为接近。另外,利用表面线圈敏感度信息与体线圈比对的方法,通过相控阵线圈与体线圈得到各空间位置上信号强度的比对,获得较准确的校正信息,在成像扫描时采用该纠正信息来减轻甚至消除射频不均匀伪影。

5. 电介质伪影 又称为介电伪影,成像范围内的不同组织其电介质特性不同,相距一定距离的不同组织间,会产生驻波效应(出现局部 RF 脉冲产生的 B_1 场叠加或屏蔽现象),即 B_1 场的不均匀性,导致成像中心产生超高信号,边缘信号低(图 6-70)。随着场强增加,电介质效应越明显。

克服电介质伪影的方法有使用凝胶电介质垫,垫中含有二氯化锰,山梨酸甲两种高介电常数的物质,在成像范围内 B1 场的非均匀性被弱化;采用多点驱动射频系统、多源射频系统;优化多通道表面线圈结构及改变脉冲序列参数(缩短回波链及减小 TE 时间)等均可减少电介质伪影。

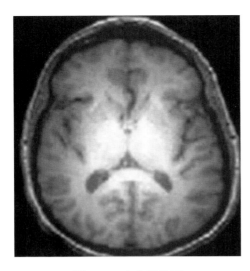

图 6-70　电介质伪影

第六节　磁共振成像设备
常见故障及检修

磁共振信号是组织的自旋质子在主磁场、梯度磁场及射频场的共同作用下产生,受多种因素的影响,MRI 设备结构复杂,发生故障时,检修相对困难。熟知各系统结构、工作原理,准确分析故障产生的原因,及时有效地排除故障,无论对于操作技师还是检修人员,都极为重要。

一、故障原因

(一)设备的因素

1. 设备质量　造成设备质量问题的原因很多,其中主要有:

(1)电路设计的原因:例如设计时电源的容量不足造成控制台中母版直流电源过载;梯度或射频功率放大器最大输出功率不足;信号传递匹配不佳;部件耐压不足致使接地线圈变容二极管击穿等。

(2)加工制造安装的原因:生产过程中的质量检查与监督不严,造成不合格的产品出厂,如元器件的质量不好,或者安装调试参数没有达到标准,如射频屏蔽制作安装不规范造成外部信号介入、射频场不均匀、磁场强度不够均匀、水冷机循环系统漏水等。

2. 设备老化　由于使用时间过长导致设备老化。例如接收线圈连接处长期磨损出现接触不良、扫描床升降运动的滑轮等常用传动部件磨损严重、电磁阀漏油等,冷头老化致使液氦挥发,由于长期使用吸入一些磁性物质,使磁体均匀性变差等。

(二)人为因素

1. 安装调试　无论是在机器加工制造期间,还是在安装检修过程中,调试欠佳引起故障的情况时有发生。例如磁场不够均匀、梯度线性调整不良、梯度增益以及涡流补偿参数效果差等,射频发射、接收线圈不是最佳匹配,扫描序列参数校正不准等。

2. 操作使用　操作使用不当也常常是引起故障的原因之一。例如开机与关机的过程没有按操作规程规定的程序执行、机器通电后没有进行必要的预热、电源突然停电导致储能元件出现电压过冲从而损坏或损坏其他元件、开机不开空调致使室内温度升高、停机之前没有按规程退出程序及线圈插拔过于用力或接触不良等。

3. 定期保养　及时进行定期检修保养对于保证机器的稳定可靠运行及延长机器的使用寿命至关重要。例如,机器系统部件有很多用于通风的过滤网必须经常除尘,以便排出内部产生的热量,尤其是梯度放大器和射频放大器;每天观察液氦压力及液氦水平,并定时补充;定期更换冷头;扫描床缺少必要的润滑,磨损严重也会导致故障;线圈接插头要按照要求小心插拔,并检查线圈内部是否有螺丝松动,是否有导线暴露,定期清理磁体内被吸入的铁磁性物品(别针、发卡、打火机等)。

(三)环境因素

1. 供电电源　供电电源的电压不稳定,波动大,特别是经常停电,突然停电,会对机器造成严重伤害并常常会引起系统故障。因此,MRI 设备要求配备独立供电电源。

2. 接地线　MRI 设备的地线要独立埋设,不得与电网变压器接地线合用,否则会相互干扰,甚至产生故障。

3. 屏蔽　定期检查屏蔽,以区分是屏蔽泄漏还是机器本身故障。

4. 温湿度　温度与湿度对整个设备很重要。温度高既对患者舒适度产生影响,也可对机器部件造成损坏。湿度也同样重要,相对湿度应当保持在40%~60%,这也与天气季节相关。湿度过高会造成设备电路板腐蚀损坏,过低会造成静电效应,因此都要格外注意。

二、检修原则及方法

(一)检修原则

1. 尊重科学　任何工作都要以科学为基础,检修工作也不例外。以理论作为指导,并需要一定的经验为基础。不要凭经验蛮干，更不能靠运气，要有严肃认真的科学态度。

2. 尊重事实 检修过程中要客观反映事物的本质，尊重事实的真相，不能想当然。利用现有资料对设备的故障进行全面的分析，初步确定发生故障的范围，制定出检修方案后再着手进行检修。

3. 慎重拆卸 在检测和拆卸时，要细心观察，记住每一个步骤。每拆开一个部件以前，先要考虑安装的方法，保障拆卸和安装的可逆性。对于密封元件和弹性元件等拆卸时更应慎重。设备的拆装是检修人员的基本功，否则谈不上检修。

（二）检修方法

检修过程就是实践的过程，实践需要理论作为指导，需要通过查阅资料对整个系统有一个概括的了解，并在此基础上深入掌握每个部分。检修过程中要抓住故障的现象，透过现象看本质，只有抓住本质才能正确解决问题。检修方法有观察法、排除法、比较法、替换法及软件测试法等。机器故障往往有可能不是单一的原因引起，同一故障现象可能是硬件原因所致，也可能是软件原因导致，熟练掌握故障判断方法将会提高故障检修效率，采用恰当的思路和正确的方法，能更有效、更快速的排除故障。

值得注意的是，MRI设备检修的安全性尤为重要。铁磁性物体和工具是绝对不允许带入磁体间的，这一点有别于任何其他医疗设备的检修，并且最好在磁体间门口设立维修警示标识，否则，可能造成严重的人身伤害。

三、常见故障分析

MRI设备各系统之间的联系错综复杂，每个部分都可能发生故障。设备运行过程中的故障主要是由于部件损坏、操作或者检修不当以及周围环境的干扰造成的。当系统的某一部分出现故障或者工作不正常时，会有相应的检测模块进行检测，并将错误信息上传至操作界面以供查看，下面列举几个常见故障的分析及排除。

（一）故障一

1. 故障现象及提示 梯度温度过高，请等待十分钟，重新尝试扫描。

2. 故障分析及排除 梯度系统是通过水冷系统进行冷却，提示温度过高，首先要检查水冷系统是否工作正常，最大可能是水冷机故障（水冷机的制冷剂泄漏或压缩机故障等），并检查整个水路循环是否正常。

（二）故障二

1. 故障现象及提示 某轴梯度放大器内部线路故障及内部供电电压低。

2. 故障分析及排除 该报错信息指向某轴梯度放大器故障，梯度系统由梯度线圈、梯度控制器、数模转换器（DAC）、梯度放大器和梯度冷却系统等组成，任何一部分出现问题都会导致梯度系统故障的发生。往往并不像报错信息显示的那样，由电线或者相关电源供应的问题引起。需要逐步进行判断：判断梯度线圈是否损坏，量取阻值即可；判断控制线路，可以通过交换两个轴的控制线来排除；梯度电源及梯度放大器都可以通过互相交换来找出故障部件。

（三）故障三

1. 故障现象及提示 射频发射接收线路的驱动电压加载失败。

2. 故障分析及排除 检测每个射频线路节点连接是否正常，是否出现接触不良。对每个节点测量对地电压，看是否正常。如果以上无问题，则需考虑更换射频放大器或者发射接收驱动部件，此时需要诊断软件可以帮助排除哪个部件出现问题。

（四）故障四

1. 故障现象及提示 主控计算机启动后报错与重建计算机连接丢失。

2. 故障分析及排除 确定网线连接正常，运用ping命令，查看两台计算机的数据通讯是否正常。如通讯不正常，可以查看相应的网卡是否工作正常，重建计算机启动是否正常。如果通讯正常，计算机启动也正常，可能是计算机内部软件问题。如机器内部的数据错乱，数据库异常导致，建议结合其他报错信息分析。

（五）故障五

1. 故障现象及提示 使用8通道NV头颈联合线圈进行头颅扫描时得到的图像信号过强，但正交头线圈和正交体线圈均工作正常。

2. 故障分析及排除 进行多通道线圈接收测试，当关闭前置放大器时测试失败，而开启前置放大器时测试通过。再进行系统柜回路诊断，结果回路检测通过。由于是8通道NV头颈联合线圈所得图像严重失真，而正交头、体线圈工作正常，因此分析是否前置放大器有问题，用BNC接头旁路所有八个前置放大器后，8通道NV线圈工作正常，再分别进一步检测，用BNC接头仅旁路4个前置放大器，另外4个前置放大器在相应通道上工作正常，用手动扫描进行对比,发现旁路过通道上的信号比其他没有旁路前置放大器通道上的信号低很多,因此怀疑由于前置放大器损坏导致该线圈图像失真。更换 LPCA 主板,故障依旧。再次观察线圈接口插口处,发现有四个针附近出现部分不正常,检测 8 通道线圈的通道开关(即线圈接口)失败。进一步对该线圈的接口进行检测,测得输入端口 A 出错,输出端正常。更换线圈插口 Port A 及相应导线,再进行检测,一切正常。由于前置放大器的控制信号来源于线圈接口 Port A,因此故障主要原因是线圈插口 Port A 的部分针损坏导致。

8 通道 NV 头颈联合线圈的接口插头由多个针组成,经常拔插,如果使用不当,非常容易损坏,因此在使用过程中一定要仔细对准针孔再用力插。

(六) 故障六

1. 故障现象及提示　设备扫描中突然断电,来电后重启设备,设备报 TPS no responding。

2. 故障分析及排除　检查 TPS(操控扫描的核心控制部件)部件,无明显故障等,看报错文件,发现有一个报重建计算机故障,试图重建计算机,发现网络不通,检查网络接口正常。重启整个设备,故障依旧。试图重装重建计算机软件,由于是通过网络装软件,过程中报网口不通,检查网线,没有发现有价值的信息,考虑到是否由于硬件故障所致,更换重建计算机主板后,设备正常使用。判断突然断电造成重建计算机主机软件后主板故障。

突然断电对 MR 设备影响很大,包括梯度及射频等大功率等部件,以及所有自带稳压电源的部件都很可能会被断电或闪断造成危害。所以医院要尽量保证电源质量,以防止造成不必要的损失。建议经常断电的医院配备相应的 UPS 电源,确保突然断电后设备能正常关机,保障各 MR 设备的软硬件的安全。

(七) 故障七

1. 故障现象及提示　PHILIPS Intera1.5T MR 设备所有线圈均无法扫描,屏幕上无任何报错信息,显示定位像扫描有叉号。停机前扫描间歇性中断,状况持续一周,时好时坏。

2. 故障分析及排除　查看设备间,梯度风机正常,LCC 正常,DACC、梯度放大器无报错,空调温度、湿度正常。再次扫描水模,问题依旧。关闭整个 MR 系统,开机后做 CDAS 自检、GRADM 自检及 ADCI 自检均通过,但问题依旧。

了解到不久前曾更换梯度 POWER MODULE,

怀疑梯度系统问题。再次行扫描,梯度柜 Slave Z 瞬间报错"current error",瞬间消失。查看 log 及 Grad dump 文件,没有电源供电方面的报错,或许 Slave Z 轴输出端有问题(虚接或断路等)。

关闭梯度柜,放电后查线,X+ 与 X- 为 0.02Ω,Y+ 与 Y- 为 0.03Ω,Z+ 与 Z- 为 $170K\Omega$,可判断是 Z+ 与 Z- 间梯度线虚接或断路。打开 SFB,继续排查,可见最外侧、最左端滤波器接线端子上的两条梯度线全部烧断,线鼻子和 Terminal 烧在了一起,滤波器上面的橡胶盖已弹出,有液体渗出。测滤波器上下接线端子电阻为 0.03Ω,说明滤波器功能正常,但考虑到结构上会有隐患,所以决定更换。将新压的线鼻子用多层高压绝缘胶带缠绕,检查并加固其他滤波器与梯度线连接,扫描水模,设备正常运转。

(八) 故障八

1. 故障现象及提示　MR 水冷机水管爆裂,大量水流入梯度柜和 DACC 柜,无法扫描。

2. 故障分析及排除　首先修复水冷机。梯度柜和 DACC 内水自然风干,但过水痕迹严重。用水模进行扫描,扫描界面及日志中报梯度错误。考虑到两个机柜都进水,故做相关检测,以排查故障。

对射频系统、CDAS 及重建器进行检测都通过,基本排除 DACC 机柜的问题。再次进行水模扫描,无法扫描。再进行梯度调整,Amplifier adjustment X 不成功。GAMP 红灯亮,表明梯度放大器有错误。查看 Grad dump 文件,可显示进水后梯度遭到破坏的时间,随着水分的蒸发,x 轴、y 轴、z 轴三组梯度交替报错,最终稳定在 Z 轴梯度上。

用万用表测量 POWER MODULE z 轴上的保险,二极管档无声音,欧姆档大电阻。将 z 轴保险与 y 轴保险互换,错误转移至 y 轴,z 轴正常,可排除 z 轴除保险以外其他部件的问题。判断 5A FUSE 出现问题。在电子市场买到两头式 5A FUSE,焊接两个管脚。换上自制保险后,系统恢复正常。进行与梯度系统有关的检测和校准。观察扫描患者情况,一切正常。

第七节　磁共振特殊成像技术

一、生理性门控技术

在胸腹部 MRI 检查时,由于受到人体呼吸和心脏搏动等运动的影响,可造成严重的运动伪影,影响图像的质量。为了减少运动伪影,确保成像质量,磁共振成像采用心电门控技术、脉搏门控技术、呼吸门控技术等对这些周期性的生理运动进行技术处理。

（一）心电门控技术

1. 心电触发及门控技术　心电门控是减少心脏与血流伪影最重要的方法，可用来观察纵隔解剖、心脏结构及大血管结构，还可用于流量分析及 PC-MRA。它是以心电图 R 波作为 MRI 测量的触发点，选择适当的触发延迟时间（R 波与触发脉冲之间的时间），可以获得心动周期任何一个时相的图像，每次数据采集与心脏的每次运动周期同步，心电触发技术也称前瞻性心电门控技术。R 波触发可与多层面多时相扫描技术相结合。心电门控是只在心电门开放时采集信号，凭借选择层面的稳定状态激发成像，能提供多时相扫描恒定的信号强度。用于 MRI 心电门控的 ECG 信号通常从 3 个或 4 个电极获得，电极一般贴敷于前胸壁。

回顾性心电门控与前瞻性心电门控技术不同，它不是利用心电图的 R 波进行触发，不以心电周期为一个数据采集单位，而是连续采集数据，在数据采集时记录心电图的位置，心电图的变化与数据采集是独立的，数据采集完成后，根据心电图对应的数据进行分类产生不同时相的图像，即把每个心动周期中相似时相的 MR 信号用于重建一幅图像。在使用回顾性心电门控技术采集时，TR 相同，每次采集的信号特征基本相同，在连续电影显示时，不会出现由于信号强度的波动而产生的所谓闪烁效应。它主要应用于心脏电影成像中。

2. 脉搏门控技术　脉搏门控通常利用指脉探测夹或指套，夹套手指末节，来探测脉搏随心动周期的变化波。利用脉搏幅度触发扫描，使心脏运动与数据采集同步，较心电触发粗略、简单，一般用于胸部扫描，无准确的时相对应，同时也可作为检查时监视患者状况的手段。

（二）呼吸补偿及呼吸门控技术

1. 呼吸门控技术　是通过选择性地处理呼气或吸气过程中某一时相所采集的信号来实现的，它常用一种能测量胸腹部呼吸运动的气压感受器或温度传感器来检测呼吸周期的频度。气带或压力垫一般束于胸部或腹部呼吸运动幅度最大的部位，温度传感器测定鼻腔空气的温度变化。使用气压带时一定不能折压，否则呼吸信号不准确。呼吸门控通常以其呼气或吸气（常为吸气）相来获取 MR 信号数据。如果呼吸门控所控制的 MR 数据采集是在每一次呼吸周期的吸气时相采集数据，可得到一系列对应于

吸气相的某一层面的 MR 数据，使受呼吸运动影响的成像层面数据保持相对恒定状态，而达到排除呼吸运动干扰的目的。呼吸门控技术主要包括呼吸触发和呼吸补偿技术。

呼吸触发属于前瞻性呼吸门控技术。如果呼吸节律较好，一般人平静吸气后即开始呼气，从一次平静呼气末到下一次吸气前有一段时间为呼吸运动相对停止的平台期，所以一般以呼气末为触发点，开始进行 MR 信号采集，到下一次吸气前停止采集，使 MR 信号采集时段发生于呼吸运动相对停止的平台期，将明显减少呼吸运动伪影。为了达到每次采集的同步技术，门控技术将数据采集控制在呼吸波的一定域值的上限和下限。

2. 回顾性呼吸门控技术　回顾性呼吸门控技术又称其为呼吸补偿技术或呼吸秩序相位重排技术，其原理是在扫描过程中通过压力传感器把患者的呼吸波型信号记录并存储，MR 信号采集一直在进行，即呼吸波型的记录与数据采集是独立的。最后，将不同呼吸状态所采集的信号进行分类，一般在呼气末期后的平台期利用低频相位编码采集对运动较为敏感的 K 空间中心区域信息，而在呼吸周期的其他时相则利用高频相位编码采集对运动相对不敏感的 K 空间周边区域信息。这样原来呼吸运动引起随机的相位偏移，因与呼吸信号整合并进行相位重新排列后变成规律性变化，而具有高频随机性的伪影信号将被推挤到视野的边缘或视野外，从而减少或基本消除视野内的运动伪影。

3. 导航回波技术　导航回波技术是通过采集回波信号来动态检测脏器界面的运动轨迹，从而消除和纠正运动伪影或图像变形。它是在信号采集前使用导航回波，使右膈顶运动高度实时显示，并根据膈顶位置来触发真正的成像脉冲序列，从而消除或减少呼吸运动伪影。导航回波技术主要应用于自由呼吸的上腹部成像，另外还常用于自由呼吸的心脏成像（冠脉成像），用心电触发技术来控制心脏运动，导航回波技术控制呼吸运动。导航回波技术可以分为一维、二维或三维采集，目前临床上应用较多的是二维导航回波技术。

二、脂肪抑制技术

在 MR 成像中，脂肪组织的质子含量较高、短 T_1 及较长 T_2 的特性，因此来自脂肪组织的 T_1 像及 T_2 像均为高信号，在 TSE T_2 像中其信号更高，这些高信号常干扰周围组织结构的成像，脂肪抑制技术

对消除这些高信号的影响非常有用,在富含脂肪组织的部位,由于脂肪信号被抑制,病灶边缘可勾划得更加清晰。脂肪抑制技术还可以减少伪影,提高图像质量,尤其是在 T_2 加权像表现更加明显。因此脂肪抑制技术是 MRI 检查中非常重要的技术,合理利用脂肪抑制技术不仅可以明显改善图像的质量,提高病变的检出率,还可为鉴别诊断提供重要信息。脂肪抑制技术有多种,但多数是以下列几种或其变型为基础,即短时反转恢复法(STIR)、化学饱和法(chemsat)、Dixon 方法及选择性水激发技术等,其中前两者较为常用。

(一)短时反转恢复法

STIR 是一种最简单的脂肪抑制技术,对脂肪信号的抑制基于弛豫过程中在某一时刻某种组织的纵向磁化矢量为零(该点称为零点)的特性,利用此点,能使不同的组织产生信号缺失。如果选择的 TI 值恰好等于某一组织到达零点的时间,则该组织就会出现信号缺失,零点值因组织而异,通常 TI 为组织 T_1 时间的69%。抑制脂肪组织信号的 TI 等于脂肪组织 T_1 值的69%。

组织的 T_1 依赖于场强,场强增高则 T_1 延长,因此抑制脂肪组织的 TI 值也应根据场强的不同作相应调整。当场强为 3.0T 时,TI 一般选择 160~180 毫秒,当场强为 1.0~1.5T 时 TI 一般选择在 150~170 毫秒。STIR 抑制脂肪信号的效果好,场强依赖性低,对病变的敏感性高,且受磁场均匀性的影响小,大 FOV 成像的脂肪抑制效果较好。但 STIR 扫描时间长,图像信噪比差,特异性差,它不仅抑制脂肪组织信号,其他组织如果 T_1 值等于或近似于脂肪组织(如血肿等),也会被抑制,不能应用增强扫描。

(二)化学位移饱和法

化学位移饱和法(chemical shift selective presaturation,Chemsat)又称为频谱饱和反转恢复法(spectral presaturation with inversion recovery,SPIR),脂肪组织中氢质子的进动频率比水中质子要慢大约 3.5ppm,可以利用这一特性来选择适当的发射频率优先激发脂肪,进而使其处于饱和状态,不产生 MR 信号。是在无梯度场的条件下,以窄频带 90° 脉冲优先激发脂肪,这个脉冲的频率与脂肪中质子进动频率一致,终止后用附加的梯度场使脂肪信号相位离散,再开始使用所选择的脉冲序列,此时脂肪的质子处于饱和状态,不受第二个 RF 脉冲的激励,因此信号中无脂肪质子的成分。同样,如果预选脉冲带宽与水质子一致,则得出纯脂肪的质子图像。通常预选择脉

冲到真正脉冲序列开始的时间间隔及预脉冲作用的时间在不同场强下不同,且发射的脉冲带宽也随磁场强度而变化。

化学位移饱和法可用于多种序列中,如 SE、TSE 及 GRE 序列等。该技术利用的是脂肪和水的化学位移效应,因此信号抑制的特异性较高,主要抑制脂肪组织信号,对其他组织的信号影响较小。该技术的缺点是需要额外的射频脉冲及梯度场,增加了扫描时间,也增加了患者的特殊吸收率;减少了每个 TR 所允许的扫描层数;易受磁场的非均匀性和患者磁敏感性的影响,磁场越不均匀,脂肪抑制效果越不好,因此大 FOV 脂肪抑制不完全;越偏离中心的部位,脂肪抑制效果越差;降低了整个图像的信噪比,场强依赖性较大,低场效果不佳。

(三)Dixon 方法

早在 1984 年 W.T.Dixon 提出两点法水脂分离技术,Dixon 方法是一种简单的化学位移成像技术,即为化学位移水-脂反相位饱和成像技术,能将 MR 图像中水和脂的信号区分开来。脂肪组织中氢质子的进动频率比水中质子要慢大约 3.5ppm,即在 1.0T 磁场中水质子较脂肪质子的拉莫频率快 $\Delta f=3.5\times42.5MHz=148Hz$,因此水质子横向磁化矢量较脂肪质子横向磁化矢量快一周期所用的时间为 $t=1000ms/148=6.8ms$,即 RF 脉冲激励后,水质子横向磁化矢量与脂肪质子横向磁化矢量相位每隔 3.4ms 同相、反相一次。当成像序列的回波时间 TE 设定为 $3.4\times2n$(n 为自然数)时,得到同相位图像,TE 为 $3.4\times(2n-1)$ 时得到反相位图像。由于水质子与脂肪质子横向磁化矢量的相位呈同相及反相交替出现,MR 信号的幅度也出现波动状态,同相位时,两者信号相加,反相时相者信号相减,使信号幅度下降,因此在反相图像上,水脂交界处及同时含水及脂肪的部位信号明显下降。该技术常用于腹部成像。

Dixon 法是先产生两幅相位敏感图像,即一幅为水和脂肪质子同相位图像,一幅为相位差为 180° 的图像,然后把两幅图像进行减影,就可得到单一的水或脂肪图像。该方法水脂分离的程度关键是水和脂肪的进动频率,如果磁场不均匀,就会改变水和脂肪的进动频率,最终的图像 SNR 较低。因此提出了三点式 DIXON 水脂分离成像技术,在相同的 180° 相位回聚脉冲后,采集三次信号,时间点分别是 0,π,$-\pi$,在后处理中计算水和脂肪的相位值,确定每个像素中水和脂肪的信号,可以充分地克服磁场不均匀性,清晰地显示水脂边界,水脂分离彻底。目前

各公司均推出了基于三点式DIXON技术的全新多对比度成像技术，GE公司称为IDEAL，西门子公司称为DIXON，飞利浦公司称为mDIXON。一次成像获得四种对比度，一次成像可获得水相、脂相、水脂同相、水脂反相，不仅优化了扫描流程也提高了病变诊断的特异性，水像脂肪信号能被充分剔除，从而提高了病变与邻近结构之间的对比，提高了病变检出的敏感性，脂像在富含脂肪的器官（如乳腺）也提高了病变的敏感性；还能进行多序列多对比度兼容，既能与快速自旋回波（FSE）也能与梯度回波（GRE）组合，也能用于产生T_1、T_2等多种对比度，因而在临床上可用于不同部位不同目的。

（四）选择性水激发技术

由Szumowki等开发了一种自旋回波模式的混合性脂肪抑制技术，它是应用两种独立的物理机制来消除脂肪信号，即频率激发方法和相位敏感法，利用两者的优点形成一种双激发序列。混合法是使用频率及空间选择性激励脉冲（该脉冲是为分离水与脂肪的磁化矢量而设计的层面选择射频脉冲），该脉冲为二项式脉冲，再加上失相位和同相位的数据采集方法。所谓二项式脉冲为按一定比例将90°脉冲等间隔分隔，如121二项式脉冲将90°脉冲分为22.5°、45°、22.5°脉冲等间隔作用，其作用原理为第一个22.5°脉冲使脂肪与水的磁化矢量同相位，由于水和脂肪的进动频率略有差异，弛豫中两者的相位差不断增加直到反相位时加45°脉冲，该脉冲的作用是使脂肪与水的横向磁化矢量在xy平面上重聚（而此时两者的纵向磁化矢量进动的角度已经不同），当两者再度反相时，加下一个22.5°脉冲，使水只具有横向磁化矢量而脂肪仅剩下纵向磁化矢量，此时只有水产生MR信号。通过第二个脉冲选择性地向前或后旋转磁化矢量，可以控制抑制脂肪或者水。二项式脉冲之间的时间间隔依赖于水和脂肪频率差（3.5ppm），在1.5T磁场中每2.3ms同相与反相一次。对均匀性相对差的磁场的二项式脉冲可用1331长脉冲（由11.25°、33.75°、33.75°、11.25°脉冲组成），还有11脉冲（45°、45°脉冲组成），121脉冲是标准的脂肪或水抑制脉冲，1331脉冲较复杂，脂肪抑制效果较好，但时间较长，11脉冲为快速水激励技术，效果相对差一些。

在无外加梯度场的条件下，作用于含水和脂肪的组织时，或激发水，或激发脂肪，Philips公司称这种技术为选择性激励技术（principle of selective excitation technique，PROSET），在进行水选择激励时称为WATS（water selective），进行脂肪选择激励时称为FATS（Fat selective）。把它用于混合序列时，脂肪受激发后很快发生相位离散，便产生仅有水质子的图像，其特点为脂肪信号呈均匀一致地消失。与两次激发的自旋回波序列相比，该技术有极好的脂肪抑制效果并不伴有成像时间的明显延长，也无需增加图像的后处理过程，但此项技术要求观察野内主磁场的均匀性要超出水和脂肪化学位移的差异，因而目前只适用于高场强。如果磁场均匀性尚可，也可用于中场强。Proset技术主要应用于神经根、关节软骨、胰腺及血管成像中。

三、MR水成像技术

（一）MR水成像原理

磁共振水成像是根据人体器官内液体具有长T_2弛豫的特性，综合应用磁共振扫描序列和参数，利用重T_2加权技术使实质器官及流动血液呈低信号，而相对静止液体表现出明显高信号，通过后处理技术获得类似于各种X线造影的液体MR影像。可应用于人体的胆道系统、泌尿系统、椎管、涎管、内耳淋巴管、泪囊、精囊和肠道等含水器官的显示，其中以磁共振胰胆管造影、磁共振尿路造影、磁共振脊髓造影及磁共振内耳成像在临床上应用较多。

磁共振水成像采用重T_2加权像，长TE值（>150ms），大于周围组织的T_2值，使周围实质器官呈低信号，形成"暗"的背景，快速流动液体如动脉血，由于流空效应在影像上表现为信号缺失，流速缓慢或停滞的液体（如脑脊液、胆汁、尿液、静脉血等）T_2值远大于扫描所选的TE值，因此这些液体呈高信号，这样达到水成像"造影"的效果，形成良好的对比度。

MR水成像的优点：①无侵袭性，不需插管，无操作者技术问题；②不用对比剂，无对比剂不良反应的问题；③器官内的液体是天然对比剂，即使管道完全阻塞时亦能观察管道远端的影像，有感染时也可作此检查；④疑有导管狭窄者，可在任何平面获得多层投影的影像。

（二）水成像扫描序列

磁共振水成像采用长TR、长TE脉冲序列进行重T_2加权像，成像时间较长，因此通常采用快速自旋回波序列（TSE）或梯度回波序列（GRE）进行成像。

1. 梯度回波序列　作为稳态自由进动（steady-state free precession，SSFP）的梯度回波技术，是磁共振水成像常用的技术之一，由于该技术图像信噪比较低,需用较厚的层面和较大的视野进行成像,只能展示扩张的胆管影像,正常胰胆管影像展示受限,微小结构的展示不理想。用 3D 快速梯度回波技术(3D-CISS 或 3D-MPRAGE)采集可改善图像质量,进行薄层扫描,提高了空间分辨率,极短的 TR、TE 使成像时间大大缩短,并可确保重 T_2 加权,但梯度回波序列产生的图像会受磁场不均匀和磁敏感效应的影响,且脂肪信号较高,减低了肝外胆管背景之间的对比度,使其应用受到一定的限制。

2. 快速自旋回波序列　TSE 具有较高的图像信噪比和对比噪声比,磁敏感伪影和运动血流敏感性较低等特点,是磁共振水成像最常用的序列之一,目前多采用 3D TSE 或单次激励 TSE 技术。3D TSE 技术通常用于胆管、尿路、内耳、脊髓等水成像,通常 TR 在 8000ms 以上,TE 在 160ms 以上,另外需要附加呼吸门控、脂肪抑制等技术,所得 3D 数据可进行任意方向 MIP 重建。该技术的特点为薄层采集,图像信噪比高,可进行任意方向重建,并可以电影方式显示,有利于观察病变不同方位的形态,但相对扫描时间长。

采用 2D 单次激发 TSE 技术进行水成像,该技术单层的厚层(4~8mm),如附加半傅里叶 HASTE 采集技术,成像时间非常短,单层成像可在 1 秒以内,并可重复多次进行多层采集,多层成像也可在一次屏气时间内完成,该成像技术可直接成像,每一单层都类似胆管造影的投影像,不需要作最大信号强度投影后处理,它缺点分辨率低,不利于诊断小病灶。

TSE 技术比 GRE 技术有如下优势:能提供较高的信噪比和对比噪声比,可使用薄层扫描消除运动伪影;TSE 可减少磁敏感性效应,在 MRCP 中能显示不扩张的胰胆管。磁共振水成像早期多用梯度回波序列,近年来由于磁共振系统性能的不断提高,成像速度加快,TSE 序列不断改进,使其成为磁共振水成像的主选技术。

(三)磁共振水成像的临床应用

磁共振水成像的临床应用包括磁共振胰胆管成像(MR cholangio-pancreatography,MRCP)、磁共振泌尿成像(MR urography,MRU)、磁共振椎管成像(MR myelography,MRM)、磁共振内耳淋巴管成像(MR labyrinthography,MRL)、磁共振涎腺管造影(MR sialography,MRS)、磁共振脑室造影(MR ventriculocisternography,MRV)及磁共振鼻泪道造影等。MRCP 是观察胰胆管系统解剖和病理形态的技

术,可与 ERCP 互补。MRCP 无创,可作为初筛的检查手段及占位性病变远端部位的检查,MRCP 显示正常胰胆管结构及其变异,无注射对比剂压力的影响,可用显示胆石症、良恶性胆管阻塞、胆道炎症、胆胰管变异或畸形、急慢性胰腺炎、胰腺癌、胰腺黏液囊腺瘤、先天性胰管扩张、胰腺分离症。对于恶性肿瘤性黄疸不能手术切除只能作姑息治疗者,可作 MRCP 来确定胆管内支架放置的部位。

MRU 可观察肾盂肾盏和肾实质及输尿管和膀胱,因不用碘对比剂,可避免碘不良反应的危险,而所得的图像和静脉尿路造影相似,因此,MRU 特别适用于对对比剂过敏或严重肾功能损害者,儿童和妊娠者,可避免碘不良反应和 X 线曝光。MRU 可用于尿路结石、肾盂肾盏肿瘤、输尿管肿瘤、膀胱肿瘤、其他原因的尿路梗阻、泌尿系变异或畸形等诊断,亦可用于了解盆腔恶性肿瘤侵及输尿管以及盆腔肿块与输尿管的关系。

MRM 是观察脊髓解剖和病理形态的方法,可观察脊髓、马尾、神经根和椎间盘等,腰骶椎 MRM 的影像是满意的,能满足临床要求。颈椎段的蛛网膜下腔相对窄以及脑脊液搏动性流动的影响,MRM 影像质量受到影响,因而不能广泛地用于颈椎段的检查。MRM 可用于椎管肿瘤的诊断,判定肿瘤是位于硬膜外、髓外硬膜内或脊髓内。对于椎间盘突出者,除能确切定位外,亦可显示其神经根周围囊肿和蛛网膜粘连,以及对脊髓空洞症、脊椎骨病变、腰神经压迫综合征和椎管狭窄的诊断亦有帮助。

MR 涎管造影是非侵性检查,不需要插管和注射对比剂就可了解涎腺导管的开口和口径的异常,以及与其相邻的肿块性病变。涎腺导管开口细小,对插管技巧要求较高,有时插管难以成功,而 MRS 无插管技巧问题,患者无痛,主要用于炎性病变和肿瘤的诊断。

MR 内耳水成像借助于耳蜗及半规管内的淋巴液作为天然对比剂成像,主要用于膜迷路病变的检查。另外鼻泪道和输卵管等部位的 MR 水成像也具有潜在的临床意义。

四、磁共振波谱技术

磁共振波谱分析(magnetic resonance spectroscopy,MRS)是目前临床唯一能对人体的组织代谢、生化环境及化合物进行定量分析的无创技术。它利用不同代谢物的质子进动频率的差异,辨别各种代谢产物信息,达到诊断的目的。

（一）MRS 基本原理

MRS 的基础是化学位移，即由于原子核外电子云分布不同，导致原子核所处局部磁场强度不同，从而引起相同原子核的进动频率出现微小差异，产生不同的 MR 波峰（Peak）。化学位移的这一特征使得蛋白质的不同质子之间、腺苷三磷酸（ATP）中的不同磷酸盐间、代谢中间产物的不同碳原子间均可测出不同的波谱。化学位移产生的 MR 频率差异很小，它所产生的信息差异也很微弱，为了最大限度地利用这些微小差异，外磁场必须十分均匀。如果外磁场在均匀性上有一点改变，它所产生的局部共振频率差异将永远大于受检体化学位移所产生的共振频率差，由此引起的 MRS 共振频率波峰加宽，使得化学位移引起的微小波峰无法辨认。

MRS 技术要求短的射频脉冲激励原子核，将所采集的信号通过傅里叶变换成为波谱。MRS 谱线的横轴代表化学位移，即频率，单位用 ppm 来表示，所能探测到的化合物表现为在一个或几个特定频率上的峰。纵轴是化合物的信号强度，波峰高度或波峰下面积与该化合物的浓度呈正比。化合物最大峰高一半处的谱线宽度称为线宽（linewidth），亦称为半高全宽（full width at half maximum，FWHM），它与化合物的 T_2 弛豫时间、磁场的均匀度和受检体本身对磁场均匀性的影响有关，它决定谱线的频率分辨力。

MR 波谱分析所包括的计算一般包括下列内容：受检波峰的共振频率中心；波峰高度（即波峰强度）；半峰高宽，代表波峰的尖锐度；峰域，如果在充分弛豫状态下进行 MRS 采集，则峰域代表波峰包括的总面积，它与标本内受检成分的浓度呈正比；峰型，分为 Lorentzian 型、Gaussian 型及混合型，还要看波峰是否对称等。

（二）在体定域 MRS 的研究对象

具有自旋特性的原子核才能产生磁共振，生物体中大约有 100 多种原子核具有自旋性，但大多数自旋核自然丰度低，敏感性差、含量少，不能用于研究。目前用于在体定域 MRS 研究的原子核有：^{15}N、^{1}H、^{31}P、^{23}Na、^{13}C、^{19}F 等，其中以 ^{1}H 及 ^{31}P 波谱分析应用最为广泛。

1. 磷 -31 ^{31}P 的绝对敏感性只 ^{1}H 的 $7×10^{-2}$ 倍，但在生物体内大多数分子都含有 ^{31}P，而且许多含磷化合物（如 PCr、ATP 及 Pi）参与细胞的能量代谢与生物膜有关的磷脂代谢。因此，^{31}P 波谱被广泛应用于研究组织能量代谢和生化改变中，尤其是这些代谢物在生物体肌肉骨骼中含量相对高。^{31}P 共振

频带大约为 40ppm，其谱线相对简单。大多数代谢物中每个分子只含有一种磷基，因此只有一个信号峰，在体生物组织 ^{31}P 波谱通常可以检测出 9 种不同代谢物：磷酸单脂 PME（包括磷糖）、无机磷 Pi、磷酸双脂 PDE、磷酸肌酸和磷酸精氨酸 PCr、腺苷三磷酸 ATP-γ、ATP-α、ATP-β、二核苷酸及二磷核苷糖。其中二核苷酸、二磷核苷糖不易被测出。31P 波谱中发现：ADP 的 α、β 峰与 ATP 的三个磷酸盐峰 α、β、γ 重叠，它是线粒体氧化磷酸化的调节剂。ATP 是能量代谢的中心媒介，用 β 峰确定 ATP 的浓度。PCr 峰在 ATP 的 β 峰左侧，它与 ATP 可用来测量样本的能量状态，对病理或药物应激反应灵敏。Pi 是 ATP 降解的产物，是单碱与二碱无机磷酸盐的总和，其化学位移峰表示了两种物质数量的平均值，它们的浓度比例随环境 pH 而变化。

2. 氢 -1 ^{1}H 在所有应用于 MRS 的原子核中自然丰度最高、检测的敏感性也最高，观察质子波谱的状况已成为 MRI 的基础。^{1}H 波谱分析可检测与脂肪代谢、氨基酸代谢以及神经递质有关的化合物，如含胆碱的磷酸酯（Cho）、肌酸（Cr）、γ- 氨基丁酸（GABA）、谷氨酸和谷氨酰胺、乳酸（Lac）和 N- 乙酰门冬氨酸（NAA）等。NAA 主要存在于神经元及其轴突，可作为神经元标记，其含量可反映神经元的功能状态，与神经元衰竭有关的病变引起 NAA 减低；Cr 为能量代谢产物，它总浓度相对恒定，在很多情况下它是对 NAA 和 Cho 强度归一化的内部标准，用以校准磁场或射频场的非均匀引起的信号强度的空间变化，常用其他代谢产物与 Cr 的比值反映其他代谢产物的变化。Cho 主要存在于细胞膜，其含量变化反映细胞膜代谢变化，在细胞膜降解或合成旺盛时其含量增加。Lac 是糖酵解的最终产物，在缺血或缺氧的条件下，当氧化代谢不能满足能量需求时 Lac 浓度迅速增加，测量乳酸盐浓度是 ^{1}H MRS 一个重要应用。目前氢质子 MRS 技术在临床上应用相对较多，常用的部位包括颅脑、乳腺和前列腺等。

（三）MRS 的定位技术

在体定域 MRS 测量准确性取决于其定位技术。定位技术是将产生 MRS 信号控制在一定容积的兴趣体内。目前的定位技术有深部分辨表面线圈波谱分析法、激励回波探测法、点分辨波谱法及化学位移成像定位方法等。

1. 单体素 MRS 通常三个互相垂直平面选择采集某单一立方体积内组织的波谱。

（1）点分辨波谱法：点分辨波谱法（point resolved

spectroscopy，PRESS）是在通过化学位移选择性饱和技术进行水抑制后，采用三个选择性脉冲加在三个相互垂直连续梯度上实现单体素定位技术。此方法采集全部信号数据，SNR 较高，对匀场和水抑制要求不如激励回波采集方式严格，但 TE 较长，对短 T_2 代谢物不敏感。PRESS 是 ^{1}H MRS 常规定位技术之一。

（2）激励回波采集法：激励回波采集法（stimulated-echo acquisition mode，STEAM）主要用于 ^{1}H 的 MRS 研究中。用三个 90° 选层脉冲分别加在三个垂直梯度场中，产生三个互相垂直的平面，VOI 为三个层面交叉区域。STRAM 技术使用是回波信号，可选择较短的 TE 时间，因此它适用于 T_2 时间相对短的代谢物，STRAM 技术的 J 偶合作用比 PRESS 小，是 ^{1}H MRS 常规单体素定位技术之一。

2. 多体素 MRS　多体素 MRS 可测量所选兴趣区内多个邻近体素的磁共振信息，又称化学位移成像或磁共振波谱成像。该技术是多维（二维或三维）相位编码技术，为多体素定位技术，与同名的成像法不同。空间定位由选择性 RF 脉冲及三维梯度在每次扫描中递增而定，每个体素的大小由所选的矩阵及扫描野（FOV）大小决定，在数据采集时不加梯度，这样保持了化学位移信息。2D CSI 通常是用一个选择性脉冲及一个层面选择梯度和相应的聚相梯度，当所有梯度关闭后开始采集数据，选择性 RF 脉冲中心到开始采集数据之间的时间必须足够短，以减小由于 T_2 衰减及基线破坏引起的时间域信号在开始采集信号时数据点丢失现象。3D CSI 序列与 2D CSI 十分类似，三维空间定位是相位编码梯度同时加在三个方向上，用一个长方形脉冲代替层选脉冲，这个脉冲比层选脉冲短，因此脉冲中心到开始采集数据之间的时间比 2D CSI 序列短，相位编码梯度幅度在每个方向变化可以不同，因此可产生长方形体素。

CSI 技术的优越性是可在磁共振图像上直接定出所需测量的位置，使正常组织和病变波谱容易比较，且每次检测为整个 FOV 信息，由于体素容积较小，信号强度较低，采集次数要相对多一些，扫描时间长。目前 CSI 定位技术已普遍应用于 ^{1}H、^{31}P 谱，成为常规多体素定位技术。

五、MR 血管成像技术

磁共振血管成像（magnetic resonance angiography，MRA）是非创的、无射线的血管成像方法，它不仅能够提供正常血管的解剖及其病理改变，同时还可显示血流的速率和方向，常规 MRA 利用磁共振对流动效应的特殊敏感性显示血管，无需注射对比剂，描述了血液的物理性质，可从任意方向投影成像，且既可同时显示动脉、静脉及毛细血管，又能分别显示。但常规 MRA 成像序列在显示血管时还出现一些问题（如伪影干扰图像、对毛细血管分辨力差等），近年发展起来的三维动态增强磁共振血管成像（three imensional dynamic dontrast enhenced MRA，3D DCE MRA 或 3D CE-MRA），克服了常规 MRA 的缺陷，同时也具有无创、无射线及不用含碘对比剂等优点，有广阔的临床应用前景。MRA 有时间飞逝（time of flight，TOF）MRA、相位对比（phase contrast，PC）MRA 及 3D DCE MRA。

（一）流动效应及其对 MR 信号的影响

MR 影像上流动的性质决定流体的信号强度，由流动性质决定流体信号强度的现象称为流动效应，它是 MR 影像对比度来源之一。流动效应分为时间飞逝效应及相位对比效应。

1. 时间飞逝效应　时间飞逝是借用物理化学中描述分子或化合物在两个相继事件（如激励和检测）中移动时间的术语，在 MRA 中时间飞逝是指流动中的质子从激发标定到检测的时间。当血流方向垂直于成像层面时，血流信号的强弱依赖于血液的流速、成像层面的厚度及层面在成像体中的位置、脉冲序列的重复时间 TR、回波时间 TE 等。时间飞逝效应主要有两种表现：流入性增强效应及流空效应。

（1）流入性增强：当血液流入成像体的第一个层面时，在激励选层脉冲（假设为 90° 脉冲）作用下，层内的所有磁化矢量旋转 90° 进入饱和状态，在第二个选层脉冲到来之前，经过 TR 时间，有一部分饱和质子已流出成像层面，被层面外末饱和的血流质子所代替，这些充分弛豫的质子形成较强的 MR 信号，周围的背景组织仍处于部分饱和状态，产生的 MR 信号相对低，把这种与流入有关，血流信号超过背景组织信号的现象称为流入性增强。信号增强的程度与层厚 d、流速 v 及序列的重复时间有关。流入增强存在于多层面成像中。

（2）高流速信号丢失：SE 序列中在 90° 脉冲与 180° 脉冲时间间隔（TE/2）内，有一部分已被激励质子流出成像层，不能产生回波信号，因此减弱了回波信号强度。流出的受激励质子所占的比例为 vTE/2d，自旋回波信号强度与留在成像体层内的受激质子数呈正比，当 d/TR≤v<2d/TE 时，流入增强达

到极限,自旋回波信号强度随着流速增加减弱,直到 $v \geq 2d/TE$ 时,成像体内全部受激质子被冲走,回波信号强度变为零把流体信号消失的现象称为流空现象。梯度回波快速扫描序列中,由于没有 180° RF 脉冲,时间飞逝效应引起的信号损失明显减弱,完全弛豫的质子产生流入增强效应,因此在梯度回波成像中流入增强效应比较明显。

(3) 舒张期血流呈高信号:在某些情况下动脉血流速减慢使血液在血管中滞缓也可产生高信号,在一个心动周期中,动脉血流速交替变换,收缩期加快而舒张期变慢或停滞,若受检者心动周期与重复时间 TR 同步时(如心率为每分 60 次,TR 为 1 秒时),可产生类似心电门控的效果,SE 序列中如果在舒张期进行信号采集,因流速相对缓慢出现高信号。

2. 相位效应 流动效应的另一种表现是由质子沿梯度场运动时,其横向磁化矢量产生相位位移的差异导致信号减弱或消失的现象,称为相位效应。可用相位效应产生流动图像,定量评价血流速度及定量评价相位位移效应。血流是血管中心的血液流动快而靠近血管壁处的血液流动慢,快速流动的质子相位位移比流速慢的相位位移大,因此相位相关性被破坏,这种离相导致了流动质子的信号降低,甚至整个信号丢失,这种现象是一种流空现象。另外,任何流速都有误差,如局部湍流或涡流也会产生相位位移,增加了相位离相的速度,也有可能增加流空现象。减少体素大小可减少流体的相位离相作用,因为小体素中血流速度变化范围小,但它导致 SNR 的降低,可用重复扫描进行弥补,或通过在高磁场下提高 SNR。在实际应用中必须选择适当的体素大小,不影响图像质量,但体素减少并不限制湍流和涡流引起的相位离散。

(1) 湍流和涡流产生的流空效应:湍流和涡流具有各种方向随机波动的速度分量,速度变化的随机性使其质子在梯度场中的进动相位随时间的变化无规律,不可能在回波时刻重新聚相,因此以湍流或涡流形式流动的血流大都处于离相状态,出现流空现象。另外,湍流或涡流中自旋质子的相位离散可能产生相位编码错误,使一个体素中的信号沿相位编码方向被放置到其他体素位置上,产生伪影。在有涡流时仍可见层流区,在部分性血管阻塞的下游,较大的血管再通区仍可见层流现象,因此当血管壁或血管腔有静止性病变(如血栓、肿瘤或粥样斑块)时,在低信号的血管中表现为高信号的病理变化。

(2) 多回波技术中的相位效应:SE 多回波序列中,90° 脉冲结束的瞬时,成像层面中所有自旋质子具有相同的相位,90° 脉冲后由于梯度场的作用相位开始离散,180° 脉冲使之开始聚相,静止组织在 TE 时刻相位重聚,产生自旋回波信号,血流以层流流动时,沿管径不同位置流速不同,第一个 180° 脉冲不能使这些运动质子翻转聚相,但第二个 180° 脉冲可使这些质子翻转聚相,产生回波信号。这即为奇数波失相及偶数波复相效应。偶数回波重新聚相产生较高的回波信号,这种信号增加仅见于对称回波中,即第二个回波时间是第一个回波时间的两倍,不对称回波会使这种增强效应大大减弱或完全消失。涡流中偶数波增强很弱,层流中明显。

(3) 流动补偿:SE 序列中自旋回波的作用是为弥补因磁场不均匀或梯度引起的信号损失,但自旋回波无法克服由质子变速引起的相位位移。如果 90° 脉冲后在相位编码和选层梯度上附加梯度脉冲代替 180° RF 脉冲使质子相位沿梯度场的线性规律离相,紧接着再施加与前一个梯度脉冲方向相反、大小相等的梯度脉冲,使离相的质子开始聚相,并产生梯度回波信号,这个相反的梯度脉冲使静止组织及以恒速流动的质子相位重聚,这种脉冲技术称为梯度相位重聚技术(gradient motion rephasing,GMR)或流动补偿技术。

(二)磁共振血管造影成像方法

针对生物体内流体的流动效应及其对 MR 信号的影响,在脉冲序列设计中可根据临床需要突出一种效应而抑制另一种效应,如突出流入增强作用,减少相位效应对图像的影响称为时间飞逝(TOF)法 MRA,若突出相位效应,抑制流入增强效应,维持稳定的信号,称为相位对比(PC)MRA,另外还有一种称之为强度对比(MC)的 MRA 方法是利用相位离相聚相成像相减而产生图像。每一种方法都从不同角度充分地显示血流信号。

1. 时间飞逝 MRA 时间飞逝法(TOF)采用快速扫描序列,利用流入增强效应,选择适当的 TR 及 RF 脉冲倾角 FA,使背景静止组织处于稳定状态,不产生或产生较少的 MR 信号,而刚流入成像体层的血流未达到稳定状态,产生 MR 信号,增加血流与静止组织的对比度,充分体现血流的形态。时间飞逝技术按数据采集处理方法的不同可分为二维时间飞逝法(2D TOF)和三维时间飞逝法(3D TOF)。

(1) 3D TOF MRA:3D TOF MRA 是建立在梯度回波成像序列上的成像方法,它通过流动补偿作用,由流动增强效应来区分血流与背景组织的信号。

3D TOF MRA 的采集序列中,RF 脉冲激励的是一个较厚的区域(32~64mm),将 3D 区域分成大约 1mm 左右的层块(Slab)进行处理(一个区域块通常分为 30~60 部分),得到的是一系列层面的信号,再用最大密度投影法(MIP)进行后处理。3D TOF MRA 中静止质子在短时间内反复被激励后处于稳定饱和状态,血流进入成像体时处于未饱和状态,因此血流表现为高信号。但在血流通过成像体时,也受到 RF 脉冲的反复激励,而逐渐饱和,因此信号逐渐减低,这一过程与血流速度、流动方向、成像体积、序列的 TR、TE、RF 脉冲的倾角 FA 及层厚等因素有关。3D TOF MRA 技术信噪比较高,临床上主要用于评价快血流,显示动静脉及大容积成像的效果好,应用于显示 Willis 及周围血管、动脉瘤、动静脉畸形及血管闭塞等。

(2) 2D TOF MRA:2D TOF MRA 是通过选层梯度得到每一层面,2D 成像是按单一层面进行,一层接一层地激励并进行图像数据的采集,多次激励只采集一层信号,整个感兴趣层体是以一个连续多层面的方式进行图像采集和处理的。在 2D TOF MRA 中,流动成像参数如流速、血管几何形状、血液和背景组织的 T_1 值、FA、TE 和层厚等都对 2D TOF MRA 的对比度有影响。2D TOF MRA 对慢血流病变非常敏感,一般应用于显示静脉、肾静脉及四肢血管系统,但目前它主要用于 3D DCE MRA 成像前的血管定位像。

(3) 连续 3D TOF MRA:在 TOF MRA 中血管由于流动增强效应而呈现高信号,但在 3D MRA 中激励的是整个成像体,受多次激励的血流信号强度随它进入采样层体的程度而降低,这种饱和现象除了可用改变扫描参数如 TR、FA 等来解决,还可以通过减小层体的厚度来解决,这就是所谓的 3D 连续层体 TOF MRA,把一个 3D 层体分为多个 3D 薄层体,并重复扫描,把得到的 3D 数据组合成一个 3D 层体进行后处理,得到一个完整的血管成像图像。3D 连续 TOF MRA 实际上是多层体 3D TOF MRA 技术,它具备 2D 和 3D TOF MRA 的优良特性,该技术目前在临床上应用很广泛,因为它能对大范围的血管成像,如一般的血管成像技术很难对从主动脉分叉到 Willis 环这一大范围整个成像。

2. 相位对比 MRA　PC MRA 的信号与质子横向磁化矢量的相位有关,其基础是流动质子的相位效应,它是在常规梯度场的基础上合并对称流动编码梯度的成像方法。PC MRA 对慢血流的小血管非常敏感,血流与背景组织的对比决定于血液的流速,PC 技术对背景信号的抑制能力很强,且能对血液流速做定量测量。相位对比 MRA 技术按数据采集处理方法的不同也可分为二维相位对比法(2D PC MRA)和三维相位对比法(3D PC MRA)。

(1) 3D PC MRA:3D PC MRA 的采集序列中,RF 脉冲激励的是一个较厚的区域,将 3D 区域分成层块进行处理,得到一系列层面的信号,然后用最大密度投影法(MIP)进行后处理。在 PC MRA 中施加双极性梯度脉冲,这对梯度脉冲大小相等、极性相反,施加第一个梯度场,则质子横向磁化矢量相位产生一定位移,再加第二个同样宽度但极性相反的梯度,则固定组织的相位位移因此被取消,而流动质子在此期间移动了一段距离,其质子的相位位移不能被取消,这一相位位移与质子在第二次梯度脉冲时质子的移动距离成比例,即与流速成比例,流动质子相位的这种变化是 PC MRA 的相位敏感性流动成像的关键。影响 PC MRA 对比度的因素有血流方向、流速大小、相位离散程度、流动补偿和饱和作用等。

在 PC MRA 中,流速对应的最大相位位移代表序列的流动敏感性,把流动敏感因素称为速度编码值(velocity encoding value,VENC)或最优速度范围(optimal velocity range,Vopt)。PC MRA 可定量计算血流速度,但在序列中必须选择包含感兴趣区血管内最大血流的 VENC,当 VENC 选择后,双极性流动编码梯度就被调整到能显示 VENC 及低于 VENC 流速的血流范围,且流速为 VENC 的血流信号最高。对流速高于 VENC 的血流在速度图像中表现为低信号(低流速)。

3D PC MRA 适用于诊断 AVM、评价颅内动脉瘤、用于静脉闭塞和畸形的诊断、可大范围成像(如整个颅脑)、用血管组成检查先天畸形、评价外伤性颅内血管损伤。3D PC MRA 比 3D TOF 显示更慢流速的血流,分辨率高,从不同方向产生高分辨率的 MIP 投影图像,优秀的背景抑制,对快、慢血流都敏感,可产生幅度和相位图。但 3D PC MRA 由于在多个方向应用流动编码,扫描时间比 3D TOF 长,重建时间长,对涡流的敏感性比 TOF 技术高,有可能用 2D PC 决定最优 VENC。

(2) 2D PC MRA:2D PC MRA 是利用双极性相位编码梯度的形式进行血管成像,只是 2D PC 对数据的采集是一系列连续的切层或单个层面,而不是一个层体。而且它只能在一个平面上进行投影。2D PC MRA 适用于显示门静脉结构、可用不同的

VENC 显示 AVM 和动脉瘤、为 3D PC 定位。2D PC MRA 成像速度快,可得到多个 VENC 下的血管成像,对慢、快血流都敏感,容易确定血流方向,定量分析流速,得到心电 2D PC MRA。但 2D PC MRA 不能多方向进行投影,体素大,产生体素之间的离相,TE 长使血管狭窄处信号丢失。

(3)门控 2D PC MRA:心电门控 2D PC MRA 是基于 MR 电影成像。TR 保持不变,相位编码由 ECG 触发,这种电影梯度回波脉冲序列的改变应用双极性梯度作为流动编码,VENC 与非门控 2D PC 选择一样,将心动周期许多不同点上的 2D PC MRA 采集综合起来,可在一个心动周期内得到多个时相的信息,并从这些信息中得到幅度与相位成像。这一技术可应用于盆腔和四肢的血管,可用于进行脑脊液成像

3. 三维动态增强对比 MRA

(1)3D DCE MRA 的成像技术:3D CE MRA 是通过静脉内团注顺磁性对比剂,利用对比剂在血管内短暂的高浓度聚集,明显缩短血液的 T_1 弛像时间,同时配合快速梯度回波 T_1 加权序列,用短 TR 效应有效地抑制周围背景组织的信号,形成血管信号明显增高而周围静态组织信号明显受抑制的强对比效果成像。该技术利用明显缩短 T_1 时间,与血液的流动效应无关,无需心电门控和空间预饱和技术,便可克服常规非增强 MRA 技术的不足。

目前用于 CE-MRA 的序列多为三维扰相 GRE T_1 加权序列,该序列采用很短 TR 和相对较大的激发角,因此 T_1 权重很大,血液可产生较高的信号,其他组织的信号因饱和效应将明显衰减,因此得出血液与其他组织的良好对比。

3D DCE MRA 使用的顺磁性对比剂与常规增强 MRI 所用的对比剂相同,即钆的螯合物。常用 Gd-DTPA,注入血管后短时间内集中于血管腔内,随后逐步进入细胞外间隙,最后经肾脏排出体外。根据对比剂到达各级血管的首过时间,可设定最佳数据采集时间,有目的地选择动脉或静脉成像,3D DCE MRA 的脉冲序列的扫描时间要求非常短,才能与各级血管的首过时间同步。常用 3D DCE MRA 有:经验估算法、试验团注法、自动触发及 MR 透视触发。

(2)后处理技术:在进行 3D DCE MRA 数据采集后获得各个单层的原始图像,通过后处理重建血管成像。在 3D DCE MRA 中采用数字减影技术,在对比剂注射前和注射过程中获得两组图像,相减得到血管成像。使用数字减影技术可以进一步减少背景

信号,提高信噪比后使得小血管显示的更好,可以减少对比剂用量,减影还有助于去除褶叠伪影信号。最大信号强度投影(MIP)或部分容积(subvolume)MIP 是最常用的重建技术。

3D DCE MRA 与其他 MRA 技术相比,比较真实地反映血管狭窄的程度及对血管腔的显示更为可靠,可完成多部位动脉和静脉的显示,成像速度快。在临床上主要应用于全身各脏器的血管成像中,尤其在体部血管成像中应用更为广泛。

六、磁共振功能成像

磁共振功能成像(functional magnetic resonance imaging,fMRI)是以反映器官功能为成像目标的磁共振成像技术,是相对于 MR 形态学而言的,具有广泛的含义,包括扩散加权成像、扩散张量成像、灌注加权成像、磁共振波谱成像及血氧合水平依赖成像等,狭义的功能成像仅指血氧水平依赖的脑功能成像。

(一)扩散加权成像

扩散加权 MR 成像(diffusion weighted imaging,DWI)是研究水分子微观运动的成像方法,它是利用对扩散运动敏感的脉冲序列检测组织的水分子运动状态,用 MR 图像显示出来。扩散运动是分子的布朗运动,又称为热运动,是不断地随机性改变运动方向和位置的现象。扩散运动受分子结构的影响,分子结构越松散,温度越高,扩散运动越强。液态分子较固态分子扩散强,小分子较大分子扩散运动强,自由水分子较结合水分子的扩散强。在生物体中,水分子由于受周围介质的约束,其扩散运动将受到一定程度的限制,这种扩散运动称为限制性扩散。在人体中,可将脑脊液、尿液等的水分子扩散运动视作自由扩散,而人体一般组织中水分子的扩散运动属于限制性扩散。

扩散运动是一种无规则的布朗运动,其运动方向是随机的,即在空间任何方向都有运动轨迹,产生一个以运动轨迹为密度的"密度空间",这个"密度空间"的范围在各个方向会逐渐地增大,在一定方向上增大的距离(扩散距离)与相应扩散时间的平方根之比为一个常数,这个常数即为扩散系数 D。在均匀介质中,任何方向的扩散系数都相等,即水分子在各方向上的限制性扩散是对称的,这种扩散称为各向同性扩散;在非均匀介质中,各方向的扩散系数不同,即水分子在各方向上的限制性扩散是不对称的,这种扩散称为各向异性扩散。可见,扩散系数

除反映分子的扩散运动特性外,尚与扩散环境的介质有关,水分子在不同组织中的扩散系数不同,如水在脑脊液和在灰质中的扩散系数相差四倍,扩散系数可能因病理改变而变化。

各向异性扩散在人体组织中普遍存在,其中最典型的是脑白质神经纤维束,由于神经细胞膜和髓鞘沿着神经轴突的长轴分布并包绕轴突,水分子在神经纤维长轴方向上扩散运动相对自由,而在垂直于神经纤维长轴的各方向上,水分子的扩散运动将明显受到细胞膜和髓鞘的限制,这就是脑白质中因神经纤维走向对水运动的壁垒效应。

1. DWI 基本原理　物质的扩散特性通常以扩散系数 D 来描述,它是以一个水分子单位时间内自由随机扩散运动的平均范围(距离)来度量的,其单位为 mm^2/s。在室温下,自由水的 D 值是 $2.0×10^{-3}mm^2/s$,正常脑组织的 D 值为 $(0.5~1.0)×10^{-3}mm^2/s$。

扩散系数和 T_1、T_2 参数一样可以被 MR 成像用来产生组织的影像对比度,利用成像层面内水分子的扩散系数的分布产生对比度的成像方式称为扩散(或弥散)加权成像。在病理状态下,不仅病理组织的 T_1、T_2 弛豫时间发生变化,由于局部组织中水的分布状态也发生变化,所以水分子的扩散强度也发生了变化,只是这种变化在普通 SE 序列中无法充分表现出来,而 DWI 能针对水分子的扩散状况最大限度反映水分子的扩散强度。

在 SE-EPI 序列 180° 翻转脉冲的两侧各施加一个梯度场,这两个梯度场是方向、强度和持续时间完全相同,称之为扩散敏感梯度场。在体素内梯度场施加方向上有位置移动的质子,这些质子在移动过程中将经历磁场强度的变化,进动频率也随之发生变化,从而造成相位离散。由于这些质子位置发生变化,180° 脉冲两侧的梯度场引起的不是恒定的磁场不均匀,质子失相位将不可能被剔除,在梯度场施加方向上的位置移动将引起质子信号的衰减。

水分子在扩散敏感梯度场方向上扩散越自由,则在扩散梯度场施加期间扩散距离越大,经历的磁场变化也越大,则组织的信号衰减越明显,即在扩散加权图像上组织的信号衰减越明显则提示其中的水分子在梯度场方向上扩散的自由度越大。DWI 通过测量施加扩散敏感梯度场前后组织发生的信号强度变化,来检测组织中水分子扩散状态(自由度及方向)。

2. 扩散信号的测量　病理组织扩散系数的改变需特殊的针对扩散运动的序列来检测,这种序列对扩散运动表现的敏感程度被称为该序列的扩散敏感度 b 值,它是序列对扩散检测能力的主要指标。在 DWI 中扩散系数不同的组织其信号强度也不同,随扩散敏感梯度强度和持续时间的变化(即扩散敏感梯度因子 b 值的改变),图像的信号强度将根据组织内每个像素扩散系数的不同而发生不同程度的变化,扩散速度快慢差异在高 b 值时显示最佳(脑组织扩散加权的 b 值一般选择在 $800~1200s/mm^2$)。在扩散加权像上,扩散速度较快的组织信号下降明显,表现为低信号,而扩散速度较慢的组织信号下降幅度较低,与扩散速度较快的部分比较,表现为相对的高信号。另外扩散加权序列中含有其他形式水分子运动的影响如 T_2 对比成分、血流灌注对组织信号的影响等,因此利用 DWI 上组织信号强度变化检测到的不是真正的扩散系数,实际上,通过两个以上不同 b 值的扩散加权像,计算出的是扩散敏感梯度方向上水分子的表观扩散系数(apparent diffusion cofficient,ADC)。

DWI 所反映的水分子扩散运动具有方向性,只能反映扩散敏感梯度场方向上的扩散运动,其他方向上的扩散运动则不能检测出来。为了全面反映组织在各方向上的水分子扩散情况,需要在多个方向上施加扩散敏感梯度场。用于 DWI 的序列很多,可以是 GRE、SE、TSE、单次激励 TSE 序列等,目前临床上最为常用的单次激励 SE-EPI DWI 序列和 SE 线扫描 DWI 序列,该序列如果在 T_2 加权基础上在层面选择、频率编码及相位编码方向上均或只在某一方向上施加扩散敏感梯度场将得到 DWI,其 TR 为无穷大,因此消除了 T_1 弛豫对图像对比的影响。

3. DWI 临床应用　DWI 应用于缺血性脑梗死的早期诊断,与常规成像相比,DWI 可以更早的发现梗死区的信号异常;急性脑出血的出血部位,出血后一小时可见出血部位明显的高信号,说明出血部位水的扩散降低。囊性病变依囊液的蛋白量多少、有无出血等因素 DWI 能提供关于囊液黏性方面的信息,有利于确定囊性病变的性质,其他一些脑组织病变在 DWI 上也可能表现为高信号,如多发硬化的活动病灶、部分肿瘤、血肿等。

除脑部病变外,其他脏器如肝脏、肾脏、乳腺、脊髓、骨髓等也可进行 DWI,将可能给这些部位病变的诊断和鉴别诊断提供信息。

全身扩散加权成像(whole body diffusion weighted signal suppression,WB-DWI)是近几年发展起来的 DWI 技术,是传统 DWI 应用的一个延伸,它是在扩

散加权成像的基础上结合了 STIR 技术,抑制背景组织信号的全身 DWI 成像,又称为背景抑制全身扩散加权成像(diffusion weighted whole body imaging with background signal suppression,DWIBS)。它克服了以往体部 DWI 成像必须在屏气条件下进行、成像范围有限、SNR 及空间分辨率较低的限制,可以在自由呼吸状态下完成薄层、无间隔、大范围的全身成像,图像的 SNR 较高、分辨率及对比度也较高,并可经 MIP 重建后进行黑白反转,形成图像类似于 PET,因此也称为类 PET 成像,可直观、立体地显示全身病灶分布,尤其在恶性肿瘤的诊断上具有极高的应用价值。

(二)磁共振扩散张量成像

1. 扩散张量成像的基本原理 扩散张量成像(diffusion tensor imaging,DTI)是在 DWI 的基础上施加 6~256 个非线性方向的梯度场获取的图像,反映组织中水分子扩散的各项异性特征。DTI 主要参数为平均扩散系数(average diffusion coefficient,DC_{avg})、分数各向异性(fractional anisotropy,FA)、相对各向异性(relative anisotropy,RA)、容积比(volume ratio,VR)等。根据各个梯度方向的水分子的运动信息,可观察脑白质纤维束的走行、完整性和方向性。应用 FA、RA、VR 值和 FA、RA、VR 图可以对每个体素水分子的扩散运动进行量化,又可描述大多数水分子的扩散方向。

最常用的 DTI 方法为超快速单次激发 SE 技术,尽管由于局部磁场的不均匀性可引起严重的几何学伪影,但由于其有效地冻结了生理影响,已成为最常用的 DTI 方法。同单次激发平面回波成像相比,梯度自旋回波技术(GRASE)所获得的图像扭曲程度更低,但采集时间过长,多次激发自旋回波式平面回波技术也可作为 DTI 的方法,为了纠正运动伪影,多次激发自旋回波式平面回波序列采用导航回波技术,通过采取作为每一个平面回波之间读出方向上的导航回波来纠正,同时,一个附加的参考图像被用来纠正平面回波成像奇偶数回波造成的伪影。

2. DTI 临床应用 DTI 不仅可以准确评价不同时期脑梗死时脑灰、白质内水分子扩散各向异性改变特点,经过重建的特征矢量图,可以显示出慢性期脑梗死病灶远端神经纤维束走向的改变及其完整性,成为评价脑梗死患者预后的重要工具。利用 DTI 还可评价脑内肿瘤组织的细胞密度,并可对由于脑肿瘤引起的脑白质神经纤维传导束走向的改变做出评价。DTI 是一种临床上有效评价脑白质结构

完整性及连接性的重要技术,现已广泛应用于脑白质病的研究。

(三)灌注成像

1. 灌注成像的概念 大脑中微小血管的血流量增加可以引起这些血管所在区域的 T1 明显变化,将组织毛细血管水平的血流灌注情况通过磁共振成像方式显示出来,从磁共振角度评价局部的组织活力及功能即为磁共振灌注成像(perfusion-weighted imaging,PWI),其反映的主要是组织中微观血流动力学信息。PWI 可以利用外源性示踪剂(顺磁性对比剂)或内源性示踪剂(自身血流)作为扩散示踪物。注射外源性示踪剂产生灌注成像的方法,称作对比团注示踪法;利用内源性示踪物产生灌注成像的方法称动脉血流自旋标记法(aterial spin lableing,ASL)。

2. 灌注成像的方法

(1)对比剂团注示踪法:对比剂团注示踪法是采用临床上最常用的离子型非特异性细胞外液对比剂 Gd-DTPA,用高压注射器快速注入周围静脉,再利用时间分辨力足够高的快速 MR 成像序列对目标器官进行连续多时相扫描,通过检测带有对比剂的血液首次流经受检组织时引起组织的信号强度随时间的变化来反映组织的血流动力学信息。Gd-DTPA 是顺磁性物质,血液中的 Gd-DTPA 将使血液的 T_1 和 T_2 值降低,在一定的浓度范围内,血液 T_1 值和 T_2^* 值的变化率与血液中对比剂的浓度呈线性关系。

在实际应用中,可以根据 T_1 值的弛豫率公式,采用 T_1 加权序列进行灌注成像,也可根据 T_2^* 值的弛豫率变化公式,采用 T_2^* 加权序列进行灌注成像。最常用的序列是 GRE-EPI T_2^* 加权序列。在 T_2^* 加权成像时,对比剂通过期间其信号强度下降,而对比剂通过后,信号会部分恢复,忽略 T_1 弛豫效应。通过检测对比剂首次流经组织时引起组织的信号强度变化,计算出其 T_2^* 弛豫率变化,组织 T_2^* 弛豫率的变化代表组织中对比剂的浓度变化,而对比剂的浓度变化则代表血流动力学变化。通过一系列快速连续测量,利用合适数学模型的计算可得到组织血流灌注的半定量信息,如组织局部脑血容量(rCBV)、局部脑血流量(rCBF)和平均通过时间(mean transit time,MTT)等。

(2)动态增强磁共振(dynamic contrast-enhanced MR,DCE-MR):是近年来新兴的一种评价组织微循环功能状态的磁共振扫描技术,其发展依赖于快速成像技术的应用。通过不同的药物代谢动力学模型

计算出组织灌注（T_1灌注）、渗透性相关的生理学及病理学参数，反映靶器官的结构特征、强化方式及病理状态下血管生成、肿瘤基质的特征性变化，从而成为一种用于肿瘤早期诊断及疗效评价的无创性检查方法。DCE-MR的参数包含半定量参数和定量参数，半定量参数主要包括时间信号曲线（SI-T）、峰值浓度（C_{peak}）和最大斜率（slope）及60s曲线下面积（AUC_{60}）；定量参数因不同的药物代谢动力学模型而不同，其常用参数包含转运常数 K^{trans}：代表造影剂从血浆转运到血管外细胞外间隙的能力，反映了组织的血流灌注及渗透性，其大小依赖于组织血管通透性及血流量；扩散系数 fe 及血管外细胞外间隙所占的容积百分比（V_e）：是一组可间接反映纤维化因子及血管生成因子状况的参数，一般来说，由于肿瘤血管异生所致的MVD计数增高会带来较高 f 值和 V_e 值；血管间隙所占的容积百分比（V_p）。DCE量化参数可以间接评价肿瘤血管的通透性及病变的纤维化程度，可并将其应用于乳腺、腹部及盆腔脏器实质性肿瘤的早期诊断及疗效监测中，从而减少因诊断不明而造成的不必要手术创伤。

3. 动脉血自旋标记法　动脉自旋标记（Arterial Spin Labeling, ASL）技术无需引入外源性对比剂，是一种利用血液作为内源性示踪剂的灌注方法。在目标区域的血流上游（通常是动脉）给予自旋饱和射频脉冲处理，过了一定的时间，经射频脉冲标记的血流流入目标区域，血液中被标记的饱和状态的自旋质子将与组织内质子进行交换，这时对目标组织进行扫描，目标组织的信号强度将不同程度的降低，进入组织被标记的饱和质子越多，组织饱和越明显，信号强度降低得越多。ASL技术需要测量经过标记和未标记时的基线图像之间的信号改变，这种信号改变的幅度很小，需要进行多次采集、信号平均，经计算方可获得定性或定量的血流量图（CBF）、通过时间，并能估计饱和程度。流入动脉血可被连续或间断标记，ASL根据标记方法不同分为两类，连续性ASL（continuous ASL, CASL）和脉冲式ASL（pulsed ASL, PASL）。3D ASL基于FSE序列，有效克服了传统ASL技术EPI采集的磁敏感伪影问题，采用效率最高的Spiral K空间填充方式，从而确保在几分钟实现全脑灌注成像。

4. PWI临床应用　PWI主要用于脑缺血性病变、脑肿瘤的血供研究及肝脏病变的早期诊断、肾功能灌注等。对比剂引起的 T_1 增强效应适应于心脏的灌注分析，因为对比剂能够进入组织间隙，而且每

次成像所需要的对比剂浓度较少，可以多次重复扫描观察整个心脏的灌注情况。T_2^* 成像所需要的对比剂量较大（0.4mmol/kg）。目前，磁共振 Gd-DTPA 灌注成像是半定量分析，定量研究还需获得供血动脉内的对比剂浓度变化、Gd-DTPA 的组织与血液的分配系数等。3D ASL 对于脑卒中或短暂脑缺血发作（TIA）患者，能反映缺血区，对于并未出现梗死的患者，3D ASL 能敏感探测到供血血管异常，因为 3D ASL 所反映的不仅是灌注的结果，而且还包括灌注的行为。对于颅内占位病变，3D ASL 能更准确地评价肿瘤的新生血管程度，从而能更准确地用于肿瘤分级。

（四）脑功能成像

1. 脑功能成像概念　fMRI 是利用 MRI 技术使接受外部刺激或执行特殊任务期间大脑皮质区域的兴奋影像化，脑功能区被激活时局部的血流量增加，氧饱和度发生变化，局部氧合血红蛋白和脱氧血红蛋白之间比例发生改变，磁化率增大，使兴奋组织比不兴奋组织的 T_2 长，在重度 T_2 加权像上兴奋区的信号相对升高。超高场强磁共振对局部磁化率的变化最敏感，超高速成像如 EPI 等可观察较大范围的功能区，而且能观察局部脑血流灌注。

2. 脑功能成像原理　MRI 是利用组织中质子密度、T_1、T_2 及流体的流动效应等形成图像的对比度，fMRI 利用脑活动过程中脑血流量（cerebral blood flow, CBF）、脑血容量（cerebral blood volume, CBV）和血氧合水平（blood oxygenation level dependent, BLOD）等微弱的改变形成对比度。fMRI 主要有对比剂团注法（简称团注法）和血氧合水平法（BLOD 法）两种。

（1）团注法：团注法是利用静息和刺激状态下两次团注对比剂来检测脑血流的变化，间接得到脑活动信息的功能成像方法，如采用对血容量敏感的成像序列在团注后分别进行静息和刺激状态的扫描，得到两组 CBV 图，这两组图之差即为功能性刺激所引起的信号变化状况。通常用 Gd-DTPA 作为团注对比剂。由于血脑屏障 Gd-DTPA 仅存在于血管内，团注后只需几秒便首次通过大脑，因此只有采用快速成像技术才能捕捉对比剂通过脑血管的全部过程。该过程由对比剂浓度——时间曲线表示，由此得出每个体素的 CBV 信息。

（2）BOLD 法：在生物体组织中，血液中的脱氧血红蛋白具有顺磁性，可以缩短组织的 T_2 或 T_2^* 值，血液中脱氧血红蛋白增多将导致相应组织在 T_2 加权或 T_2^* 加权像上信号强度降低；氧合血红蛋白中

则具有反磁性,可延长组织的 T_2 或 T_2^* 值,血液中氧合血红蛋白增多将导致相应组织在 T_2 加权或 T_2^* 加权像上信号强度增高。在其他因素不变的前提下,T_2 加权或 T_2^* 加权像上组织的信号强度取决于其血液中氧合血红蛋白与脱氧血红蛋白的比例,该比例越高,则组织的信号强度越高,这就是 BOLD 效应。

BOLD 法 fMRI 就是利用血红蛋白作为固有对比增强剂,且在大脑皮层活动期间其信号幅度增大的 MRI 成像。在脑活动中,氧合血红蛋白的增加量大于脱氧血红蛋白产生量,且局部脑组织的血流、血流容积及血氧消耗增加比例有明显差异,这种差异使活动区的静脉血氧浓度较周围组织明显升高,脱氧血红蛋白相对减少,体素内组织与血流间磁敏感差异减少,T_2^* 延长,在 T_2^* 加权像上信号强度增加。一般认为脑组织被激活时其信号强度增高,而脑组织活动被抑制时其信号强度降低;通过比较执行某个刺激或任务前后脑组织信号强度的变化,从而获得 BOLD 对比。大脑活动时(可以是感觉外界刺激,也可以是对肢体的某一部分发出指令)并不是全脑都参与,而是其中的某一个区域或某几个区域参与。我们可以 BOLD 技术对大脑活动变化时产生的血流动力学和代谢改变进行测量,从而对功能区进行定位。尽管功能性磁共振技术(fMRI)的空间分辨力受到一定限制,但是它还是可以提供大量有用的功能性信息。BOLD 效应与神经元活性之间的空间一致性很好;相比之下,由于神经活性是在几十到几百毫秒内发生的,而 fMRI 则反映的是以秒为单位的血流动力学变化,所以 fMRI 的时间分辨力则相对更低。

七、磁共振磁敏感加权成像

磁敏感加权成像(susceptibility weighted imaging,SWI)是基于不同组织间磁敏感性的差异,反映组织磁化属性对比度增强的技术。为了突显其表现细小静脉以及小出血的能力,通常采用完全流动补偿、长回波时间、拢相脉冲、高分辨率 3D 梯度回波序列。SWI 中静脉血管表现为显著的低信号,由于层面厚度很薄,为了提高相邻静脉血管的可见性,通常对三维数据进行最小强度投影(Min MIP)来显示。

SWI 是利用磁场局部不均匀性所引起的磁化率效应,感应磁化效应的强弱取决于所施加的磁场和分子的磁化率。血液流出血管后,氧合血红蛋白开始变为去氧血红蛋白,这一过程是从血肿周边开始逐渐向中心发展,由于非成对电子的存在,去氧血红蛋白是一种顺磁物质,可引起局部磁场不均匀,从而导致自旋质子的快速散相。去氧血红蛋白的这一特性是出血灶和脑血氧水平依赖性效应相关的信号变化的物质基础。信号变化的幅度取决于血红蛋白分子的数量和磁特性,以及周围组织和病变的结构。由于自身梯度(与两种相邻结构的磁化率之差呈正比)的形成,在两种组织的交界处磁化率变化较大。SWI 图像的信号变化还受其他因素的影响,如:红细胞比积、去氧血红蛋白的浓度、红细胞的完整性、血块的结构(纤维蛋白和血清含量)、分子扩散、pH、温度、场强、体素大小、是否用过对比剂、血流量以及血管的走向等。

SWI 对出血或血液中的脱氧成分极其敏感,对细小静脉结构、血液代谢产物(如出血)及铁质沉积具有特殊敏感性。在脑血管、脑肿瘤、脑外伤等疾病中具有重要的应用价值,非常小的病变也可以迅速地被确诊。可显示深部白质和皮层引流静脉;对于静脉血管畸形,SWI 对脱氧血红蛋白的敏感可以清晰地显示毛细血管扩张、海绵状血管瘤以及静脉瘤等;较传统方法对梗死伴出血的检出以及局部微循环的改变更为敏感,能够更好地评估中风的进展和预后,制定切实有效的治疗方法;SWI 对于脑出血可显示出血成分及引流静脉明显优于常规 TSE 的 T_2 加权像;对于脑外伤,SWI 可显示细小出血灶,白质剪切伤和弥漫性轴索损伤,为硬膜下和蛛网膜下腔出血提供更多信息;SWI 可确认肿瘤内可能存在的微小出血和肿瘤血管行为,更好的明确肿瘤的生长状态,显示胶质瘤内出血成分及静脉,有助于评估肿瘤血供;对于神经退行性疾病,SWI 对矿物化和铁沉积非常敏感,有助于早期检出 Alzheimer's 病和地中海贫血患者灰质中铁沉积的存在。

八、MR 分子成像

分子生物学研究人体在分子水平的生理和病理变化,分子影像学是分子生物学和医学影像学融合的产物,是两者相互渗透的结晶。

(一)分子影像学的概念

分子影像学是活体状态下在细胞和分子水平应用影像学对生物过程进行定性及定量研究。它从生理水平认识疾病,阐明病变组织生物过程变化、病变细胞基因的表达、代谢活性的高低、病变细胞是否存活及细胞内生物活动的状态等,为临床早期诊断和治疗疾病提供分子水平信息。

(二)分子影像学方法

分子影像学技术有核医学成像、磁共振成像、光学成像及 CT 成像。显示分子信息是将高特异性成像专用分子探针用核素、顺磁性物质或荧光素标记后与靶目标结合,经过合适的扩增方法将信息放大,再由敏感高效的成像系统(PET、MRI)或光学成像技术检出信息。

　　某种样品或基因组中特定的 DNA 序列或基因片段的检测必须有相应的探针,分子影像学的探针通常要用核素或非核素物质进行示踪标记,分子显像探针的研究非常重要,它是进行分子影像学研究的先决条件。

(三) MR 分子成像

　　目前 MR 分子成像主要有传统的 MRI 技术和 MRS 技术两种,传统的 MRI 技术的基因扩增方法是采用多种标记基因,并利用不同对比剂增加其信号来完成的;MRS 通过评价特异标记底物代谢水平的改变发现基因的表达。利用 MRI 进行基因表达显像与 PET 相比的优点为:MRI 空间分辨力高,可达到或接近显微镜的分辨水平(几十微米范围),且能同时获得生理和解剖信息,能够进行小动物的生理和分子标记物的分析。但相对于 PET,MRI 基因表达显像的扩增信号弱很多,需要有强大的扩增系统。MR 分子成像目前主要用于基因表达传递成像、肿瘤血管生成以及细胞分子水平的功能成像等。

第 七 章

超声成像设备结构与原理

第一节 超 声 波

一、超声的定义

振源产生的振动在弹性媒质传播中形成机械波,声波是机械波的一种,是机械能量在媒质中传播的一种运动形式。声是经过传声媒质——弹性媒质来传播,传声媒质主要有三种状态:气体、液体和固体。

整个声波的频率范围很宽,可划分为次声、可听声、超声和特超声(图7-1)。

通常把20~2万Hz声波称为可听声波(audible sound,audio),低于听觉(20Hz)的声波称为次声波(infra-audible sound),高于人耳听觉的声波(按听觉统计取听觉上限频率,即2万Hz)称为超声波(ultrasound,ultrasonic wave),高于超声波频率上限的超高频声波称为特超声波(hypersonic sound)。

超声波目前已被广泛应用于医学。由于超声波的波长很短,频率很高,从而具有一些独特的特性,如超声波能量高,方向性好,在传播过程中发生有规律的变化等,为医学超声成像奠定了物理基础。

二、超声的物理量

(一)医用超声的频率和波长

在医学上,超声波可用于诊断,理疗、加热治癌等方面,用途不同选用的超声频率也不同,即使同一用途,如诊断的对象不同,所选用的频率也不尽相同,超声波属于机械波,也遵循波动规律,它的波长 λ、频率 f 和波速 c 等参数满足如公式(7-1):

$$c = f \cdot \lambda \text{ 或 } \lambda = \frac{c}{f} \qquad \text{公式(7-1)}$$

由上式可知,当波速一定时,频率越低,则波长就越大,反之则小。

下表列出了医用超声波的用途、频率、波长(表7-1)。

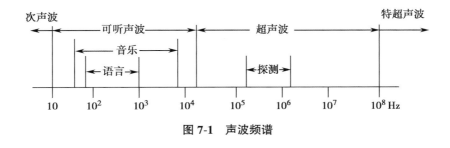

图 7-1 声波频谱

表 7-1 医用超声波的频率和波长

用途	成人脏器	儿童脏器	眼科	成人脑部	儿童脑部	妇产科	妊娠监护	血流测量	超声治疗
频率 MHz	2~2.7	2~10	2~15	1~2.5	2~5	2~5	2~5	2~25	0.8~1.5
波长 mm	0.75~0.2	0.75~0.15	0.75~0.1	1.5~0.6	0.75~0.3	0.75~0.3	0.75~0.3	0.75~0.06	1.88~1

超声诊断使用兆赫量级（MHz）频率的超声波，治疗使用的是较低频段的超声，多在 0.7~1.5MHz，而超声显微镜已利用京赫（GHz）。

（二）超声的传播速度 c

由于超声的传播是依靠传播介质的相互作用而传递的，超声在组织中的传播速度与组织的弹性模量有关，因此组织不变，不同频率的超声在其中传播的速度是一定的。另外，温度对速度的大小有一定的影响，温度越高，速度越快。常温下，超声在水中的声速 1531m/s，脂肪 1476m/s，骨骼 3320m/s。在医学超声诊断中，超声在人体软组织中的平均传播速度按 1540m/s 计算。这个速度又称为超声成像仪的定标参数。

（三）声阻抗

声阻抗在医学超声诊断中的作用非常重要，它决定超声的传播特性，可以表征为公式（7-2）

$$z = \rho \cdot c \qquad 公式（7-2）$$

声阻抗的单位为瑞利，一般人体软组织声阻抗在 $1.483 \sim 1.874 \times 10^6$ 瑞利，颅骨骨骼为 5.57×10^6 瑞利，空气为 0.000429×10^6 瑞利，水的声阻抗为 1.5×10^6 瑞利，皮肤声阻抗为 1.68×10^6 瑞利，压电晶体 PZT-5 声阻抗为 33.7×10^6 瑞利。

（四）声压、声能量、声强

声压的大小反映声波的强弱。在声波的作用下，原来静止的媒质获得能量，使媒质质点在平衡位置进行来回振动，使媒质具有动能。同时媒质产生压缩和膨胀的过程，使媒质具有形变位能。单位时间内发射出的声能称为声功率 W（瓦），单位为瓦，即牛顿·米 / 秒。声强 I 是指单位面积单位时间内传播的声能，单位为瓦 / 米^2。在医学超声诊断应用中，由于多采用脉冲超声进行检测和成像，其声强还需考虑空间和时间特性，即有空间峰值、空间平均声强和时间峰值、时间平均声强之分，可根据具体需要进行检测。

在日常生活中，人们常常遇到强弱不同的声波，人耳所觉察到的最低声强和发射人造卫星的火箭发动机所产生的强度差 1000 多倍。在生物医学超声工程中，也存在着类似的情形，治疗用的超声剂量比超声诊断要大 100 倍以上；诊断超声发射时的强度与回声强度之间相差几百倍。而从体内返回的回声信号的量程范围在 1~10 000 之间，为了方便标度，常使用对数标度来度量声压和声强，单位为分贝（dB）。通过分贝转换，一般声波的声强标定在 0~120dB 之间。

三、超声波的传播特性

（一）反射、折射和透射

超声波在弹性媒质中传播时会产生反射、透射、折射、绕射（衍射）、衰减、散射以及多普勒等现象。这些基本规律使得人们能够掌握超声波在人体组织中的传播规律，从而推动超声医学的迅速发展。

1. 声波的反射、透射和折射等物理现象均是在两种媒质的分界面处发生的，而相对于超声的声学边界是由媒质的声阻抗而决定，即声学边界的形成发生在声特性阻抗不同的两种媒质相接触的平面上，如果是两种不同的材料，但其声特性阻抗相同也不出现声学边界。

2. 当一束平面超声波入射至两种媒质的分界面，且界面的线度比波长大得多时，在界面上会发生反射、折射和透射，其规律与物理光学的相同。如图 7-2 所示，脚标 i、r、t 分别表示入射、反射和折射波。媒质 I 和媒质 II 的特性声阻抗分别为 $\rho_1 c_1$ 和 $\rho_2 c_2$，假设超声波在两种媒质中传播亦无损耗。

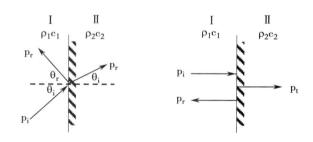

图 7-2 声波的斜入射和声波的垂直入射

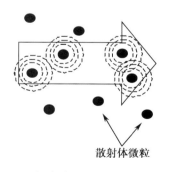

图 7-3 超声波遇到散射体产生散射

当超声波垂直入射到界面时，在界面上能量分配关系为：在界面上反射波声能与透射波声能之和等于入射波声能，即声能量在界面上是守恒的。则反射系数 r 定义为反射声能通量与入射声能通量之比，即（其中 Z 为媒质的声特性阻抗）公式（7-3）：

$$r=\left(\frac{Z_2-Z_1}{Z_2+Z_1}\right)^2 \qquad 公式(7-3)$$

透射系数 t 定义为透射声能通量与入射声能通量之比,即公式(7-4):

$$t=\frac{4Z_1Z_2}{(Z_2+Z_1)^2} \qquad 公式(7-4)$$

由上述两式可得 $t+r=1$

（二）散射和绕射

当超声在弹性媒质中传播时,常常会遇到各种障碍物,如在空气悬浮的灰尘和水雾,在血液中流动着红细胞和在大的平面分界面遇到的起伏不平等,这将使一部分声能偏离原来传播的方向。声波朝许多方向做不规则的反射、折射和衍射的现象就是散射。如图7-3就是超声波传播过程中发生的散射现象,在超声医学成像中就是利用人体组织内的血细胞这个散射体实现了多普勒成像。

（三）超声的衰减

超声波在非理想的弹性媒质中传播时,随着传播距离的增加,其总能量逐渐减弱这种现象就是超声的衰减。产生衰减的原因有:当超声在传播过程中遇到界面和障碍物会产生反射、折射和散射的现象,从而使得原来传播方向上的声强减弱了;再者,声能转化成热能等其他形式的能量被消耗。

衰减大小可用衰减系数(或半值层)来描述。衰减系数定义为单位距离上声压振幅比的自然对数,由于超声波在人体组织中的衰减随频率升高而增大,单位多表达为 dB/cm.MHz。由此也可以看出,选用的超声频率越高,组织吸收的超声能量就越多,衰减也就越大。所以在探测深处组织或厚度大的脏器时不宜使用很高的频率,对浅表组织和脏器可用较高频率,通常眼科可用高到 10~20MHz 的超声,心脏和腹部脏器检查则用 2.0~3.0MHz。

半值层是指超声声能减少一半的传播距离,有时也用这个参数来表明传播媒质的衰减特性。通常肝脏的半值层为 2.4cm,血液 35cm,血浆 100cm(测值均在 1.0MHz 情况下获得)。

生物组织超声衰减系数还与生物组织的组成成分和结构有关。研究表明,随着组织含水量的增加,声速、声衰减、声散射均减小;脂肪成分增加,声速减小,声衰减、声散射增大;蛋白质的增加,尤其胶原蛋白的增加,明显增大声衰减系数。

（四）超声多普勒效应

1842 年奥地利布拉格大学的物理学家及数学家多普勒·克里斯琴·约翰（Doppler, Christian Johann,图 7-4）研究发现了一种物理现象,即当固定频率发射声源与接收器在连续弹性媒质中做相对运动时,接收器接收到的声波频率与发射声源频率不同,其频率差别与两者的相对运动速度矢量有关。这种现象被称为多普勒效应。

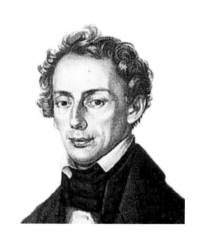

图 7-4　奥地利科学家多普勒先生

在现实生活中,也常有多普勒现象发生,如铁道旁的人听到朝向自己驶来的列车发出的鸣笛声,会觉得声音音调变高,而当列车驶离远去时,汽笛声调变低,其实这时发生的正是多普勒效应,耳朵作为接收器接收到朝向自己来的声音时频率升高,远离时频率降低,所以感知的声音音调有变化,并不是汽笛发出的声变化所致,而是汽笛发出的声音同时在运动造成的。

在医学超声的应用中,最常遇到的是运动脏器的反射界面如心脏房、室壁,或散射体如红细胞的运动,反射界面以速度 v 向着和离开发射器运动,与发射声束方向夹角为 θ。用同一换能器作发射和接收,此时所接收到的多普勒频移为[公式(7-5)]

$$f_D=\pm\frac{2v\cos\theta}{c}f_0 \text{ 或}$$
$$v=\pm\frac{c}{2f_0\cos\theta}f_D=\kappa f_D \qquad 公式(7-5)$$

k 是常数,由此可见,只要测出多普勒频移 f_D,就可以算出界面运动速度 v。多普勒频移的大小是与界面运动速度成比例的。这正是医学超声多普勒技术检测血流流速的原理。

第二节　超声换能器

一、换　能　器

换能器是实现能量形式相互转换的装置或器件,例如实现光能和电能相互转换的器件称为光电换能器(如光电管),将电能转换为光能的器件称为电光换能器(如日光灯),实现电声能量转换的装置称为电声换能器等。在医学超声工程研究中广泛使用的是超声换能器,它是电声换能器中频率高于20kHz的一类换能器,是一种将机械能和电能互换的器件。而在功率超声或水声中,多采用磁致伸缩换能器,因其耐机械冲力和电冲力能力强。

二、压　电　效　应

物理上,把某些物体在外力作用下产生电场的现象称为压电效应,超声诊断仪中发射超声、接收超声的换能器实质上就是利用了压电效应来工作的,这种现象出现在各向异性的材料中。1880年法国物理学家居里兄弟(Curie)发现结晶物质具有压电效应。1881年李普曼根据热力学概念预言逆压电效应的存在,同年由居里兄弟加以证实。1917年法国物理学家朗之万(Paul Langevin,1872—1946)利用逆压电效应制成最初的超声换能器,被装备到潜艇进行水下目标的探测,即声纳的主要器件。

在某些各向异性的材料加上力,使其电荷中心不重合而在材料表面产生电荷分布,这种物理现象称为正压电效应。相反若加上电场,极化位移使材料内部产生应力,从而导致客观上的微小形变,该物理现象称为逆压电效应。

压电效应是可逆的,即压电材料既具有正压电效应,又具有逆压电效应。我们使用的超声医学成像设备常采用压电换能器作为发射和接收探头,发射与接收是分时工作的,即不是同时工作。超声波发射换能器采用了逆压电效应,将电压转变为声压,向人体发射超声。超声接收换能器则利用了正压电效应,将来自于人体中的声压转变为电信号。

最早是在石英、电气石等单晶体上发现的压电效应,1942年科学家研制出了多晶体压电陶瓷——钛酸钡。钛酸钡不溶于水,具有高介电性,较强的压电效应,加工较单晶体方便,获得极大的应用。通过掺杂改性,以后又开发出多种新型压电陶瓷,克服了原有的不足。同时还发现有的聚合物具有压电效应,这种压电材料的最大特点是响应频带宽,声阻抗与人体软组织接近。目前开发使用最多的新型压电材料共同吸收了压电陶瓷和高分子聚合材料的优点,称为压电复合材料,已成为目前发展的主流方向。

三、超声换能器的种类

由压电晶片构成的能够发射超声、检测反射回来超声的器件称为超声换能器,它能把电能和超声能(机械能)实现互相转换,在超声诊断中有时多被称为探头,用于治疗时称为声头。换能器种类很多,有如下分法。

(一)按临床诊断部位

腹部换能器,心脏换能器,血管换能器,小器官换能器,颅脑用换能器,眼科用换能器

(二)按压电晶片单元数分

单阵元换能器,多阵元换能器

(三)按扫描和成像方式分

线阵、凸阵、相控阵、机械扇扫和环阵、方阵。如图7-5从左往右分别为凸阵、线阵、相控阵探头,最右边的为经食管探头。

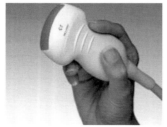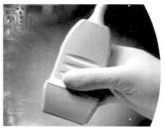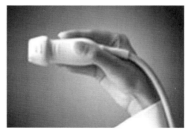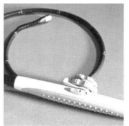

图 7-5　各种类型的探头

（四）按声束特性分

聚焦换能器和非聚焦换能器

（五）按收发方式分

发射型换能器和接收型换能器，收发兼用型换能器

（六）按几何形状分

圆形换能器，环形换能器，方形换能器，矩形换能器，喇叭形换能器，菊花型换能器

（七）按频谱特性分

脉冲波换能器和连续波换能器

（八）按压电材料分

压电单晶体换能器，压电多晶体换能器（陶瓷），压电高分子薄膜换能器，压电复合材料换能器，复合高聚物换能器等。

（九）按工作原理分

脉冲回声式换能器，多普勒式换能器

（十）按临床诊断体位分

体表用换能器、腔内和术中换能器

四、医用超声换能器的结构

医用超声换能器，尤其是诊断成像用的目前均为多阵元换能器，与单晶片的探头相比结构大致相同，仅是外形和内部线路的布局有所差别，晶片数目已经从早期的40~50个发展成多达256个、512个甚至1000多个。为了更好说明换能器结构，以下就单晶片换能器加以说明。

（一）基本单阵元换能器

单阵元换能器基本结构见图7-6，分主体、壳体两部分

主体：压电晶片——产生压电效应的元件

吸收块——吸收背向发射和反射回来的声能，也称为背材

保护层——减轻晶片磨损，进行阻抗匹配，也称为面材或匹配层

壳体：外壳——为换能器的结构件

接插结构——经接插机构与仪器连接

电缆线——超声电信号的载体

换能器的主体是起到发射和接收超声波的功能，压电晶片本身较脆并因绝缘、密封、防腐蚀要求，它必须装在壳体内。经过运用等离子处理技术，加强了探头的匹配层、芯片、背衬层的结合力，改善探头的质量。外壳起支撑、容纳、密封、绝缘、承压、屏蔽、保护晶片的作用，外壳实际上是压电晶片的结构件，壳体上有接插件，通过电缆线把电信号从换能

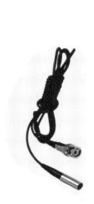
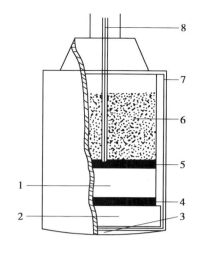

图 7-6　单阵元换能器及其内部基本结构

1. 压电晶片 2. 匹配层 3. 声透镜 4. 正电极 5. 负电极 6. 背衬材料 7. 绝缘外壳 8. 电缆

器连接到仪器输入端。通常壳体内还装有阻抗变换器、前置放大器、阻尼电阻、调节电感等。每个探头壳体上的标签常标明该换能器的型号、标称频率、晶片的几何形状、尺寸、压电材料种类、序列号、制造年份及采用专利号、分销商和制造商的名称等信息（图7-7）。

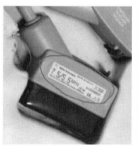
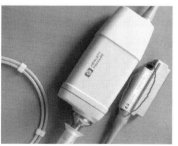

图 7-7　探头接口处的标签

（二）多阵元换能器

多阵元换能器是指由多个相对独立的单阵元换能器排列成某种阵列的探头，实际上是应用高精度切槽技术对一整块压电晶片进行刻蚀成槽，形成一个基阵，有效地控制了芯片切槽间距的精确度，阵列中的每个阵元在声学、电学和压电特性基本可保持一致（图7-8左）。多阵元换能器结构与单阵元换能器基本相似，面材、背材分别位于压电晶片前后，外面包覆壳体。在超声实时动态显像诊断仪器中，通常是对多阵元换能器按某种时序使声束在空间不同方位上扫描，声束高速扫描实现动态切面成像。

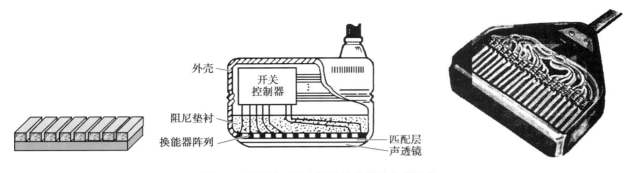

外壳
开关控制器
阻尼垫衬
换能器阵列
匹配层
声透镜

图 7-8　晶片阵列及多阵元换能器的内部结构

当几个阵元排列成基阵以后,由于每个阵元线度很小,相互干扰等因素,声束辐射特性比单元换能器更为复杂,多阵元换能器要比单阵元换能器制作工艺复杂得多。

(三)聚焦换能器

一般非聚焦换能器,在远场以外,超声声束会随距离而扩散,而大尺寸的声束不利于超声检测,会降低探测精度,影响图像清晰度。

聚焦是指在一定探测范围内,使声束汇聚收敛的方法。由于聚焦可使超声能量集中,从而增加了穿透能力和回波强度,改善探测性能,如横向分辨率、主瓣宽度、指向性和超声波传输效率。在超声治疗中聚焦声束在焦区有最大的强度,这样可以集中声能治疗肿瘤等组织,又不至于损伤声束传播通道上的正常组织。在超声成像中也广泛应用聚集原理来改善图像质量。

按换能器的声束聚焦方式可分为

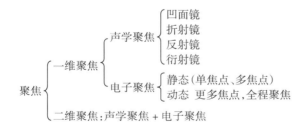

声学聚焦与光学聚焦的基本原理相似,单阵元探头主要采用这种方式来改善声学特性,多阵元探头在超声探头制作中也首先应用了凹面振子和声透镜两种方式来优化声束,同时也在信号发射和接收过程中增加了电子聚焦。电子聚焦只能在多阵元探头中利用电子技术实现的声束聚焦,后述章节中有关于电子聚焦的详细说明。

(四)超声多普勒换能器

多普勒换能器结构因发射信号和工作方式的不同而不同,一般分为连续波和脉冲波多普勒探头。

脉冲多普勒探头的基本结构和单阵元的结构相同,发射、接收共用一个压电晶片。在和 B 型超声成像复合而成的超声系统中,对于机械扫描方式,可附加一探头作为多普勒换能器使用;在电子扫描成像系统中,则选用其中一组阵元提取多普勒血流信号。

连续波多普勒超声换能器要用两个晶片分别作为发射和接收换能器。如图 7-9 重叠式连续波多普勒换能器,两个晶片重叠,两晶片间用同频率的晶片或厚度适宜的环氧树脂隔离。

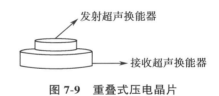

发射超声换能器
接收超声换能器

图 7-9　重叠式压电晶片

(五)其他换能器

1. 腔内换能器

换能器加长或变薄以利于插入腔内检查,如查妇科及结肠用的加长型换能器,也有将探头变细做小,如同胃镜探头一样大小,送入食管上、中、下段甚至到胃部,使其紧贴食管观察心脏病变(图 7-10)。这种探头为经食管探头,由于避开了肺部和肋骨的影响,较经胸超声检查图像清晰,可以确定栓子的来源,特别是对经胸超声不能获得满意图像及左心耳

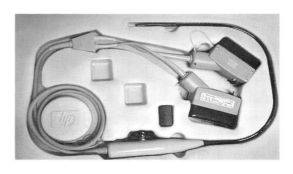

图 7-10　双平面经食管探头

部血栓、感染性心内膜炎、主动脉夹层、术中监测等有独到的优势。经血管腔内探头是用一马达在体外驱动单晶片探头旋转,探头尺寸很小,与米粒大小相似,探头频率一般在 12~40MHz(图 7-11)。

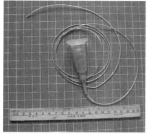
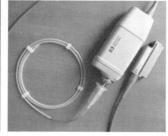

图 7-11　血管腔内探头及其驱动马达

2. 术中(手术用)换能器　手术用探头由于要在狭小的空间操作,而且与其他手术器械不干扰,同时是直接放置在脏器表面,没有皮肤等的衰减,因此,术中探头一般都比较小,手持部分形状各异,工作频率很高,多在 7MHz 以上。

3. 穿刺活检换能器　早期穿刺活检有专用的换能器,这类换能器中心部位有一 2~3mm 圆孔,可放置不同型号的穿刺针和活检器(图 7-12A)。根据超声图像显示的部位和深度指导穿刺和活检,穿刺针进入人体时,可在屏幕上看到针的进程及针尖的刺入部位,以指导穿刺和活检,如避开大血管、胆囊等器官,同时可经活检器取出组织进行细胞学检查,鉴别是否肿瘤。目前穿刺活检都采用了在体表换能器外加一穿刺导引架,达到引导穿刺的目的,减少投资,增加探头的日常使用率,尤其是减少了探头中部由于预留穿刺孔而造成的图像缺失。同时,由于穿刺针从探头侧面斜进入组织,与超声声束构成一定的夹角,有利于观测穿刺针进入组织内的深度和位置(图 7-12B)。

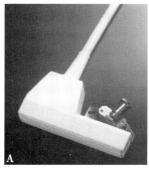
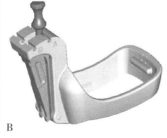

图 7-12　穿刺探头及穿刺导引架

五、超声换能器的声场特性

(一)单晶片超声换能器

当圆形压电晶片受电激励,产生谐振向媒质发射连续波声波时,垂直于压电晶片并与晶片圆心重合的位置称之为声束轴线,轴线上任意点的声压,可以看成压电晶片上无数个小点源所产生的声压在该点的叠加。

如图 7-13 所示为一典型的厚度振动的圆形换能器,在轴线上 m 点的声压振幅为 $P_m=2P_0 \sin\left[\frac{\pi}{\lambda}\left(\sqrt{a^2+z^2}-z\right)\right]$($P_0$ 为圆心处声压,a 为换能器半径,z 为 m 点距圆心的距离,λ 为波长)。

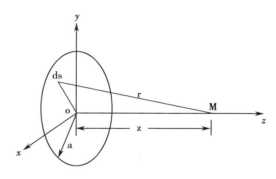

图 7-13　圆形压电晶片的轴向声场

当换能器发射超声时,声束在一定传播距离内基本上保持收敛,过了 N 点开始扩散(图 7-14A)。图 7-14 中 $N=\frac{a^2}{\lambda}$,由换能器的尺寸及工作频率所决定的波长来确定。N 处就是声场近场区与远场区的分界线;z<N 的范围是近场区,在此区内由于声波干涉形成声强强弱起伏,其截面图像是最大声强

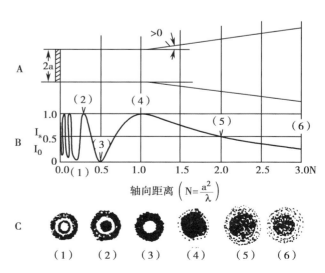

图 7-14　圆形换能器的声场分布

与最小声场构成的许多同心环,环的数量随着 z 的增加而减少。z=N 时声强起伏出现最后一个最大值。z>N 的区间声束开始扩散被称为远场区,声束指向性较好。

超声声束在靠近换能器表面的区域,由于衍射的结果,沿声束轴上各点的声场会周期性地出现极大值和极小值(图 7-14B),沿着平行于换能器表面的方向(垂直于轴向)有声压的周期性变化(图 7-14C),这段区域由于干涉,声束横向声压分布不均匀,因此无法成像,也称之为盲区,对于腹部多阵元探头一般深度都小于 1~3mm。图 7-14C 表示横向声场的声压分布,颜色越深、点越密集表明声强越强,从图可看出靠近换能器处,声压强弱起伏变化形成环状干涉条纹,在 z=N/2 处,中轴处刚好声压最低处,在 z=N 处,声压横向分布是一个类似钟形脉冲;在离 N 较远的区间里,靠近中心轴处声强较强,离开轴线时声强则较弱;到达 3N 距离后,声束分布接近于球面波的波阵面。

表 7-2　不同直径圆形换能器的近场距离（mm）

工作频率 \ 直径（mm）	30	20	10	5	1
1.0MHz	146	65	16	4	0.2
2.5MHz	365	162	41	10	0.4
3.0MHz	438	195	49	12	0.5
5.0MHz	730	325	81	20	0.8
10MHz	1461	649	162	41	1.6

由表 7-2 可知,近场区声强起伏变化大,无法辨别组织结构,对使用单阵元换能器检测时都避开近场,主要利用其远场声场,如 A 型、M 型和某些机械扫描成像;但 B 型成像时主要依赖横向分辨率(声束直径),近场声场声束特性好于远场,有利于提高图像质量。

针对声束横截面上声能的分布不均,声学中还常用指向性图案(或称方向图)来形象地表示超声换能器所产生的声场。这种图用极坐标表示,轴向是声压级,以方向角作幅角。图 7-15 为声场指向性图的示意图和实际圆形换能器远场声场的指向性图,从图中可见,除了在声束轴向所发出较强的主瓣声束外,在另外的方向还有若干强度较低的旁瓣(或副瓣)声束。

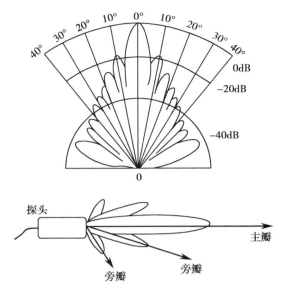

图 7-15　圆形换能器声场指向性图

（二）多晶片超声换能器

医用多晶片超声换能器,通常称为多阵元探头。随着医学超声技术的发展,20 世纪 70 年代以来受到人们广泛重视,70 年代中期已研制出性能较好的多晶片聚焦探头,80 年代出现了带有匹配层的多晶片聚焦探头,声场性能进一步提高。医用超声探头是医用 B 型超声显像诊断仪的心脏部件,探头的好坏严重影响着整机的性能。而性能优良的多阵元探头和新型压电材料的研制,增加了仪器的竞争力,大大改善了图像的质量。

多阵元超声换能器和单阵元换能器一样,都会在空间某点产生声能的相互叠加,由于有更多的晶片参与,其声场又和单阵元的略有不同。如双晶片换能器,晶片之间的中心间距 d 会影响整个声场分布,如图 7-16 是两个晶片同时受激励发射超声后相互作用叠加的声场指向性图。当 d=λ/2 时声场指向性较好,在声束轴线,远场的声压将是单点源声压值的 2 倍。在 ±90° 方向上,两个点源辐射声压相互抵消,其合成声压值为 0。

由图 7-16 还可见,当 d 从 λ/4 增加到 2λ 时,随着辐射声源线度 d 值的增大,沿 θ=0° 方向的主瓣将愈尖锐,同时旁瓣的数目也增加。

图 7-17 是 10 阵元换能器的声场指向性图,可见随阵元数增加,在 0° 方向上辐射声强并未改变,但主瓣变得更加尖锐,旁瓣受到了抑制,其幅度减小。

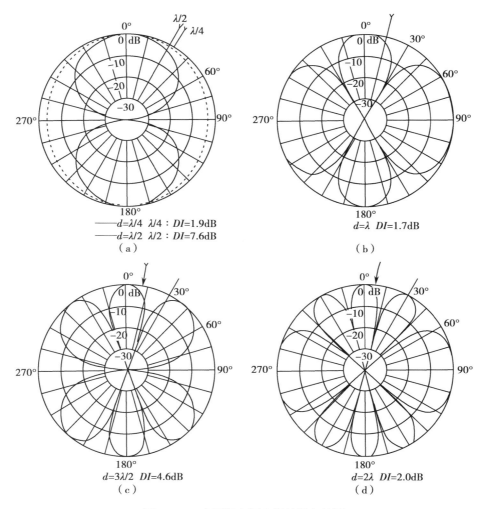

图 7-16　2 个同相点源声场的指向性图

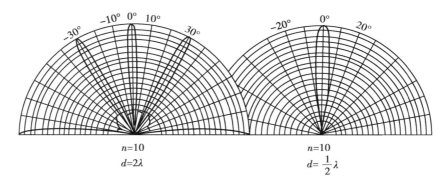

图 7-17　线阵探头指向性图（10 阵元）

第三节　医学超声成像原理

居里兄弟发现石英具有压电特性这一物理效应最初主要用于军事。第二次世界大战结束后,超声脉冲回声技术从军事和工业转向医学领域并获得初步应用。50年代初以脉冲回声技术为基础的A型超声诊断仪取得了临床应用价值,其后逐步发展起来的M型超声诊断仪和B型超声断层显像仪也都是以超声脉冲回声技术为基础,A型、M型和B型超声诊断仪是当前医学超声诊断中应用最广泛的成像设备,因此,超声脉冲回声技术也是现代生物医学超声工程研究中最重要的一种技术。

与X线等其他物理医学成像方法相比,超声脉冲回声法使医学检测灵敏度、信息量获得很大的提高,其可重复操作、实时成像极大地方便了医师和患者,避免了辐照危害,提高了安全性,近二十年来科学技术的高速发展,也带动了超声成像仪器和超声诊断技术同步发展,为医生更加方便地观察人体内部组织状态提供实时、全面的信息。近年来,超声矩阵换能器突破了瓶颈技术,实时获得立体空间声束的信息,从而实现实时三维显像超声技术的一次大革命。

一、超声诊断设备的分类

超声诊断设备的分类常有以下几种分法。

(一)按传播方式分类

按传播方式分类可分为反射型、透射型、透过反射型和多普勒型等几种。

1. 反射型　信息产生于超声经过人体组织界面反射和散射变化。目前使用最多的医学超声仪器,如各种A型、B型、C型、F型、PPI型、M型、D型超声诊断仪、彩色血流显像诊断仪、超声心动图仪等均属于这种类型。

2. 多普勒型　信息产生于人体组织界面和运动细胞散射引起的超声频率、相位变化。如多普勒诊断系统、血液检测仪、胎儿听诊器等。

3. 透射型　此类仪器应用面窄,此处不多做说明。相关设备有:超声全息成像仪、超声显微镜、超声CT和超声声衰减成像仪等。

(二)按显示分类

由于显示和扫描方式一般是配合的,所以严格讲是按扫描显示分类通常分为A型、B型、M型、D型、C型、F型等。

二、回声检测原理

利用超声换能器向人体内部发射超声脉冲,遇到声阻抗不同的组织界面时将产生反射或散射脉冲信号即脉冲回波信号。检测这些回波信号的幅度和延迟时间,就可对组织界面进行定位,并检测组织的特性;检测回波信号的频率和相位变化,可以确定组织脏器界面的运动情况。实质上,脉冲超声回波技术所检测的正是超声波在物体表面产生反射或散射的物理特性,这就是超声脉冲回声检测的原理,也是目前医学超声成像的物理基础。

由于脉冲超声传播的往返过程携带有反射信息,为了确定换能器与界面间的距离L,可从发射超声脉冲到接收反射回声信号的时间间隔来分析。超声信号实际行程则为2L,往返所需要的时间t,超声传播速度c,即公式(7-6):

$$t = 2L/c \qquad 公式(7-6)$$

由此可以导出脉冲回声类仪器的定标数据,即公式(7-7):

$$t/L=2/c \qquad 公式(7-7)$$

若取c=1500m/s,可以算出若接收1cm远的回波信号需经过13.3μs,如生物组织媒质的声速为1540m/s,则需13.0μs。

三、超声显示方式

目前,绝大多数的超声诊断设备,采用超声脉冲回波法来检测和提取诊断信息。由于对诊断信息显示方式的不同,通常分为A型、B型、M型、C型和F型等成像模式。下面详细介绍常见类型的成像工作原理。

(一)A型

A型成像是一种幅度调制型的显示法(Amplitude Modulated Display),又称A型显示模式,也称A超。它是最早在临床诊断中应用的成像方法。其工作原理是:换能器探头以固定位置和方向对人体发射脉冲超声,每个脉冲超声在组织中传播时,遇到声阻抗不同的界面产生反射,通过换能器接收到反射回波信号后,送入显示器的Y方向偏转板上,控制光点的上下移动在显示器上形成尖峰波形。波形的幅度与界面反射回波的信号大小有关;显示器X方向偏转板加上与超声脉冲同步的时基信号,则显示器可以显示稳定的波形,其中波形的高低表示回波信号的强弱,水平方向代表超声的传播距离即探测深度。可根据回波出现的位置,回波幅度的高低、形状、多少和有无来提取受检体的病变和解剖有关诊断信息（图7-18）。

A型成像先于B型成像出现，但仅能提供一维的诊断信息，临床上对其信息较难准确理解，未能得到很好发展，尤其是实时B型断面显像广泛应用于临床之后，A型成像几乎绝迹，但A型成像对设备要求简单，适用于静止的、简单解剖结构的成像和细微的线性测量，目前在脑中线检查、眼科检查中还发挥作用。

（二）B型

B型扫描是在A型的基础上发展起来的一种辉度调制型显示法（Brightness modulated Display，B Mode），又称B型显示，也称B超或黑白超。

超声脉冲反射法可获得回波幅度和回波波源深度的信息。在A型成像中通常用显示器的横坐标表示深度（传播距离），纵坐标表示回波信号的大小，它属一维幅度显示，无法表现声束扫描方向。而B型扫描，则把回波信号加到显示器的调辉极（z轴）上，对光点进行调辉。光点的亮度（通常称"灰阶"）与回波幅度之间存有一定的函数关系。代表不同回波幅度的灰阶点，按其回波源的空间位置，显示在与超声束扫描线位置相对应的显示扫描线上，一般显示在显示器竖直方向上，即表示回波深度的信号加在显示器y方向偏转板上。用手动的、机械的或电子的方法移动或偏转声束，对被检组织结构进行扫描和显示，在显示器的x偏转板上加上与声束扫描方向一致的控制信号，可获得一幅两维B型切面图像，图7-18显示了一条声束扫描获得的图像。

（三）M型

M型扫描，又称"M型显示"（motion mode scope）。它的显示原理与B型显示相似，都是采用辉度调制，以不同的灰阶点来反映回波的强弱。

M型扫描时换能器以固定位置和方向对人体扫描，代表超声扫描深度的时基信号加到显示器的垂直偏转板上，同时将来自不同深度的回波信号加在显示器控制极，对垂直扫描线进行调辉。而在显示器的水平偏转板上加一慢变化的时基扫描信号，使代表深度的垂直扫描线以慢速沿水平方向移动，形成一幅一维空间组织结构运动轨迹图。这种轨迹图代表沿扫描线各层组织相对体表的相对距离，随时间的变化曲线，反映一维空间组织结构运动情况，因此这种图像对运动器官的研究，如心脏、胎心及动脉血管的搏动特别有用。尤其对心脏结构的探查更为如此，通常对心脏的M型扫描所得到的显示图称超声心动图。

为提取更多的诊断信息，M型扫描心动图常与心脏其他参数，如心电图、心音图、心尖搏动图和超声多普勒频谱图同步进行联合显示。M型扫描常与B型联合扫描，即通过B型切面图像准确选择观测具体部位的M型图像，从而可避免M型扫描的盲目性。

综观这三种主要的显像方式，它们之间既有区别又相互关联，从图7-18可看出A、B和M型这三种成像的关系。

B型扫描获得的两维图像，反映被扫描组织中各界面的反射回波幅度的分布图像，其中包含有组织形态和组织状况的丰富诊断信息。它可实时显像，具有直观性好、真实性强、便于诊断的特点。其他扫描技术，如A型、M型和多普勒法等基本上也要与B型扫描技术相结合，才能充分发挥作用，许多目前正被热捧的成像新技术也都采用B型显示工作原理，沿袭了B型超声反映切面信息的优势，只不过信号的来源可能不同，如不单是单纯声阻抗特性变化造成的回声，还有组织的弹性变化、血液的运动速度等其他信息。因此B型扫描在超声诊断设备中是应用最广，最有活力，最为重要的一种扫描方法。

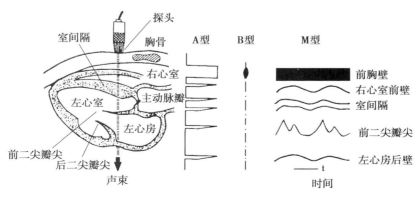

图7-18　A、B和M型扫描的相关显示图

四、声束聚焦

前面说过,超声声束在传播一段距离后,声束会扩散引起信号减弱穿透力下降,导致远场的超声分辨率下降,而聚焦可有效地使发散的声束收敛,是超声仪器广泛使用的一种技术。除了物理聚焦外,还利用多阵元换能器的声束合成来提高声束特性。微型高速计算机和电子技术的发展使实时电子扫描超声显像在临床诊断中被广泛使用,通过对多阵元换能器发射和接收声波的延迟控制与处理,使合成波束具有精良的时间和空间特性,声束汇聚收敛,这就是电子聚焦,可以获得分辨特性好、动态范围大、旁瓣与噪声水平低、几何失真小的超声图像。

(一)电子聚焦

图 7-19 中画出了由 5 个阵元构成的换能器。设阵元中心间距为 d,P 为聚焦点,传播媒质中声速为 c,则在发射聚焦时,采用延迟顺序激励阵元的方法;使各阵元按设计的延时依次先后发射声波。基于几何光学的原理,在媒质内各阵元发射的波为球面波,则合成波波阵面为凹球面。在 P 点同向叠加增强,在 P 点外异向叠加减弱甚至抵消。合成波束聚焦,聚焦焦距由凹球面曲率半径即聚焦延迟时间构成的曲率半径和声束决定。假设在传播媒质中,声速为 c,为使各阵元发射声波在焦距为 F 的焦点 P 聚焦,要求各阵元激励延迟时间 t_{fn} 为[公式(7-8)]:

$$t_{fn} = \frac{F}{c}\left\{1-\left[1+\left(\frac{nd}{F}\right)^2\right]^{\frac{1}{2}}\right\} + t_0 \qquad 公式(7-8)$$

式中:n——阵元数;t_0——中心阵元发射声波的时间。由此可见各阵元延迟间隔不相同,但以中心阵元为对称。

接收由 P 点反射回来的信号时,接收时序和发射刚好相反,信号最先到达中心阵元,最晚到达两侧阵元,则各阵元接收回波信号并转变为电信号后,对各阵元输出电信号按设计的聚焦延迟量进行延迟,然后类似于发射声波在传播媒质中叠加合成聚焦波

束原理,在接收端,电路上用加法器对各接收延迟信号求和,使来自焦点和焦点附近的回波信号增强,聚焦区域外回波信号减弱甚至抵消,达到接收聚焦的目的。当接收聚焦焦距与发射聚焦焦距相同时,对各阵元输出接收回波信号进行延迟的延迟时间关系与公式(7-8)完全相同。

(二)动态聚焦

静态聚焦是指固定延迟曲线对阵元进行聚焦的延迟激励,使之只能固定焦点位置,动态聚焦是静态电子聚焦的改进方法,一般又分为:非实时动态聚焦,实时分段聚焦和实时全程动态聚焦。

1. 非实时动态聚焦 通过改变各阵元聚焦延迟时间所构成曲线的曲率半径,可调节焦距 F。首先使发射和接收声束在近距离聚焦,并采集聚焦区附近的图像,即近距离部分对焦准确,图像清晰,而中、远距离却偏离了焦点,使图像模糊,只将近距离图像存入存贮器,其他深度的图像全部舍弃不采集;然后将发射和接收焦点调到近中距离,和前次一样,只保存近中距离清晰的图像存入存贮器,依此进行,分别将发射和接收焦点调到中远距离、远距离摄取图像,并将该部位图像分别存入存贮器;这样,将分段采集的 4 张图像拼合在一起显示出来,就能够得到从近距离到远距离的分辨特性良好的二维切面图像(图 7-20)。由这一动态聚焦方式获得一帧图像,要转换 4 次聚焦位置,所用时间是固定焦点时获得一帧图像所用时间的 4 倍。在系统其他参数不变的条件下,显象帧频降低了 3 倍。该聚焦成像系统观察运动缓慢的腹部脏器图像非常清晰,但不适合观察心脏等快速运动的脏器。

2. 实时分段动态聚焦 在实时分段动态聚焦方式中,根据产生回波信号的深度,同步地将焦点移向深部。现有 B 型超声诊断设备常采用 8、16 段等实时动态聚焦方式,在接收时间内,可根据产生回波目标的深度,由浅渐深地改变焦距,即动态地改变聚焦延迟,使聚焦区由浅渐深的变化速度与聚焦区回

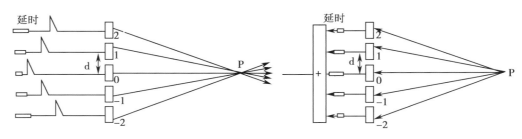

图 7-19 线阵换能器电子聚焦原理

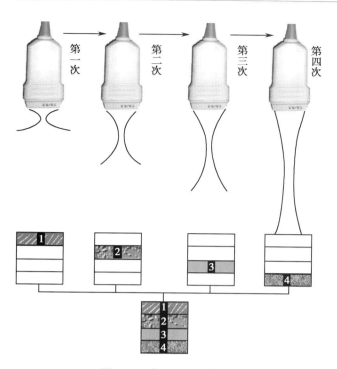

图 7-20　非实时动态聚焦

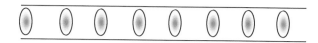

图 7-21　全数字超声诊断仪的全程聚焦声束示意图

波信号达到换能器的速度一致,这样使各个深度的接收声束均处于聚焦状态。实际应用中,大多采用实时分段动态聚焦方式,分段聚焦的声束较前述非实时多点聚焦好。

3. 实时连续动态聚焦　为了使不同深度的断面图像都具有最佳的横向分辨力,要求分段实时动态聚焦焦点愈密集愈好。实时连续动态聚焦就是使聚焦焦点随回波脉冲到达换能器的时间由浅到深同步地动态变化,即变化速度和声速传播速度相同。

在全数字化超声显象系统中(图7-21),可实现实时连续动态聚焦,但绝对的连续动态聚焦方式是不存在的,只是可动态调节的焦点足够密集而已。

（三）可变孔径

对线阵换能器进行聚焦时,由公式 8-1 和图 7-22 可见,阵元间延迟时间随焦距减小而增大,越往两侧的阵元延迟时间越长,与孔径 $D=nd$ 的平方呈正比。当焦点选择在浅部时,如果不减小孔径 D,过大的延迟将使电子聚焦方法难以实现。在紧靠换能器表面的浅部组织中,无法实现声束电子聚焦,声束宽度近似为孔径尺寸。因而,降低孔径可改变浅部侧向分辨特性。另一方面,在深部,聚焦声束宽度 $W(f)$ 与孔径 D 呈反比,当 F 增大时,为了使声束宽度尽可能与近场一致,从中部到深部必须逐步增大孔径。

可变孔径的作用主要在于减小近场与远场声束宽度,且能较方便地实现浅层声束的电子聚焦,使其从近区到远区具有最佳有效孔径自动连续变化能力。

可变孔径只能在声波接收过程中实现,常与接收动态聚焦配合使用,实现原理示意图如图 7-23。从近区至远区,孔径常以 2 倍的阵元间距 2d 为台阶自动递增。

（四）变迹

研究发现,当圆形换能器的电极形状从最初的圆形电极对圆形压电晶片全面激励变成菊花形电极的局部激励(图7-24),主波束宽度、旁瓣级大小等声束特性有所改善,这种技术称为变迹。

在电子扫描 B 型超声诊断设备中,多采用对多阵元换能器阵元组中心阵元信号接收时赋予较大的

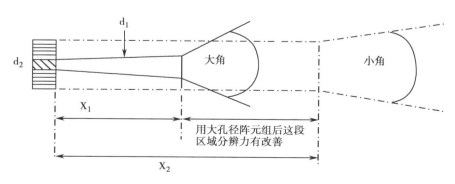

图 7-22　多阵元和单阵元近场声束特性比较

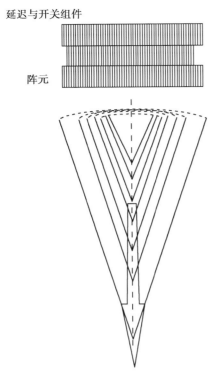

图 7-23　可变孔径原理图

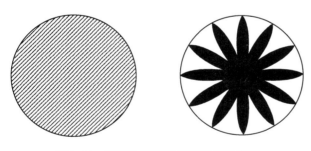

图 7-24　圆形电极和菊花形电极示意图

权系数,向两边权系数逐渐减小,各阵元输出信号加权求和,达到抑制旁瓣的影响。

在目前的全数字化超声诊断仪中,超声声场处理多采用声束聚焦、可变孔径和动态变迹等多种方法同时进行,可以大大改善超声检测的性能。

在模拟-数字混合和全数字化超声显像系统中,常采用多方式相结合的超声波束处理技术,即将动态聚焦、动态孔径、动态变迹和区域增强等相结合,完全由数字系统和软件控制来实现与换能器相结合,形成了综合优化的声束特性。几乎在所有深度和声束扫描位置,系统具有精细的主波束,很低的旁瓣和很大的动态范围,为获得分辨性能好、噪声干扰小、动态范围大的高质量超声图像奠定了基础。

五、电子线阵与凸阵扫描

(一)电子线性阵列扫描

电子线性扫描是以线阵换能器为基础,由电子开关或全数字化系统控制顺序扫描来实现的。阵元数已从早期的 40 个、120 个发展到现在的 256 个、400 个甚至 1024 个等。每次发射和接收声波时,将若干个阵元编为一组,由一组阵元产生一束扫描声束并接收信号,然后由下一组阵元产生下一次发射声束并接收信号。在有些线性扫描方式中,对于同一条扫描声束,其参与发射声波和接收声波的阵元也可略有差别。把每次接收的回波信号经过放大处理后,加在显示器 z 轴上,调制其亮度,由 y 轴表示回波深度,x 轴对应声束扫描的位置,由此合成一幅矩形超声断面图像。

上述描述是最基本也是最常见的常规扫描,为了改进此扫描方式的不足和提高扫描分辨率还可采取隔行扫描、飞越扫描、半步距扫描和微扇角扫描等。现以 128 阵元线阵换能器及其系统为例,说明常规扫描和其他改进型的扫描是如何进行的。

如图 7-25 所示,设每次由 6 个阵元编为一组来发射和接收声波,常规扫描实现的方式是第一次脉冲激励和参与合成接收声束的阵元为 1、2、……6;第二次为 2、3、……7;第三次为 3、4、……8;依次类推,在一帧图像中,最后一组发射超声波的阵元编号为 123、124、……128。若每组阵元数目为偶数,扫描声束位置位于阵元组中心相邻阵元的中间,如图第一次扫描声束位置在 3、4 中间,第二次在 4、5 中间。若换能器阵元数为 m,参与合成一条扫描声束的阵元数为 n,则一帧线性扫描图像由 m−n+1 条扫描线组成。在常规扫描中,前一条声束回波产生的多次反射信号和深层回波信号,对后一条声束回波信号常产生干扰。

为了降低前一次扫描回波信号对后一次扫描

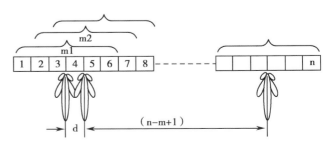

图 7-25　线性扫描波束控制

回波的干扰,常将前后两次扫描声束位置间距拉大,隔行扫描即可达到此效果。在隔行扫描中,第一次扫描所用阵元为1、2、……7;第二次为3、4、……9;……第61次为121、122、……127;第62次为2、3、……8;第63次为4、5、……10;最后一次为122、123、……128。扫描声速位置依次为4、6、8、……124,5、7、9、……125,即先扫描奇数线,后扫描偶数线,每帧图像仍由 m−n+1 条扫描线组成。此扫描方式扫描线数不变(即分辨率不变),但降低了声束间的影响。

如图 7-26 为 1/2d 间距扫描示意图,与前述扫描方式相比,每帧图像中扫描线数增加了一倍。还有飞越扫描、微扇角扫描等扫描方式都不同程度地改善了扫描声束间的干扰和图像分辨力。在线性扫描 B 型超声设备中,各种线性扫描方式已和电子聚焦、实时动态聚焦、实时动态孔径、动态变迹以及动态频率扫描等技术相结合,在整个扫描范围内,可获得优越的声束分辨特性、很高的旁瓣抑制能力和较大的信号动态范围。

(二)电子凸阵线性扫描

现有 B 型超声设备,尤其是线性扫描 B 型超声设备,常配有凸阵扫描探头进行腹部脏器的扫查。凸阵扫描探头的阵元排列仍然是线性的,只不过线性排列的阵元安置在一凸形的支撑面上,构成凸阵探头。

凸阵探头的声束控制方式与线性扫描系统的基本相同,由一组阵元发射,产生发射声束;接收时,将该组阵元输出叠加求和,合成接收声束。之后,通过电子开关的切换,产生下一条发射与接收声束。为保证声束有较理想的特性,发射、接收时需考虑阵元在凸面上排列造成的行程差,同时也常将发射电子聚焦、接收实时动态聚焦、动态孔径等技术结合使用,来改善凸阵扫描图像的分辨力。

凸阵扫描的图像同时兼有线性扫描的近场和扇形扫描远场都较大的特点,克服了线性扫描的远场和扇形扫描的近场都较小的缺点。由于凸阵扫描方式与线性的相同,其电路构成基本相同,所以线性扫描 B 超系统可同时支持线阵和凸阵探头的扫描,同时,线性扫描 B 超系统的造价和技术难度远低于相控阵扇形扫描 B 超系统。凸阵系统特别适合于腹部脏器及特殊部位的扫描。许多厂家也开发研制一些尺寸较小的凸阵探头用于肋间隙的心脏成像,以替代造价及精密程度高的相控阵探头。

六、电子相控阵扇形扫描

上述凸阵线性扫描探头也可用于肋间隙成像,但在相控阵 B 型超声设备中,采用较小尺寸的线阵换能器进行多阵元等延迟发射和接收超声波,使合成声束方向发生偏转,声束很容易通过胸部肋骨间小窗口在人体内作扇形扫描以达到探测整个心脏的目的,这种扫描方式称为相控阵扫描,能实现这种扫描方式的探头就称为相控阵探头。

(一)相控发射

图 7-27 画出了多阵元超声换能器发射超声时声束方向变化的情况。如阵元组内各阵元同时被激励,则产生的合波波束如图 7-27A 所示,波束垂直于换能器表面,主波束与阵列的对称轴重合,若阵元间按一定时差 $\Delta\tau$ 顺序被同一脉冲激励,各相邻阵元所产生的超声脉冲亦将相应延迟 $\Delta\tau$,合成波束不再垂直于阵列,而是与阵列的法线形成一夹角 θ。$\Delta\tau$

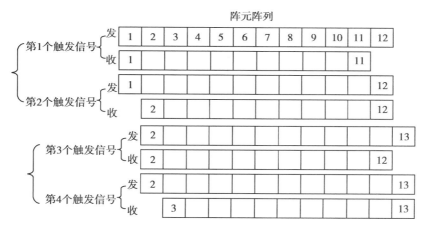

图 7-26　1/2d 间距扫描示意图

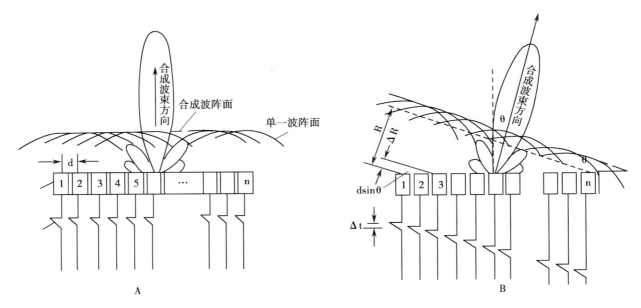

图 7-27　相控发射波束
A. 同时激励合成波束；B. 等时差激励合成波束

变化时，θ 角也变化，若保持 Δτ 不变，颠倒阵元被激励的先后顺序，合成波束将偏转到阵列法线另一侧相同夹角的方向（图 7-27B）。

声束偏转角 θ 是阵元间受激励延迟时间 Δτ 的函数（图 7-28）。按延时间隔顺序激励各阵元，发射的超声波在传播媒质中叠加形成合成波束。M 表示合成波波前平面。从波的合成理论可知，合成波波前平面与各阵元的波前相切，所以各阵元到合成波波前平面的距离等于各个阵元波前平面的半径，合成波束的指向与阵列法线方向的夹角为 θ 时，相邻阵元的波行程差 L 为［公式（7-8）］：

$$L = d \cdot \sin\theta \qquad 公式（7-8）$$

对应于这一行程差的偏转延迟时差 Δτ 也是 τ_{st}，即公式（7-9）：

$$\tau_{st} = \frac{d}{c}\sin\theta \qquad 公式（7-9）$$

上式中，c 是组织中的声速，且设组织内声速恒定，则可表示为公式（7-10）：

$$\theta = \sin^{-1}\left(\frac{c}{d} \cdot \tau_{st}\right) \qquad 公式（7-10）$$

该式即为发射声束偏转角 θ 与偏转延迟 τ_{st} 之间的数字关系式。改变 τ_{st} 就可改变声束偏转角 θ，使合成合波束按扇形等角速度扫描。

（二）相控接收

当换能器发射的超声波在媒质内传播遇到回波目标时，将产生回波信号。回波信号到达各阵元的时间存在差异，这一时差与媒质中声速和回波目

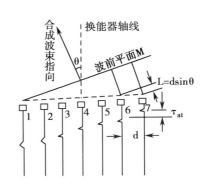

图 7-28　声束偏转角度与发射延迟的关系

标与阵元之间的位置有关。如果能准确地按回波到达各阵元的时差对各阵元接收信号进行时间或相位补偿，然后求和叠加，就能将特定方向的回波信号叠加增强，而其他方向回波信号叠加后减弱甚至完全抵消。这样，接收延迟叠加产生接收合成波束，使阵列换能器接收信号具有了方向性。改变对各阵元或各通道回波信号补偿的延迟时间，就可改变接收合成波束相对于阵列法线的偏转角度。这就是相控接收的原理。

在相控阵扇形扫描过程中，为了进行显像，并使发射与接收合成波束宽度尽可能窄，且具有较高的信号检测灵敏度，要求发射合成波束与接收合成波束的偏转角相等，因而发射与接收偏转延迟也相等。

（三）声束偏转电子聚集

在相控阵 B 型超声诊断仪中，为了使相控偏转

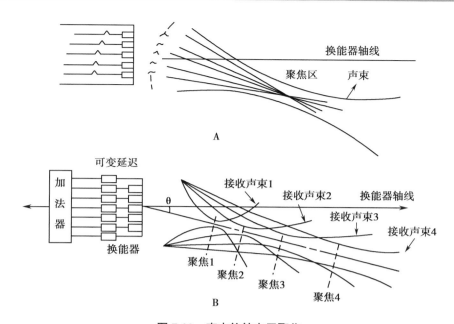

图 7-29　声束偏转电子聚焦
A. 发射声束偏转固定聚焦；B. 接收声束偏转动态聚焦

后的合成声束聚焦,相邻阵元被激发的延迟时间应由偏转延迟和电子聚焦延迟时间两部分组成。接收声束偏转电子聚焦也是如此。等时差偏转延迟时间确定声束偏转角,而聚焦延迟量所构成曲线与声速一起确定聚焦焦距。发射声束偏转固定电子聚焦和接收声束偏转实时分段动态聚焦原理如图 7-29 所示。

七、机械扫描技术

机械扫描技术指的是以马达为动力,借助于机械传动机构,使超声换能器旋转或平移运动,实现空间两维声束扫描的一种 B 型显像技术。

机械扫描技术的应用比电子扫描技术历史更早一些。扫描的方式也较多,其中机械扇形扫描、机械径向扫描方式由于它们固有的特点,与普遍使用的电子扫描方式一起,被广泛使用,其他的扫描方式由于应用上的局限性,已被淘汰。

用机械方法使换能器发射的声束作一定角度的扇形扫描,可获得图 7-30 所示的扇形图像。扇形扫描具有探头与体表接触面积小、近场视野小、远场视野大等特点,因此可以用很小的透声窗口,避开肋骨和肺对超声声束的障碍作用,非常适合于心脏的切面显像,是目前心脏实时动态研究的最有效手段。此外,扇形扫描还可以用于腹部器官、妇产科和新生儿颅内结构的切面显像检查。

从早期的往返摆动式机械扫描到马达驱动单

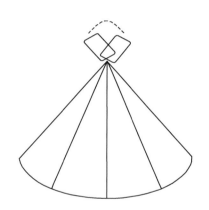

图 7-30　机械扇形扫描图像

晶片作 360° 匀速旋转的扇形扫描,再到 3 晶片选择式直至环阵多晶片旋转机械扫描,技术的进步使得机械探头的扇形扫描线均匀性、振动和噪声得以改善,同时声束特性也有极大的改进。

如图 7-31A 所示的环阵多晶片换能器组,改变延迟激励设置可获得三个不同深度聚焦点,再同轴安装三个这样的晶片组,此环阵探头组较单晶片机械扫描探头大大提高图像质量,并保证足够高的成像帧频。

上述种种扫描方式为我们提供了各种解决临床问题的方法。电子扇形扫描是完全通过电子控制进行的,没有任何机械运动部件,可实现高速实时显像,但声束特性较差,旁瓣影响大,制作工艺复杂,成本高。由于是电子控制,因此重复性好,精密度高,

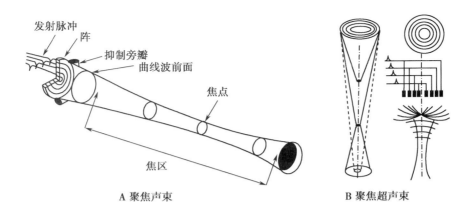

A 聚焦声束　　　　　　　　　　　B 聚焦超声束

图 7-31　机械环阵探头的多点聚焦

牢固结实,不易损坏,耐用。而机械扇形扫描是靠马达,通过一定的机械装置来驱动换能器实现的,它的显像速度受到限制,基本可以达到心脏实时显像的要求。由于晶片数目少且尺寸较大,聚焦容易实现,旁瓣小,声场特性好,缺点是易磨损、重复性、稳定性较差,体积大,操作不便。

如图 7-32 所示的各种类型探头,左侧从上至下为兽用体表线阵高频探头,医用凸阵和线阵探头,中下部为小凸阵探头(较大的用于心脏检查,小的为术中探头),中间的为腔内探头并带有穿刺导引架,右侧上方个头最大的是三维探头,往下依次为凸阵,相控阵探头。

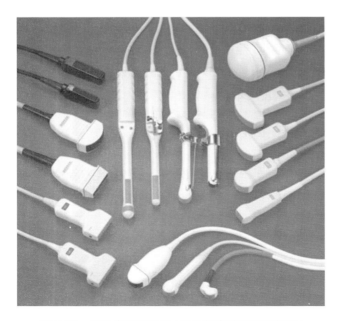

图 7-32　各种类型的探头(汕头超声波研究所提供)

第四节　超声诊断仪的组成结构

随着微电子技术和超高速计算机技术的发展,超声在医学领域的涉及面愈来愈广泛,超声医学仪器的种类也复杂繁多,其中超声诊断成像系统的发展比较迅速而且也比较规范,已形成了极具特色的医用成像设备。这里我们仅对超声诊断仪主要的技术指标做一介绍,如探头频率、脉冲重复频率、几何分辨力和帧频等,并详细介绍超声诊断仪的组成结构,使大家对医学超声诊断仪器的性能要求有一个初步的了解。

一、医学超声诊断仪的主要指标

(一)探头频率

一般探头上标识的频率,指探头或仪器工作的中心频率或载波频率,如 3.0MHz 或 10.0MHz。由于超声诊断仪都是脉冲反射成像,探头发射的仅是高频的脉冲载波信号。通常探头只有一个中心频率,理论上是有一定带宽的信号,这里仅仅意味着超声信号的频带(3dB 带宽)很窄。

早期的探头频率响应是单一的,即其频带响应是单峰的,只有一个很窄的响应频带宽度,可以认为是单一的工作频率。但随着材料学、电子学、数字信号处理等相关技术的发展,超声工程技术人员发现,多响应频带或宽频带响应的压电材料,可以获得图像分辨率及穿透力的同步改善,如变频探头遇到受检者较胖时,可设置探头工作在较低频率,若为小儿或体瘦者,可让探头工作在较高频率,获得良好的分辨力。当探头为宽频带探头时，发射的超声一般为一宽频带信号。无法用中心频率来标称探头的工作频率。当探头为谐波成像探头时，其发射频率与接收频率并不相同，后者为前者的 2 倍；若是变频探头，则探头可依据操作者设定的条件，分别工作在不同的频率。

（二）脉冲重复频率

脉冲重复频率（pulse repeat frequency，PRF）是超声诊断仪很重要的指标，它是指单位时间内脉冲发射的重复次数（图 7-33），即公式（7-11）：

$$PRF=1/T \qquad 公式（7-11）$$

PRF 的高低选择是有要求的，其最低重复频率为下限频率 F_{min}，最高频率为上限频率 F_{max}。

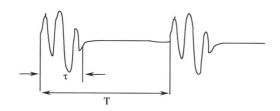

图 7-33　超声脉冲的重复周期

下限频率根据采样理论确定，当观察运动目标时，重复频率应不小于运动最高频率的两倍。观察心脏时，运动目标的最高频率为二尖瓣的运动频率，大约为 100Hz。因此，F_{min} 应≥200Hz。考虑到图像的清晰度，系统的重复频率应 >200Hz。

上限频率取决于最大探测深度 L 与多次反射衰减的时间。为了不出现距离模糊，在发射下一个周期脉冲信号前，来自最远探测深度目标的回波信号已到达了接收换能器表面。即公式（7-12）：

$$F_{max}=1/T=c/2L \qquad 公式（7-12）$$

例如探测深度为 20cm，超声波在组织中的传播速度为 1.54mm/μs，则最大重复频率 $F_{max}=3850Hz$，$T=260μs$。由于人体组织存在多重界面，传播时会产生多次反射，可能造成回声图像模糊。实际的超声诊断仪器选取的脉冲重复频率比计算得到的值要小许多，一般取 1000~2000Hz 之间。这样可避免多重界面反射造成的图像模糊。

脉冲重复频率的选取还要考虑不发生多普勒信号频谱的混叠，脉冲重复频率应满足公式（7-13）：

$$PRF>2f_{DmaX} \qquad 公式（7-13）$$

f_{Dmax} 为多普勒最大频移。在超声脉冲多普勒系统中，PRF 若取 1000~2000Hz 则难以满足一般临床检测的需要。实际仪器设计时会折中考虑。在后续超声多普勒血流检测与成像章节中再详细讨论此问题。

（三）几何分辨力

超声诊断仪的分辨力是衡量仪器性能的一项重要指标，与诊断结果密切相关，超声仪器的分辨力分为纵向分辨力与横向分辨力，空间分辨力和图像分辨力等。分辨力与超声换能器性能、生物组织的声场特性、仪器扫描方式、信号动态范围和系统频率特性以及显示器性能都有关系。

1. 纵向分辨力 Rd　纵向分辨力又称轴向分辨力或距离分辨力，它是衡量仪器对超声波在其轴向上（即声束传播方向）的识别能力，其定义是在轴线上可以识别的两个目标点之间最小距离的能力。对于连续超声波，纵向分辨力可以达到的理论值为半波长，因此提高发射频率可以提高纵向分辨力，但是，生物组织对超声波的衰减随频率的增加而增大，频率升高会影响穿透深度，因此，权衡成像深度与分辨率之间的关系，纵向分辨力一般只设计达到 2~3 个波长值。对于超声脉冲回波系统，纵向分辨力还与超声脉冲的有效脉宽有关，有公式（7-14）的关系

$$Rd=c·T/2 \qquad 公式（7-14）$$

脉冲回声检测系统的脉冲持续时间 T 与系统增益密切相关。增益越大，纵向分辨力会相应增大，如图 7-34 所示，增益分别为 0dB、10dB、20dB、40dB 时，脉冲持续的时间随增益增加而增长，纵向分辨力随脉冲持续时间增长而减小。另外，检测阈值、动态

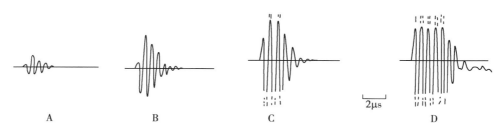

图 7-34　不同增益接收回波脉冲波形
A.0dB；B.10dB；C.20dB；D.30dB

范围越大,回波的脉冲有效宽度就越宽,则纵向分辨力也降低。此外,纵向分辨力还和系统带宽、衰减有关。

2. 横向分辨力 Rw　横向分辨力是衡量超声波仪器在垂直于超声波传播方向(即声束方向,也是轴线方向)上的识别能力,又称侧向分辨力。其定义是超声束可以识别垂直于轴线方向上两个目标点的最小距离的能力。在声束扫描成像过程中,超声束的有效宽度与横向分辨力密切相关,声束越窄,横向分辨力越好。如图 7-35 所示,图 a 的声束在扫描中可产生两个反射回波,图 c 无法获得两个目标点的独立回声,因此图 a 的横向分辨力最好,图 c 的最差。由换能器声场特性可知,超声束是发散的,在近场,声束宽度与换能器尺寸相当,在远场,声束宽度随传播距离增加而变宽,因此,横向分辨力下降;而提高频率,近场延长,远场声束扩散角变小,说明工作频率越高,横向分辨力越好。归根结底横向分辨力和声束宽度密切相关。聚焦技术可大大改善横向分辨力,另外,声束的有效宽度在脉冲回声检测系统中与阈值门限和动态范围有关,阈值越低,动态范围越大,束宽越宽,横向分辨力越差。一般来说,超声诊断仪的横向分辨力总是比纵向分辨力差。

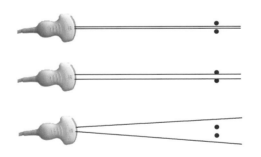

图 7-35　声束宽度对横向分辨力的影响

(四)帧频(FR: frame rate)

超声成像系统每秒成像的帧数称为帧频。每秒 24 帧以上的系统称为实时成像系统(早期 16 帧的成像速度基本上也可满足临床诊断的需要,也称为实时超声),与静态成像系统相对应。实时成像是 B 超的一大特点,它可以方便地观察心脏舒缩过程、血液的流动变化情况,目前的超声成像设备在一定条件下可获得高达 400Hz 以上的帧频。B 超诊断系统由于采用反射成像,超声波在人体组织中的平均传播速度为 1540m/s,声波从探头发射到达 1cm 的组织深度然后再反射回探头约需 13 微秒(us),设最大探测深度为 Dcm,则按最大探测深度计算每条扫描

线需 13D 微秒(us),如果每帧图像由 N 条扫描线构成,则一帧图像需要 $13 \cdot D \cdot N$ 微秒,则帧频 FR 为[公式(7-15)]:

$$FR = \frac{10^6}{13 \cdot D \cdot N}　　　\text{公式(7-15)}$$

由此可见,帧频、扫描线数和探测深度三者之间的积是一常数,若要提高其中一个指标必然得牺牲另外两个指标为代价。在探测深度不变时,扫描线数与帧频直接相关。扫描线数一般用线密度表示(线密度等于扫描线数除以换能器长度),线密度在一定程度上决定图像质量的好坏。

从成像质量角度看,扫描线数越多图像质量越好,但扫描线数增加后必然要降低帧频或探测深度,而帧频太低又会出现图像闪烁,探测深度是诊断所必须要求的,因此,必须在三者之间取折中。目前的设备通常取 FR=25~30Hz,探测深度 L=20cm,扫描线数 n 取 128 线。

二、超声成像系统的构成

伴随着微电子技术和计算机技术的快速发展,超声诊断仪在近十几年来有了长足的发展,它的功能与技术主要集中表现在二维、三维及实时三维超声诊断成像仪上。为了提高成像系统的性能,在信号与图像处理各环节上采用了新技术,由专用的数字计算机控制数字信号的存储与处理及整个成像系统的运行,使图像质量大为提高,另外在换能器材料、结构上也进行大量的研究并取得突破性成果,具有较宽响应频带和低声阻抗、高介电性能及压电性能的材料相继面世,提高了超声成像信号的信噪比,极大促进超声图像的改善。

从现行 B 型超声诊断仪的电路构成看,它的组成基本相同,但具体电路设计会有所变化。本章主要针对其中一些重要的电路结构进行讨论,如线阵扫描方式的发、收电路,聚焦电路,时间增益补偿电路,对数压缩电路以及数字扫描转换器等。

按照目前仪器较普遍的方式,超声成像系统的结构框图如图 7-36。

(一)接收放大

换能器将接收到的超声回波脉冲转换成电信号输出,加到前置放大级进行放大。放大器的动态范围有限,约 40dB,而人体中反射回波的动态范围可达 100dB 以上,因此要采用增益控制技术。

处在不同距离上的回波目标,即使反射系数相同,但由路程衰减引起的回波大小差异,则需要用

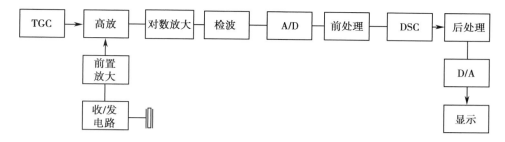

图 7-36　超声成像系统的结构框图

时间增益补偿技术。

超声波在人体组织中传播时会有明显的衰减，为了使处在不同深度、具有相同反射系数的界面在显示图像上有同样的灰度，仪器中需要设计深度增益补偿电路。另外，在临床诊断中有时希望突出某一深度范围内的回波信息，也需要人为地调节该深度范围内的信号增益；我们将这类补偿统称为时间增益补偿（Time Gain Compensation，简称 TGC）。

在检波前系统只用固定 TGC 曲线补偿深度衰减，使信号在 A/D 变换前有一个合适的动态范围。为了更准确地调整不同深度的增益，提供一可小范围手动调节的增益补偿调节旋钮或拨片，早期的 B 型超声显像仪只能粗略地调节近场与远场的增益，目前较先进的仪器为分段增益控制，即可以人为调节对应一小段区域内的增益（图 7-37）。分段增益补偿是在 A/D 变换后进行的，因此冻结图像或将图像

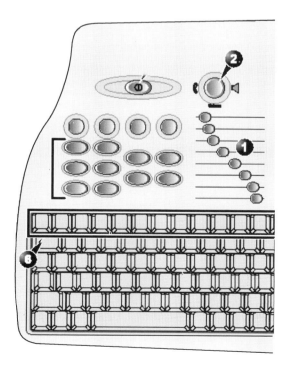

图 7-37　分段增益控制（图中标识为 **❶** 处）

存储到仪器硬盘或磁介质后，TGC 调节不会起作用。

（二）对数放大

面对过大的输入信号动态范围，接收电路采取的增益控制技术是进行对数压缩。由于反射系数的差别，相邻的各种反射体与散射体的回波大小是不同的；另外显示器的动态范围很小，只有 30dB 左右，为均衡这类差异，将大动态范围的回波信号能在小动态范围的显示器上显示，必须压缩动态范围。而对数放大器的电学特性能满足上述要求，采用对数放大器来处理信号，称为对数放大，实则为压缩信号动态范围。实际应用的对数放大器是线性——对数放大器，即在小信号时为线性放大，在一定范围内为对数放大（图 7-38）。

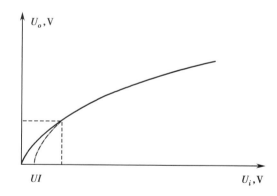

图 7-38　线性 - 对数放大器的响应曲线

（三）检波

在超声成像中，我们主要关心的是反射回波的幅度变化，因此可将高频信号滤除，仅留信号变化的幅度、相位、时间等信息（图 7-39）。

（四）图像前处理技术

在带有数字扫描变换器的超声诊断仪中，一般都在信号出入数字扫描变换器（digital scan converter，DSC）的前后分别进行信号转换和处理，在 DSC 前对信号进行的处理称为前处理，后处理是指在 DSC 后进行的处理。

前处理要完成的主要工作有时间增益补偿、动

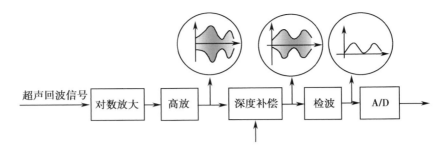

图 7-39 幅度检波后的信号

态范围变化、图像显示深度变化、帧相关及边缘增强等。综合运用这些处理方法可以有效地抑制噪声，突出有用信息，从而获得更清晰的图像。

（五）数字扫描转换器

数字计算技术的迅速发展，为实时图像处理所需的速度与存贮能力提供了条件，70 年代，数字计算技术已在超声成像中普遍应用。现代的超声诊断成像仪带有图像存储和处理装置。

数字扫描转换器即 DSC（digital scan converter）作为医学超声成像中图像存储和处理的关键组件出现在 1974 年。通过应用 DSC，超声换能器扫描过组织所得的回波幅值可以存贮起来，并以 TV 幅面进行图像显示，像素处理数目为 128×128 个，数据位为 8 位即 64 个灰阶，完成一次 B 型显像需 10~15 秒。1976 年有了用微机控制的 DSC，并发展了几种数据处理算法，有了初步的数字图像处理技术，提高了图像的分辨率。数字扫描转换器由于图像稳定、处理方便等优点，已取代了模拟扫描转换器（ASC）。像素数目一般为 512×512，灰阶级数已不再是早期的 32 或 64，而是高达 256 或 512 个灰阶，显示没有闪烁，图像处理的能力与可靠性都大为提高，与实时成像仪配合，实现实时成像。

所谓数字扫描转换器，实质上是一台存储容量极大的微型计算机，它将超声扫描的回波信号幅度信息转换成数字信号，进行数字化储存和处理，再按标准电视扫描模式读取信号在 TV 监视器上显示。另外 DSC 将超声扫描方式和显示过程中的逐行扫描方式进行转换，如线阵探头的列扫描信息，相控阵探头的扇形扫描，以及腔内探头的径向扫描，都是通过应用 DSC，方便地实现了显示的行扫描数据读取。

随着 DSC 处理功能的强化，也称之为数字扫描处理技术，即 DSP（digital scan processing）。

DSC 使现代实时超声诊断成像仪具有以下特点：

1. 标准 TV 显示，便于视频磁带记录（VTR）和与其他记录设备兼容（如显示器，打印设备等）；

2. 对回波数据进行前、后处理，提高图像质量；

3. 插入帧数，减少图像闪烁；

4. 数字图像处理技术，改善图像质量；

5. 即时帧冻结和图像回放，多幅图像同步显示和回放；

6. 对回波数据进行测量计算，图像区内标注，图像区外显示工作状态及设置条件。

（六）后处理

从三个方面对超声图像进行后处理。首先可对图像中各个像素点的处理，如 γ 校正、窗口灰度处理等。第二是在二维平面上对一整幅图像作的图像处理，如二维平滑、直方图均衡等。第三是对图像进行时序处理，如帧冻结、电影回放等。

（七）显示

超声脉冲回声信号经射频放大、检波、视频放大处理后，最后作为显示器的输入信号进行显示。显示器的选用关系到医学超声诊断仪的图像质量。尽管目前各大超声生产厂家都为自己的超声高端产品提供了液晶显示屏（liquid crystal display，LCD），但阴极射线管（cathode ray tube，CRT）作为早期超声仪的标配显示器有较大的动态范围和较高的分辨力，以及鲜明的图像锐度。本文简单介绍 CRT 的工作原理，按照偏转系统的不同 CRT 可分为静电式和电磁式两种阴极射线管。

阴极射线管是一种特殊类型的真空管，由电子枪、偏转系统和荧光屏三部分组成。由电子枪产生很窄的电子束，加速后飞向阳极，阳极表面涂有荧光层，在电子束轰击下产生光进行显示。阴极射线管的结构如图 7-40 所示。

1. 电子枪的组成 电子枪由阴极、控制极和阳极组成，装在管颈内。在电子枪中，灯丝起着激发作用，阴极受到灯丝加热后，便把电子以极高速度向外发射，控制极和阳极起着枪腔的作用，使电子束集中射向一点，电子束的强弱和速度由控制极信号加以

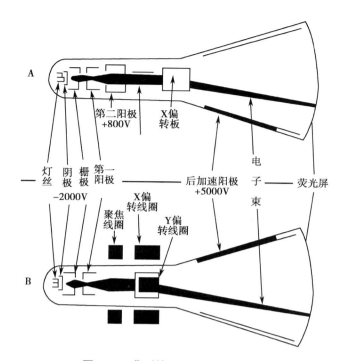

图 7-40 典型的阴极射线管结构图
A. 静电式阴极射线管；B. 电磁式阴极射线管

精确控制。

（1）阴极：其主要作用是使灯丝产生大量电子，以高速度向外发射。阴极电位一般为负 2000V 左右。

（2）控制极：即调制极，图示中为栅极，是一个与阴极同轴的镍制圆筒，其顶部有一个约 1mm 的圆孔，对准阴极发射部分，控制极电位一般负于阴极电位，电位愈高则电子射线愈强，超声诊断仪上的辉度调节旋钮就是用来控制控制极电位的。

（3）阳极：它使电子枪的电场对电子束聚焦。超声诊断仪的聚焦调节就是阳极电位。

2. 偏转系统 静电式阴极射线管的偏转系统由两对相互垂直的偏转板组成，按其方位分别称为水平或垂直偏转板，即 X 和 Y 偏转板。分别控制电子束的水平或垂直方向的运动。

在 A 型超声诊断仪中，通常在水平偏转板上加上锯齿波电压，重复频率同脉冲重复频率，即时基信号。当电压从低电位均匀地向高电位上升时，电子束从左向右扫过阴极射线管管面，当电压升高到额定值后，电子束到达最右边的位置。然后随着电压下降，电子束迅速回扫到左边重新开始，如此往复，称为扫描，锯齿波电压变化的快慢决定着扫描时间的长短，而在垂直偏转板上加上经过放大的超声脉冲电压信号，这就使得水平扫描的光点同时产生一个向上（垂直）的偏移。

（八）其他显示和记录方式

1. 照相记录 在计算机技术还未普及的 90 年代以前，记录典型病例的超声图像最常见的是用照相机，常用 35mm 或 100mm 胶片。利用 47、87 或 107 型胶片，其速度为 3000ASA，曝光 10 秒即可得到图片。A 型扫描图通常采用光圈 f8 曝光 1/25s 即可，B 型超声图像用 f4 即可。波拉相机很容易取得一次显像的 B 型超声图像，可以很迅速地得到正片或负片，免除胶片的冲洗过程，曾经被广泛应用。但由于成本较高，制作周期长，不宜长期保存，加上数字化技术的快速发展，目前鲜有使用。

2. 热敏打印机 这是数字存储未普及前配置最多的记录图像设备，其费用低廉和方便程度远优于照相记录法。它是在多灰阶的热敏纸上打印超声图像，信号接口多为 BNC 接口接驳复合视频信号，图像灰度还原较好。另外还有彩色热敏打印机，其工作原理与黑白的相似，只是对彩色的处理要分红绿蓝三色分别打印，比黑白打印要费时，但图像效果还不错，打印色带和打印纸成本也在逐年降低。即便这样，目前热敏打印机已被越来越价廉、功能齐全的超声工作站取代。

3. 录像 由于 DSC 的出现，使得超声图像的格式和其他记录设备兼容，录像是 20 世纪记录动态图像和大量资料回顾分析的最经济实惠的方法之一，超声信号以复合视频 RF 或 RGB 方式接入录像机，录像机播放的图像也可通过接口以相同的信号方式送入超声仪器，方便观察，有的超声设备还可对录像带的图像进行回测。在数字化存储还未推行、设备信号仍为模拟信号时，这种具有动态图像记录和回测的方式曾为重要的方式。

4. 数字存储 随着计算机技术的发展，超声仪器的信号处理更多向数字方向发展，图像也可以以数字信号形式记录在磁介质中，如超声仪器中的硬盘、软磁盘和各种规格容量不同的 MO 磁光盘以及光盘、移动硬盘、U 盘上，这些图像不会有时间衰减特性，信号不丢失或失真，同时有利于图像转存和信息共享，教学和病历回顾及管理。磁光盘存储极大地方便了超声图像存储和读取（图 7-41）。

5. 图文工作站 随着网络技术的不断深入，以及各类信息融合的实际需求，已有不少单位选用超声图文工作站作为超声报告书写、影像图像管理、传输的首选方法。

6. 网络存储和传输 随着超声设备和计算机设备共同发展，通过提供数字接口和遵从网络协议，

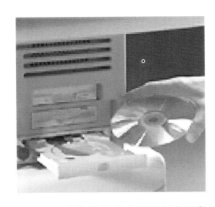

图 7-41　支持数字式存储的超声设备
可读写的软盘驱动器、MO 磁光驱和光盘刻录机

遵照 DICOM3.0 标准和协议，凭借互联网和局域网，将超声仪器内部的信息传送到指定服务器，完成设备的内部信息检测、故障分析、图像传输、图像存储等功能，更方便地实现共享。

第五节　超声多普勒血流检测与成像

近年来，多普勒超声技术在医学临床上得到了越来越广泛的应用，主要用来测量血流各项动力学指标，还可以用于测量血压、进行听诊、胎儿监护等。进行超声多普勒检查时根据频移情况可以了解血流有无异常、发现病变、进行心血管病变的诊断。

由前述可知，超声波在传播过程中，遇到运动目标会产生多普勒效应，无创的超声多普勒诊断仪正是利用了这个原理来无损检测人体内部的血流动力学指标。

一、医学多普勒信号的模型

（一）运动的脏器

如心脏的室壁、瓣膜，呼吸造成的脏器移动和动脉大血管壁等，它们的运动速度较低，但信号幅度很高，一般将它们视为整体速度，因而接收到的信号中只有单个多普勒频移。

（二）血液中的血细胞

目前，用于测量血流的超声波频率大多在 1~10MHz，它在血液中的波长为 1.5~0.15mm，血液中的红细胞线度在 5~8μm（微米），所以超声波碰到红细胞后产生散射。由于黏滞性的存在，血液在血管中流动时呈现出不均一的流速分布，正常血管内血流剖面速度分布呈子弹头形，其多普勒频谱是一个窄带频谱带。

多普勒血流检测有 D 型（连续波 CW、脉冲波 PW、高脉冲重复频率 HPRF 频谱技术）和 Color 型（彩色多普勒血流技术）这两种方式。

二、D 型超声诊断仪基本原理

D 型多普勒诊断仪指的是多普勒超声频谱诊断仪，主要工作方式有连续波和脉冲波两种。

（一）连续波多普勒的基本原理

连续波多普勒（continuous wave Doppler，CW）又称连续型多普勒（continuous-mode Doppler），是最早出现的一种多普勒技术，连续波检测血流时，使用双晶片探头，一个晶片连续地发射超声波，另一个晶片连续地接收血细胞的背向散射信号。后来使用多阵元探头和相控阵技术，可以将探头晶片分为两组，一组连续发射另一组连续接收。由于连续波多普勒诊断仪发射高频连续波，最大可测血流速度不受限制。但回波信号受数字模拟转换器工作速度限制，最大可测血流速度一般不大于 10m/s，这个速度完全可以满足临床需要（图 7-42B）。

（二）脉冲波多普勒

在超声束经过的地方若存在两个以上的运动目标时，连续波超声多普勒系统所测得的信号将是所有运动目标信号的混合。为了检测特定深度的血流信息，提出了一种距离选通式脉冲多普勒血流仪方案，即探头只发出超声脉冲，传播经过一段时间后遇到散射体会产生散射，再通过控制接收散射回声信号，可以有选择地分离出指定深度的回声信号，此时再对接收散射回声信号进行正交解调，可提取多普勒频移信息（图 7-42A）。

（三）信号处理

1. 频谱分析（spectral analysis）　由于血管内血流沿径向存在一个流速剖面，或由于检测声束经过多条血管，回波信号中会包含各种频率分量，利用频谱分析（spectral analysis）可以把复杂的频移和回波信号强度区分并以频谱显示出来。目前超声诊断仪主要利用快速傅里叶转换（fast Fourier transform，FFT）进行实时频谱分析的，上述复杂信号经过快速傅里叶转换可分解为频率和振幅两个分量以实时的血流频谱形式显示出来。

2. 壁滤波（wall filter）　多普勒回波信号中除了包含着血流信号外，还包含血管或其他脏器的壁运动所产生的干扰信号。壁运动的速度低，它产生的多普勒频移较小，但是由于脏器界面的镜像反射，它产生的回波信号在幅度上远大于红血球产生的后向

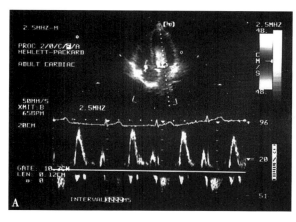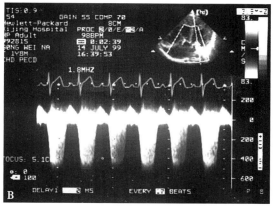

图 7-42　二尖瓣瓣下血流频谱图

A. 正常二尖瓣瓣下血流脉冲波频谱；B. 二尖瓣反流的连续波频谱，二尖瓣反流速度很高，达 5m/s 以上，仍在测量范围内

散射信号，会对血流频谱图形产生干扰，壁滤波器实质上是一个高通滤波器，图 7-43 可以看到它保留了血液产生的频移信号，抑制了室壁等产生的高能低速干扰信号。

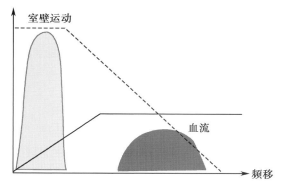

图 7-43　壁滤波器特性

3. 脉冲多普勒系统的脉冲重复频率与最大可检测血流速度的关系

脉冲多普勒利用距离选通技术实现定点检测，由于传播速度一定，传播深度和延迟时间关系保持一致，即观测点越深，延迟时间越长，所需脉冲周期越长，脉冲重复频率（PRF）越小。而在信号检测和处理技术中要求，对一个周期性变化的量，取样频率必须大于观测对象变化频率的两倍，即脉冲重复频率 PRF 大于多普勒频移（f_D）的两倍，才能够准确显示频移的方向和大小，否则就会出现频率失真（frequency aliasing），此为取样定理，即公式（7-15）：

$$PRF \geqslant 2f_D \rightarrow f_D \leqslant 1/2PRF \qquad 公式（7-15）$$

式中，1/2PRF 称为尼奎斯特频率极限（Nyquist frequency limit），而 $f_D = \frac{2v}{c} \cdot f_0$，因此，脉冲多普勒系统的可测量的最高流速 v_{max} 和最大探测深度 L_{max}，超声工作频率和系统的脉冲重复频率（PRF）有关，彼此制约。对同样的红细胞运动速度，探头工作频率越高，散射回的频移频率也就越大，从取样定理可以看出，它的最大可测血流速度就越小。在探头工作频率相同时，取样频率主要受探查深度的限制，探测深度越大，取样频率就越小，最大可测血流速度就越小。因此，想提高多普勒最大可测速度可做如下调整：

（1）减小取样深度

（2）降低工作频率探头

（3）移动基线

（4）提高脉冲重复频率

（四）血流信号的显示方式

速度/频移—时间频谱图：它成为脉冲波和连续波多普勒技术的主要显示方式（图 7-44）。从图上可以得到以下信息：

1. 血流方向　以基线区分血流走向，按国际惯例，基线上方的频移信号表示朝向探头流动的血流，下方负值的频移信号则表示血流背离探头流动。

2. 血流速度　纵坐标的数值表示频移大小，可直接将频移标识转换成速度标识，目前临床上习惯以速度标识。

3. 血流速度分布及血流状态　频谱在纵坐标方向上所占的宽度（称为频带宽度）代表某一瞬间

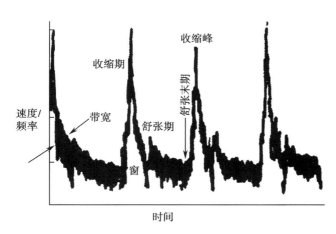

图 7-44 血流方向频谱显示图

取样容积（脉冲波多普勒）或取样线内（连续波多普勒）血细胞的速度分布范围。在层流状态时，因血细胞的速度分布范围小，频谱呈窄带型，频谱与基线之间有较大的空窗（图 7-42A）。当血细胞的速度差别变大时，此频谱变宽。在湍流状态时，血细胞的速度差别更大，频谱进一步增宽，当频谱填满整个空窗时，称充填型频谱，这说明取样范围内的血流速度的分布从零开始到一定高度为止（图7-42B）。

4. 红细胞相对数量 红细胞的相对数量，即散射强度，用频谱的灰阶来表示，频谱越亮表示在取样范围内具有相同流速的散射体（血细胞相对数量）多；反之则少。

5. 时间 以横坐标代表血流时间，大刻度的单位通常为秒。

多普勒频移范围在可听声波范围，多在1~20kHz 之间，因此，可以经过放大后直接驱动喇叭发出音频信号（audio signal）。其音调的高低反映血流速度的快慢，声音的响度反映信号的相对强度，而声音的性质则反映血流的状态。因此，有经验的检查者可根据音频输出的相对响度、音调和性质来判断血流信号的强度、血流速度和血流状态。

（五）高脉冲重复频率多普勒的基本原理

提高脉冲波多普勒最大可测血流速度的方法之一就是增加脉冲重复频率，高脉冲重复频率多普

勒（high pulse repetition frequency Doppler，High PRF），又称为扩展量程多普勒（extended range Doppler），是对脉冲波多普勒的一种改进。它的特点是探头在发射一个脉冲波之后，不等取样部位的回声信号返回探头，就又发射第二个脉冲，因此，在同一时刻，取样深度范围内可有一个以上的取样容积，随着脉冲重复频率的成倍增加，最大可测血流速度的范围也相应地成倍增加。但在超声传播路径上取样容积以外的相应额外取样点的血流信号也混入了欲取样处的信号内。在大多数仪器中，高脉冲重复频率多普勒最大可测血流速度最多可扩大三倍，但血流定位的准确性又不如脉冲波多普勒。另外，它的频谱质量也不如脉冲波多普勒。

三、彩色血流成像工作原理

（一）彩色多普勒血流显像基本原理

彩色血流成像可在心脏、腹部、外周血管的二维图像上实时显示人体血流彩色图像，显示、判断狭窄性病变和射流方向；直观显示和分析反流、分流的特点；显示脏器及病灶的血流流向和分布。在临床应用中具有图像逼真、简便、特异性高的独特优越性。

与黑白二维超声图像扫描方式相似，彩色多普勒血流成像是用一多阵元探头发出超声束对组织脏器行平面扫描，血流探查区每一个方向上要发射几个脉冲，接收到的回波信号分两路，一路形成 B 型图像，另一路进行自相关（autocorrelation）处理，使用一种运动目标显示器（moving target indicator，MTI），测算出血流中血细胞的动态信息，并根据血细胞的运动方向、速度、分散情况，用红、绿、蓝三原色对不同血流信息进行彩色编码，将编码结果用不同颜色显示在相应的二维黑白解剖结构声像图内（图 7-45）。

（二）自相关技术（autocorrelation technique）

进行彩色多普勒血流成像时，血流信息远比解剖结构信息复杂，同一个取样点上有方向、流速、流速方差等信息，一条声束线上要进行多达 256~512个采样点，一帧彩色图像的采样点多达上万个，如采用实时频谱分析法，计算速度远远不能满足要求。

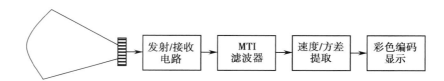

图 7-45 彩色血流成像工作原理框图

用自相关法进行处理,对采样部位的多普勒信号采用复数相乘,提取相位信息。这项技术是彩色血流多普勒显像的关键技术之一。

（三）运动目标显示器（moving target indicator, MTI）

MTI 实际上是一种壁滤波器。这种滤波器从接收的超声回声波中,只分离出血流运动产生的高频信号成分,而滤去心壁、瓣膜等低速运动的信号。

如图 7-46 是 MTI 的工作原理。首先,探头发射一次超声波,心脏壁层反射超声,红细胞也产生散射。探头接收到壁层的反射回声信号和红细胞的背向散射信号后,再一次发射超声波。由于红细胞运动速度很快,回声的位置和第一次不一样;而心脏壁层移动缓慢,两次回声位置和大小基本相同。将两次接收的回声相减,则心脏壁层几乎相同的回声信号被消除,快速运动的红细胞波声信号保留了下来,如第三种波形。在同一方向上反复多次发射超声波（6~12 次）,对其变化进行比较和统计分析,就能更加准确可靠地获得运动的红细胞动态信息。

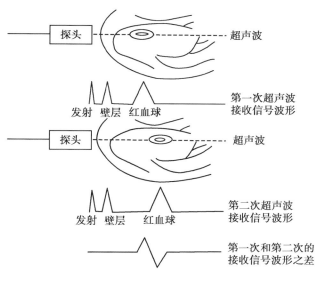

图 7-46　MTI 的工作原理图

（四）彩色血流显示

在彩色多普勒成像时,有速度、方差和功率三种方式。显示角度可以从 30°~90° 选择,最大帧速率为 25~30 帧 / 秒,显示角度越大,彩色成像区域越大（宽度或深度）,则帧速率越低。

1. 血流方向显示　方向——色相（红、蓝）,用于显示血流速度的大小和方向。图 7-47 示血流方向与彩色显示的关系。

2. 血流速度的大小　以颜色的色调（色泽）来表示。流速越高,色调越浓即彩色越亮;反之,流速越低,色彩越暗。

3. 血流分散（湍流）显示　血流分散显示也称为方差显示。当血流方向紊乱不规则时,血流图像中出现附加的绿色斑点,即表示湍流。

在彩色多普勒血流显像技术中,利用三基色和二次色分别表示血流速度和方向以及湍流的存在。由于叠加绿色,所以朝向探头的红色湍流中转染成黄色,背离探头的湍流表现为湖蓝色。

如血流速度范围超过仪器所规定的限度,即测量的血流速度很大,超出尼奎斯特频率极限（Nyquist frequency limit）,多普勒频率变化会出现大小和方向的伪差,即频率混淆,正向血流（或负向血流）出现折返现象——颜色反转,影响血流方向的判断。这时可以将零电平线向下（或向上）移动,把单一方向的最大血流测量速度扩大两倍,以避免高速血流的颜色返叠。

四、多种工作方式复合显示的医学超声设备

自 70 年代初日本 ALOKA 公司推出了 SSD-880 世界上第一台适用于临床的彩色血流显像装置,许多国家和超声设备公司不断积极生产研制和提高彩色血流诊断仪的性能,90 年代以来,彩色血流显像仪已进入实时、多功能、高性能阶段,基本满足临床诊断需求。到目前为止,我们知道,不同的超声显示

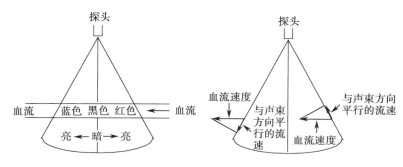

图 7-47　血流方向与彩色显示的关系示意图

方式提供给大家的信息各有侧重,有时甚至是完全不同的信息,如灰阶 B 型成像可以显示结构,彩色则显示血流速度和分布情况,M 型则可以显示更准确的关于运动的时间变化情况,如能将不同显示方式结合起来,将为临床提供更多的信息,例如将多普勒方法与 B 型成像结合起来,可准确说明血流在体内的位置及血管解剖结构和相邻组织的关系,而将 M 型图像与彩色多普勒结合在一起显示,可在观测组织界面运动的时间变化过程中,同时观测管腔内血流运动速度的大小和时相。

(一)电子线扫 B 超与多普勒技术复合

利用多阵元换能器的波束控制分别进行 B 型扫描和多普勒检测,在二维图像上用一条亮线表示声束所在位置(连续波和脉冲波分别用不同的线型表示),屏幕分屏显示 B 型图像和多普勒频谱。进行频谱实时显示时,B 型图像是静止的,若要重新调整取样线,冻结频谱显示,即实时显示是在两种显示模式之间切换。B 型图像可以是线阵电子扫描图像,或者是线性凸阵电子扫描图像。如图 7-48 是 GE 公司的 VIVID 7 型诊断仪 10MHz 线阵探头所得的复合显示,可见左侧髂外静脉内径、走行正常,管腔内清晰,未显示血栓形成,频谱多普勒可见反向血流,作瓦氏试验反向血流持续时间大于 1 秒。

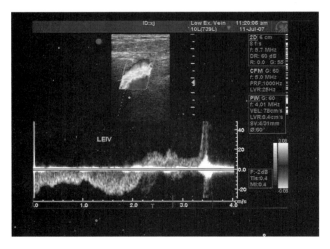

图 7-48 二维成像与多普勒结合(线阵探头)

(二)机械扇扫 B 超与多普勒技术复合

典型的机械扇形/多普勒双工扫描过程是确定取样声束方位后,机械扇扫探头驱动马达停止运转,即图像冻结,探头固定于选定的方向发射超声。多普勒系统采用脉冲工作方式,也可工作在连续波工作方式。在 B 型图像上用亮线表示发射接收声束,用圆形亮点表示脉冲多普勒取样容积的位置。多普勒频谱以滚动方式显示在显示器上 B 型图像下面,有的设备可以对两种模式显示图像的大小进行调整,如将 B 型图像调为较大的显示区域,多普勒频谱显示区则较小,或相反。

(三)相控阵 B 超与多普勒技术复合

在相控阵扇形扫描中,可任选扇形扫描中的一条声束来提取该声束路径上不同深度的血流信息,并进行实时 FFT 频谱分析。如图 7-49 所示。上部是相控扇扫 B 型图像,虚线表示多普勒取样声束位置,亮线上的标志点指示脉冲多普勒采样容积位置。屏幕下部为取样点处血流信号多普勒频谱,录得舒张期正向双峰层流频谱,血流速度正常,E 峰 72cm/s,DT207ms,A 峰 94cm/s,E/A<1,表明左室舒张弛缓功能减退,收缩功能正常。

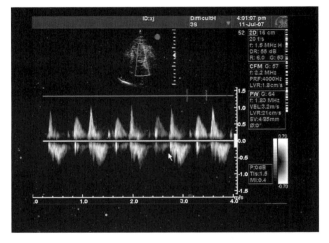

图 7-49 相控扫描与多普勒复合显示

也有的相控阵 B 超设备在相控阵探头旁附加一固定角度的普通连续波超声多普勒发射换能器,发射正弦超声波,采用相控接收方式和超声束交叉域距离选通方法来获得交叉域内血流信息,尤其在对心脏高速血流的测定时,可以克服脉冲波多普勒因脉冲重复频率 PRF 有限,无法测量高速血流的困难。

(四)彩色多普勒与 B 型图像复合显示

这是彩色多普勒显示的基本组合形式,多数情况下先进行 B 型黑白图像扫描,确定需观察的血流区域,设定彩色成像区间进行彩色多普勒成像。一般设定的彩色成像框均小于黑白图像,因为彩色取样框越大,需处理的多普勒信号越多,速度越慢,超声仪器的帧频越低,不利于观察运动目标。而且,彩色取样深度越深,也影响图像实时性,因此,尽可能缩小彩色成像框,减低彩色取样深度,提高图像刷新率。

(五)彩色 M 型多普勒与 B 型图像复合显示

普通 M 型超声心动图可以对取样声束所在位置的运动进行观察,如取样线经过血管或心腔,在 M 型图像上表现为无回声的暗区,若将彩色多普勒与 M 型图像复合,则显示取样线位置上的血液运动速度,此时不是用频谱图形来显示血液沿声束方向的运动,而是采用彩色编码方式对多普勒频移信号进行红迎蓝离调配,并显示在对应的深度处,取样线上的信息匀速水平滚动,形成彩色 M 型多普勒图形。从图形上可以观察心腔的结构及时间变化情况,还可观察血流传播速度(如在心尖四腔切面,取样线置于心尖至瓣口位置,并且尽量使取样线与血液流动方向一致),以及血细胞流动的时相,克服了二维彩色多普勒模式下不易观察血流变化情况的困难。如图 7-50 为彩色 M 型图像。从图中可以看到取样线经过右室前壁、室间隔、二尖瓣瓣叶、左室后壁,在 M 型图形上观察到室壁及室间隔运动搏幅,彩色 M 型图形显示血流在左室内舒张早晚期传播情况。

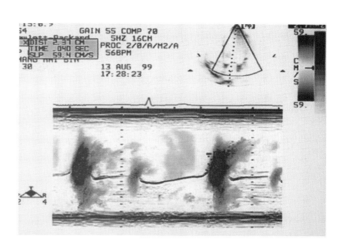

图 7-50　彩色 M 型图像

(六)多种成像模式复合显示

随着电子技术和微计算机控制技术的发展,超声图像处理能力迅速加强,各种成像模式的复合显示不再是困难的事情。目前已有 BIB、BIM、BID、BIC、BICIM、BICID 等,如图 7-51 为 B 型、D 型和彩色三种复合显示,从左图中可以由 B 型图像观察到心脏的解剖结构,从彩色多普勒图像看到有过隔血流,通过 D 型超声可以定量过室间隔缺损的血流量和速度。

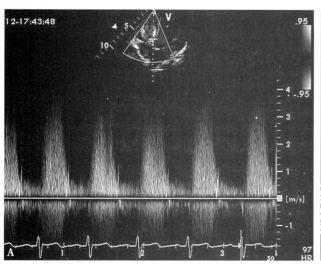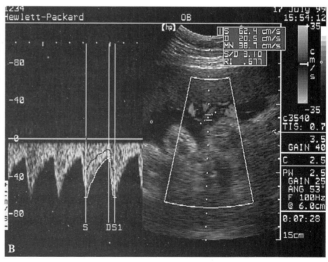

图 7-51　B 型、D 型和彩色三种复合显示

A. 心脏左室长轴切面示二尖瓣下反流,录得高速湍流频谱;B. 脐带血流及频谱,测得血流的阻力指数

第六节　超声成像新技术

借助计算机等相关技术的进步和探头生产工艺的提高,近十年来超声诊断技术取得了迅猛的发展,不断推出了许多新的成像技术,超声诊断应用领域也不断拓展和深入。下面简单介绍一些目前应用较成熟或受到广泛重视的一些新技术。

一、三维超声成像

发展三维超声(three dimension ultrasono-graphy,3DUS)成像是超声诊断二维成像发展的最终目标。3DUS 成像作为一项新近发展的技术,可清晰显示被液体包绕的软组织表面立体形态,有液体腔实质性器官内部组织立体结构及其与临近脏器的比邻关系,非充气空腔脏器显示更佳(如胆囊、膀胱、胎儿、囊肿以及心脏等),对超声医师更好地理解病变的形态,准确地判断各结构的空间关系,有很大的帮助。21 世纪初 3DUS 的图像来源仍然是常规 B 型图像,即用普通探头进行多切面连续扫描,采集并记录扫描路径后,脱机处理重建为三维图像,三维图像可以是静态或动态。2001 年 6 月 PHILIPS 公司在美国西雅图的美国超声心动图年会上推出了第一台商用实时心脏超声三维成像仪及矩阵(Matrix-array)实时三维探头,实现了三维超声图像的实时显示,同时可以进行运动心脏的实时三维成像,具有划时代的意义。

(一)三维采集

其实,早在 1961 年 Baum 和 Greenwood 就提出了 3DUS 成像的概念。在四十多年的 3DUS 发展历程上,其图像来源始终基于二维超声切面图像,只有在图像采集、重建运算有了明显的改进,才能促进三维超声的发展应用。

3DUS 包括三维数据采集、三维重建运算和三维显示成像三个步骤。采集其实只是涉及二维超声图像源和扫描路径,其中图像源主要有组织界面的反射信号(灰阶)和血流的多普勒信号(彩色)两种,目前应用比较多的是灰阶信号,但彩色血流信号也实现了三维采集。图 7-52 为超声采集的各种路径,而只有容积扫描才可快速获得体数据,实现实时三维显示。根据采集的二维切面图像及对应的位置,将多幅切面图像用各种算法,重建出三维图像,至少在没有体数据采集(容积扫描)和快速同步处理前这种方法仍是关键的技术,如图 7-52(A~E)所示,其中 A 和 B 多是在体表进行的扫描,如经腹、经胸和剑突下,C~E 则多发生在腔内扫描,包括经阴道、经直肠、经血管腔和经食管,对于心脏狭小的探查窗口有时经体表的扫描也采用扇形扫描(图 7-52F)。

如图 7-53 所示为实时容积三维采集探头及体数据示意图,探头为飞利浦公司的三维专用 X4 探头,频率为 2~4MHz,实时三维成像区间在 x、y 平面具有 60°扫描角宽、Z 轴 30°厚类似金字塔形的立体图像,帧频可达 28Hz;若想观察更大范围的空间结构,启动全容积成像(full-volume,FV),由心电图触发在第 1、3、5、7 个心动周期分别采集 1°~15°、15°~30°、30°~45°、45°~60°空间紧密相邻的 4 个 60°扫描角宽 15°厚的窄角"瓜瓣样图",最后拼合成 60°×60°宽角金字塔形三维图(图 7-53 右)。

(二)体数据的三维显示

空间数据获取后,按一定的交互方式进行展示。

体数据的表示有二维显示和三维显示,二维显示有正交切面和自由切面显示,正交显示是将 3 个相互正交垂直的二维切面图像进行显示,并不是一种真正的体视化技术。自由切面显示则是根据操作者的要求任意切割体数据进行二维切面显示,从而获得特征性的切面,常规扫描无法准确获得这种断面图像,因而能提供更多的信息(图 7-54)。

体数据的三维显示又分为面绘制方法(surface rendering)和体绘制方法(volume rendering)。由于体数据中不存在表面信息,面绘制方法先从体数据中

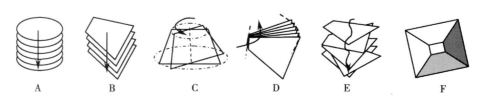

图 7-52　三维图像的不同扫描方式
A、B. 线性扫描;C. 径向扫描;D. 扇形扫描;E. 自由扫描;F. 容积扫描

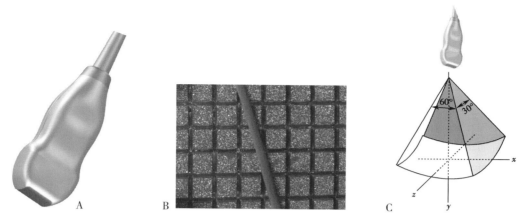

图 7-53　高密度三维矩阵探头和金字塔形容积扫描示意图
A.矩阵探头;B.矩阵探头中排列成面阵、细如发丝的阵元;C.全容积超声声束

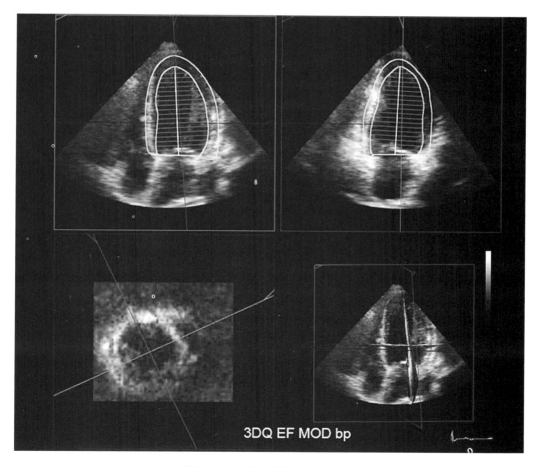

图 7-54　三维图像的三切面显示
右下图是三维图像的参考图像,其上叠加的线框,分别表示三个正交切面,对应左上、右上和左下图像所在的位置。各切面也可调整为非正交关系

提取所包含的物体表面,再用传统的计算机图形学技术对重建的物体表面进行显示。

面绘制方法在超声医学图像的三维重建中最早得到应用,是线框显示的发展,线框显示只表达网格,面绘制方法采用了纹理映射、浓淡和照明等复杂技术来显示器宫的表面,目前,该方法在妇产科以及心脏三维重建的绘制中得到大量应用。如临床上常用的表面三维成像,就是针对含液性结构及被液体环绕结构所形成的面绘制图像,由于组织结构与液体灰阶反差较大,因此三维表面成像较清晰。可显示感兴趣结构的立体形态、表面特征、空间位置关系,单独提取和显示感兴趣结构,精确测量容积或体积。在临床上胎儿(三个月以上)被羊水包绕,超声对其体内脏器的结构异常观测较困难,但对其肢体发育的异常,如短小、姿态异常或残缺,都是较易观测到,另外如颜面的发育,可观测其有无唇、腭裂,因此最适合应用上述的面绘制显示技术。超声三维中的表面三维成像在妇产科方面获得较好应用,在腹部和小器官脏器等方面也有应用。如图 7-55~ 图 7-57 为胎儿的表面三维成像。

体绘制技术是利用光线投射(ray casting)原理显示体数据。首先利用每个体素(voxel)点及其邻域内的体素点的灰度信息,给所有体素赋予一个颜色值和阻光度值,然后从观察者眼中发出一条光线,该光线穿过像平面,射入体数据空间中,并与遇到的每一个体素点相互作用。将所有作用累计之后,就得到像平面上一个点的灰度值,如此重复,就可以得到像平面上所有点的灰度值,从而得到最终重建结果(rendered image)(图 7-58)。

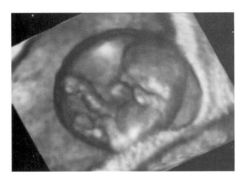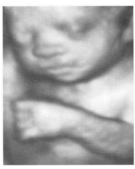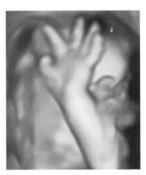

图 7-55　超声表面三维图像(面绘制)
左为 10 周的正常胎儿,中图和右图为 7 个月大的正常胎儿面部轮廓及上肢

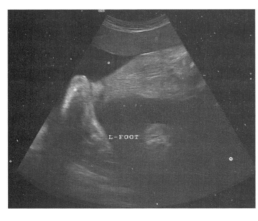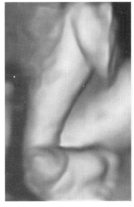

图 7-56　足内翻的二维和三维图像
孕 32 周的胎儿,常规查体超声检查发现左足内翻

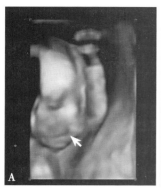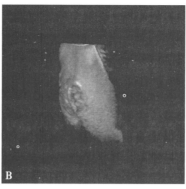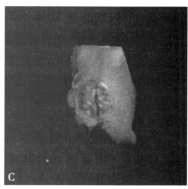

图 7-57　胎儿的三维图像

A.唇裂(箭);B、C.从不同角度显示脊柱裂

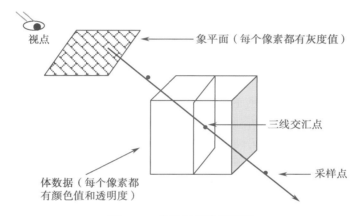

图 7-58　体绘制显像示意图

由于心脏结构的复杂性和内部空腔,以及快速的运动,体绘制的实时三维显示也适合对其进行观察和显像,如图 7-59 为心脏的三维体绘制图像。

(三)三维超声的不足

尽管三维成像已经解决了许多技术难题,临床应用也获得了广泛开展和临床医师的认可,如矩阵探头解决了实时采集问题,还可进一步在 Z 轴方向聚焦,改善声束侧向分辨力;三维显示中关于大小的量化数据测量;脱机显示和测量向在机方向发展并部分功能已实现,但目前仍有一些尚未解决的问题。

1. 三维图像对细节的表现力不如二维图像,对

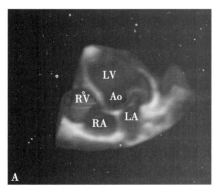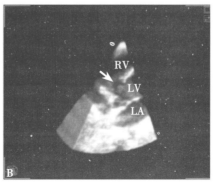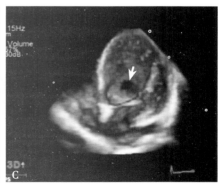

图 7-59　心脏的超声三维图像(体数据显示)

A.正常心脏的四个腔室;B~C.为室间隔缺损的三维图像(箭)

于垂直声束传播方向的 C 平面图像分辨率较差。

由于超声声束的相互干扰,以及旁瓣效应的作用,导致探头获取信号的信噪比较低,矩阵探头采集体数据时无疑要花大量的精力消除这些干扰,甚至可能要牺牲图像分辨率来达到实时显像的目的,同时由于超声的传播特性决定声束远场分辨率要低于近场,且垂直于声束传播方向的分辨率要低于平行于声束方向的,因此来自体数据集的某些方向的切面图像分辨率会变差。而且受体数据的绘制算法和效率影响,实时三维图像的细节显示不如二维图像(图 7-56)。今后 3DUS 的发展方向主要是提高成像速度和图像质量。

2. 三维超声观察范围较小　三维超声为了满足实时显示需要,多采用体数据采集或扇形快速扫描,如飞利浦公司的矩形相控阵心脏三维探头,其观测空间为金字塔形,范围为 60°×30°,这种瓜瓣样空间图像对于观察细微心脏病变仍难以满足,且近场图像空间更小。虽然全容积成像可以扩大 1 倍空间观察范围,但实时性降低需患者呼吸配合,对年龄较小或重症患者及术中的患者,无法进行呼吸配合的,则会产生伪像。当然目前的心脏实时 3DUS 仅对窦性心率的心脏成像图像显示成功,而有窦性心律不齐或房早、室早的心脏,则无法进行满意的全容积成像。

3. 彩色三维多普勒超声成像(3D-CDE,three dimension color Doppler echocardiography)的血流信息还不能提供较准确的量化指标。

矩阵探头出现满足了临床对运动心脏实时图像的观测需求,但进一步临床上又提出了对其血流动力学观测的实时三维需求,目前在显像上已经成功实现并获得较满意的图像(图 7-60),但对满足临床要求还有一定的距离。

在血流动力学的研究中,一般认为生理状态下 10ms 内血流动力学的变化不大,超过 10ms 血流速度可能发生变化,血管速度剖面亦重新分布。3D-CDE 目前的技术还是以 40ms 作为取样间期,在这期间血流速度可能已有改变,故其成像帧频尚有待提高。二维多普勒本身的局限性决定了彩色三维超声的局限性,如脉冲重复频率与观察最高血流速度能力之间的矛盾等,另外 3D-CDE 的速度分辨力低,且空间分辨力也有待提高。

目前,尽管 3DUS 存在着不尽如人意的地方,但在临床上已逐渐被重视和应用,随着超声工作者不断努力积极进行三维超声的功能开发与技术难题攻关,已有结果显示,3DUS 灰阶显像分辨力明显改善,实时观测窗口扩大,近场观测空间范围有明显改善,定量方法更佳智能化和简便,3D-CDE 技术无论在血流空间定位还是在定量评估血流的精度上都优于现行的二维方法,预示着 3DUS 这项新技术有着良好的应用和发展前景。专家预言,随着三维超声技术的不断完善,3DUS 将是超声显像的又一次革命。

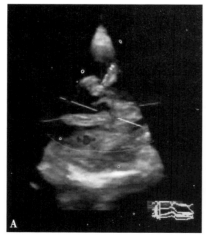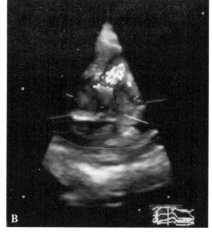

图 7-60　VSD 的彩色多普勒三维图像

A. 收缩早期可见一束细小的血流从室间隔左室面进入右室;B. 收缩中期血流速度加快呈现彩色混叠的五彩镶嵌血流。

二、超声造影技术

为了增强感兴趣区的图像显像力,人们在想尽办法,提高有用信号压低背景信号,突出显示病变组织或观察区域,正是基于这种设想,出现了对比增强超声显像,即 Contrast angio-ultrasonography,借助微小气泡声阻抗特性和人体组织差异显著的特点,通过探头性能的大幅提升和信号提取的变化,实现了组织内气泡的超声显影,这就是超声造影成像。超声造影在腹腔脏器、心脏疾病中的诊断和在器官介入治疗中具有重要指导意义及独特影像优势,欧美等发达国家已经建立了有关超声造影诊断各类疾病的影像学标准,带来了一场提高超声医生学术和诊断水平的划时代革命。由于超声造影剂昂贵,主要依赖进口,国内尚无商品化的造影剂,因此超声造影显像在我国推广尚需时日,但专家们一致认为这一新型影像技术的出现正在逐渐引导着超声医学从传统单纯的诊断功能向临床治疗的方向发展,具有巨大的发展潜力和广阔的应用前景,为超声医学的又一次飞跃提供了崭新的平台,希望更多的医学超声专业人员关注此项技术,为超声医学的发展作出自己的贡献。

(一)超声造影剂原理

造影剂是外裹包膜的微小气泡,直径不足 $10\mu m$,在声场中却表现为极强的声散射特性,是一般相同体积组织散射体的数百至千倍。通过外周或主动脉注入造影剂,经循环、灌注使血液散射信号增强,或组织的回声强度增强,从而增强显像(图7-61)。

目前高质量的新型超声造影剂以氟碳类气体或空气为气泡的主要成分,外壳包以白蛋白、多

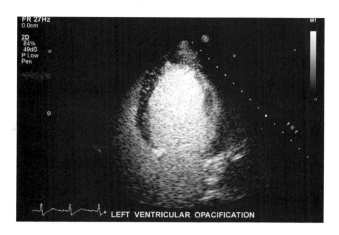

图 7-61　超声基波造影显像

选用低机械指数的超声造影成像条件,注入造影剂早期可获得明显的心腔内造影剂显影,心肌内回声低于心腔,表明心肌内暂无造影剂灌注

糖、脂类或聚合物等,悬浮在缓冲液中,浓度约为 $1\times10^9\sim1.5\times10^{10}$ 个 /ml。商品化造影剂有如下特点:高安全性、低副作用、无过敏反应、使用前后无血气指标的显著变化;微泡大小均匀,平均直径 $<5\mu m$,可自由通过毛细血管,有类似红细胞的血流动力学特征;能产生丰富的谐波;具有高散射性、低弥散性、低溶解性,且有足够长的生存半衰期,注入体内 15~20 分钟造影剂才完全消失;稳定性好,可常温保存,制备方便,使用前将造影剂冻干粉和稀释剂混合后,6 小时内不影响使用,同时 4℃冰箱内保存也不影响活性。

(二)超声造影成像的基本原理

超声造影剂微气泡在超声声场作用下,具有散射特性和非线性特性,其表现又主要取决于入射声压的大小,可有如下三种类型:

1. 当入射声压 <100kPa 时,微气泡发生对称性

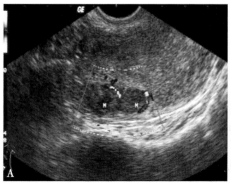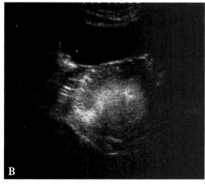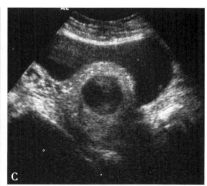

图 7-62　子宫肌瘤治疗前后注射造影剂的图像

A. 治疗前经阴道超声检查显示子宫肌壁间低回声区,周围血管包绕,为子宫肌瘤;B. 注入造影剂后可见肌瘤内回声较正常组织增强显著;C. 高能聚焦超声治疗后子宫肌瘤无造影剂显影,形成明显的无回声区,表明肌瘤已被灭活,无血流灌注

压缩和膨胀,呈现线性背向散射,信号强度随着入射声压的增加而呈线性递增,这一反应主要用于基波显像,此时信号强度可以提高 35dB。

2. 当入射声压 100kPa~1MPa 时,微泡非对称性地压缩与膨胀,呈现非线性背向散射,产生共振和谐波,共振频率取决于入射声压、微气泡直径和外壳弹性,这一变化可用于心肌灌注的谐波显像。但由于毛细血管的流速仅为 0.1~0.2cm/s,进入左室的微气泡仅有 4%~5% 进入冠状动脉,因此,要获得高质量的心肌灌注图像,心肌声学造影(MCE)必须具备特殊的显像技术,如实时灌注成像(脉冲反相谐波成像)。

3. 当入射声压 1~2MPa 时,微泡破裂释放自由气体并形成瞬间强烈的散射,产生宽频高能信号,呈现受激声波发射,使接收到的散射信号大幅度增加,此时散射信号呈现高度的非线性。这一反应可用于心肌灌注的触发显像和失相关显像,如间歇闪烁造影成像技术。

(三)二次谐波技术(second harmonic imaging,SHI)

1. 谐波成像原理 上述表明,在超声场中超声造影微泡散射体的非线性效应强于组织几十倍乃至上百倍,除散射频率和入射频率相同的超声外(称为基频信号),还发生谐振,散射多倍于入射频率的超声,其中散射信号频率 2 倍于入射频率的最强,该信号称二次谐波。仪器接收信噪比增大的二次谐波信号使之成像,即为谐波成像。在这种情况下,组织结构的反射信号被抑制,微泡信号非常明显,可以敏感地显示造影剂灌注肝脏的血流动态变化,避免了声影的形成,抑制了运动伪像。但受到分辨力差和穿透力不足的限制。

发生谐振时,超声作用的频率、声压和微泡直径满足一定的关系,可以产生很强的谐振信号,包括二次谐波、三次谐波乃至更高的谐波,其中二次谐波信号强度最强。

谐波成像时可借助造影剂进行,也可无造影剂存在的情况下成像,组织谐波成像(native tissue harmonic imaging,NTHI)就是利用了谐波成像原理,增强组织背向散射信号,减少噪声,使图像清晰(图 7-64)。

2. 组织谐波成像改善图像质量的技术基础 ①近场处谐波能量很少,不易产生伪像。常规超声图像的大部分伪像来源于胸壁和腹壁的反射和散射,这些伪像含有极少的谐波频率,因此近场伪像被消除。②有利于消除旁瓣伪像。基波频率能量和谐波频率能量呈非线性关系,能量较高的基波产生相当大的谐波能量,而弱的基波几乎不产生谐波频率能量。因旁瓣能量比主波低得多,产生的二次谐波很低,不足以形成图像,因此消除了旁瓣的干扰。③谐波波长较短,可以提高轴向分辨力。频带较窄,提供较佳的侧向分辨力。频率比基波高 1 倍,所以其检测低速血流速度的阈值为基波的 1/2,即对低速血流的检测更灵敏。④提高远场的图像质量。组织谐波成像一般使用穿透力高的低基波频率,且由于谐波非线性效应,在某一深度范围,谐波的能量明显增强,有力地提高该深度范围的声噪比,明显提高了超声图像的质量。

(四)造影显像的其他技术

为了能连续观测超声造影剂在组织中灌注过程,超声工程技术人员利用超声微泡和超声相互作用产生的表现不尽相同,开发了好几种有效观测造影剂的显像技术,如可连续动态观察病灶灌注过程的反向脉冲谐波成像技术、有利于探测组织内小血管慢速血流的能量多普勒谐波成像技术、减少超声

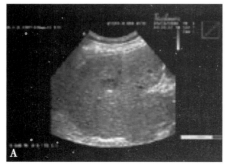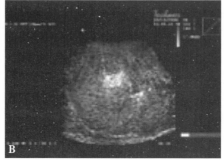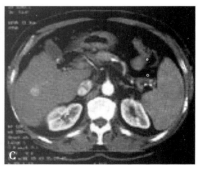

图 7-63 小病灶的不同成像方式显像

A.普通超声成像为低回声小病灶;B.造影显像,病灶在动脉相清晰显示;C.螺旋 CT 证实病灶的动脉相为高血管灌注

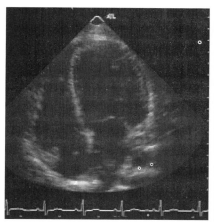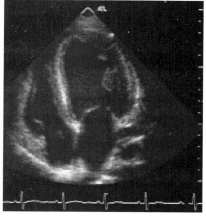

图 7-64　心脏的基波成像（左）和组织谐波成像（右）

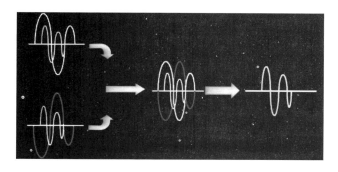

图 7-65　脉冲反相谐波成像原理图

波对微气泡的破坏，延长造影剂灌注时间的间歇谐波成像技术、用高能量的声波破坏气泡，产生强烈而短暂的散射回波成像的受激声波发射等。下面分别进行阐释。

1. 脉冲反相法（pulse inversion harmonics，PIH）　探头同时发射两束形状相同，相位相反的脉冲，对于一个线性靶目标（如人体组织），它对这两束波的反应将是线性的，振幅相等而方向相反，则接收组织回声的总和抵消为零（即基频成分完全抵消）。而对于非线性介质（如微泡），它的反应将是非线性的，位相相同的可以叠加而使振幅增大，即保留了谐波成分从而实现对造影剂的检测（图 7-65）。这一技术使用宽频带探头，可使用更宽的发射和接收带宽，从而获得更佳的轴向分辨力，增加造影剂的灵敏度（图 7-66）。

用脉冲反相谐波成像技术可以增强对谐波信号的敏感性，减少造影剂的剂量。克服了单一谐波显像的一些限制。再者，在低机械指数（常用 <0.7）下发射超声波，可延长微泡寿命并避免了采用间歇延迟显像，从而实现了实时观察病灶的灌注过程。因此，目前脉冲反向谐波成像在超声造影中具有很大的应用价值。有学者在幼猪中应用该技术来测

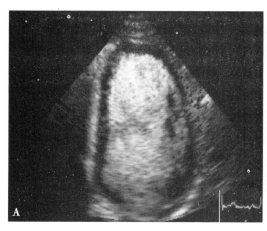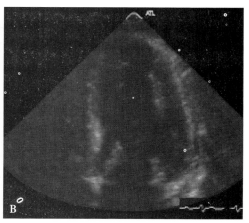

图 7-66　脉冲反相谐波成像造影图

A. 注入造影剂后，可以清晰、明显地分辨心内膜及心腔，心肌的厚度也可明确显示；B. 正常 B 型图

定脑室的开放,实时观察了从脑室到基底池的增强显影,用以定位脑室阻塞,判断是否需要侧脑室的分流。

非反相脉冲法:探头发射两束波形和相位完全相同的脉冲,但第二个脉冲采用短暂延迟发射技术,当合成回波信号时,来自组织的线性信号因相位差极小而被删除,来自微泡的非线性谐波信号呈明显的相位差而得以累积和保存。采用频域的方法处理信号还可减少运动伪像。此技术采集的信号更丰富,造影剂的敏感性和空间分辨率可更高。

2. 瞬间反应成像(transient response imaging,TRI)技术　亦称间断触发显像技术。Porter 等人发现,当暂时冻结图像终止探头发射,尔后又重新启动探头时,心肌显像强度明显增加,认为与间断触发减少了超声波对微气泡的破坏有关。临床上采用心电图门控方法间断触发超声脉冲,在注射造影剂后每一心动周期或每 3~5 个心动周期超声发射一次(即触发显像一次),频率降低,使超声对微泡的破坏减少,超声再照射时在空化作用下,大量微泡瞬间破裂,从而使心肌造影图像质量大为提高。

TRI 利用高机械指数(>1.7)超声作用于微泡破裂产生强烈的散射特性,从而大大增强了微泡的显示。微泡破裂后,重新充填扫描平面需要一定的时间,这就是所需要间歇时间的依据。在肝脏的微循环,微泡重新充填时间大约需要 8 秒。应用瞬间反应成像可以显示扫描平面内流动很慢甚至不动的微泡,因此可用来反映组织血流灌注。其不足之处在于不能连续实时显示造影图;需多次或较大量使用造影剂,导致图像回声不均匀(特别在近场)和声影伪像。

3. 能量多普勒显像(power Doppler imaging)技术　此技术将高能量超声波破坏微气泡所产生的宽频高能多普勒信号用彩色表示。与心腔血流产生的多普勒信号不同,微气泡破坏时所发出的散射信号频率与超声探头发射频率失去相关性,表现为假性多普勒频移的随机镶嵌图像,故这一技术又称为失相关显像(loss of correlation imaging)。

4. 微血管造影成像(micro flow imaging,MFI)　造

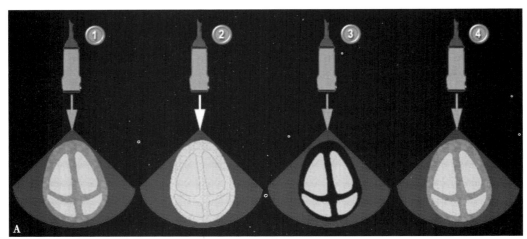

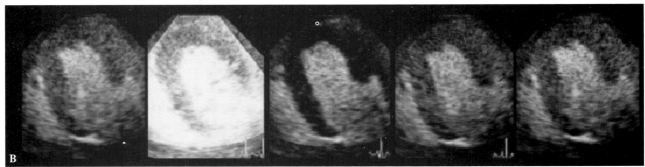

图 7-67　实时造影成像(黄色箭头所指为超声激发时刻)
A. ❶ 为注入造影剂并使心肌完全灌注,❷ 是发射高 MI 超声瞬间,❸ 为微泡被击破,心肌内散射强度立即降低,显示无回声,是经过一段时间后微泡重新聚集,心肌回声逐渐增强;B. 实际造影显像过程,每一小图与 A 图对应,最后一图为时间更长的造影图像,显示心腔和心肌内造影剂稳定灌注的状态

影时,尽管肝脏内显影清晰,但还有许多细小血管的显像仍然被忽略或显示不佳,如果能够跟踪少量气泡并记录下来,即可观察微血管情况。MFI 就是利用最大跟踪保留处理技术来记录微气泡的运动过程,在高频高能超声激发后开始进行连续帧的记录所获得的信息(图 7-68)。

国内中山大学附属第一医院杨红等对 37 例病理确诊的 HCC 超声造影,造影剂为声诺维,成像方法为常规对比谐波成像(contrast harmonic imaging,CHI)以及 MFI。观察 2 种成像方法对肿瘤内微血管的显示效果、微血管的形态及其与肿瘤病理分化的关系。组织病理诊断按 Edmonson 法分类。结果 37 个病灶在 CHI 均为动脉期高增强、门脉期及延迟期低增强,动脉期肿瘤血管显示率为 54.05%。MFI 清晰显示全部病灶微血管构筑,形态分为 3 型:棉花型 12(32.4%)、灌木型 22(59.5%)、枯枝型 3(8.1%)。肿瘤微血管构筑与病理分化程度相关 75.0%(3/4)Edmonson Ⅰ 级 HCC 表现为棉花型,75.0%(18/24)

Edmonson Ⅱ 级 HCC 表现为灌木型,而枯枝型只见于 Edmonson Ⅲ、Ⅳ 级 HCC。结论 MFI 可敏感地显示 HCC 微血管构筑。HCC 肿瘤微血管构筑与病理分化程度相关。

(五)新型靶向造影剂

带有特定亲和力的靶向造影剂是目前的研究热点,即将特异性抗体或配体连接到造影剂微泡表面,使它可以主动结合到特异靶组织或者靶器官相应的受体上,达到特异性靶向显影,增强靶区超声信号的目的(图 7-69)。目前关于各种超声靶向显影的研究正成为国内外研究的热门课题。

(六)前景

近两年来,超声造影剂与超声造影设备发展迅速,使声学造影成为超声医学的一个重要发展方向,被称为继 B-mode 和彩色多普勒之后的第三次超声革命。超声专家们一致认为这一新型影像技术的出现正在逐渐引导着超声医学从传统单纯的诊断功能向临床治疗的方向发展,具有巨大的发展潜力和广

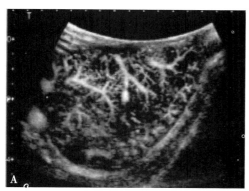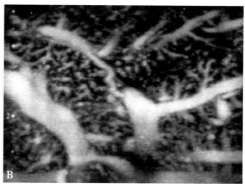

图 7-68　家兔肝脏的微血管造影成像
A. 使用 3.75MHz 探头图像;B.7.0MHz 的图像

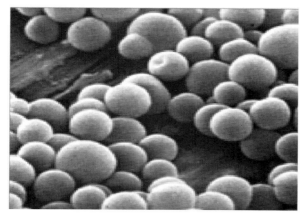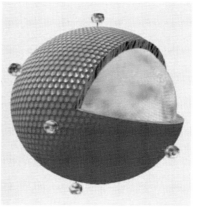

图 7-69　光镜下的造影剂微泡(左)和结合特异抗体的靶向造影剂模型(右)

阔的应用前景,为超声医学的又一次飞跃提供了崭新的平台。

（七）超声造影的不足

正如人无完人一样,超声造影为临床超声医生提供了更明确的诊断依据,亦存在一些不足,如超声造影每次重点只能检查一个病灶,而增强螺旋CT一次即可扫查记录全肝;间歇延迟显像在检查期间需保持探头位置不变,这对经验不丰富的操作者来说较困难;当病灶位置过深或显示困难时,检查效果亦不够满意。同时,应注意所采用的声学造影剂和显像技术不同,肝肿瘤的超声表现亦有差异。随着更特异性造影剂和显像技术的研制和发展,我们相信这些缺点将会不断被克服,超声造影对盆、腹腔局灶性病变的诊断和鉴别诊断将具有重大意义和广阔的应用前景。

三、超声多普勒新技术

（一）功率型多普勒（power Doppler imaging, PDI）

功率型多普勒有多种不同名称,如:彩色多普勒能量图（color Doppler energy, CDE）,能量多普勒超声（power Doppler ultrasonography, PD-US）,能量彩色血流成像（power color flow imaging, PCFI）和振幅超声血管造影（amplitude ultrasonic angiography, AUA）等。

原理:功率型彩色血流成像与彩色多普勒血流成像的不同,主要在于彩色编码所取的参数,前者取平均功率（血细胞散射信号振幅的平方）,能量大小与红细胞数目,血流速度等有关,没有方向性,而后者取平均速度（频率）,但方向性能量（功率）多普勒彩色编码所取的参数既有功率成分,又包含频率信息,因而具有方向性。

主要用于显示低速血流（微小血管内血流）,不能显示血流速度、方向和血流状态（方向性能量多普勒除外）,易产生组织运动引起的闪烁伪像。图7-70为肾脏的能量多普勒图像。

（二）组织多普勒成像（tissue Doppler imaging, TDI 或 DTI）

1. 原理　由前所述,活体组织内的多普勒信号分布极其有规律,血流和组织信号极易区分,随着超声换能器材料和信号处理等技术的大幅提升,使得组织内的低速运动较好地被还原出来,即组织多普勒成像技术是一项直接从心肌中提取来自运动心肌的低频高振幅的多普勒频移信号,可定量分析心肌

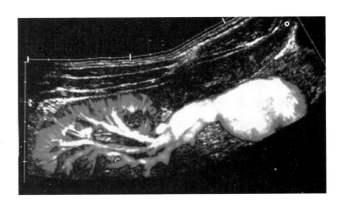

图7-70　肾脏的全景能量多普勒图像

组织运动的方向、速度和时间指标的无创技术。

CDFI是血流速度的多普勒成像,速度快但能量低。TDI是组织运动的多普勒成像,速度低,但能量高。仪器滤除高速血流信号,显示低速信号,可使心肌、瓣环、血管壁等组织运动多普勒成像。DTI可以用频谱显示,也多采用彩色二维显示,彩色含义与CDFI相同（红迎蓝离）。

2. 显示的方式有5种

（1）频谱速度图和彩色速度图:显示组织运动的速度,可用同CDFI的彩色编码原则进行DTI速度显示,彩色明亮表示速度快,也可以显示频谱。如图7-71左所示为二尖瓣瓣环运动的频谱显示。

（2）加速度图:由于速度相同的情况下,在组织重量不变时运动速度达到同一数值所需时间不同,表明收缩力量不同,因此用加速度（单位时间内组织运动速度变化率）可以真正代表舒缩的能力,临床上可用于评价心电传导功能,心肌激动顺序,检出异位兴奋点及心肌活性。加速度图显示仍然用彩色编码显示单位时间内心肌运动速度的变化率,由蓝色→绿色→红色,表示加速度由低到高。

（3）能量图:以室壁组织运动多普勒信号强度的平方值表示能量,也称心肌运动能量成像（PMI）,形成二维彩色心肌组织运动图像,它与超声束和室壁运动方向之间的夹角无关,即受角度影响小,能消除伪像干扰,多用于评价声学造影时的心肌灌注。

（4）M型:基于M型超声可以准确跟踪运动界面的时间变化幅度,常规彩色CDFI又能提供血流运动速度大小及方向信息,那么彩色M型超声的优势显而易见。同样,利用DTI-COLOR-M型进行显示,将血流运动带来的速度颜色变化替换成组织的,可以获得心肌运动方向与速度的图像。

因为M型帧频高,提高心肌运动的时间分辨

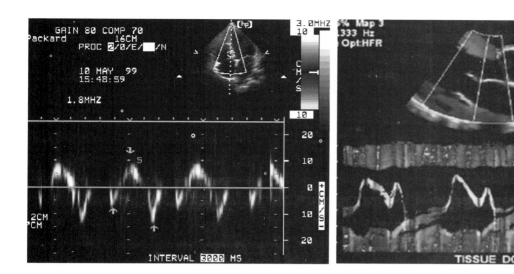

图 7-71　正常人室壁组织多普勒二维、频谱及 M 型图像

率,心动周期各时相室壁运动随时间而出现瞬时变化,能够被精确记录,DTI-COLOR-M 是多普勒组织显像技术中分辨率最高的一种显示方式。如将取样容积放置于左室长轴(乳头肌水平)切面的前间隔与后壁处,可清楚显示等容收缩期、射血期、等容舒张期、快速充盈期、缓慢充盈期、心房充盈期及相应的色彩变化(图 7-71 右)。但其显像不如彩色组织多普勒图像直观。

3. DTI 局限性及影响因素　与常规二维超声心动图相同,DTI 其根本原理还是基于多普勒效应,因而或多或少受到超声入射角的影响,另外心脏复杂运动方式,仪器自身的条件所限,对室壁的成像质量,DTI 测值的准确性也有一定影响。

总之,研究结果已证实 DTI 是一项具有多种潜在用途的无创评价心血管病理和生理状态的新技术。DTI 与普通超声心动图结合,将拓展其应用领域。

四、超声组织定征

超声组织定征(ultrasonic tissue characterazation):是指探讨组织声学特性与超声表现之间相互关系的基础与临床研究,研究生物组织对超声的声反射、声衰减、声散射、速度、声学非线性参量 B/A、回声信号的频率或角度等声学参数的测量方法、数值范围及其与组织状态之间的关系。目前研究较多、较有发展前途和实用价值的是背向散射信号。

超声背向散射(Ultrasonic Backscatter)成像原理:超声在组织中传播遇到大于波长的界面产生镜向反射,遇到小于波长的界面产生散射,其中与超声传播方向成 180° 角的散射波称背向散射。仪器接收微弱的背向散射波经放大后得射频信号(不经滤波、检波等后处理)可显示二维或 M 型图像。仪器内有联机分析软件,自动显示局部背向散射测值。目前常用胸旁左室长轴切面在室间隔或左室后壁或病灶区取样。图 7-72 为正常人心肌 IBS 图像,左室后壁长圆形线框表示取样观测点,左侧下方为观测点背向散射值随心脏收缩舒张变化的曲线描述,右侧长条框为测值大小。

五、声学定量彩色室壁运动

(一)声学定量原理

根据心壁与血液组织超声背向散射信号的强弱不同,应用自动边缘检测(简称 ABD)技术,检测组织与血流边界,识别心内膜并自动勾画,可实时显示心腔容量变化数值、曲线及射血分数等参数

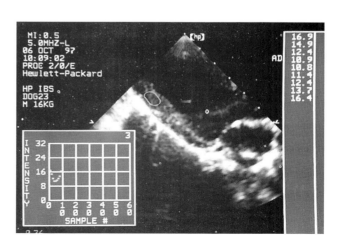

图 7-72　正常人心肌组织 IBS 成像及测量

（acoustic quantification，AQ）。图 7-73 为正常人左室容积变化曲线及二维超声图像上自动包络的心内膜。AQ 技术主要用于测算组织血液边界之内的面积，如计算左室容积，显示面积和容积变化波形。

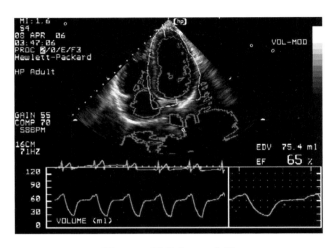

图 7-73　正常人 AQ 曲线

（二）彩色室壁运动

彩色室壁运动（color kinesis，CK）原理：是在 AQ 技术的基础上，利用自动边缘检测（automatic border detection，ABD）技术原理对心内膜位移进行伪彩色显示，每种颜色持续一段时间，显示单位时间内心内膜位移的方向和距离，在心动周期末叠加显示同一心动周期内位移信息，为心内膜运动提供独特的彩色显示。CK 图像中每种颜色色带宽度可实时反映不同时间心内膜运动幅度，直观显示收缩或舒张期心内膜运动的幅度与时相关系。

图 7-74 表现的是心脏收缩过程中，心内膜运动的情况。从左图中可以看到，整个心内膜运动幅度相似，右图则表明心尖部、左室后壁心内膜运动幅度减低。

六、应变及应变率成像

（一）背景

在心脏运动过程中，超声除了观察其结构外，其血流动力学和组织形变仍是临床关心的重点，多普勒成像虽解决了定性、定量评价血流动力学的问题，也对心肌运动的变化提供了观测解决方案，但有方向性的限制。但随着应变成像（strain imaging，SI）和应变率成像（strain rate imaging，SRI）技术的出现和不断成熟，心肌收缩和舒张过程中形状不断地改变的量化评估，也有了解决方案。如图 7-75，可设

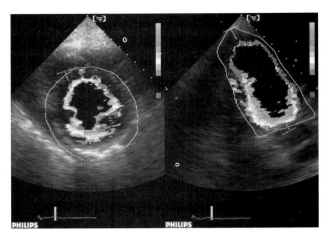

图 7-74　左为左室短轴的正常 CK 图像，右为室壁运动波幅减低的异常 CK 图像

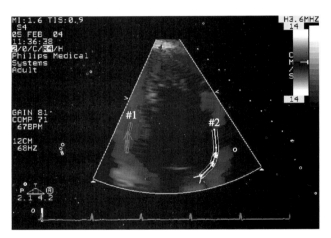

图 7-75　正常人的组织多普勒图像及应变观察点的设置（#1 和 #2）

定组织内一定范围的应变观测区段。

（二）成像原理

应变（stain）是指组织发生变形的能力，即组织长度的变化值占原始长度的百分比，应变率（strain rate）是指形变发生的速度，相当于单位长度的速度差别变化，$SR \ I = (L - Lo)/Lo$，Lo 代表心肌原长度，L 代表收缩末期心肌长度。负值代表心肌纤维缩短或变薄，正值代表心肌组织延长或增厚。说明应变率成像只与相对速度有关，即基于多普勒技术检测两点之间的速度差来计算应变和应变率。

（三）优点

1. 受心脏位移和邻近组织牵拉效应的影响较少，可以更客观更准确地反映局部心肌功能。

2. 对局部心肌缺血的反应比 TDI 早，区分缺血与非缺血节段的差异比 TDI 显著得多，可对心肌功

能储备进行客观评价。

3. 在对室壁分层研究中,SRI 能识别内膜、中层、外膜三层变形的差别,而 TDI 则各层无明显变化。同时由于其兼有高帧频、高时间和高空间分辨力特性,更可成为心脏心肌特性变化的重要监测手段。应变率用于计算组织在单位时间内的变形(即组织变形位置的速度)并对其进行彩色编码。应变率是指速度数据的空间梯度。

心肌的不良重构病理生理过程必然导致靶器官结构与功能改变,其心血管事件发生率也会明显升高。应变与应变率显像(SRI)是显示心肌形变特性的一种无创性超声心动图新技术,可实时直接测量心肌的形变程度及其形变速率,该技术从心肌纤维形变的角度提供了一种新的、定量评价心肌功能的方法。

因此,该技术一出现,立即成为指导心脏再同步化治疗病例筛选、原发性心肌病、冠心病及高血压患者左室心肌收缩、舒张功能评价的一种敏感指标。

第七节　超声诊断的临床应用基础

超声图像是反映人体脏器及组织结构的声阻抗变化情况的声学图像,这种图像与解剖结构及病理改变有密切关系,而且有一定规律性。但是目前的超声图像尚不能反映组织学及细胞病理学特征。因此,在诊断工作中必须将超声图像特征与解剖、病理及临床知识相结合,进行分析判断,才能作出正确结论。

超声可以检查软组织及其脏器的疾病,包括肝、胆囊、胰、脾、肾、肾上腺、膀胱、前列腺、子宫、卵巢、产科等方面,腹腔及腹膜后脏器如盆腔、淋巴结,心脏、颈部血管和四肢动静脉血管,颅脑、眼、上颌窦、颌面部包块、甲状腺、乳腺、胸腔及肺部、纵隔、肌肉、脂肪、软骨、椎间盘等脏器的部分疾病。

一、超声成像的一般规律

超声反射回声一般分为下列四级:高回声(高水平回声);中等水平回声;低回声(低水平回声)和无回声。

1. 高回声又可分为强回声和高回声,其中高回声不伴有声影。见于肝脾包膜,血管瘤及其边界等。而强回声常伴声影,见于:含气肺(胸膜-肺界面)、胆结石、骨骼表面(软组织-骨界面)。有些强回声结构如小结石,前列腺内小钙化灶等,由于超声聚焦

和超声频率等条件,不一定有声影。

2. 中等水平回声见于肝、脾实质。

3. 典型的低回声见于皮下脂肪;典型的无回声见于胆汁、尿液和胸腹水(漏出液、渗出液)及血液。

4. 均质性液体(介质),如胆汁,尿液为无回声。应当注意:有些非均质的固体如透明软骨,小儿肾锥体,可以出现无回声或接近无回声。所以,少数固体呈无回声,但必须是均质性的。

非均质性液体(介质)如尿液中有血液和沉淀,囊肿合并出血或感染时,液体内回声增加。软骨等均质性组织如果纤维化、钙化(非均质性改变),则由原来无回声(或接近无回声)变成有回声。所以,认为"液体均是无回声的,固体均是有回声的",这种看法是不正确的。

另外,心腔内血流流速过慢或形成慢速湍流,加上设备成像质量提高,有时也可以出现回声增强。

二、检查项目

(一)测距

测量被检查脏器和病变的深度、大小、内径和面积等,如肝内门静脉、肝静脉内径,心脏室壁厚度及心腔大小、二尖瓣口开放面积等。

(二)形态及边缘轮廓

正常脏器有一定外形,都有明确的边界回声,轮廓整齐。若有占位性病变常使外形失常、局部肿大、突出变形。肿块若有光滑而较强的边界回声,常提示有包膜存在。

(三)位置及与周围脏器的关系

特定脏器的位置有无下垂或移位。病变在脏器内的具体位置。病变与周围血管关系及是否有压迫或侵入周围血管、组织等。

(四)性质

根据超声图像显示脏器和病变内部回声特点,包括有无回声、回声强弱、粗细、分布是否均匀等可以鉴别囊性(壁的厚薄、内部有无分隔以及乳头状突起、囊内液体的黏稠等)、实质性(密度均匀与否)或气体。

(五)活动规律

肝、肾随呼吸运动,腹壁包块(深部)则不随呼吸活动。心内结构及大血管的活动规律等。

(六)血流速度

超声频谱多普勒可以定量测定心脏内各部位的血流速度及方向。可以反映瓣口狭窄或关闭不全的湍流、心内间隔缺损时分流的湍流,并可以计算心

脏每搏量、心内压力及心腔功能等,并可测定血管狭窄、闭塞、外伤断裂,移植心血管的通畅情况等。

超声诊断在体外检查,观察体内脏器及其结构和运动规律,为一种无痛、无损、非侵入性检查方法。操作简便、安全,主要限制在于超声频率高,不能穿透空气与骨骼,因此,含气多的脏器或被含气脏器所遮盖的部位(肺、胃肠胀气),骨骼及骨骼深部的脏器超声无法显示。

三、观察分析的内容

(一)周边回声

周边回声与界面的几何图形有关。周边回声包括脏器和较大的包块的边缘回声,这种反射属于镜式反射,回声的强弱与入射角有关。对由回声构筑的脏器观察以下内容:

1. 大小　各器官的前后径、左右径和长径或上下径等,面积、周长、体积的大小是否在正常范围之内,脏器是否肿大或缩小。如正常人肝脏正常值如表7-3,如变小可能是肝硬化导致,而体积增大者与脂肪含量增加有关,如局部增大考虑为局部病变。又如冠脉内径增粗,有可能为川崎病所致。

表 7-3　130 例 B 型超声肝脏各径线正常测值

项目	男		女	
	例数	测值	例数	测值
左右叶最大横径	63	18.72 ± 1.89	65	17.21 ± 1.67
前后径	65	14.10 ± 1.50	65	12.01 ± 1.27
右叶厚	63	9.39 ± 1.12	65	8.72 ± 0.96
右叶长(右锁骨中线)	33	11.28 ± 2.02	33	10.67 ± 2.46
左叶长(腹主动脉前)	63	7.28 ± 1.50	65	7.31 ± 1.38
左叶厚	63	5.82 ± 1.13	65	5.17 ± 0.69

2. 形状　脏器形状有否改变,中间有否突出,膨出,膨出的回声是否正常或减弱。如正常肝包膜呈线样纤细回声,完整、光滑;右侧隔面呈圆顶状,肝下缘比较锐利。如果声像图上肝脏外形显得特别饱满、局部隆起,应考虑肝肿大或有局部病变。若肝包膜表面不规则、不平滑、边缘较钝,应考虑有无慢性肝实质病变以至肝硬化可能。

3. 位置与活动状态　脏器位置有否偏移,固有的运动规律如何。如做胃肠超声时,未观察到胃蠕动,同时观察到胃壁弥漫性增厚,应考虑有无肿瘤等病理改变。相反,如果蠕动增强甚至逆蠕动,应考虑有无梗阻。

(二)内部回声

内部回声包括脏器内部以及大包块的内部反射,是与组织结构的性质有关的。注意观察以下几点:

1. 回声本身　包括多少、形状、强弱、分布、动态。

2. 回声周围　有否声晕、声影、声衰减。

(三)相邻脏器回声

相邻以及有关的脏器有无移位、变形、肿胀、扩张以及相联的。

(四)综合判断

超声是切面成像,超声医师根据完整的声像图和 2 个以上的联系切面观察,可以作出以下的概括性判断:

1. 定位　确定病变与脏器的关系,是脏器本身的病理改变还是脏器内局部组织的变异、异常增殖。

2. 物理性质　包括囊性、液性、实质性、含气性或混合性。

3. 病理性质　是炎症性包块或肿瘤物,如肿物,是良性还是恶性。恶性肿瘤时,应区分是癌症还是肉瘤。

4. 病变的数目　单发或多发。

5. 病理来源　原发的或转移的。

最后综合作出包括部位、数目及大小、物理性质或者病理性质的超声诊断。

四、测量和分析功能

(一)基本测量

1. 长度测量　B 型图像时,冻结后可测量任意两点间距离;M 型时测的是一维空间的距离,还可测量运动持续的时间,并推算出运动速度、运动幅度。

2. 面积和周长　冻结扫查好的 B 型图像,可用逐点描记法或椭圆近似法测算面积和周长。

3. 比例及狭窄率 %

对两个测量结果进行比较,计算其比例。

狭窄是以百分率表示狭窄程度,可对任何距离、周长、面积之间进行比较,计算有无狭窄和有狭窄部位的比例。

4. 体积测量　采用椭圆法或三轴法测量

5. 时间测量　在 M 型和 D 型图像上可测量持续时间、间隔、心动周期、心率等。

（二）多普勒测量和分析

在连续波和脉冲波多普勒以及彩色多普勒血流显像方式中进行测量,可得到血流的有关参数,包括血流的速度、加速度、平均速度、速度时间积分、压力阶差、压力减半时间、瓣口面积、心功能(收缩功能、舒张功能)、末梢血管测量等。

（三）产科测算

根据胎儿发育的统计规律而编制的计算方法,有多种公式,可测算出胎儿的妊娠周数和胎儿体重等指标。

（四）直方图显示

以直方图形式显示超声任意形状区域内的回声分布情况。

（五）心功能计算

可在 M 型和 B 型图像上测算出心脏左心室的多种参数,结合多普勒测量结果,正确全面评估心脏疾患。

五、不同器官或组织成分的显像特点

（一）皮肤

呈线状强回声。

（二）脂肪

回声强弱不同,层状分布的脂肪呈低回声。肿瘤组织中脂肪与其他组织成分混杂分布时,常呈现强回声反射。

（三）纤维组织

纤维组织与其他成分交错分布,其反射回声强,排列均匀的纤维瘤回声则较弱。一般纤维组织的衰减程度较明显。

（四）肌肉组织

回声较脂肪组织强,且较粗糙。

（五）血管

形成无回声的冠状结构,动脉常显示明显的搏动,有时能看到红细胞散射点状回声。

（六）骨组织、钙化或结石

形成很强的回声,其后方留有声影。

（七）实质脏器

形成均匀的中等回声或低回声。

以肝脏为标准:脾脏回声较肝脏低而且均匀细密;

肾脏实质较肝脏实质回声也低;

胰腺回声较肝脏高而且粗糙。

（八）空腹脏器

其形状、大小和回声特征因脏器的功能状态改变而有不同。

充满液体时可表现为无回声区;

充满气体的胃肠内容物可形成杂乱的强回声反射;

气体反射常有多重反射的斑纹状强回声,称为彗尾征。

第 八 章

核医学成像设备结构与原理

核医学设备是指在医学中用于探测和记录放射性核素发出射线的种类、能量、活度、随时间变化的规律以及空间分布的设备统称。核医学设备是完成核医学工作必不可少的基本工具,尤其核医学成像设备是临床核医学最重要的设备。随着计算机技术的发展,核医学成像设备有了飞速的发展,同时推进了核医学的诊疗水平。

第一节 核医学设备的基本结构和分类

放射性探测(radiation detection)是核医学的基本技术之一,是用探测设备把射线能量转换成可记录和定量的光能、电能等,通过一定的电子学线路分析计算,表示为放射性核素的活度、能量、分布的过程,其基本原理是建立在射线与物质相互作用的基础上。在核医学领域,主要是利用激发—荧光现象、电离作用、感光作用三种现象作为放射性探测的基础,核医学成像设备就是依据激发—荧光现象原理制成。

一、基本结构

核医学设备的外观、体积、功能各不相同,但其结构基本一致,主要包括放射性探测器、后续电子学线路和显示记录装置三部分。

(一)放射性探测器

通常被称为探头(detector),是核医学设备最重要的部分,其功能是利用射线和物质相互作用产生的各种效应,将射线的辐射能转化为电信号。其性能好坏决定了整台设备的性能指标。

按照射线探测的原理,放射性探测器可分为闪烁探测器、气体电离探测器、半导体探测器、感光材料探测器等。

1. 闪烁探测器(scintillation detector) 利用射线使闪烁探测材料的原子激发,原子从激发态回到基态或较低能态时发出荧光,即探测器将射线的辐射能转化为闪烁荧光,进而闪烁荧光被光电倍增管探测转换成电脉冲信号,电脉冲的幅度取决于荧光光子的数量,与闪烁探测材料吸收的射线能量呈正比。记录电脉冲的数量、幅度、位置信息可以获得射线的强度、能量、种类、位置等信息。

核医学成像设备的探测原理均为闪烁探测,包括γ照相机、单光子发射型计算机断层显像仪(single photon emission computed tomography,SPECT)、正电子发射型计算机断层显像仪(positron emission tomography,PET)等。采用闪烁探测的其他核医学设备还包括肾功能测定仪、甲状腺功能测定仪及放射免疫测定仪等。

目前核医学设备中常用固体材料的闪烁探测器,主要由晶体、光收集系统、光电倍增管、前置放大器等部件组成,该内容在第二节γ照相机探头部分详细介绍。

2. 气体电离探测器(gas ionization detector) 电离辐射(γ射线、电子、α粒子等)可直接或间接引起气体原子的电离,产生正负离子对。电离产生的正负离子对的数目与电离辐射传递给气体的能量呈正比。通过外加电场收集和计量电离的次数和电量信号,可以测定射线的放射性活度及能量。

气体电离探测器主要组成部分为一个具有两个电极的容器,其中充以工作气体,通常为惰性气体、氮气和空气。两个电极加上电压,随着外加电压的增加,电流的变化有不同的形式,随电压从低向高变化,电流-电压曲线可分为以下三个工作区域:饱和区、正比区和盖革区(G-M区)。饱和区的电流与入射γ光子或粒子的数量呈正比,电流大小代表了放射性样品的活度。工作在该区域的气体电离探测器称为电流电离室。核医学工作中常用的活度计电离室即为电流电离室。

3. 半导体探测器（semiconductor detector） 是以半导体材料为探测介质的探测器，射线在半导体材料中产生电子-空穴对，电子-空穴对在外加电场的作用下形成电流，被半导体探测器的两个电极收集，从而在外电路产生电脉冲信号。电脉冲信号的幅度与射线的能量成正相关，因此可用作探测射线。

在半导体探测器中，射线产生一个电子-空穴对所需消耗的平均能量为气体电离室产生一个离子所需消耗能量的十分之一左右。因此，半导体探测器具有能量分辨率高，且脉冲时间短、能量线性好、体积适中、工作电压低等特点。目前如心脏专用型SPECT采用半导体探测器。

4. 感光效应探测 射线对感光材料曝光，形成与射线强度相关的影像，根据影像在被测样品的部位和灰度，对被测样品中的放射性做出定位和定量的判断。放射自显影技术及胶片剂量计原理就是依据射线的感光效应制成。

（二）后续电子学线路

主要功能是接受并处理探测器输出的电脉冲信号，并得到实际所需的结果。用于放射性测量的后续电子学线路包括主放大器、脉冲高度分析器等单元。

1. 主放大器 主放大器是介于前置放大器和脉冲高度分析器之间的单元，由放大、整形等电路组成，其主要作用是将前置放大器的信号通过整形或倒相转换成最适合记录的脉冲形状，减小基线涨落，以提高信噪比；其次是进一步放大前置放大器输出的信号。放大器的脉冲整形功能实际上是通过滤波进行频谱筛选的过程。

固体闪烁计数器多采用线性放大器。由于探测器输出的脉冲信号比较弱，不能直接被有效地记录下来，放大器能够将信号进一步的放大、传递并被设备记录下来。并且要求其输出端的脉冲信号幅度与输入端脉冲信号幅度保持正比关系，放大倍数不受脉冲高度的影响，即放大器的幅度特性有良好的线性，故称作线性放大器，线性稳定性要求低于 1%。

2. 脉冲高度分析器 探测器和主放大器输出的脉冲信号高度与射线能量呈正比，不同放射性核素发射的射线能量不等，主放大器输出的脉冲信号高度也高低不等。脉冲高度分析器（pulse height analyzer，PHA）的主要作用就是有选择地记录有价值的脉冲通过，使之输入计算机进行分析和记录，从而达到分析放射性核素射线能量和降低本底的双重目的。

脉冲高度分析器的基本电路是甄别器（discriminator），其主要作用是甄别脉冲幅度，即将幅度在某一预置阈值范围内的输入脉冲转化为标准的数字脉冲输出，而把幅度小于或大于预置阈值的脉冲"甄别"掉。这个预置阈值范围上、下限就成为甄别阈，甄别阈的电位是连续可调的，其调节范围决定了测量幅度的上、下限。由于设备的暗电流及本底计数也可产生脉冲信号，但其高度明显低于射线所产生的脉冲信号，因此设置适当的阈值可减少本底对测量的影响。

脉冲高度分析器的类型很多，按分析道的多少可分为单道脉冲高度分析器（single channel pulse height analyzer）和多道脉冲高度分析器（multichannel pulse height analyzer）。最简单和最常用的是单道脉冲高度分析器，它是用来选择可以落入甄别阈电位范围内的脉冲并进行计数。单道脉冲高度分析器由上甄别器、下甄别器和反符合电路三个基本电路单元组成（图8-1）。假设下限甄别器的阈电压设置为 V，上限甄别器的阈电压设置为 V+ΔV，只有当输入脉冲的高度大于 V 同时小于 V+ΔV 时，才能触发反符合线路而输出，超出这一范围者，则不能触发反符合线路而被阻塞，这种测量方式称为微分测量。其中上、下甄别阈电压的差值 ΔV 称为能量窗宽（channel width），实际上将下限阈值 V 与上限阈值 V+ΔV 之间形成的阈值差 ΔV 可以看成一个通道，故也称为道宽。

多道脉冲高度分析器采用多个甄别器，设置多道能量窗，可以同时记录不同高度的脉冲在各自道宽内的计数，给出脉冲分布图用于核素的能谱分析。但在实际工作中是采用数字式多道分析，可以将来

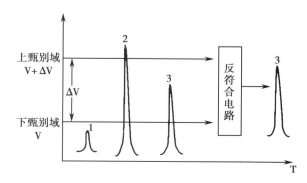

图 8-1 脉冲甄别原理示意图

自放大器的脉冲幅度转化成数字量,并以此数字量作为存储器的地址码去打开相应的存储单元,在该单元记录一个脉冲。因此,存储器单元的地址数就是道数,存储器单元的内容就是落入该道的脉冲数目。整个存储器记录的内容可按地址数顺序取出送到阴极射线管。数字式多道脉冲高度分析器具有测谱速度快、精度高等优点。多道脉冲高度分析器主要用于核素能量分析,如多种核素测量和多种核素显像。

(三) 显示记录装置

显示记录装置是用来显示、记录由脉冲高度分析器输出的信号的装置。核医学成像设备的显示记录装置主要包括显示器、打印机、磁盘或光盘等。

1. 显示器　可以实时或反复显示阴极射线管上的图像,可供工作人员观察、分析图像,并且可对图像的色彩、亮度、对比度进行调节。

2. 打印机　可以将显示器显示的图像打印在纸张或胶片上。

3. 磁盘或光盘　可以将显示器显示的图像长期保存。

二、分　类

根据设备是否成像,可分为显像设备和非显像设备。

(一) 显像设备

主要用于临床核医学显像,通过探测受检者体内放射性显像剂的摄取、分布和清除情况,并以图像形式显示测定结果的核医学设备。按使用的放射性药物分类,显像设备可分为:

1. 单光子药物显像设备　γ照相机、SPECT、SPECT/CT。

2. 正电子药物显像设备　PET、PET/CT、PET/MR、小动物PET。

(二) 非显像设备

按用途可分为活度计、回旋加速器、钼锝发生器、功能测定仪、体外分析仪、放射防护仪等,这里简要介绍与成像设备相关核医学设备。

1. 活度计(activity calibrator)　是用于测量放射性药物所含放射性活度的一种专用放射性计量设备(图8-2)。活度计是核医学强制必备的设备,是属于国家要求每年强制检定的设备,是放射性核素诊疗中所有定量的基础。因此,活度计的质量直接影响核医学诊疗的质量。

(1) 结构和工作原理:核医学最常用的活度计

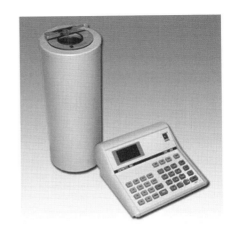

图8-2　活度计

是电离室型活度计,它由探头、后续电路、显示器及打印装置组成。探头一般采用封闭式井型圆柱形电离室作为探测器,外面套有铅壁。电离室内充以惰性气体,中央检测井用于放置放射性样品。电离室中心有金属阳极,四壁为阴极(图8-3)。

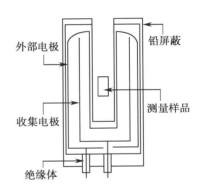

图8-3　活度计结构示意图

活度计的探头属于气体电离探测器,当工作电压置于饱和区,放射源的射线直接或间接引起电离室内气体电离,所产生的电子和离子各自向极性相反的电极漂移,从而产生电脉冲信号。由于射线的电离能力与其活度、能量、种类有一定的关系,故收集和计量这些电荷数或电离电流,经过一定的电路放大、转换、能量校正和记录这些信号,即可准确显示放射源的性质和活度。对于核医学常用放射性核素,生产厂家已利用一系列已知活度的放射性核素的标准源进行校准,获得不同放射性核素活度的刻度系数或能量响应曲线。测量时只要选择待测核素的按钮,就能利用相应的刻度系数将电离电流转换成放射性活度的读数,直接以μCi或mCi为单位显示测量结果,也能同时打印结果。

（2）主要性能参数

1）能量范围：指活度计可以测量射线的能量范围。通常可测量发射 keV 级别的 X、γ 射线和 1MeV 以上的 β 射线的核素。

2）量程范围：指活度计可以测量核素的活度范围。通常由 μCi（10^4Bq）到几个 Ci（10^{11}Bq）。

3）稳定性：随时间测量的稳定性。用 7 小时内等时间间隔 10 次测量的数据计算，经过衰变校正的每次测量值减第一次测量值，找出最大差值，用该最大差值的绝对值与第一次测量值的百分比表示稳定性。

4）重复性：多次测量的重复性。用 n（n≥10）次测量的标准误差与平均值的百分比表示。

5）线性：在量程范围内，活度的测量值与标准值应相同，其变化为一条直线。

6）几何响应：样品轴向变动时，活度的变化量。使用活度计时，要注意几何因素的影响。样品在测量井中的位置（深度）对测量结果有一定的影响，待测样品离井口越近，探测效率越低。体积大的样品探测效率低于体积小的样品。

（3）使用和维护　为了保证核医学诊疗的质量，必须保证活度计的质量监测。首先，每日工作前要测量本底计数，如果本底过高，分析原因，判断是否测井内部污染、外部污染或环境污染。其次，活度计不应放置在存有高活性放射源的通风柜中，以免高本底对测量结果的影响。为避免电离室受到污染，其内应常规放置塑料袋，将样品放在袋内测量，不要直接接触室壁。

2. 回旋加速器　用于生产短半衰期正电子显像剂的设备。它是"粒子加速器"的一种，是利用电磁场使带点粒子运动加速，当其运动速度达到每秒几千米甚至接近光速时，提取装置将带电粒子提取出。根据加速粒子种类将医用回旋加速器分为正离子回旋加速器、负离子回旋加速器、单粒子加速器和多粒子加速器；根据束流加速平面与地面是平行还是垂直分为水平加速平面加速器（卧式加速器）和垂直加速平面加速器（立式加速器）。

（1）回旋加速器的主要组成：

1）磁场系统：是回旋加速器最关键的系统，由线圈、铁磁体和电源系统构成。主要为加速带电粒子提供做圆周运动的向心力——洛伦兹力。

2）射频系统（radio-frequency system，RF）：是回旋加速器关键而复杂的系统，其功能一是提供加速电场，二是提供从离子源中拉出离子的电场。它主要由 RF 谐振腔、RF 电源发生器和 RF 馈通电缆三个子系统构成。

3）离子源系统：其功能是产生需要加速的带电粒子，为加速器提供离子束。离子源系统由离子源、离子源电源和气体控制系统组成。离子源系统决定了加速器的许多性能指标，如束流强度、发射度、能散度、离子种类等。

4）束流提取系统：其主要作用是改变加速粒子的运行轨道，将其从真空室中引出，并调整引导束流进入靶系统。束流提取系统主要包括剥离碳膜、装载碳膜的圆盘转动器、马达等装置，其主要部件是剥离碳膜。

5）束流诊断系统：其作用是监测分析束流轨道上几个位置的束流，并发出调整优化靶束流的指令。由束流阀、准直器和束流分析器组成。

6）靶系统：是完成特定核反应，并产生所需要的正电子放射性核素的装置。靶系统由靶载体、靶、传输系统组成。按照靶物质形态可分为气体靶、液体靶和固体靶。

7）真空系统：一般包括真空室、真空泵、高真空阀和真空计。为加速离子的轨道空间提供高真空条件，一方面降低加速束流与气体分子的碰撞丢失；另一方面对高频高压电场提供绝缘条件，避免放电干扰。

8）冷却系统：包括水冷却系统和氦冷却系统。水冷却系统主要作用是将不同系统中的热量带出，带出的热量在二级水冷却系统中进行热交换，将热量传送到初级冷却系统。氦冷却系统主要在打靶期间对靶室和靶窗的 Havar 箔膜和钛箔膜进行冷却。

9）控制系统：由加速器控制单元、真空控制单元和界面控制单元组成。控制系统主要是执行加速器的各种程序。

10）屏蔽系统：主要作用是屏蔽加速器工作时产生的各种射线，解决了辐射防护的问题，尤其是工作或维修人员在加速器运行时进入加速器室时的辐射安全。

（2）加速器的主要性能参数

1）粒子能量：指粒子能被加速的最高动能，是加速器最重要的一个参数。常用单位为兆电子伏特（MeV）。能量在 8~20MeV 的加速器能够提供许多正电子显像核素，而能量在 30MeV 以上的加速器同时还可以提供在 SPECT 使用的放射性核素，如 ^{201}Tl、^{67}Ga、^{111}In 等。通常能量越高，放射性核素的产量越大。

2）粒子束流的品质参数：①能散度：指束流中粒子能量分散的程度；②发射度：指束流横截面尺寸与发散角的乘积；③亮度：指粒子束通过单位截面、单位立体角的束流强度；④束流强度：指单位时间通过的粒子数或电荷数，常用单位为微安（μA）。用于生产放射性核素的加速器束流强度通常为 25μA 到 100μA。通常束流强度越高，核素的产量越大。

3）磁钢度：对确定的粒子，磁刚度决定了粒子的最高加速能量。磁钢度用磁感应强度与最大轨道半径的乘积表示。

4）双束流轰击：在回旋加速器的不同位置上装有两个碳膜提取系统，可将束流同时引到两个不同的靶体上，同时生产相同或不同的正电子核素。这样既提高了粒子束流的利用率，又可用双束流同时轰击两个靶体和生产同一核素，提高了产量，或同时生产不同的两种核素。

3. 钼锝发生器（⁹⁹Mo—^{99m}Tc generator）属于色谱柱型发生器（图 8-4），用于生产临床核医学显像技术广泛使用的"万能核素"——放射性药物锝（^{99m}Tc）。用三氧化二铝作吸附柱。三氧化二铝对母体核素 ⁹⁹Mo 有很强的亲和力，子体核素 ^{99m}Tc 则几乎不被吸附。淋洗液用生理盐水，在负压瓶的作用下，仅有 ^{99m}Tc 被淋洗出，工作原理如钼锝发生器结构示意图所示（图 8-5）。由于母体核素的不断衰变，可以不断的生成子体核素，因而钼-锝发生器可以反复淋洗制得子体核素。

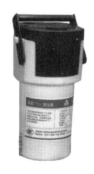

图 8-4　钼锝发生器

钼-锝发生器具有以下优点：
1）操作简便、使用安全、价格低廉。
2）可以制得高放射性核素纯度、高放射化学纯度的放射性药物。且发生器无菌、无热源，用等渗生理盐水作为淋洗液，淋洗液可直接用于患者。
3）母体核素 ⁹⁹Mo 为 66 小时，可以在一周以上的期间衰变产生子体核素 ^{99m}Tc。且 ^{99m}Tc 可以标记大多数显像用放射性药物。

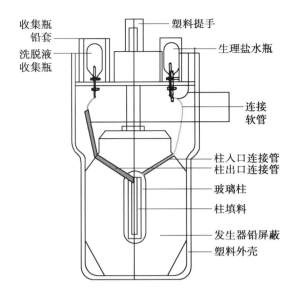

图 8-5　钼锝发生器结构示意图

第二节　γ 照 相 机

γ 照相机（gamma camera）又称闪烁照相机（scintillation camera），该设备可以对脏器中放射性药物的分布进行一次成像和连续动态成像。γ 照相机使得静态显像提升为连续动态成像，将脏器显像和功能测定结合起来观察，并且 γ 照相机的显像基本原理、基本性能和基本功能是 SPECT 的基础和核心内容，因此，γ 照相机的发明是核医学发展史上重要的里程碑。

一、基 本 结 构

γ 照相机主要由探头、电子学线路、显示记录装置、机架和显像床等部分组成（图 8-6）。

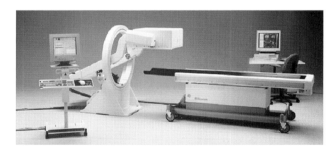

图 8-6　γ 照相机

（一）探头

探头是 γ 照相机的核心部件，主要由准直器、γ 闪烁探测器、定位电路和支架等部件构成，具有准直探测和定位射线的功能（图 8-7）。

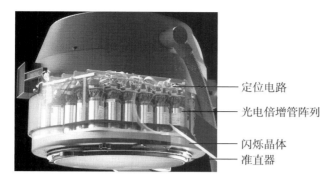

图 8-7 探头

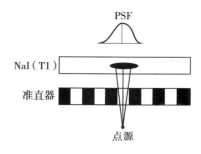

图 8-8 点扩展函数

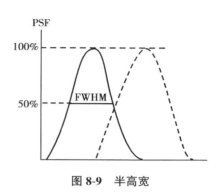

图 8-9 半高宽

1. 准直器（collimator） 是位于晶体前方、由铅或铅钨合金等重金属制成的一种特殊装置。有若干个形状相同的小孔贯穿其中，称为准直孔。放射性核素发射出的 γ 射线是向各个方向发射，且不能被折射，准直器的作用就是限制进入晶体的 γ 射线的范围和方向，只允许与准直孔角度相同的 γ 射线通过，到达晶体并被探测，其他方向的射线则被吸收或阻挡。准直器起到空间定位选择射线的作用，即把人体三维放射源分布投影成平面图像，保证了 γ 照相机的分辨率和定位的准确性。准直器的性能一定程度上决定了探头的系统性能。

（1）准直器的性能参数

1）几何参数：包括准直器的孔数、孔径、孔深及孔间壁厚度等参数决定了准直器的空间分辨率、灵敏度和适用能量范围等性能指标（表 8-1）。

表 8-1 准直器几何参数与其他参数的关系

几何参数	孔径↑	孔深↑	孔间壁厚度↑	成像距离↑
空间分辨率	↓	↑	—	↓
灵敏度	↑	↓	↓	—
能量范围	—	↑	↑	—

2）空间分辨率：指准直器对两个邻近点源加以区别的能力。假设放射源是单个发射点，经准直器成像后，在闪烁晶体得到特殊分布的影像，这个影像称为点扩展函数（point spread function，PSF）（图 8-8）。一般认为距离大于两个点扩展函数在半高处重叠时，观察者才能断定它们是两个点，所以常用准直器一个孔对点源或线源响应曲线的半高宽（full width at half maximum，FWHM），也称半峰值全宽度作为空间分辨率的指标（图 8-9）。对某个特定的准直器而言，空间分辨率随被测物与准直器外口距离的增加而减低，所以显像时应尽量将探头贴近受检部位。另外，准直器越厚（孔深越长）、孔径越小，分辨率也

越高。

3）灵敏度：指为配置该准直器的探头收集到单位活度（如 1MBq）点源的计数率。它反映了通过准直器的 γ 光子占入射到准直器 γ 光子的比率。准直孔径越大，灵敏度越高；准直器越厚，灵敏度越低；孔间壁越厚，灵敏度也越低。

在同样 γ 射线能量下，准直器的空间分辨率与灵敏度不能同时提高，空间分辨率的提高导致灵敏度的降低，灵敏度的提高导致空间分辨率的降低。这就根据检查的需要，正确处理好这对矛盾，取得相对最佳的效果。

4）适用能量范围：由准直器材料对 γ 光子的衰减能力决定，主要与孔间壁厚度、孔深有关。高能准直器的孔间壁更厚，孔更深。厚度在 0.3mm 左右者适用于低能（<150keV），1.5mm 左右者适用于中能（150~350keV），2.0mm 左右者适用于高能（>350keV）γ 射线的探测。

（2）准直器的分型：按几何形状主要分为平行孔型准直器和针孔型准直器。

1）平行孔型准直器：平行孔型准直器是临床中应用最广泛的准直器，适用于各类脏器显像（图 8-10）。准直器的孔互相平行，并垂直于探测晶体表面，孔均为柱形。不同的孔径大小、孔间距及孔长度，有不同的灵敏度及空间分辨率，适用于不同能量的 γ 射线，因此平行孔准直器又可分为低能高灵敏准

293

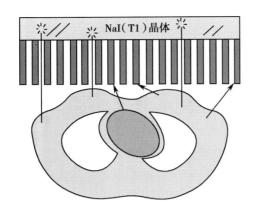

图8-10　平行孔型准直器

直器、低能通用准直器、低能高分辨准直器、中能通用准直器、高能通用准直器、超高能高分辨准直器等（表8-2）。平行孔准直器越厚、孔径越小，分辨率越好，适合于更高能核素显像，而灵敏度越低。准直器可按照需要从探头上卸下更换。

表8-2　不同类型的平行孔准直器类型及适用范围

准直器类型（英文缩写）	适用的能量范围（keV）	临床应用
低能高灵敏准直器（LEHS）	75~170	^{99m}Tc 标记的放射性药物
低能通用准直器（LEGP）	同上	
低能高分辨准直器（LEHR）	同上	
中能通用准直器（MEGP）	170~300	^{67}Ga 标记的放射性药物
高能通用准直器（HEGP）	270~360	^{131}I 标记的放射性药物
超高能高分辨准直器（UHEHR）	511	^{18}F-FDG 代谢类显像剂

　　显像脏器通过平行孔准直器投影在晶体上的分布及大小与脏器本身相同，准直器与显像脏器之间的距离对视野和影像大小影响不大，但随着距离的增加，分辨率下降。

　　在实际工作中，应根据不同的检查目的选择合适的准直器。因为目前主要用低能核素（如^{99m}Tc），所以应用最广泛的是低能通用平行孔准直器（LEGP），它兼顾了灵敏度和分辨率，能满足大多数的临床工作的需要；其次为低能高分辨（LEHR）或低能高灵敏（LEHS）型准直器（均为平行孔）。如果需要进行甲状腺或其他小器官显像，或小动物显像，最好能配置针孔型准直器；如果需要^{131}I 进行显像，则还需配置高能通用型准直器（HEGP）。

　　2）针孔型准直器：针孔型准直器的孔只有一个，为圆锥筒形，外口孔径 2~5mm，外口与晶体间距15~20cm。其成像原理与光学中的小孔成像原理相同，图像倒置、灵敏度低（图8-11）。图像大小与被检物到准直器的距离有关，距离越近，图像放大，视野缩小；反之则图像缩小，视野放大。通常使用时，尽量使探测器表面与人体表面接近，由此得到放大图像。源的立体分布导致不同深度的源有不同的放大或缩小，叠加在一起，产生不同深度图像的分布失谐。

　　2. γ闪烁探测器　包括晶体、光收集系统、光电倍增管、前置放大器等组件（图8-12）。

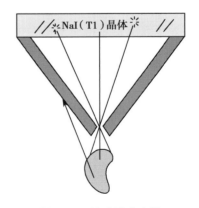

图8-11　针孔型准直器

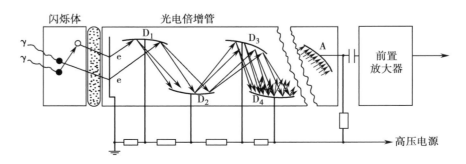

图8-12　γ闪烁探测器构造示意图

（1）晶体：在射线或原子核粒子作用下发生闪烁现象的晶体材料，其作用是将射线的辐射能转变为光能，因此又称闪烁晶体（scintillator）。为了取得更高的探测效率，探测X线和γ射线（包括正电子显像剂产生的511keV的γ光子）时常采用较高的密度和原子序数的无机单晶闪烁体。

γ照相机的晶体目前基本上都采用NaI（TI）晶体，其作用是将入射的γ射线转换成荧光光子。荧光的亮度和数量分别与射线的能量和数量呈正比。通过光电倍增管将荧光转化为电信号并放大，经电子学线路处理分析，即可测得射线的性质和活度。NaI（TI）晶体具有密度大、对γ射线阻止本领高、吸收率高、荧光转换效率高、荧光衰减时间短及时间分辨率高等优点。

1）晶体成分：用于单光子显像探测最常用的晶体是碘化钠晶体，它是以NaI为基质材料，按0.1%~0.4%的比例掺以适当浓度的碘化铊（TI）生成，其中TI^+作为激活离子，在吸收射线能量后成为发光中心，可以提高探测效率，因此碘化钠晶体通常表示为NaI（TI）。

2）晶体几何参数：①形状和大小：晶体分为圆形和矩形两种，圆形直径为300~400mm，适用于较小的器官显像；矩形多为520mm×400mm，适合较大器官显像、多器官联合显像以及全身显像。晶体的直径范围为28.0~56.4cm。晶体的大小与探头的有效视野有关，目前普遍应用的大视野通用型γ照相机矩形晶体尺寸可达到600mm×500mm。②厚度：晶体的厚度则与探测效率和固有分辨率有关。晶体厚度从6.4mm（1/4英寸）到25.4mm（1英寸）。厚晶体可增加γ射线被吸收的概率，提高中、高能量放射性核素的探测效率（灵敏度），但是也同时增加康普顿散射的概率，降低设备的固有空间分辨率，得到的图像质量较差。目前临床最主要的显像剂是低能（140keV）放射性核素^{99m}Tc标记放射性药物，所以γ照相机基本上都采用较薄的晶体，以提高γ照相机的分辨率。目前γ照相机多使用厚度为9.5mm（3/8英寸）的晶体，既可获得较高的灵敏度，又能保证低能核素成像的分辨率。

3）晶体的环境要求：NaI（TI）晶体易潮解，使其透明度降低。因此，NaI（TI）晶体需密封在具有玻璃窗口和氧化镁反射层的金属壳内以防潮解。由于温度剧变可致晶体破裂，因此要求环境温度保持在23℃左右，温度变化不应超过3℃/h。因此，机房要保证干燥恒温。

（2）光收集系统：主要位于晶体与光电倍增管之间，避免了荧光从与光电倍增管接触的晶体表面反射回晶体，包括反射层、光学耦合剂和光导。

晶体通常是被封闭在一个铝盒中，面向光电倍增管的一面由透光材料如玻璃或石英制成。铝盒内面衬有薄层氧化镁作为反射层，其作用是把闪烁晶体内向四周发射的荧光光子有效地反射至光电倍增管光阴极的方向上。

光学耦合剂的作用是有效地把光传递给光电倍增管的光阴极，以减少全反射。常用的光学耦合剂是硅油、硅脂等折射率较大的材料。

光导的作用也是有效地把荧光光子传递到光电倍增管的光阴极，主要是在闪烁体不能与光电倍增管直接耦合时使用。常用的光导材料有：有机玻璃、聚苯乙烯、聚四氯乙烯等。

（3）光电倍增管：光电倍增管按照阵列方式均匀地排列在晶体的后面，其功能是把晶体产生的微弱荧光信号转换成电信号并将之放大，放大倍数高达10^6~10^9。经光电倍增管放大的电信号分别输入位置电路和能量电路进行定位，能量归一和能量甄别（图8-7）。

1）光电倍增管的主要结构及功能：主要由光阴极、电子聚焦系统、多级倍增极和阳极组成。光阴极上喷涂有光敏材料，将入射的光子转换成光电子。光电子经电子聚焦系统聚焦和加速后，打到倍增极上二次发射，产生更多的电子。有多个倍增极，各个倍增极上加了依次递增的电压。从阴极发射的电子逐级倍增，达到足够数量后，飞向阳极收集形成脉冲电流输出，此信号再由后续电子线路处理。

2）光电倍增管的数量：其数量多少与定位的准确性有关，数量多可增加显像的空间分辨率和定位的准确性。另外，依据探头尺寸大小其数量也不等，从十几个到几十个甚至上百个。γ照相机圆形探头的使用光电倍增管一般为37~91个，矩形探头则一般为55~96个。

3）光电倍增管的形状：根据其横截面的形状可分为圆形和六角形两种。圆形光电倍增管需要通过六角形的光导与晶体紧密相贴，光电倍增管之间有较大的"死区"，影响其空间分辨率，因此现在较少使用。六角形是最有效的几何形状，六角形的光电倍增管在探头中呈蜂窝状排列，可以减少死区，最大限度地消除探测间隙，且不需要使用光导，直接与晶体相贴，提高了探测灵敏度和空间分辨率。

4) 光电倍增管的性能:光电倍增管列阵的性能稳定性取决于各个光电倍增管的性能参数是否一致、各个光电倍增管的工作电压是否稳定,它们直接影响着系统的均匀性、分辨率和线性度。对光电倍增管性能影响最大的是直流高压的稳定性,而高压又是由低压交流电经整流升压获得的,所以 γ 照相机都要求有稳压的电源。在经常停电的地方,需要配备不间断供电电源(UPS),以保证工作的稳定性和连续性。

(4) 前置放大器:前置放大器一般紧跟在光电倍增管的输出端,对信号进行跟踪放大,同时与后续分析电路的阻抗相匹配,以减少信号在传输过程中由于衰减而导致的畸变和损失,便于后续电路分析处理;前置放大器的放大倍数需要十分稳定,并且线性要好,不受输入脉冲幅度的影响。前置放大器可以将光电倍增管输出的几毫伏至几百毫伏脉冲信号放大到几伏至几十伏。

3. 定位电路和能量电路　是 γ 相机的核心电子学电路,其功能是确定探测到的 γ 光子的位置、确保不同能量的核素对相同脏器成像的尺度一致、甄别 γ 光子的能量,使之形成图像。

一个 γ 光子在晶体中产生多个闪烁光子,被多个光电倍增管接收,各个光电倍增管接收的闪烁光子数目随其离闪烁中心(γ 光子处)的距离增加而减少。由位置电路和能量电路根据不同位置的光电倍增管接收到的闪烁光的强度来确定 γ 光子的位置。首先,位置电路按照每个光电倍增管的位置为其信号分配不同的权重,X 和 Y 方向的权重分别为空间坐标值 X_i 和 Y_i;然后,根据各个光电倍增管探测到闪烁光的强度 I_i,位置电路将它们加权求和,输出幅度分别为 $\sum X_i I_i$ 和 $\sum Y_i I_i$ 的脉冲信号;而能量电路将各个光电倍增管探测到闪烁光的强度直接求和,输出幅度脉冲信号,将其进一步处理后形成能谱,由脉冲幅度分析器分析,使满足设定能窗的 γ 光子被记录,剔除低能 γ 光子(例如散射光子)及高能 γ 光子。对 ^{99m}Tc 发出的 140keV,能窗为 ±10%,只记录能量为 126~154keV 的光子。位置电路的输出除以能量电路输出,得到闪烁光在 X 方向和 Y 方向的位置坐标。即公式(8-1):

$$X=\sum X_i I_i / \sum I_i \qquad Y=\sum Y_i I_i / \sum I_i \qquad 公式(8-1)$$

经过计算机处理,最终形成放射性核素的分布图像。将不同计数的分布转变为不同灰度或色阶的分布显示在计算机屏幕上,如实反映出体内脏器或组织的放射性分布情况,即 γ 相机图像。

(二)后续电子学线路

是指探头输出的位置信号和能量信号随后进入的各种电子线路。主要包括以下几部分:

1. 信号线性放大电路　即主放大器。

2. 多道脉冲高度分析器　用于光电倍增管输出的能量信号分析,甄别散射线和本底信号。

3. 定标电路　用以预置成像计数量,用于静态显像。

4. 定时电路　预置一次或连续多帧成像的时间。

5. 门电路　用生理信号触发采集和停止采集。如心电门控电路。

6. 定方位电路　不论患者体位如何,使影像总是保持正位像,避免诊断定位错误。

7. 显示选择电路　在全视野图像中选取一个或若干个"感兴趣"的局部信息进行积分处理,以比较不同"感兴趣区"内的放射性计数。在连续动态图像中,可根据同一"感兴趣区"内的放射性计数在不同时间的变化,绘出时间放射性曲线,如肾图、左心容积曲线等。

8. 电源电路　包括一般的供电电源和光电倍增管高压电源。

9. 探头运动和制动电路　控制探头的运动和制动。

(三)机架和检查床

1. 机架　γ 照相机机架的功能主要为固定、支撑探头,使之能在一定范围内移动及旋转运动。由于探头较重,机架必须牢固可靠,同时又必须能进行各种方向的灵活运动和转动,所以配有与各种准直器相平衡的配重装置和有效的制动闸。电源保障系统一般也设在机架内,为整个系统提供稳定的各种规格的高、低压的交/直流电源。

2. 检查床　理想的显像床是多功能的,适用于平面显像、断层显像和全身显像。以碳素纤维为原料,对 γ 射线的吸收极弱,故不需要进行衰减校正。负重应 >150kg/m²,配备可调头托。由马达控制水平和垂直方向移动,包括在轨道上等速纵向水平移动,以进行全身显像。

(四)显示记录装置

位置信号 x、y 分别传输给显示器的水平(x)和垂直(y)偏转板,使同时输入的能量信号 z(启辉信号)定位触发阴极射线管启辉,在与 γ 光子闪烁中心的对应位置显示闪烁光点。阴极射线管逐个累积光点达到一定量,即可形成一幅闪烁图像。图像中光点

的亮度(俗称辉度)可调,以满足观察者的要求。常用的显示、记录装置包括:

1. 余辉显示器　直接在阴极射线管上实时呈现闪烁图像,供工作人员初步观察影像。余辉显示器能够实时观察影像,但较为粗糙,用于患者体位监测和粗略的影像观察。

2. 高分辨显示器　用于实时或重放时的精细观察和照相。数字化图像可以在高分辨显示器上直接进行分析诊断,临床医师可以自由调节计数和亮度之间的关系,以便在最佳的对比度和亮度的情况下细致观察图像。

3. 彩色显示器　将不同的计数范围用不同的相关颜色显示。彩色显示作用是可以显示功能性影像,用很容易区别的颜色来代表各种不同功能系数值。彩色显示的颜色并不是自然色彩,仅仅是为了更明显地区分计数率不同的区域,故又称为伪彩。

4. 打印机　可在纸张或胶片上打印图像及报告。

5. 磁盘或光盘　可以长期保存或复制。

6. 专用计算机系统　γ照相机所配备的专用计算机除对硬件方面(如计算机的稳定性、硬盘速度、图像显示的准确度等)有较高的要求外,还配置了为满足档案管理和显像功能而设置的专门软件系统。硬件设备能够支持同时运行多个程序,可同时运行影像采集程序和重建处理程序,提高显像工作的效率。专门编制各种检查方法的软件包,方便临床操作。如脏器静态显像、全身显像、肾脏动态显像及定量分析等。

二、主要性能参数

γ照相机的主要性能参数分为三类,分别表征其能量响应特性、空间特性和放射性计数特性。不带准直器时测得的探头性能参数称为固有性能(intrinsic performance),它是评价探头性能的主要依据。带准直器后测得的探头性能为系统性能(system performance),它反映了探头和准直器两者的综合性能。因准直器有不同类型,故系统性能具有限定意义,系统性能决定了γ照相机临床应用的真实能力。

目前,在各种性能测试方案中,以1980年美国电器制造商协会(national electric manufacturers association, NEMA)、国际电工委员会(International Electrotechnical Commission, IEC)和1984年国际原子能机构(International Atomic Energy Agency, IAEA)制订了标准方案最为权威,实际工作中以后者较为

适用。目前,我国采用国家质量监督检验检疫总局主要参照IEC 60789制定的《放射性核素成像设备性能和试验规则》GB/T18989-2013。γ照相机需要测试的性能参数共3类:固有特性、系统特性和探头屏蔽效果。

1. 固有能量分辨率　固有能量分辨率(intrinsic energy resolution)是描述探头对γ射线能量分辨的能力,用光电峰的半高宽与峰值处能量的百分比表示。探测器的能量分辨率直接影响到空间分辨率,因此是一项基本性能参数。若此参数出现下降趋势,预示探测器的老化。

2. 固有均匀性　固有均匀性(intrinsic uniformity)指有效视野内各部位对一均匀分布的放射源响应的差异,即各部位计数率的离散度,是γ照相机最基本和最重要的性能参数,直接关系到是否能如实反映所测体内放射性分布的情况。

3. 固有空间分辨率　固有空间分辨率(intrinsic special resolution)指系统所能分辨的两个相邻物体间的最小距离,主要取决于晶体、光电倍增管的能量分辨率和电子线路的性能等。

4. 固有空间线性　固有空间线性(intrinsic linearity)是描述图像的位置畸变程度,即γ照相机对入射γ射线产生位置偏差的程度。空间线性差将使均匀性下降、影像失真和定量失效。

5. 固有计数率特性　是描述γ照相机对γ闪烁事件精确计数的能力,在进行高计数率显像和定量时极为重要。当探头视野中活度较低时,γ照相机计数率随活度的增加而增加;当活度增加到一定值时,计数率开始随着活度的增加而减少。主要有以下两个参数:

(1) 最大计数率:指γ照相机功能达到的最大计数率,描述系统对高计数的响应,反映系统的死时间和计数率特性。

(2) 损失20%的计数率:指γ照相机只能记录其80%的计数率。

6. 多窗空间配准度　又称多窗空间位置重合性,是指γ照相机不同能窗所致影像位置偏移的程度,用以度量γ照相机同时进行多能量(或多核素)显像的能力。如配准度差,则多能核素用单窗显像可能得到清晰的影像,改用多窗显像则影像可能十分模糊,双核素显像所得两个影像的位置关系将失真,影响显像结果的正确性。

7. 系统均匀性　系统均匀性(system uniformity)指γ照相机配置准直器时,在全视野范围内对均匀

泛源成像时获得的不均匀程度。测试系统均匀性更有实际意义,有助于发现某些准直器存在的问题,故有的单位将它们作为每日常规测试的内容。

8. 系统空间分辨率　系统空间分辨率(system special resolution)指 γ 照相机对发生在不同位置的闪烁事件的分辨能力。这也是很有实际意义的性能参数,受准直器类型影响最大。

9. 系统平面灵敏度　灵敏度描述探头对源的响应能力。系统平面灵敏度指入射探头的 γ 光子被探测到的概率,用单位放射性的计数率表示。系统平面灵敏度与准直器的类型、窗宽、源的种类及形状有关,主要反映了 γ 照相机的探测效率。

10. 探头屏蔽性能　探头屏蔽性能(shield ability)是描述探头对视野之外的放射源的屏蔽能力。在临床工作中,探头有效视野之外的放射线(如探测心脏时膀胱的放射线)及可能存在于探头周围的其他放射线(如候诊患者)会对探测造成影响。探头屏蔽性能反映了探头对周围放射源抗干扰能力。

三、设备的日常检查和维护

(一) γ 照相机的日常检查

操作日常检查是指每天使用 γ 照相机前都需进行的常规检查,以保证显像工作正常进行。检查内容如下:

1. 安全性检查　检查准直器、探头和床等牢固性,操作的灵活性,探头升降旋转的可靠性,制动装置的有效性,确保受检者和操作者的安全。探头周围是否有障碍物,防止设备损坏。

2. 本底计数检查　不卸准直器,探头面向下,设置所用核素的常规工作条件,采集 100 秒本底计数,与验收值或近期值相比较,变化应 <±20%。若不合格,首先应检查是否为邻近有放射源或探头有污染。

3. γ 照相机主要性能检查

(1) 能谱曲线:不卸准直器,常规放置 ^{99m}Tc 的简易平行束源(约 4MBq 或 40MBq),用多道脉冲高度分析器显示能谱曲线,记录峰位置,计算 FWHM,与最近 3 个月的记录比较,变化应 <±10%。合格者置 20% 能窗,微调能窗中心对位于光电峰后可以使用。若不合格,应重复检查几次以观察是否为短期波动。电源不稳定、温度变化或电子线路故障可导致短期波动。若不是短期波动而是长期趋势性变化,则表明一个或多个光电倍增管发生故障,或是晶体与光电倍增管之间的光导不良,皆应及时处理。

(2) 均匀性:用面源进行系统均匀性检查。

(3) 显示器:调节显示器的聚焦和散光钮,直至光点小、圆而边缘清晰。如不能达到这种要求,表明显示器故障。如光点表现为线性,则表明位置电路或脉冲 - 时间电路不正常,在这种情况下本检查无意义。

(二) 日常维护和保养

γ 照相机是一台较为复杂的高精密设备,只有按规定做好日常维护和保养,才能保证设备稳定、可靠的工作和延长使用寿命。

1. 电源电压的稳定性　光电倍增管的高压要尽可能不中断,采用不间断电源可以避免或减少普通电源突然中断对 γ 照相机可能带来的伤害。

2. 晶体的保护　机房应保持干燥,温度恒定,室温每小时变化 ≤ 3℃,以防止晶体碎裂。当不进行显像时,探头应置于水平位,晶体向下,这有助于防止光导与晶体分离。除非为了进行固有性能测试,准直器须一直配置在探头上,以防止机械和温度对晶体的损伤。

3. 显示装置保护　晚间或白天较长时间不用时,显示器及其他显示装置应该关闭。在每一项临床检查之前,应减低显示器的光亮度。这些措施可延缓显示装置老化。

4. 防止放射性污染探头和准直器　当需要将放射性物质放在晶体或准直器上时,先用一次性医用单将晶体或准直器覆盖。

总之,设备的日常检查和维护是显像质量、患者安全、设备正常运行和延长使用寿命的重要保障。

第三节　单光子发射型计算机断层显像仪

γ 照相机所采集的图像为探头视野范围内所有脏器和组织放射性分布的二维平面重叠影像,工作中遇到以下问题就无法解决:①对组织深部的病变或放射性浓度改变较小的病变,常可被病变前后的放射性掩盖而无法显示;②无法对病变进行三维立体定位;③无法对放射性分布进行精确的定量计算。只有通过断层显像才能解决以上问题。

CT 的研制成功是医学影像学最重要的成就之一,在临床上迅速得到推广和普及。同时,CT 的出现促进了核医学断层显像技术的发展,1975 年 M.M.Ter-Pogossian 等人利用正电子湮没技术发明了正电子发射型断层显像仪(positron emission tomography,PET),在此基础上1976年John Keyes研制成功第一台单光子发射型计算机断层显像仪(single photon emission computed tomography,SPECT),同年,Ronald Jaszezak研制成功第一台专用型头部SPECT。

SPECT的研制成功极大程度上促进了核素脏器显像技术的发展,在γ照相机原有功能基础上增加了全身显像和断层显像。SPECT断层显像的基本原理是:探头围绕受检者从不同角度采集体内某脏器放射性核素分布的二维影像数据,经过数据的处理、校正、图像重建获得三维断层图像,根据需要可获得脏器的水平切面、冠状切面、矢状切面或任一角度的体层影像。断层图像解决了不同体层放射性的重叠干扰的问题,可以单独观察某一体层内的放射性分布,这不仅有利于发现组织深部的异常和较小的病变,还使得局部放射性核素定量分析进一步精确。目前,SPECT已成为常规的核医学显像设备。

一、基本结构

SPECT是在γ照相机的结构基础和CT断层成像理论基础上发展起来的核医学成像设备,它除具备γ照相机的功能外,还增加了探头旋转功能和图像重建计算机软件,使探头围绕受检者旋转360°或180°,从多角度、多方位采集一系列平面影像,通过计算机的图像重建处理获得各轴向断层影像。SPECT主要由探头、电子学线路、旋转运动机架、检查床、计算机及其辅助设备等部件构成(图8-13)。

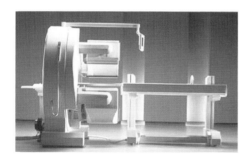

图8-13　双探头SPECT

(一)探头

根据SPECT探头闪烁探测器的排列结构,可将其分为两大类:多探头环型和γ照相机型。前者与CT和PET的结构基本类似,由数量不等的探测器组成环形结构,可以同时探测来自各个方向的射线,因此具有断层灵敏度高、空间分辨率好、成像时间短等优点,甚至可以进行快速动态断层显像。但是因

其成本和价格高,不能同时用于常规的平面显像和全身显像,因而在临床未能推广使用,仅在专用型头部SPECT上使用。

γ照相机型SPECT是以γ照相机结构为基础,其探头的结构与γ照相机基本相同(详见本章第二节),主要区别在于SPECT探头可借助机架围绕旋转中心旋转360°或180°进行放射性探测,然后利用专用的计算机软件处理,可以获得符合临床要求的各种断层图像。γ照相机型SPECT同时兼有平面显像、动态显像、断层显像和全身显像的功能。另外,两者探头的形状和尺寸不同,γ照相机的探头尺寸较小(直径30cm左右),多为圆形;SPECT的探头尺寸较大(40cm左右),多为矩形。

γ照相机型SPECT按照探头的数目可以分为单探头、双探头、三探头和L型探头。

1. **单探头SPECT**　只有一个可旋转的探头,其断层显像的空间分辨率较平面显像差,成像时间慢,不能进行较快速的断层采集,但结构简单,价格相对便宜。此外,它还比较方便配置针孔型准直器,适用于小器官或小动物的显像。

2. **双探头SPECT**　有一对可旋转的探头,两个探头可设为固定角度(90°)或可变角,可以大大缩短成像时间和提高系统分辨率。配置符合线路或超高能准直器双探头SPECT称为复合型SPECT显像仪(hybrid single photon emission computerized tomography,hSPECT),hSPECT既可以实现正电子符合成像,又能完成单光子发射成像,一机多用、价格低廉是它的主要优势,适合我国中小型医院采用。鉴于以上优点,双探头SPECT是当今单光子显像的主流机型。

3. **三探头SPECT**　有三个可旋转探头的SPECT,采集速度和空间分辨率都有明显提高,所得到的脑血流断层图像的质量已接近PET影像,也可进行心肌快速断层显像,但由于价格昂贵不易推广。

4. **L型探头SPECT**　探头形状呈"L"形,是专门用于心脏采集的专用型SPECT,采集图像时探头沿胸前区做180°旋转(图8-14)。探头采用了新型的半导体探测器,与传统的NaI(TI)闪烁晶体探测器相比,具有以下优点:①提高了探测器对射线的探测能力,具有更高的能量分辨率和灵敏度。高的能量分辨率对于提高病灶的对比度非常重要,高的灵敏度不但可以缩短检查时间,也可以降低患者注射放射性药物的剂量;②直接探测γ光子的能量和位置,避免了信息的丢失;③高度集成化的探测器缩

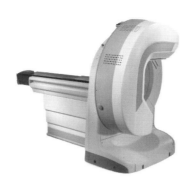

图 8-14　L 型探头 SPECT

小了探头的体积。因此,半导体探测技术基础上的 SPECT 将成为 SPECT 发展的主流和方向。

(二)旋转运动机架

SPECT 除了完成平面显像、动态显像之外,全身显像和断层显像都是在探头和机架的运动过程中完成数据采集的,因此需要有高精度和良好稳定性的运动系统和定位系统,这也是 SPECT 质量控制的关键环节。

1. SPECT 的机架结构和功能

(1)机架结构:由机械运动组件、机架运动控制电路、电源保障系统、机架操纵器及其运动状态显示器等组成。

(2)机架功能:①根据操作控制命令,完成不同采集条件所需的各种运动功能,如直线沿人体轨迹全身扫描运动、圆周断层扫描运动、预置定位运动等;②把心电 R 波触发信号以及探头的位置信号、角度信号等通过模数转换器传输给计算机,并接受计算机指令进行各种动作;③保障整个系统(探头、机架、计算机及其辅助设备等)的供电,提供稳定的各种规格的高低压、交直流电源。

2. 机架运动模式分类

(1)按运动形式可以分为四种:

1)探头及其悬臂圆周运动:该模式探头及其悬臂以支架机械旋转轴为圆心,作顺时针或逆时针圆周运动,主要适用于断层采集;

2)探头及其悬臂向心或离心运动:该模式探头及其悬臂沿圆周运动半径作向心或离心直线运动,主要作用是使探头在采集数据时尽可能贴近患者体表;

3)探头沿自身中轴作顺时针和逆时针倾斜或直立运动:主要适用于静态或动态显像时特殊体位的数据采集;

4)整体机架直线运动:该模式探头处于 0°或

180°,机架沿导轨作直线运动,检查床与导轨平行,主要适用于全身扫描。目前,大多品牌的 SPECT 进行全身扫描时机架不动而是扫描床移动。

在实际工作中,往往是第一种和第二种或第二种和第四种联合运动,在全身扫描或断层采集过程中使探头尽量贴近患者的体表,以提高探测效率和空间分辨率。

(2)按控制方式可以分为手动控制和自动运行两种:

1)手动控制主要适用于:数据采集前,根据检查部位、体位、倾斜角、旋转角等要求,把探头运动到指定位置;在全身或断层扫描前,必须将预定探头运动轨迹的数据输入计算机控制系统。如检查床的高度定位,预定全身扫描的起始位置等。

2)自动运行主要适用于:全身或断层采集,根据预置运动条件(起始角度和位置、旋转的总角度和运行的总距离等),在计算机的控制下自动运行并同时采集每个角度和位置上的投影数据。

3. 机架控制系统　探头及机架的各种运动方式和速度受机架内定位控制系统的控制。定位控制系统主要由 3 部分组成:①驱动马达控制电路;②位置信息存储器;③定位处理器。在主计算机的只读存储器中有一组标准的位置编码。每次开机后,主计算机把标准位置编码传输给机架定位处理器,并储存在定位存储器中。为了保证断层扫描和全身扫描运动时,探头转动角度和机架移动距离的精确度,在每次开机后、紧急停止运动后或机架运动出错后,都要利用计算机机架位置检测和校正程序进行校准。

(三)计算机及其辅助设备

与 γ 照相机的计算机系统相比,SPECT 的计算机系统主要增加了断层采集和图像重建功能,当然在衰减校正、性能测试和质量控制方面也有更高的要求。以上内容在《医学影像成像理论》中详细介绍。

(四)复合型 SPECT 显像设备的结构

1996 年,采用双探头符合电路技术探测正电子放射性核素分布的符合电路探测系统(coincidence detector)问世。这种探测技术是在多探头 SPECT 的基础上增加符合电路,同时探测两个方向相反、能量均为 511keV 的湮灭光子,其探测原理类似于专用 PET。这种多探头符合探测系统既能进行常规的单光子显像,又能进行 ^{18}F 正电子符合显像,因此被称为复合型 SPECT(hybrid single photon emission

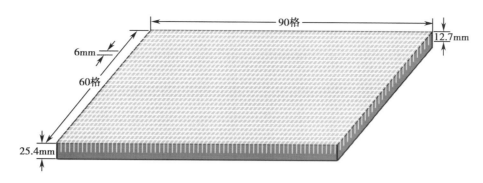

图 8-15　1 英寸切割晶体

computerized tomography，hSPECT）。

hSPECT 是以双探头 SPECT 为基础，在探头设计、电子线路、图像校正和图像重建方法等方面都进行了改进，以适应正电子成像的要求。下面把 hSPECT 结构上比较特殊的晶体、穿透源、探测器等部分作详细介绍。

1. 晶体　hSPECT 与 PET 不同，它既要有对 511keV 高能 γ 射线进行正电子符合探测的能力，又要有对中低能单光子成像的本领。这就给 hSPECT 的设计提出了新的要求：如何在提高正电子符合探测效率的同时，保证低、中能单光子探测的分辨率成为对 hSPECT 新的挑战。在 hSPECT 的探测器设计中晶体是最关键的部件。

早期 γ 照相机探测器采用 12.7mm（1/2 英寸）的晶体，因为那时的放射性核素示踪剂以 364~411keV 能量为主，较厚的晶体可以提高中能放射性核素的探测效率。随着低能放射性核素 ^{99m}Tc 的普遍应用和单光子断层影像设备在临床诊断中获得普及，对 γ 照相机和 SPECT 分辨率的要求越来越高，探测器晶体厚度渐趋减薄，以 9.5mm（3/8 英寸）和 6.4mm（3/12 英寸）居多。使用较薄的晶体对低能放射性核素成像分辨率提高有极显著的效果，但是较薄的晶体对 511keV 的 γ 射线采集非常不利，85% 以上高能射线都穿透晶体而未能被采集利用。在权衡利弊之下，目前多采用 15.9mm（5/8 英寸）的 NaI（TI）晶体，从而达到兼顾高能射线的探测效率和低能射线成像的分辨率。

15.9mm（5/8 英寸）晶体提高高能符合采集灵敏度的能力还是无法满足临床的要求，为了进一步提高 hSPECT 符合探测灵敏度和效率，于 2001 年 25.4mm（1 英寸）厚度的晶体开始商业使用。为了在提高符合探测灵敏度的同时不降低低能成像的分辨率，晶体采用了半厚度切割技术（图 8-15）。

经过激光切割后的晶体，每条切缝形成了空气与晶体密度变化的界面。切缝形成的界面可以有效地防止射线转换的荧光在后半部分（切割部分）发生漫射，提高了系统（主要是低能成像）的分辨率（图 8-16）。

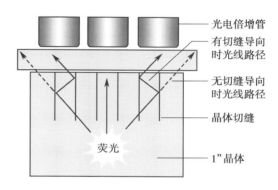

图 8-16　晶体切缝防止荧光漫射

采用 25.4mm（1 英寸）切割晶体后，系统的真符合计数率比 15.9mm（5/8 英寸）晶体提高了 4.7 倍，缩短了符合采集时间，并且提高了系统（低能和高能）分辨率。表 8-3 给出了 9.5mm（3/8 英寸）、15.9mm（5/8 英寸）和 25.4mm（1 英寸）切割晶体在不同采集方式时的探测效率。

表 8-3　几种不同厚度 NaI 晶体在不同采集方式时的探测效率

单光子能量	9.5mm（3/8″）	15.9mm（5/8″）	25.4mm（1″）
140keV	85%	94%	100%
511keV	9%	17%	37%
符合探测效率	1%	3%	14%

2. 穿透源　传统 SPECT 影像重建时，衰减校正对大脏器来说十分必要，对小脏器则由于衰减的影响很小基本不做衰减校正。传统 SPECT 在影像

重建时多用 Chang 氏平均衰减校正法。在 hSPECT 的符合线路正电子影像采集和重建过程中,射线衰减对重建后图像质量影响较大,只有进行精确衰减校正才能很好地消除因衰减带来的伪影。因此尽管 hSPECT 软件中带有 Chang 氏均匀衰减校正程序,穿透衰减校正的硬件装置仍然成为目前 hSPECT 的标准配置。

穿透衰减校正技术是用已知照射剂量的放射源穿透受检患者,射线被不同衰减系数的组织衰减后,被对侧的探测器接收,从而获得穿透衰减投影图。衰减投影图重建后可获得反映不同组织衰减系数的衰减校正图,通过必要的计算就可以完成精确的衰减校正。目前临床应用的穿透源有产生 X 线的 CT 球管、有低能钆 -153(^{153}Gd,97keV,240.4 天)、中能钡 -133(^{133}Ba,356keV,10.5 年)、高能铯 -137(^{137}Cs,661keV,30 年)等。

3. 探测器　hSPECT 必须具有一对或一对以上探测器,这是符合探测所要求的。此外,hSPECT 探测器采取了全数字探头,即采用每个光电倍增管输出端经过前置放大后,直接配有一套模数转换装置。这样可以使光电倍增管的输出在没有传输过程的信号丢失和信号处理的畸变情况下直接数字化,确保了 hSPECT 采集和成像的质量。

hSPECT 除了配置传统 SPECT 的准直器(低能通用、低能高分、中能通用、针孔准直器等)外,必须配置符合探测所需的栅隔(septa,正电子符合 2D 采集用),滤线板(filter,正电子符合 3D 采集用)和超高能准直器(511keV 单光子采集用)。栅隔与普通准直器不同,它没有准直孔,而是由条状重金属栅隔条垂直探测器 Y 轴分布,用以减少 2D 采集时的散射线和随机射线,提高真符合计数的比率。滤线板是由合金材料制成,主要过滤 511keV 以外的"非目的射线",降低采集噪声。

4. 符合线路包含符合时间窗和符合输出线路,它决定了相对两个探头间符合线的确认和符合信号的输出。

二、主要性能参数

SPECT 的性能参数除了 γ 照相机测试的性能参数外,还包括以下断层性能参数和全身显像性能参数。

1. 断层均匀性　指均匀体源照射到探头所形成的断层图像中放射性分布的均匀性,它是 SPECT 对核素在体内三维分布能否真实再现的评价指标。断层均匀性实际上与重建算法及总计数有关,可用肉眼评估重建均匀性,也可用断层图像上的像素计数值的相对误差来表示。

由于探头旋转可造成均匀性降低,加上重建过程对非均匀性有放大作用,因此,断层图像的均匀性比 γ 照相机平面图像的均匀性差。用于 SPECT 的 γ 照相机平面均匀性应 < ±4%,进行均匀性校正后可望接近 ±1%,只有这样才能获得满足临床要求的重建影像。平面均匀性 > ±6% 者不宜用于断层显像。

2. 断层空间分辨率　指 SPECT 断层成像的分辨率。将点源分别置于 z 轴中心横断面的中心、x 方向距中心 10cm 和 y 方向距中心 10cm 处,分别计算这三个点源位置断层图像上点源的径向和切向分辨率。中心点的径向与切向分辨率大致相同,10cm 处的径向分辨率优于切向分辨率。断层空间分辨率分为有散射和无散射两种情况。

断层厚度也是 SPECT 的一个性能指标,其实质上为断层轴向分辨率。

SPECT 分辨率在 8~15mm 范围内。SPECT 的分辨率与多种因素有关,准直器的类型、衰减校正、散射、晶体厚度、重建算法等都会影响空间分辨率。

3. 旋转中心　SPECT 的旋转中心(center of rotation,COR)是指探头的机械旋转中心,正常时应与计算机矩阵中心相一致,表现为置于矩阵中心的点源的重建影像成点状,其中心与矩阵中心重合。任何不重合都表现为旋转轴倾斜和旋转中心漂移。旋转轴倾斜及旋转中心漂移会在 SPECT 图像上产生伪影,将大大降低空间分辨率。事实上由于机械和重力的原因,旋转中心漂移是旋转型 γ 照相机固有的缺点,因此需要定期对 COR 进行测试并加以校正。

4. 系统容积灵敏度　反映 SPECT 断层成像的计数效率。对一均匀体源成像,SPECT 系统容积灵敏度为总体积内单位放射性浓度在单位时间内所测得所有断层的计数之和。SPECT 的灵敏度与多种因素有关,源模型的大小、形状、衰减、散射、晶体厚度、核素能量、准直器的类型等都会影响灵敏度。

5. 全身扫描空间分辨率　通过探头或检查床移动进行全身扫描,获得全身扫描图像。全身扫描空间分辨描述全身扫描图像的分辨率,分平行于运动方向及垂直于运动方向的分辨率,分别用垂直于及平行于探头或检查床运动方向的线源扩展函数的半高宽(FWHM)及十分之一高宽(FWTM)表示。

全身扫描空间分辨率不仅与 γ 照相机探头性能有关,而且与系统的机械性能、精度及扫描速度等因素有关。

三、设备的日常检查和维护

SPECT 断层显像的图像重建是建立在多投影平面显像的基础之上,这些平面影像的质量决定着断层影像的质量,平面显像中的任何不足都将在重建过程中被放大,表现为断层影像上更明显的不足,因此要求 SPECT 除了必须具有比一般 γ 照相机更高的精度和稳定性之外,还应直接实测有关断层显像的性能指标。质量控制是获得高质量断层影像和可靠数据的一个重要环节,只有严格的质量控制才能获得准确的诊断依据。

SPECT 系统除了一般 γ 照相机的性能测试指标外,还需增加一些有关断层显像的性能指标测试,包括:像素大小、探头旋转中心、断层均匀性、断层分辨率等。

每日操作前检查与 γ 照相机相同,此外还应对机械部分和整体性能进行仔细检查。

1. 检查整机各部件有无损坏。

2. 检查紧急制动钮及所有安全装置的功能。

3. 支架是否垂直　将水平仪分别放在探头位于 0° 和 180° 时的探头 y 轴上,两个读数应相同。

4. 探头 y 轴应平行于床的水平长轴　可以分别测定探头位于 90° 和 270° 时床与探头的间距,两者之差应 <1cm。

5. 显示器上的探头角度读数应与实测值一致。

6. 探头旋转检查　检查旋转速度是否稳定,观察探头在旋转中有无颤动,有无机械噪声,旋转停止得是否平稳。同时,应检查设备周围是否有障碍物,避免探头在旋转过程中受碰撞而损坏设备。

7. 总体性能　该检测有助于观察在近似临床实际情况下 SPECT 的整体性能。SPECT 系统在与临床相似的条件下,对特定总体性能测试模型进行断层图像采集和重建,以此判断系统性能的优劣,同时检测系统各项校正、临床采集参数、图像重建处理、衰减校正和滤波函数运用是否正确。

对比度可以说明一个系统能显示多大病变的能力。断层显像是一种低计数、低空间分辨率的显像,但由于它排除了病变上下放射性本底或非病变组织内放射性的干扰,从而增加了病变与本底间或病变与非病变组织间的计数对比度,弥补了上述不足而成为比平面显像更灵敏地显示较小病变的方法。对比度与系统的很多性能和显像条件有关,特别是能量分辨率、散射的贡献和重建时所用滤波函数。当病变与系统的空间分辨率相近或更小,或病变仅部分占据重建层面时,断层对比度会下降,这两种作用称为点扩散函数效应和部分容积效应。该测试可测得对比度数值,有助于综合评价系统的各方面性能。

总之,SPECT 设备的质量控制、日常维护和保养,是保证核医学 SPECT 图像质量的重要前提和保障。

第四节　正电子发射型计算机断层显像仪

正电子发射型计算机断层显像仪(positron emission tomography,PET)通常用英文缩写表示,简称 PET。由正电子核素衰变发射出的正电子($β^+$)在周围介质中运行极短距离(1~2mm),失去动能的瞬间即俘获邻近的自由电子而形成正负电子对,并发生质能转换,正、负电子的质量转化为两个能量相等(511keV)、方向相反的光子,这一过程称为湮灭辐射(annihilation radiation)。PET 显像就是将发射正电子的放射性核素引入人体,其发射的正电子经湮灭辐射转换成能量相等、方向相反的光子对发射至体外,由 PET 的成对符合探测器采集成像。PET 显像显示了正电子核素在体内的分布情况。

正电子探测与单光子探测的最大区别在于,单光子探测时需要金属准直器的作用排除不适于成像的光子,而正电子探测采用符合电子准直方式,无需使用准直器。在正电子湮灭辐射中产生的两个 γ 光子几乎同时击中探头中对称位置的两个探测器,每个探测器接受到 γ 光子后产生一个电脉冲,电脉冲信号输入到符合线路进行符合甄别,挑选真符合事件(true coincidence event)。这种利用湮灭辐射的特点和两个相对探测器输出脉冲的符合来确定闪烁事件位置的方法称电子准直(electronic collimation),这种探测方式则称为符合探测(coincidence detection)。电子准直让 PET 省去了沉重的铅制准直器,利用了一部分被准直器挡住的 γ 光子,改进了点响应函数的灵敏度和均匀性,避免了准直器对灵敏度、分辨率和均匀性造成的不利影响,大幅度提高了探测效率。PET 较 SPECT 在分辨率及灵敏度方面均有大幅度的提高,已成为目前非常重要的影像学设备之一。

一、基本结构与成像原理

PET 的基本结构与其他核医学影像设备相似，由探测器(探头)、电子学系统、机架、计算机数据处理系统和显示记录装置及检查床等部分组成(图 8-17)。

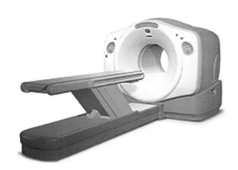

图 8-17　PET/CT

(一) 探测器

PET 的探测器(探头)是由若干探测器环状形排列构成一个探测器环，多个探测器环沿轴心纵向依次排列成一个圆筒(图 8-18)。探测器环数的多少决定了 PET 轴向视野的大小和断层面的多少。PET 的轴向视野是指与探测器环平面垂直的 PET 长轴范围内可探测真符合事件的最大长度。因此，探测器环数越多的探头的轴向视野越大，一次扫描可获得的断层面也越多。在每两个探测单元之间都连接着符合电路，可以确定湮灭点所在的响应线，即同时有输出信号的两个探测单元的连线。探测单元数越多，响应线密度越大，断层图像的空间分辨率越好。

探测器是 PET 设备的核心部分，它由闪烁晶体、光电倍增管和高压电源组成。探测器的性能优劣直接影响 PET 的整体性能好坏，因此探测器的结构、晶体材料及电子学线路的研究和改进是 PET 设计

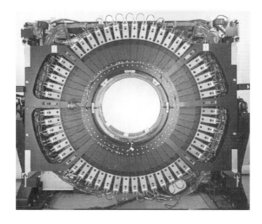

图 8-18　PET 的探测器排列

的重要内容之一。

1. 晶体　晶体是组成探测器的关键部件之一，其主要作用是能量转换，即将高能 γ 光子转换为可见光子，再由光电倍增管将光信号转换为电信号，再经一系列电子线路系统完成记录。用于 PET 的理想闪烁晶体应具有良好的物理探测性能和合理的排列结构。

(1) 主要性能

1) 发射光谱：指闪烁晶体所发射的光子波长的分布曲线。发射光谱愈窄，在光电倍增管中的光电转换愈好。

2) 发光效率：表示闪烁晶体将入射光子能量转变为闪烁光子的性能。用光产额表示，指吸收入射光子单位能量所引发的闪烁光子数，光产额高，则能量分辨率好。

3) 衰减长度：指入射光强度衰减到初始值的 1/e 时所走的距离。衰减长度短，则阻止本领强，探测效率提高，晶体尺寸小，而且空间分辨高，不同位置的空间分辨也均匀。

4) 闪烁衰减时间：指晶体激发后的发射光子速度下降到初始值的 1/e 时所需的时间，也称退光常数。衰减时间短，则时间分辨好，可使随机符合事件下降，而且系统死时间缩短。

5) 光电效应分支比：指入射光子在晶体中发生光电效应的概率。发生光电效应时，入射光子的能量全部沉积在晶体的作用点，使闪烁光子位置集中。而康普顿散射光子，使晶体的闪烁光子位置分散，或飞出晶体(尤其小晶体块)致使闪烁光子数量减少。所以光电效应分支比高，则定位精度好，能量分辨率好。

(2) 种类：用于 PET 的闪烁晶体，要求光产额高、时间分辨好、阻止本领强，因此，大多采用高原子序数或高密度的晶体材料制成。目前临床 PET 设备中，使用锗酸铋($Bi_4Ge_3O_{12}$，简称 BGO)、掺铈的氧化正硅酸钆(Gd_2SiO_5[Ce]，简称 GSO)、掺铈的氧化正硅酸镥(Lu_2SiO_5[Ce]，简称 LSO)及掺铈的硅酸钇镥(简称 LYSO)晶体。表 8-4 给出了这几种晶体的性能。

表 8-4　PET 系统中常用的一些晶体的性能

晶体	BGO	LYSO	LSO	GSO
物理密度(g/cm^3)	7.13	7.15	7.35	6.71
光产额(光子数/MeV)	9000	27 000	25 000	8000
发射波长(nm)	480	418	420	440
衰减时间(ns)	300	50	40	60
吸收系数($511keV/cm^{-1}$)	0.96	0.87	0.87	0.70
衰减长度(mm)	11	12	12	15

（3）排列方式：晶体和光电倍增管是探测器的核心部件，它们排列的方式决定了探测器的结构。因 PET 的生产厂家、型号、晶体材料不同，晶体的尺寸、小晶块的数量及排列方式也有差异。多数专用型 PET 设备探头的组成为：由晶体组块（crystal block）组成环形晶体环，其后通过光电耦合接光电倍增管阴极面。每一晶体组块又被分割成多块小晶体，其中每一个小晶体块为一个探测器（图 8-19）。成像时，接收到的射线均定位在小晶体探测器的中心。这种结构的优点是可以用较少的探测器得到较多的环数、较大的轴向视野、较高的空间分辨率和系统灵敏度，即以较低的制造成本获得更好的系统性能。衡量这种结构的水平一般是看光电倍增管与晶体数量之比的系数，系数越小，性能越好。

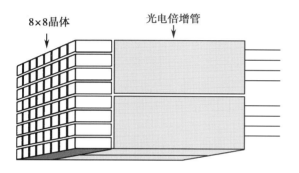

图 8-19　晶体和光电倍增管排列方式

常用的探测器结构组合多为 4×64 组合，即 4 个光电倍增管与 64（8×8 矩阵）个微晶体块组合为一个单元。一组探测器组合叫组块（block），几个组块可组成探测器组（bank），若干组探测器组又组成 PET 环（ring）。

（4）晶体的几何参数对探头性能的影响：探测器晶体的几何参数是影响 PET 系统性能的关键因素之一。

1）晶体的薄厚影响探测效率和能量分辨率：晶体加厚使入射光子与晶体的相互作用机会增加，探测效率提高，灵敏度增加；但晶体所产生的闪烁光在到达光电倍增管之前，被晶体自身吸收或散射的机会也增加，使光电倍增管产生的脉冲能谱放宽，能量分辨率下降。

2）晶体块的表面积影响空间分辨率：晶体块上任何位置接受的入射光子均被定位到晶体块中心，因此晶体面积大使空间分辨率下降。目前，多数 PET 设备的每个小晶体块表面积在 4.0mm×4.0mm~6.5mm×6.5mm 之间。

2. 光电倍增管　光电倍增管是组成探测器的另一关键部件。其作用及工作原理与 SPECT 相同。目前，PET 探测器采用位置灵敏光电倍增管（position sensitivity photomultiplier tube，PSPMT），这种光电倍增管的定位更准确。

（二）电子学系统

PET 的电子学系统包括信号放大器、采样保持、能量甄别、时间甄别、符合逻辑、模数转换（A/D 转换）、定位计算和数据缓存等电子学线路。它们的主要功能是把两组光电倍增管输出的微弱电脉冲信号进行必要的放大、采样保持、求和、甄别后送入符合线路。符合线路输出的符合信号经模数转换器（analog to digital converter，ADC）转换成数字信号后，连同定位计算获得的地址（x，y）送入数据缓存器。计算机以此为依据进行一系列数据处理和图像重建。对电子学线路的要求是，符合时间宽度尽可能小，以利抑制散射和随机噪声；线路响应速度尽可能快，从而减小通道的饱和率和系统的死时间，以利于提高系统的分辨率。

PET 的数据处理系统和显示记录装置与 SPECT 相似，这里不做详细介绍。

（三）机架、扫描床和操作控制台

机架是最大的部件，其内部容纳和固定透射源、激光定位器、隔板、探测器环、探测器电子线路、符合线路、分拣器、移动控制系统等线路组成。

检查床配有移动控制系统，控制检查床的平移和升降，对移动精度有严格的要求。

主机柜主要由 CPU、输入输出系统、内外存储系统等构成。主要功能是数据存储、处理和图像重建。

操作控制台主要由一台计算机和软件系统组成。它的主要作用是整个检查过程的指挥控制、图像显示和分析等。

（四）基本成像原理

PET 采集得到的符合事件反映了连接两个探头的一个 LOR 计数，此计数与沿该 LOR 的活度的线性积分值呈正比。这样的线性积分系列称为投影，这与 SPECT 采集得到的平面投影是类似的。从不同角度的投影通过重建过程才能得到断面图像。PET 的图像重建方法也与 SPECT 的类似。总的可以分为滤波反投影法（FBP）和迭代法（IR）。对 2D 采集的 PET 数据，FBP 和 IR 都可以直接利用。IR 法中常用的是排序子集最大期望值算法（OSEM），它具有与 FBP 法不同的噪声特性，可以避免滤波反投影过程造成的星状伪影。对 3D 采集的 PET 数据, Kinahan 和 Rogers 提出的再投影和滤波反投影 (reprojection) 方法已被广泛常用, 但是由于 3D 采集的数据量非常大, 散射和随机计数的成分也更大, 导致再投影方法计算时间长, 得到的断面图像信噪比不高。在真正的 3D 迭代算法出现之前, 也有很多 PET 采用了先把 3D 采集 PET 数据转换成 2D 数据, 再利用现有的 2D 迭代重建方法。将 3D 数据换算成 2D 数据的过程称作数据重组 (rebinning)。常用的是傅里叶重组法 (Fourier rebinning)。重组可以显著减少重建的运算量, 但却丢失了更多的采集信号, 使大量的 3D 数据未能有效利用, 因此并不是 3D 采集 PET 的最佳方案。目前已经出现了一些直接针对 3D 采集 PET 数据进行迭代重建的算法, 并且已经用于 PET 扫描设备上。这样的重建算法需要针对 3D 数据中的散射和随机计数作有效的校正, 更需要计算机硬件的支持。现有的 PET 系统对一个床位的 3D 采集数据, 3D IR 可以在 2 分钟以内完成。3D 迭代重建利用了 3D 采集的所有数据, 得到的图像具有很高的信噪比, 从而大幅改善了 PET 图像质量。目前已经用于临床 PET 的 3D 迭代重建方法有 RAMLA 和 VUE Point。

二、主要性能参数

目前, 应用于临床的 PET 设备品种繁多, 探头的晶体类型、大小和数量、探测器的环数、准直器或栅隔的使用、计算机软件 (图像重建) 等方面也存在一定的差别, 但各种 PET 设备配置不管有什么不同, 其性能指标和质量控制要求是一致的, 并且这些性能参数决定了 PET 系统的成像质量、档次和级别。主要包括以下几种:

1. 能量分辨率 (energy resolution) 对入射光子所产生的脉冲能谱分布称为能量响应。光子入射晶体后, 到被转换为脉冲输出, 经历了多种统计性过程, 致使输出脉冲能量分布展宽。能量分辨率是以某一能量射线的能量分布曲线的 FWHM 与该曲线峰位的百分比值来表示, 反映了探测器对射线能量甄别的能力, 是用来衡量 PET 精确分辨光电事件能力的一个参数 (图 8-20)。

$$E_{Res} = (E_{FWHM}/E_P) \times 100\% \qquad 公式 (8-2)$$

公式 (8-2) 中, E_{Res} 为能量分辨率, E_{FWHM} 为能量分布半高宽, E_P 为能量分布峰位值。该值越小, 能量分辨率越高。

所有核医学成像设备探测器的能量分辨率都

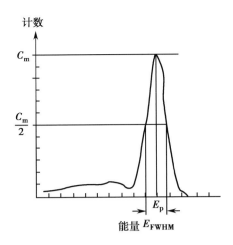

图 8-20 能量分辨率示意图

是一项非常重要的指标, 其好坏直接影响探测器的其他性能。PET 的能量分辨率主要取决于所用晶体的光产额、光阻止能力及光电倍增管的性能, 它的好坏会影响空间分辨及噪声等效计数率等指标。能量分辨率降低会影响对散射符合甄别的能力, 进而影响到图像质量, 并使 PET 定量分析的精度变差。

2. 空间分辨率 (spatial resolution) 是指探测器在空间能分辨最小物体的能力, 即两个相距很近的点源刚好能被分辨开时的两点源之间的距离。一个点源的 PET 重建图像不是一个点, 而扩展为一个分布曲线, 该分布称为点扩展函数 (point spread function, PSF)。因此空间分辨率是以点源图像在 x、y、z 三个方向空间分布函数曲线的半高宽 (FWHM) 来表示, 单位是毫米。图 8-21 所示为 PSF 的一维示意图, 图中 A_i 为 PSF 的最大活度。空间分辨率有径向、切向和轴向分辨率之分, 分别由 PSF 的径向、切向和轴向的半高宽 (即 FWHM 径向、FWHM 切向、FWHM 轴向) 来描述。FWHM 越大, 说明点源的扩展程度越大, 分辨率也就越低。

影响空间分辨率的因素:

(1) 飞行时间不等: 在 xy 平面 (横断面) 上, 视

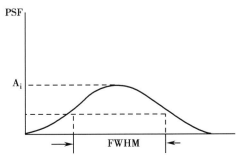

图 8-21 空间分辨率示意图

野中心的空间分辨最好,靠近边缘则逐渐变差。这是因为位于视野边缘的一对光子到达相应晶体的飞行时间不等,这样的不对称性会造成空间分辨能力降低。

(2) 正电子的飞行距离:受正电子最大飞行距离的限制(数毫米)和光子对存在反向飞行的偏差角,使得 PET 的空间分辨率存在 2mm 左右的物理极限。达到物理极限前,探测器的固有分辨率取决于晶体把高能 511keV 光子转化为低能光子的转换效率、单个探测模块的尺寸和光电倍增管与晶体的偶合质量。

(3) 其他因素:PET 固有空间分辨率的大小还受组织散射、采集计数有限、衰减校正及图像重建等因素的影响,而且正电子显像剂的种类及病灶摄取显像剂的程度等,也会影响到图像的实际分辨率。

3. 时间分辨率(time resolution) 是指正电子探测器可计数的一对 γ 光子之间的最短时间间隔。湮灭光子从入射到被探测记录的时间间隔称为时间响应。光子从入射到探测器晶体表面到转换为最后的脉冲信号并被记录,需要经历多种不确定的延迟,所以各个光子的时间响应并非相等,总体上通常是按高斯(Gaussian)分布。时间响应曲线的半高宽(FWHM)就是时间分辨率(图 8-22),单位是纳秒(ns)。时间分辨率与晶体、光电倍增管、后续电路及探测系统的设计有关。

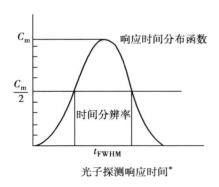

图 8-22 响应时间分布函数及时间分辨率示意图

虽然湮灭光子对是同时产生的,但因飞行路线及时间响应的影响,这两个光子并不能在同一时刻被记录,常有一个时间差。符合时间窗(coincidence time window)就是为这个时间差所设的限,即两个光子被记录的时间差小于符合时间窗时,就被记作一次符合探测。符合时间窗宽取决于时间分辨率,一般选择为时间分辨率的 2 倍,它表明了 PET 系统排除随机符合计数的能力。符合窗过宽会使系统的随机计数增加;符合窗过窄使真符合计数漏记。

4. 均匀性(uniformity) 理想的 PET 系统对视野中任何位置的放射源有相同的探测能力,即对视野中一均匀源的成像,应为各点计数相同的均匀图像。但是,由于计数的统计涨落及探头的非均匀响应,在均匀源的图像上会造成计数偏差,该偏差越小,均匀性越好,用视野中最大计数和最小计数与平均计数的相对偏差(非均匀性)大小来描述 PET 均匀性。相对偏差越小,均匀性越好。均匀性分为断层均匀性、体积均匀性和系统均匀性。一般的 PET 系统都提供专用的程序,可自动完成均匀性测定,图像的非均匀性应 <10%。

5. 灵敏度(sensitivity) 是指 PET 系统在单位时间内单位活度条件下所获得的符合计数。影响灵敏度的因素包括:探测器所覆盖的立体角和探测器效率。系统灵敏度取决于 PET 的设计构造及数据的采集方式,如 3D 采集比 2D 采集的灵敏度可增加约 5 倍。

在一定的统计误差(总计数)条件下,灵敏度制约扫描的时间和所需的示踪剂剂量。

(1) 示踪剂剂量一定时,灵敏度越高,所需的扫描时间越短。这对动态采集有重要意义,因为示踪剂在刚注入时在体内的分布随时间迅速变化,要求扫描的时间很短。在静态采集时,灵敏度高,可有效地缩短采集时间。

(2) 当扫描时间一定时,灵敏度越高,所需示踪剂剂量越小,这样可降低患者所接受的辐射剂量,也有利于辐射防护。

此外,灵敏度与空间分辨率之间是一对矛盾参数,提高灵敏度往往以降低空间分辨率为代价。

6. 噪声等效计数率(noise equivalent countrate,NECR) PET 的符合计数中包括真符合计数、散射计数和随机计数,除了真符合计数之外的计数都属于噪声。对于一个含有一定比例的散射符合和随机符合的数据而言,它的噪声等效计数是在没有散射和随机符合条件下达到同样信噪比所需的真符合计数,是衡量信噪比的标准。即噪声等效计数率是所采集的符合数据中真符合计数所占的比例。这一比例越高,采集到的数据信噪比越高,图像的对比度越好,符合成像质量也就越高。

符合采集与 SPECT 采集不同,并非所用放射性活度越高越好,只有在获得最高 NECR 时的活度才是最佳活度。实际测量证明,NECR 随放射性活性的增加呈上升→饱和→下降三个阶段。其中，饱和期是理想的工作区域。辐射强度由小到大逐渐增加，开始时真符合计数率的增加高于散射和随机计数率，NECR 逐渐趋于饱和。随着辐射强度的进一步增加，散射和随机计数率的增加高于真符合计数率的增加，此时采集数据的信噪比下降，图像质量变坏。因此，临床应用时注入的剂量应以可获得最高的噪声等效计数为原则。

7. 最大计数率（maximum count rate）　是指探测器在单位时间能计量的最大计数值。探测器计量的计数率是随辐射剂量的增加而增大的，由于死时间的影响，到达较高的计数率时，探测器的时间响应限制了计数率的增加，这时就出现漏计现象。随着漏计现象的增加，计数率达到饱和。在系统达到饱和之后，即使辐射强度继续增加，计数率不再增加反而下降，同时 NECR 也会下降。

8. 散射分数（scatter fraction，SF）、计数丢失（count loss）及随机符合（random coincidence）　这是一组相互关联的 PET 性能指标，表征了 PET 系统在高计数率状态下，对符合事件的处理能力。由于正电子符合计数技术本身的局限性，PET 的采集计数实际上仅能记录其测量视野中较小比例的符合事件，其他大部分符合事件被丢失。在所获得的采集计数中不仅包括了真实的符合计数，也包括了由散射及随机符合所造成的错误计数。散射分数是指散射符合计数在总符合计数中所占的百分比，表征 PET 对散射计数的敏感程度，SF 越小，系统剔除散射线的能力越强。计数丢失和随机符合率则主要用于评估 PET 对高活度、高符合计数率采集的耐受能力，与 PET 探测器的死时间、脉冲堆积和符合时间窗宽度有关。

在 PET 的采集计数中，散射比例、计数丢失及随机符合率受多重因素的影响，其中包括 PET 机型（包括晶体的种类及其形状、厚薄和外置准直系统的配备）、测量视野中放射性活度的大小和分布、被测量体的形状和组织密度以及采集窗设定条件和校正系统等。上述关联指标不仅制约了 PET 的图像质量，而且制约了 PET 的显像方式及对 PET 显像剂的选择性应用。

9. 校正精度指标　多数专用型 PET 设备都配备有外置的衰减校正装置以及相关的计算机软件系统和图像处理程序，用于计数丢失和随机符合校正、衰减校正和散射校正，以保证 PET 在定量分析方面的准确性。这些校正的精度及图像质量的评价也需要通过模型测试加以检验。常用的校正精度指标包括计数丢失和随机符合校正精度、散射校正精度、衰减校正精度等。

三、设备的日常检查和维护

PET 作为一种技术先进、价格昂贵的现代化高新尖影像设备，进行日常的维护和保养，不仅对设备的正常运行和延长使用寿命有重要意义，而且对诊断质量也起重要作用。除了与 γ 照相机、SPECT 环境条件相同的要求外，还需定期进行质量控制测定和预防性维护和保养。常规测试包括以下项目：本底计数测定、空白扫描、均匀性测试及归一化校正等。

第五节　融合成像系统

普通的 X 线、CT、MRI 和超声等影像检查主要显示体内脏器、病灶的解剖学信息，主要对疾病进行形态学和定位诊断。核医学成像设备 SPECT 和 PET，以及新近发展起来的功能磁共振成像（fMRI）和磁共振频谱分析（MRS）等则能够提供正常器官和病灶的功能及代谢信息。核医学影像的主要缺点是图像空间分辨率低，难以对病灶准确定位。因此，临床医师或影像学医师在诊断过程中不自觉地将不同来源的图像信息在大脑中进行"融合"，获得解剖和功能两方面的信息。这是图像融合的早期阶段。

图像融合（imaging fusion）就是把有价值的生理、生化等功能信息与精确的解剖结构信息结合在一起，给临床医师提供更加全面和准确的资料。这样不仅解决了各种检查结果信息不全面、不准确引起的缺陷，更重要的是使临床诊疗、手术、疗效评估及放疗的定位和计划设计等更加全面和精准。图像融合过程实际上就是确定两种图像几何关系的过程，目的是提高图像相互配准的精确性和重叠的准确性。

随着计算机技术的发展和对医学图像信息集成利用的强烈需求，研发出可以用于图像融合的软件，即通过数学方法和计算机技术对两种不同来源的图像经过必要的几何变换、采集矩阵和位置匹配，最后叠加成为一帧包含两类信息的图像。软件图像融合很难达到融合的一致性，有以下问题无法克服：①位置问题：使用不同设备进行检查时患者的体位、检查床的形状（平板或弧形）可能不同；②不同的检查时间，患者的生理状态可能不同，进而活动度大的器官出现移位；③器官的内容物不同导致形态的差异等。

为了解决以上问题,将不同类别的影像设备组合安装在同一机架上,在保持患者体位不变的条件下完成不同的检查,实现同机实时获得多幅含有不同信息的图像,直接叠加处理而形成融合图像,从而大大简化了融合的过程,提高了融合的准确性,称为硬件融合。软件融合属于异机图像融合,而硬件融合则是真正的同机图像融合。硬件融合是将两台设备安装在同一个机架上,保证了两种显像技术的定位坐标系统相互校准,扫描前两种设备必须进入同样的位置,在两次扫描期间患者处于同一个检查床上,且保持体位不变。这种显像称为多模式显像(multimodality imaging)。这种融合不仅解决了时间配准的问题,还使得融合更简单、更精准。目前,广泛应用于临床的融合成像系统有 SPECT/CT、PET/CT、PET/MR。

图像融合技术,尤其是硬件融合技术的发展,真正实现了解剖结构影像与功能、代谢及生化影像的实时融合,不仅为临床提供了更加全面、客观、准确的诊断依据,也极大地促进了核医学的发展。

一、SPECT/CT 融合成像系统

(一)结构特点

通过对设备 SPECT 与 CT 的同机整合,达到图像同机融合的目的。将 CT 的 X 线球管和探测器安装在 SPECT 系统的旋转机架上,使患者一次摆位获得 CT 图像和 SPECT 图像,实现同机 CT 图像与 SPECT 图像的融合。并且同机融合对位准确,可获得精确的融合图像。

通常 X 线球管和 SPECT 探头并排安装在系统的旋转机架上,X 线球管在后方,SPECT 探头在前方。扫描过程中,系统会自动移动检查床的位置,使检查部位位于 X 线球管下或 SPECT 探头下。

(二)SPECT/CT 的分类及性能

按照 SPECT/CT 中 CT 的级别可分为配备低剂量 CT 的 SPECT/CT 和配备诊断级 CT 的 SPECT/CT。

前者优点是具有较高性价比,且对运动器官的衰减校正更准确,缺点是 CT 图像欠清晰和缺乏高端 CT 应用,只能起到定位和 SPECT 图像衰减校正的作用。

后者优点是更好的 CT 图像质量和高端 CT 应用,除了可以为 SPECT 图像提供病灶定位和衰减校正之外,还可提供更多的 CT 诊断信息。缺点是价

格较高,对运动器官衰减校正的效果反而不如前者。

(三)SPECT/CT 中 CT 的作用

1. 衰减校正　SPECT 图像是 γ 射线衰减后的图像,如果不经过衰减校正会产生伪影。由于射线衰减主要与其路径上的组织密度有关,只要知道了组织密度就可以进行精确的非均匀性衰减校正。由 CT 图像可以很容易地得到 SPECT 采集时的人体组织密度,因而可以方便地进行衰减校正。这种方法的优点是采集时间短,使用方便,图像质量好,可以进行全能量衰减校正。

2. 病灶定位　SPECT 主要是显示人体功能信息,其缺陷是不能清晰显示人体解剖结构。CT 有助于 SPECT 显示病灶的精确解剖定位及与周围脏器的解剖关系,对于疾病的诊断及治疗发挥重要作用。此外,病灶的精确定位有助于定性诊断,例如骨显像时位于椎弓根和椎小关节的单发浓聚灶具有不同的临床意义。

3. 疾病诊断提供帮助　任何一种诊断信息都是不全面的,医师掌握的信息越全面,越能得出正确的临床诊断,这也是图像融合技术的根本所在。

二、PET/CT 融合成像系统

(一)结构特点

PET/CT 融合成像系统由 PET 和 CT 组成,具有同一机架、检查床和图像处理工作站。有的厂家是将两者安装在同一机架上,CT 的 X 线球管和探测器位于 PET 显像仪的前方,两者组合在一个环形机架内,后配 PET、CT 融合对位工作站。有的厂家则将 PET 探头和 CT 探头分别装在不同的机架上,使之能单独移动。一次成像同时完成 CT 及 PET 扫描,PET/CT 融合工作站通过识别图像的位置标志进行对位、融合。PET/CT 是先进行 CT 扫描,然后检查床自动移动到 PET 视野,进行 PET 扫描。把 CT 扫描得到的图像和 PET 扫描得到的图像通道软件进行融合,获得 PET/CT 融合图像。

(二)PET/CT 的性能

目前,PET/CT 基本上使用诊断级的多排螺旋 CT,因此 CT 还可以单独使用进行临床诊断。CT 图像不但可用于病灶定位,还可用于 PET 图像衰减校正,使全身显像时间缩短约 40%。

检查床的移动精度:如果检查床水平重复定位及在 PET 和 CT 视野垂直方向有偏差,会导致 PET 图像和 CT 图像融合时的位置错位。因此 PET/CT 对扫描床的水平及垂直偏差有较高的要求。通常要

求承重 180kg 时水平及垂直偏差小于 0.25mm。

（三）PET/CT 中 CT 的作用

1. 衰减校正　PET 的衰减校正是必须的,没有衰减校正的图像会产生伪影。PET/CT 以 CT 图像进行衰减校正,比传统 PET 的透射扫描节省 80% 的时间,同时提供了更高的精度。这样不仅提高了设备的利用率,还大大提高了衰减校正的准确性。

2. 病灶定位　CT 有助于 PET 显示病灶的精确解剖定位及与周围脏器的解剖关系,对于疾病的诊断及治疗发挥重要作用。

3. 为疾病诊断提供帮助。

4. 有助于开展特殊检查　若多排螺旋 CT 时间分辨率足够高的话,进行门控断层采集,如心脏门控断层的采集和衰减校正。采用 PET 功能代谢图像和 CT 解剖结构图像相结合,确定放射治疗靶区的方法已经广泛被临床接受和认可。

三、PET/MRI 融合成像系统

MRI 在反映解剖形态和生理功能信息方面具有很大的优势:无射线,极佳的软组织分辨能力,除了形态学检查之外还可以提供多种功能显像选择,例如波谱成像分析(MRS)等,其功能测定不足之处是灵敏度较低。而 PET 能够极为敏感和准确地探测到人体组织新陈代谢方面的分子影像信息,但解剖分辨率较低。若将 MRI 与 PET 融合在一起,便可获得人体解剖结构、功能和代谢等方面的全方位信息,对于提高疾病的诊断和治疗效率具有重要价值。PET 和 MRI 的融合在技术上需要解决以下问题,包括避免磁共振高磁场的不良影响、PET 和 MRI 射频场的互相影响等。

2010 年 11 月全球首款全身型 PET/MRI 一体机研制成功,实现了 MR 和 PET 数据的同步采集,并且通过一次扫描得到 PET 和 MRI 融合信息的全身成像。现结合该机型对 PET/MRI 做简要介绍(图 8-23)。

（一）结构特点

1. PET 探测模块　PET/MRI 实现一体机融合的关键是需要开发一种 PET 探测模块,既能在强磁场中正常工作,又不会影响磁共振影像,还能承受射频场的影响。目前研制的 PET/MRI 系统主要采用两种方法来解决这个问题。

第一种方法是保留传统的对磁场敏感的 PMT 而调整 PET 和 MRI 系统的其他特性,采用 3~5m 长的光纤将磁场内闪烁晶体产生的光子信号传输至放

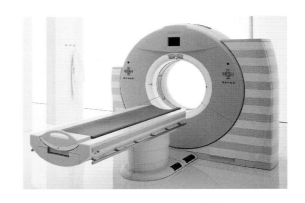

图 8-23　PET/MRI 一体机

置在磁场外的 PMT 和电子元件。虽然闪烁体晶体仍然放置在磁场中,但所有 PET 数据读取电子元件在磁场外,这样可将电磁场的互相干扰作用最小化。

第二种方法是采用对磁场不敏感的光子探测器,如雪崩光电二极管代替传统的对磁场敏感的 PMT。

2. MRI 矩阵线圈　指允许在 32 个射频信道中最多组合 102 个线圈元件,通过增长的并行接收链来形成全身成像矩阵、自动病床移动、自动线圈开关控制以及在线技术,不需要患者或线圈重新摆位,可提供极其准确和大量信息的全身 MRI 影像,数据一次采集完成。矩阵线圈使从头到脚的全身 MRI 扫描变为现实,并能获得了高分辨率的 MRI 图像。该技术称为全景成像矩阵(total imaging matrix,TIM)技术。

3. 组件性能和空间布局　为了将 PET 探测器置于 MRI 的同一机架中,全身型 PET/MRI 一体机在以下方面进行了改进。①为容纳 PET 组件,扩大磁体孔径以提供足够空间,采用了直径为 70cm 的大孔径短磁体;②PET 探测器晶体选用紧凑型快速高性能 LSO 晶体;③研发了特殊的屏蔽系统来有效消除磁场对于 PET 数据处理链的干扰;④为了减少组件对 PET 信号的衰减,线圈和扫描床等组件全部使用低衰减材料。

（二）PET/MRI 的优势

1. 准确性　PET/MRI 同时兼备 MRI 高空间分辨率和高组织分辨度的特点,与 PET 的高探测灵敏度和高示踪特异性相结合,具有高度互补性,同时 MRI 成像软件可保证多次扫描的 100% 定位一致性,便于治疗前后的随访观察,从而为临床诊断的准确性提供了最为可靠的保障。

2. 灵活性　PET 部分和 MRI 部分均可以单独使用,并分别配备有功能齐全的线圈系统,具有高度

的灵活性,满足不同需要。

3. 经济性 二机合一,不仅节省了宝贵的空间,并实现了两种设备共用同一套冷却系统和同一个操控台,降低了医院的运营成本。

综上所述,在医学影像设备的发展过程中,将功能、代谢影像和解剖结构影像融合是一个重要的方向,可以发挥两者的优势互补作用,产生了 1+1>2 的效果,显著提高了诊断的准确性。图像融合技术对临床诊断、治疗方案制订、治疗效果观察、确定放射治疗生物靶区方面发挥着越来越重要的作用。

第 九 章

辅助成像设备结构与原理

辅助成像设备是优质图像生成输出和医生浏览并可用于诊断的设备,在现代医学影像成像技术中的作用十分突出。比如:可有效提高血管造影中的强化、可进行成像后的图像浏览和诊断以及冠状动脉的检查。越来越受到影像学专家及临床医生的认可。本教材首次把辅助成像设备编成独立章节,其目的也是想强调辅助成像设备在《医学影像设备学》中的重要性,这非常符合医学影像设备快速发展的大趋势。由于本章篇幅有限,现只选编医用打印机、医用高压注射器、医用显示器和心电门控装置四个方面的内容。

第一节　医用打印机

医用打印机是指将医学图像打印到胶片或相纸上来实现图像显示的设备,是现代医用影像输出图像最常见的硬拷贝设备。

医生通过胶片或相纸来阅读图像,可以快速浏览并作出初步诊断,携带和交流极其方便,因此,胶片或相纸仍然是医学图像的主要载体,正广泛地应用于医学影像记录、诊断阅读、相互交流和病例存档等各个环节之中。在全社会网络系统未实现互联互通之前,医用影像打印机还将长期存在并继续发挥其重要的作用。本节主要介绍医用打印机类型和结构。

一、医用打印机发展历史

医用打印机发展的历史,按成像技术可划分为以下三个阶段:视频多幅照相(mulit video camera)、湿式激光打印(wet laser printing)和干式打印(dry printing)技术。

(一)视频多幅照相机时代

20世纪80年代开始,随着CT和MRI的投入使用,大量的人体图像出现在计算机上,单幅的图像浏览不方便医生进行诊断,由此诞生了视频多幅照相机。

视频多幅照相机实际上是一台带有移动镜头的照相机,该照相机从CT或MRI主机中获取视频图像,利用显像管阴极射线管(cathode ray tube,CRT)显像,通过快门开关和马达移动,获取一幅图像在胶片上曝光一次,再移动后获取下一幅图像曝光,按照事先设定的胶片曝光格数曝光所需图像后冲洗胶片即可获得一张载有多幅CT或MRI图像信息的胶片。

视频多幅相机主要是通过CRT曝光显像,CRT显像管具有很明显的缺陷,容易老化,曝光度不易控制,且其分辨率和灰阶度低,无法将CT、MRI图像精准显示出来,图像质量不尽如人意。

(二)湿式激光打印时代

为了提高图像显像的精准度,保持图像质量的一致性,在1984年,激光成像技术便应用于医学,使用激光扫描成像的激光打印机开始承担CT、MRI等数字设备的图像打印。

激光成像技术直接使用数字影像设备输出的数字图像,不仅可以对每一幅图像的单个像素点进行显像控制,而且,其显像点阵数目可等于或大于原图像的矩阵点阵数,所以,其成像点可等于或小于原始图像像素点。这样,计算机中的数字图像可以毫无保留的精准显像在胶片上,相对于视频照相机,其胶片成像质量有了明显的提高。因为是激光照射成像,设备衰减时间也大大延长,图像成像稳定,质量控制可得到一定保证。

激光打印机初始使用感光胶片,激光照射后的胶片要通过暗室技术用显影、定影的方法使图像最终显像,因此,这种技术叫湿式激光打印技术。暗室技术中的显影、定影还存在着人为操作的问题,这种技术也决定着胶片的显影质量。虽然有的公司推出了打印和冲印一体机,使得打印自动化程度得到了提高,但是成像质量仍然存在很多问题。首先,打印、冲印设备联在一起,设备构造复杂,胶片行程较长,故障频出;其次,受显影、定影液环节影响,图像质量难以保证,而且显影和定影液极容易污染环境。

(三)干式打印机时代

为进一步得到优质稳定的图像,减少显、定影液大量使用对环境造成的严重污染,从 20 世纪 90 年代开始,不需要使用显、定影液技术的干式打印技术被广泛推广和使用,利用激光照射成像和热敏成像的干式打印机逐步取代湿式激光打印机。

近年来,随着 CT、MRI、CR、DR、DSA、PET、PET-CT 等先进数字化成像设备的快速发展,海量数字化图像的出现,一种医用多媒质的打印设备开始被投入使用。这种打印设备不仅可以打印胶片,还可以打印相纸,而且,黑白胶片、彩色胶片、彩色相纸可以任意选择,同机打印。

二、医用打印机分类

(一)按打印精度分类

按打印精度可分为普通图文打印机和医学图像专业打印机。

1. 普通图文打印机　是指市面上销售的通用打印机,打印分辨率虽然也很高,但其打印图像的灰阶度不高,成像质量与原始图像差异大,因此,这些打印机打印的图像一般用于报告资料存档,不能用于医疗影像诊断。目前使用的主要有激光、喷墨和热升华打印机。

2. 医学影像专业打印机　是指使用专门的医用打印成像机,考虑到要用于医学影像诊断,这类设备需要获得国家食品药品监督部门颁布的医疗器械许可证才能在医疗领域销售和使用,其打印精度高,对图像打印分辨率和灰阶度都有特殊要求。

(二)按成像方式分类

按成像方式可分为激光打印机(光 - 热成像、诱导成像)、热敏打印机(直热式成像、染料升华式成像)、喷墨打印机等。

(三)按打印介质分类

按打印介质可分为胶片打印机(湿式、干式)、相纸打印机(热敏纸、光面纸、相纸)和多媒质打印机。

湿式胶片打印机因成像结构复杂、环境污染严重,目前已很少使用。

(四)打印机和打印介质选择

当代的医学影像主要是指数字影像设备输出的图像,不同的图像有着不同的特点。实际使用时,应根据使用目的选择不同的打印方式和不同的打印媒质。一般来说,如果打印图像只用于报告资料存档,其打印分辨率要求不高,可选用普通图文打印机,这种打印设备简单,耗材便宜,费用低廉。如果打印图像用于影像诊断,则打印分辨率要求很高,要使用医用专业打印方式,通过选用专门的打印设备和耗材,得到高清晰度且能用于医学诊断的图像。

1. 超声类设备　要打印的图像主要是黑白图像、彩色多普勒图像和胎儿四维图像。如果打印存档报告,可选择使用普通彩色打印机,打印包含图像和文字的图文报告,打印介质使用普通光面纸即可。如果仅打印图像,则可使用热敏打印机,该机通过截取超声机视频信号,利用热敏技术进行打印,黑白和彩色均可打印,打印介质为普通热敏纸。如果要打印图像用于影像诊断,可选择医用多介质打印机,可打印专业的彩色和黑白图片。

2. 内镜类设备　要打印的是镜下图片和诊断报告,其打印目的是存档,因此,选用普通图文打印机(普通激光或喷墨打印机),打印介质使用普通光面纸即可。

3. CR、DR 类设备　获得的图像都是黑白图像,打印的目的是用于医疗影像诊断,因此,必须使用医用专业打印设备,一般使用干式激光胶片或热敏胶片打印机。

4. CT、MRI、DSA、PET、PET-CT 类设备　获得的图像有灰阶图像和彩色图像,打印图像的目的主要用于医疗影像诊断,必须使用医用专业打印设备,仅打印灰阶图像可使用干式激光胶片或热敏胶片打印机。打印彩色图像可使用医用专业彩色打印机或多媒质彩色打印机,多媒质打印机的打印介质可以多样化,如黑白胶片、彩色胶片、彩色专业相纸等。

三、常用医用打印机结构

(一)湿式激光胶片打印机

湿式激光胶片打印机主要由五部分组成。

1. 激光打印部分　是激光打印机的核心部件,包括激光发生器、调节器、发散透镜、多角光镜、聚焦透镜、高精度电机以及滚筒等。其功能是完成激光扫描,使胶片曝光。激光发生器是激光成像系统的光源,激光束将输入的信号以点阵扫描方式记录在激光胶片上。

2. 胶片传输部分　包括送片盒、收片盒、吸盘、辊轴、电机及动力传动部件等。其功能是将未曝光的胶片从送片盒内取出,经过传动装置送到激光扫描位置。当胶片曝光后再将胶片传送到收片盒,或直接输送到自动洗片机的输入口,完成胶片的传输任务。

3. 信息传输与存储部分　包括电子接口、磁盘或光盘、记忆板、电缆或光缆以及 A/D 转换器、计算机等。它的主要功能是将主机成像装置所显示的图像信息,通过电缆及电子接口、A/D 转换器输入到存储器,再进行激光打印。电子接口分视频接口和数字接口,根据成像系统的输出情况不同选择不同的接口,以接收视频和(或)数字图像信息。一台激光打印机一般为多接口配置,可同时满足多台主机设备的图像打印工作。

4. 控制部分　包括键盘、控制板、显示板以及各种控制键或旋钮,用于控制激光打印程序、幅式选择、图像质控调节等作用。操作控制键盘外形精小,操作方便,功能齐全。

5. 自动冲洗部分　分别为激光打印机配备的相应的洗片机和冲洗套药,功能基本相同。

工作流程:将胶片从供片盒中取出,经过传动装置送至激光扫描位置,当胶片受激光感光后被传送至冲片机,经显影、定影、烘干后完成图像输出。系统流程控制如图 9-1 所示。

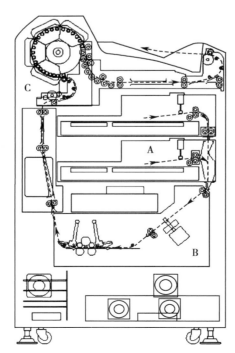

图 9-1　湿式激光打印流程图
A. 送片区;B. 激光扫描成像区;C. 冲印区

(二)干式激光胶片打印机

干式激光胶片打印机一般采用光热式成像技术,因没有显影、定影过程而不需要使用化学液体试剂,具有操作简单、环保节水等特点,已成为胶片打印的主流产品,医用光热式打印机主要由数据传输系统、激光光源、激光功率调制及扫描 / 曝光系统、胶片传送系统、加热显影系统以及整机控制系统等部件构成(图 9-2)。

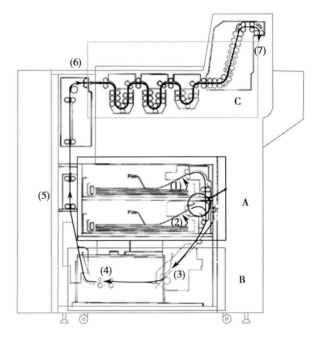

图 9-2　干式激光打印流程图
A. 送片区;B. 激光扫描区;C. 加热区

1. 数据传输部分　是光热式成像系统与数字成像设备的数据通道,它接收摄影设备的数字图像数据,并输送到系统的存储器中。需要胶片曝光操作时,控制系统直接从存储器中将要打印的图像数据取出。

2. 控制部分　是整个光热成像系统控制中枢,负责系统各部件状态的统筹控制,主要包括激光器的开启或关闭,激光功率调制系统和扫描光学系统中的电机或振镜调节和控制,以及胶片传送系统的运行等。

3. 激光功率调制部分　主要为激光器发生器,分为直接调制和间接调制两种。

直接调制是直接控制半导体激光器的光功率;间接调制是半导体激光器以一个稳定的功率输出激光,然后在激光光路上加上调制器,如声光调制器等,以此来改变激光的光功率。胶片上某一点显影后的密度值与激光照射在该点时的光功率值呈正比,光功率越大,密度越高;而激光的光功率值又由打印的数字图像的灰度值决定。

4. 胶片传送系统　包括送片盒、收片盒、辊轴、高精度电机及动力传动部件等。其功能是将要曝光的胶片从送片盒内取出,经过传动装置输送到激光扫描位置,再把已曝光的胶片送到加热鼓进行加热显影,最后把显影完成的胶片传送给收片盒。

工作流程:打印机先通过数据传输系统将图像数据接收到机器内部的存储器中,然后从片盒中取出胶片,输送到激光扫描曝光的位置,同时控制系统根据图像数据控制激光器功率以及光点在胶片上的位置,使胶片正确曝光;每扫描曝光一行后,胶片在传送系统的带动下精确地向前移动一个像素的距离,然后开始下一行的扫描。直到完成整个胶片的"幅式扫描曝光",最后胶片进入加热鼓中显影,并送至收片盒。系统流程控制见图9-2。

(三)干式热敏胶片打印机

热敏成像打印技术起源于20世纪60年代发明的传真机,在90年代初随着热敏胶片技术的成熟,才应用于医学影像打印领域。随着人们对于环保意识的增强,热敏打印机越来越受到重视,现已成为医学影像输出的重要打印机。

根据热敏技术方式分为染色升华热敏打印机和直接热敏成像打印机。前者打印速度较慢,主要用于打印彩色相纸和彩色胶片,实际使用量不大,在此不做介绍。直接热敏打印机较前者打印速度较快,主要用于灰度胶片打印,根据其加热方式分为银盐加热成像直热式打印机和微囊加热成像直热式打印机。

直接热敏成像打印机的结构主要由五部分组成:开关电源系统、数据传输系统、胶片传送系统、热敏加热显影系统以及整机控制系统等部件构成。

1. 数据传输部　是直接热敏成像系统与CR、DR、CT、MRI或其他医疗摄影设备的数据通道,它接收摄影设备的数字图像数据,并输送到系统的存储器中。需要胶片曝光操作时,控制系统直接从存储器中将要打印的图像数据取出。

2. 胶片传送系统　包括送片盒、收片盒、辊轴、高精度电机及动力传动部件等。其功能是将要曝光的胶片从送片盒内取出,经过传动装置输送到热敏头,再把已曝光的胶片送到出片口。

3. 控制系统　是整个直接热敏成像系统控制中枢,负责系统各部件状态的统筹控制,主要包括热

敏头的开启或关闭,热敏电阻的功率调制和高精度电机控制,以及胶片传送系统的运行等。开关电源系统为数字胶片打印机各工作单元提供相匹配的电源供应。

4. 热敏加热显影系统　主要是热敏头,由放热部分、电路控制部分和放热片组成。放热部分是一个玻璃制成的半圆形锥体凸起部分,其内配置了若干个放热电阻和电极。在被保护套覆盖的控制电路内,安装了控制数字图像转换成灰阶图像的集成电路。放热部分由联成一体的散热片组成,工作时调节温度的恒定。热力头成像采用一次放热方法,高密度黑色的像素会表现成网点状,而低密度部分的像素的噪声会很明显。

在高密度部位,由于密度上升的同时网点之间发生部分偶合现象,使图像的灰阶没有连续性,造成密度分散,效能低下。现在的热分配系统是在副扫描方向把放热点分成8个,使灰阶的图像从低密度到高密度之间的一个像素内有8个放热点,使获得的图像既连续又平滑。在热分配系统中,8个放热点的每一个都能控制256个灰阶,8个放热点组合在一起,其灰阶控制能力可达到11比特(256×8=2024)。同时还采用高像质修正技术,有电阻补正、均一补正、热比率补正和清晰度补正。电阻补正主要是纠正发热电阻本身产生的误差;均一补正主要是针对电阻补正后产生的不均匀现象,采用光学阅读后分别进行补正;热比率补正主要是用于电路内电压下降的补充修正工作;清晰度补正是为达到最佳的成像结果而对图像做进一步的灰阶处理。所有这些技术的应用保证了图像质量的稳定和准确,从而满足影像诊断的需要。

当胶片通过时,热力头产生的热量使其与胶片紧密接触,这样胶片产生不同密度的灰阶影像,并且采用特殊的减速机和马达组合的驱动,实现高精度、高转矩的传送。

工作流程:首先通过以太网络接收数字图像数据,并将图像数据存储到计算机硬盘。由计算机的影像控制系统负责把主机的图像数据进行整理,调整图像的尺寸、大小、版面,同时可对图像的对比度、密度进行调节等。控制系统产生程控信号控制打印引擎从胶片输入盘选择合适尺寸的胶片,传送到14英寸宽的打印头电阻器线,一行接一行的直接完成数控热敏成像过程。它的打印过程和激光光热式打印过程相似,也可以分为行式打印和幅式打印,唯一不同的在行式打印过程。

成像完毕后的胶片由分拣器输出到指定的输出盘,相机内置密度检测调节装置,它得到的图像密度检测信息送回图像信息处理单元的计算机,如果密度检测和原始图像不符合,它会提示相机需要校准。这样就形成了一个闭环的图像质量调控体系,使相机的图像质量始终保持一致,无需手动校准,确保了影像的诊断质量。系统流程控制见图9-3。

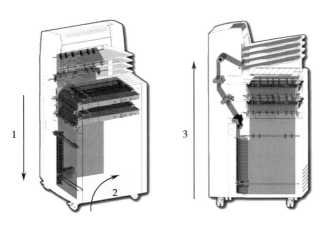

图9-3 干式热敏打印流程图

(四)彩色胶片/相纸打印机

彩色胶片/相纸打印机一般采用喷墨技术打印,就是通过将墨滴喷射到打印介质上来形成文字或图像的打印设备。随着喷墨打印技术的进步,照片级彩色喷墨打印迈过了颗粒、层次、介质等一道道阻碍,打印出来的图片不亚于传统银盐工艺的效果。

随着CT、MRI、DSA、PET、PET-CT等数字影像设备的飞速发展,三维甚至四维图像后处理技术有了快速提升,血管成像和功能成像技术已广泛应用于临床,输出的图像含有彩色图像,极大地丰富了诊断信息,但也给图像打印提出了新的要求,照片级喷墨打印机成了彩色图像输出的最佳打印设备,其打印介质可选相纸或胶片。

彩色喷墨打印机主要由以下几大部分组成:

1. 机壳部分 包含控制面板、接口、托纸架、卡纸导轨、送纸板、出纸板等。

2. 字车(墨盒匣)机构 字车机构中的字车(墨盒匣)是安装喷头的部件。字车在字车机构中传动皮带的拖动下,沿导轨做左右往复的直线间歇运动。因此,喷头便能沿字行方向,自右向左或自左向右完成打印动作。

3. 主/副电机 主电机负责带动传动皮带使字车机构驱动的动力,副电机负责进纸机构和抽墨机构的驱动动力。

4. 进出纸机构 打印机多数采用摩擦式进纸方式的进纸器,这部分由压纸辊、变速齿轮机构及负责进纸器驱动的副电机。副电机在清洗状态时,用于驱动抽墨机构。

5. 感应器 为了检测打印机各部件的工作状态和控制打印机的工作,在喷墨打印机中设置了许多感应器,包括字车初始位置感应器、进纸器感应器、纸尽感应器、纸宽感应器、墨盒感应器,分别是检测打印机的各部件工作状态;用于检测喷墨打印机及打印机内部温度感应器及用于检测喷墨打印机中墨水通道压力的薄膜式压力感应器。

6. 供墨机构 包含打印喷头、墨盒和清洁机构。

7. 控制电路 主要由主控制电路、驱动电路、传感器检测电路、接口电路和电源电路组成。

工作流程:首先通过以太网络接收数字图像数据,并将图像数据存储到计算机硬盘。由计算机的影像控制系统负责把主机的图像数据进行整理,产生程控信号控制打印引擎从胶片输入盘选择合适尺寸的胶片,并将原始图像数据转换传送到喷头,逐行逐点喷墨形成图像。

(五)自助打印机

自助打印机将普通图文打印机、专业胶片打印机集于一体,配合患者身份识别系统,既能打印患者的诊断报告,还打印患者检查图像,实现自助打印报告和胶片,自动化程度高,免除了患者排队之苦,还能节约患者等待结果时间,目前已在各大医院陆续投入使用。

自助打印机主要由四个部分组成:

1. 计算机部分 提供软件和驱动器以运行系统并通过网络与医院的系统进行通信。

2. 文档打印机 打印纸质诊断报告。

3. 胶片打印机 用于胶片上打印医疗影像。可使用干式激光打印、干式热敏胶片打印或喷墨胶片打印等干式胶片打印机。

4. 患者身份识别部分 包含条形码读卡器、IC卡读卡器、磁卡读卡器、近场通信NFC读卡器等读取和识别患者身份的部件。

其外部和内部结构如图9-4所示。

工作流程:患者持医院就诊卡或个人信息卡,读取就诊信息,查获影像检查信息,点击打印报告和胶片,纸质文档打印机和胶片打印机同时工作,先后将检查报告和影像胶片打印输出到接收盘。

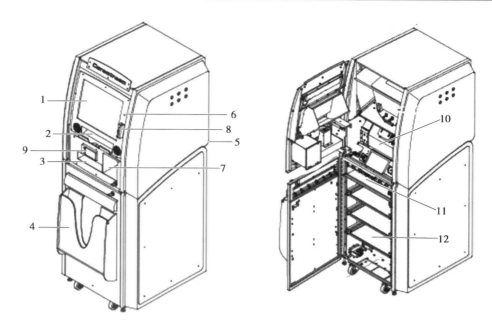

图 9-4　自助打印机外部和内部结构图

1. 显示屏；2. 纸质输出托盘；3. 条形码扫描仪；4. 胶片输出托盘；5. 开关；6. 摄像头；7. 医院 IC 卡插槽；8. 磁卡插槽；9. 近场通信 NFC 读卡器；10. 文档打印机；11. 激光打印机；12. 片库、传片区

四、常用医用打印机性能参数

（一）打印机关键技术指标

1. 打印速度　打印速度决定打印机工作能力大小，高速打印意味着大吞吐量，可适应多种影像设备的打印需要。打印速度计算单位按照每小时可打印 14×17 英寸的胶片数量进行统计。

2. 首次打印时间　打印机从待机状态到打印第一张胶片完成时间，这其中包含启动转换时间，即从待机状态到打印状态需要的转换时间。

3. 打印像素直径　打印输出图像的单像素大小，代表图像打印的精度，单位用 nm（纳米）表示。打印的像素直径越小，打印的图像精度越高。

4. 打印分辨率　打印机在每英寸长度范围内能打印的点数，即每英寸长度范围内的像素个数，用 DPI（dots per inch）表示，是衡量打印机打印质量的重要标准。DPI 值越大，说明图像精度越细，其打印质量就越好。

5. 打印灰阶度　单个像素在黑白影像上的色调深浅的等级，代表了输出图像像素点由最暗到最亮之间不同亮度的层次级别，单位用 BIT 表示。如果值越大，就说明这中间层级越多，所能够呈现的画面效果也就越细腻。以 8bit 为例，能表现出 2 的 8 次方，即 256 个亮度层次，我们就称之为 256 灰阶。

（二）常用医用打印机性能参数（表 9-1）

表 9-1　常用医用打印机性能参数对比表

	（K）DV6800	（K）Drypro793	（F）Drypix7000	（A）Drystar5503	（C）366-4	（CO）CI
成像技术	激光	激光	激光	DDI	喷墨	DDI
显影成分	Ag 原子	Ag 原子	Ag 原子	银离子微囊	墨滴	有机银盐
信号载体	激光头	激光头	激光头	热敏头	喷墨头	热敏头
打印介质	激光胶片（灰阶）	激光胶片（灰阶）	激光胶片（灰阶）	热敏胶片（灰阶）	彩色胶片／灰阶黑白胶片／彩色相纸	彩色胶片／灰阶黑白胶片／彩色相纸
打印分辨率（dpi）	650	580	508	508	600	320
打印矩阵大小（14×17 吋）	8824×10 774	8079×9725	3520×4280	6962×8408	8400×10 200	4480×5440

续表

	(K) DV6800	(K) Drypro793	(F) Drypix7000	(A) Drystar5503	(C) 366-4	(CO)CI
打印像素直径 (μm)	39	43.75	50	50	50	40
打印灰阶(bit)	14	14	14	14	14	12
最大打印密度 (O.D.)	3.6	3.0	3.4	3.2	3.0	3.1
最大打印速度 (14×17DVB)	160	120	140	100	70	100
支持胶片尺寸种类	5 种	3 种	3 种	3 种	5 种	9 种

第二节 医用高压注射器

医用高压注射器(automatic electro mechanical contrast medium injector)作为医学影像系统中的辅助设备,是随着 X 线机、快速换片机、影像增强器、人工造影剂等医用设备及 X 线对比剂的发展而逐渐出现的。20 世纪 80 年代,出现了用于造影的自动注射器,并应用于血管造影检查中。现在,医用高压注射器已广泛应用于 DSA 血管造影、CT 增强造影扫描和 MRI 增强扫描等检查中。

一、医用高压注射器种类和工作特点

医用高压注射器按传动方式分为两种基本类型,按性能分为压力型和流率型两类,按临床应用分为 DSA 检查、CT 检查和 MRI 检查三种类型。

(一)按传动方式分类

医用高压注射器按传动方式分类可分为气压式和电动式两种。目前多用程控电动式高压注射器,它是以电动泵为动力,驱动电机经离合器、减速器带动传动效率极高的滚珠丝杆推动注射活塞进行注射,调节电机转速就可以改变注射压力,可电动抽液、分级注射。因此控制电机的转速和动作时间,就可控制注射速率和注射量。并安装同步曝光、超压和定量保护报警系统。是目前高压注射器较理想的类型。

(二)按性能分类

医用高压注射器按性能分类可分为压力型和流率型两类。压力型是以调节压力来控制造影剂注入的速度,缺点是不能显示造影剂的流率,也无流率保护装置。流率型注射器可控制造影剂注射速度,装有压力限度保护装置。但注射造影剂时不能显示

压力,如果流率选配不当时,注射压力可超过最大限度,有击穿心壁或血管的危险。

新型的高压注射器采用微机处理技术,借助计算机自由编制注射程序,自动调节压力、流率。适用于各种型号的导管,可以满足心血管造影的要求。

(三)按临床应用分类

按临床应用分类可分为 DSA 检查、CT 检查和 MRI 检查三种类型。

1. DSA 检查 DSA 检查对于头颈四肢动脉、肝肾动脉、支气管动脉、髂动脉及静脉系统等血管的造影检查在没有高压注射器时,只能采用人工手推法来注射造影剂,缺点是操作者接受辐射较多。而在进行心脏和主动脉等大血管造影时,尤其是主动脉造影和逆行性动脉造影,必须在很短的时间内注入大量造影剂以达到靶血管内良好的充盈进而显示血管状况的诊断要求,用手推法显然达不到此目的。高压注射器可以在短时间内注入高于血流稀释速度的多量造影剂,以达到显影所要求的浓度。高压注射造影剂流速一般要求达到 15~25ml/s,最高压力可达到 1200Psi,高压注射器是心血管造影中必不可少的设备之一。

2. CT 检查 以往的人工手推法不能准确控制造影剂注射速度,血管强化效果不佳,达不到诊断要求。高压注射器具有操作简单,血管强化程度高,对比剂用量少等优势;它可根据检查部位不同,一次或分次设定对比剂的量和流速,更加精准的显示目标血管,为明确诊断提供可靠的影像依据。高压注射器还带有自动加温装置,可有效预防对比剂不良反应的发生。但由于高压注射对比剂流速快,注射压力最高可达 325Psi,对严重的高血压、心脏病等患者要特别注意,应适当降低压力和流速。高压注射器为 CT 完成精准的血管增强扫描提供了必要手段。

3. MRI 检查　磁共振高压注射器系专为磁共振设备所设计,能够在强磁场环境下工作。由于磁共振造影剂的渗透压较碘造影剂低,所需造影剂注射总量也较少,注射压力通常选择 100Psi 以下(MRI 高压注射器的压力最高也可达到 325Psi),因此用高压注射器进行增强扫描通常是安全的。磁共振高压注射器可准确地预设注射速度、造影剂总量和延迟时间,有利于 MRI 的快速精准扫描。

（四）工作特点

1. 一次吸液分次注射　电动式高压注射器可一次性吸液,分次注射。在做选择性心血管造影时,为确认导管头端的位置是否正确,通常需做多次注射甚至重复注射。

2. 心电同步注射对比剂时可受心电信号的控制(ECG 门控)并与其同步,能在每个心动周期甚至同一相位上进行注射,即所谓"心电门控心血管造影",使造影更安全、有效。

3. 程序控制高压注射器的注射速率可从每小时数毫升提高到每秒数十毫升,注射率变化范围大。程序控制装置可以有效控制注射速度和出现异常时的保护。

4. 独立结构注射头是一个独立部分,可以自由转动,可改变方位和角度,便于吸液、排气,并可最大限度地接近患者来进行注射。注射器头可以取下,安装在导管床的边框上,在床面移动时,患者和注射器头同步移动,两者处于相对静止状态,这样可防止床面带动患者移动时,将已插好的心导管拽出或移位。注射筒分透明塑料和不锈钢两种。

二、医用高压注射器结构

（一）结构

高压注射器由注射头、控制台、多向移动臂和机架等构成(图 9-5)。

1. 注射头由注射电机、注射筒及注射筒活塞、显示容量刻度装置、指示灯和加热器等组成。

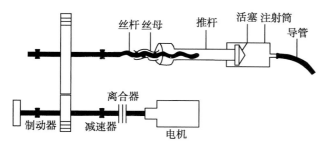

图 9-5　电动式高压注射器结构示意图

（1）注射电机:是注射器的主要部件,为对比剂的注入提供注射动力;

（2）注射筒:一般规格有 150ml、200ml 等;

（3）注射筒活塞:在注射筒内前进或后退,进行注射或吸液;

（4）指示灯:主要显示注射筒的工作状态,指示灯亮为工作状态;

（5）加热器:使注射筒内已预热的对比剂温度保持和体温一致。

2. 控制台由信息显示部分、技术参数选择、注射控制等组成。

（1）信息显示:主要显示注射器的工作状态及操作提示,如对比剂每次实际注射量、注射速率、对比剂累积总量、剩余量及操作运行中故障提示等;

（2）参数选择:按照检查要求,可分别选择注射量、注射流率(ml/s)、选择单次或多次重复注射、注射延迟或曝光延迟选择。

3. 多向移动臂及机架高压注射器具有两节移动臂,安置在落地机架上。也有安装固定在天花板上的支架上,支架有两节横向曲臂,移动方便。工作时移近患者、接入导管或连接好留置针进行注射。

（二）工作原理

1. 系统方框图　整个系统由键盘控制台、主处理器、模拟接口、伺服控制、注射头、通用接口和电源组成(图 9-6)。

有的注射器有两个流率控制环路:流率设定环和校准环。

（1）流率设定环:设定流率由微处理器处理后送出 8 位数字信号,经 D/A 转换器变成模拟信号供给伺服控制中的差分放大器,再经 PWM 等控制电路控制注射电机转速。设定流率与电机转速反馈信号(即实际流率)相比较,当两流率不等时,电机转速就会自动调整。

（2）流率校准环:从处理器来的(设定流率)与实际检测的脉冲(实际流率)相比较,将两者脉冲率的差进行积分,产生一个流率校准因数,这个校准因数送入伺服控制电路中的差分放大器,当实际与设定流率相等时,流率校准因数为零。

（3）对比剂注射量控制:对比剂注射量由一个电路控制,注射筒活塞(等于注射量)由另一个电路监测。为了使注射量精确,微处理器计算从增量编码器送来的脉冲并与设定注射量比较,如果实际注射量达到设置注射量,注射就会停止(这部分由注射筒活塞位置监测控制)。

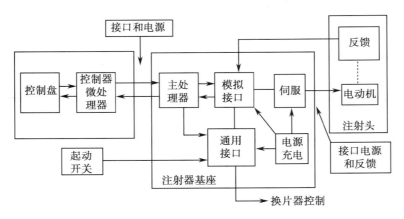

图 9-6　高压注射器系统框图

（4）压力控制：压力由两个电路：监测与限制主电路，对电机电流进行采样并精确测量实际压力，如果实际压力试图超过预置压力，则注射流率就会被限制。如果主电路发生故障，则另一个压力电路允许注射器继续进行注射，并显示该压力电路信息。

（5）键盘控制：键盘控制由控制面板、系统显示组成。它允许进行注射编程，观察每次注射后的结果，从处理器中读出信息等。处理器含有微处理器、存储芯片及其电路。微处理器直接控制键盘板上所有控制功能。

2. 主处理器　主处理器在整个系统中起着主控作用。

通过它的总线、状态和控制线与系统中所有相应的电路进行通信，它提供以下功能：

（1）与键盘控制板接口通信（RS-422 接口）；

（2）读控制板上的注射程序；

（3）把从预编程存储器（PPI）中来的程序送到控制板，将信息送至系统进行显示。

3. 伺服控制　伺服系统的主要功能为：

（1）为注射头电机产生电能；

（2）控制对比剂的流率、注射量及压力；

（3）检测实际注射流率和压力信号；

（4）当有错误时使电机停止运转。

三、医用高压注射器性能参数

（一）性能参数

主要是调节对比剂注射流率、总量、压力及选择注射时机等的参数设置。血管造影中，对比剂注射的流率、剂量及注射压力需根据血管的直径、走向、扭曲度、受检血管范围而定，同时受对比剂浓度、温度、导管尺寸、导管类型等相关因素影响，正确设置注射参数对完成血管造影检查起着重要的作用。CT、MRI 设备在进行血管造影时，同样要考虑高压注射器的注射方式及压力选择等参数（表 9-2，表 9-3）。

（二）操作面板

1. 信息指示窗　主要显示自检信息、工作状态、设备运行状态等。

2. 上升 / 下降时间设定区　当注射器从停止状态到达正常注射期间，注射的速度从 0ml/s 上升至设定的注射速度，这一时间段称为上升时间。从设定注射速度下降至较低速度的时间称为下降时间。

3. 注射持续时间设定区　使对比剂持续在一次造影采集期间。

4. 注射流率设定区　设定注射速度。流率单

表 9-2　CT 脏器增强扫描高压注射器注射方式及流速选择表

检查项目	注射方式（ml）	注射流速（ml/s）	对比剂浓度（mgI/ml）	延迟时间（s）
头部	（60~70）+30	3~3.5	300~370	（18~25）+（60~70）+120
肺部	（80~100）+30	3~3.5	300~370	（20~25）+（60~70）+90
腹部	（80~100）+30	3~3.5	300~370	（25~30）+（50~60）+120
四肢	（70~80）+30	3~3.5	300~370	（25~30）+（60~70）+120

说明：注射方式 = 对比剂量 + 生理盐水量；延迟时间 = 动脉期 + 静脉期 + 延迟期（本表以 3 期相增强法为例，期相的增减应根据病情而定，这里不再过多赘述）

表 9-3　**CTA 高压注射器注射方式及流速选择表**

检查项目	注射方式（ml）	注射流速（ml/s）	对比剂浓度（mgI/ml）	延迟时间（s）
头颈部	(50~60)+30	4~4.5	300~370	18~24
肺动脉	(50~60)+30	4~4.5	300~370	13~16
肺静脉	(60~70)+30	4~4.5	300~370	20~25
冠状动脉	(60~8)+ 混合 +30	4~5	300~370	20~25
胸主动脉	(70~80)+30	4~4.5	300~370	20~25
腹主动脉	(70~80)+30	4~4.5	300~370	22~28
下肢动脉	(80~100)+40	4.5~5	300~370	35~40

说明:注射方式 = 对比剂量 + 生理盐水量;冠状动脉:三期相注射法 = 对比剂 + 对比剂和生理盐水一定比例的混合液 + 生理盐水

位有 ml/s（毫升 / 秒）、ml/min（毫升 / 分）、ml/h（毫升 / 小时）。

5. 准备注射状态设定区　该设定区是为了防止注射器误动作。在进行注射前首先要选择单次或多次注射键进行准备。

6. 压力极限设定区　设定注射时压力,有四种压力单位 PSI（磅 / 平方英寸）、kg（千克）、kPa（千帕）、AUTO（大气压）。当实际压力大于设定压力极限时,对比剂注射速度将达不到所设定的数值。

7. 延迟时间设定区　延迟方式有 X 线曝光延迟和注射延迟两种。选用 X 线曝光延迟方式时,在注射器启动后,先执行注射命令,延迟到设定时间后再发出信号触发 X 线机曝光。选择注射延迟时,在注射器启动后,X 线设备先开始曝光,延迟到设定时间后再执行注射命令。

8. 程序存取区　可存储注射程序,可预置注射参数,以便快捷调用。

9. 多层次注射设定区　在对比剂总量充足前提下,可进行多层次的设定。在多层次注射时,应先设计出注射计划。

10. 复位按钮　使面板上各项设置参数恢复初始状态。

第三节　医用显示器

医用显示器是医学影像设备以及 PACS（picture archiving communication system, PACS）工作站显示图像和信息的输出设备。随着医疗卫生信息技术的发展和普及,PACS 系统现已覆盖了我国大部分医院从临床科室、数字化手术室到放射影像功能科室。在放射影像功能科室的管理和调配下,海量的图像数据可直接传送到医生诊断工作站和电子病历

（electronic medical record, EMR）系统,供医生随时查询、检索、调用、阅读、诊断以及书写报告。通过医用显示器来阅读图像将逐渐成为主要的阅读形式,"软阅读"（soft-copy reading）一词也应运而生。"硬拷贝"（照片 / 观片灯）阅读方式也逐渐被"软阅读"方式所取代。

医用显示器快速发展的背景:一是影像数据量大幅度增加,由于 CT、MRI 技术的发展,多层 CT 扫描和动态 MRI 成像生成的影像数据量是原有的几十倍甚至上千倍。难以在"照片 / 观片灯"模式下全部硬拷贝;二是数字化影像的动态范围宽,目前的 CT、MRI 图像一般均具有 0~4095 个灰度级,打印成胶片时是在设定的窗宽、窗位条件下成像的,这样必定会带来图像信息的丢失,即灰度级由 0~4095 个减至 0~255 个,且不能调整窗宽、窗位;三是目前的成像设备（如 CT、MRI、DSA 等）都能提供 3D 甚至 4D 动态图像和功能成像,产生大量的信息,传统的阅读模式则无法读取这些动态信息。

一、医用显示器分类

医用显示器经历了从普通黑白阴极射线管（cathode ray tube, CRT）显示器到彩色 CRT 显示器,再到专业灰阶 CRT 显示器的发展;从普通彩色液晶显示器（liquid crystal display, LCD）到专业灰阶 LCD 的发展,目前正在向专业彩色 LCD、发光二极管（light emitting diode, LED）和液晶硅显示器（liquid crystal on silicon, LCOS）方向发展。

（一）按结构分类

医用显示器从结构上划分,主要有阴极射线管 CRT 显示器、LCD 液晶显示系统和医用影像投影仪（holo-screen）三种。

（二）按外观分类

可分为直画面的"竖屏"显示器,横画面4:3的"横屏"显示器和横画面16:9的"宽屏"显示器三种。"竖屏"显示器是为了适应传统14″×17″照片竖直画面阅读图像的习惯和规则而设计的。

（三）按扫描线数分类

可分为1K(一幅图像的扫描线数为1000行)、1.5K、2K、5K等四种显示器。

（四）按像素数分类

可分为1MP、2MP、3MP、5MP等四种显示器。

1. 1MP称为1百万像素　有1024×1280竖屏、1280×1024横屏两种,常用横屏显示,多用于CT、MRI、数字胃肠机。

2. 2MP称为2百万像素,简称1K　有1200×1600竖屏、1600×1200横屏两种,常用竖屏显示,多用于CR、DSA、数字胃肠机、PACS阅片工作站。

3. 3MP称为3百万像素,简称1.5K　有1536×2048竖屏、2048×1536横屏两种,常用竖屏显示,多用于CCD-DR、PACS诊断工作站。

4. 5MP称为5百万像素,简称2K　有2048×2560竖屏、2560×2048横屏两种,常用竖屏显示,多用于平板DR、乳腺机、PACS诊断工作站。

（五）按输出接口及显示器数量分类

可分为单头单屏,双头双屏,四头四屏,八头八屏(用于会诊读片)。"头"表示显卡的视频接头。

（六）按用途分类

可划分为诊断级、浏览级、教学级等三种显示器。

二、医用显示器结构

医用CRT显示器虽已淡出市场,部分厂家甚至已停止生产,但医院里仍有一定量的CRT显示器正在"服役"。在此,对CRT显示器结构和工作原理只做简单介绍。

（一）医用阴极射线管显示器（CRT）

阴极射线管显示器,通常称为CRT显示器。是应用最普遍的显示技术,这种技术现已非常成熟,很长一段时间都是显示器市场的主流。

1. CRT构造　CRT是由外壳、显像管、高压嘴、偏转线圈、电子枪、显像管电路、视频电路和主电路板等部分构成,如图9-7所示。通过控制显像管电子枪中电子束的扫描,在荧光屏上显示出影像。

2. CRT工作原理

（1）CRT工作原理:CRT在加电以后,灯丝发热,热量辐射到阴极,阴极受热便发射电子,在偏转线圈产生的磁场作用下,电子束会按照要求偏转,扫描涂覆在CRT玻璃屏内壁上的荧光粉,它将电子束的动能转换成光能,从而显示出光点,由光点组成影像。

（2）CRT电子束和聚焦偏转的原理:要实现高清晰度的影像显示,就必须对电子束进行精密的控制,对电子束来说偏转和聚焦控制是非常重要的两个方面。电子束的发射和聚焦控制是在电子枪内进行的,通过对电子枪电极的控制实现聚焦。电子束的偏转扫描是在显像管的外部进行的。在显像管的管颈处套上一组垂直偏转线圈和水平偏转线圈,通过磁场实现对电子束的偏转控制。

（3）性能参数:常用显像管的性能参数如表9-4所示。

1）荧光屏尺寸:是指荧光屏的对角线尺寸。目前,常用的国产黑白显像管尺寸有:9″、12″、14″、16″、19″等五种。

2）偏转角:9″、12″、14″显像管的偏转角均为

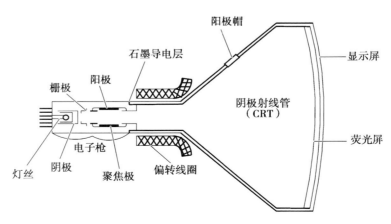

图9-7　CRT医学影像显示器结构图

表 9-4 常用显像管的性能参数

参数名称及单位	9″ 显像管	12″ 显像管	14″ 显像管	16″ 显像管	19″ 显像管
屏幕对角线长度	9″	12″	14″	19″	19″
偏转角	90°	90°	70°	114°	110°
中心分辨力（行）	550	500	600	600	600
边缘分辨力（行）	450	400	500	500	500
灯丝电压（V）	12	12	6.3	6.3	6.3
灯丝电流（A）	0.085	0.085	0.6	0.6	0.6
截止电压（V）	−65~−25	−65~−25	−90~−30	−90~−30	−80~−20
加速极（V）	400	120	300	400	400
聚焦极（V）	0~300	0~300	−199~+425	−100~+450	−100~+450
阳极高压（kV）	9	12	12	14	16
最大调制量（V）	19	19	25	25	25

（典型工作条件）

90°，16″ 以上的显像管偏转角大一些。

3）阳极高压：不同的显像管需要的阳极高压也不同。显像管越大，一般所需的阳极高压就越高。阳极高压一般为 9~16kV。

3. 彩色 CRT 显像管如图 9-8 所示：在彩色显像管的荧光屏内侧由红（red，R）、绿（green，G）、蓝（blue，B）三种荧光粉组成一个个很小的像素单元，在显像管的后部是能发射电子束的电子枪，电子枪所发射电子束的强弱受显像管电路的控制。对于彩色显像管来说，分别控制三束电子束的强弱就是控制R、G、B 三基色光合成的。比例，如果三色均衡则显示黑白图像；若三色不均衡时则为彩色图像（例如彩超）。

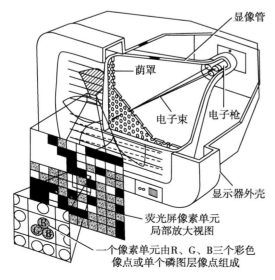

图 9-8　彩色 CRT 显示器电子枪和荧光屏的结构图

（二）医用平板液晶显示器（LCD）

1. LCD 的构造　核心部件为液晶面板，其成本占到平板液晶显示器总体成本的 2/3。常见的液晶面板类型有四种：TN-LCD（扭曲向列型）、STN-LCD（超扭曲向列型）、DSTN-LCD（双层超扭曲向列型）和AM TFT-LCD（有源薄膜晶体管液晶显示器）。目前广泛使用的是 AM TFT-LCD 型平板液晶显示器，其液晶面板的主要构成包括背光膜组（荧光管）、导光板、偏光板、滤光片、玻璃基板、配向膜、薄膜晶体管、液晶材料等（图 9-9）。

2. LCD 工作原理　LCD 和 CRT 工作原理相比有所不同，CRT 主要是依靠显像管内的电子枪发射的电子束射击显示屏内侧的荧光粉来发光，在显示器内部人造电磁场的控制下，电子束会发生一定角度的偏转，扫描目标单元格的荧光粉显示不同的色彩。而 TFT-LCD 却是采用"背光（backlight）"原理，使用灯管作为背光光源，通过辅助光学模组和液晶层对光线的控制来达到理想的显示效果（图 9-10）。

液晶是一种规则性排列的有机化合物，它是一种介于固体和液体之间的物质，目前用于制造平板液晶显示器是细柱型（nematic）。液晶本身并不能发光，它主要是通过电压的更改产生电场而使液晶分子排列产生变化来显示影像。

液晶面板主要是由两块无钠玻璃夹着一个由偏光板、液晶层和彩色/单色滤光片构成的夹层所组成（图 9-11）。偏光板、彩色/单色滤光片决定了有多少光可以通过，以及生成何种颜色或灰阶的光线，从而显示出彩色或灰阶影像。扭曲向列型（twisted nematic）液晶被灌在两个制作精良的平面之

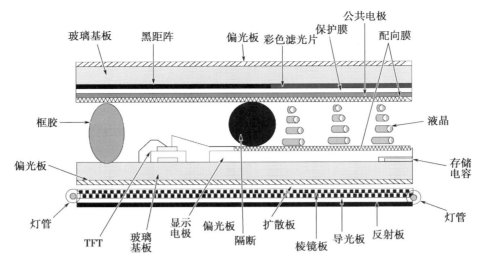

图 9-9　平板液晶显示器工作结构图

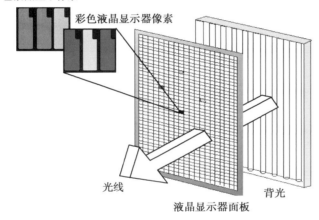

图 9-10　平板液晶显示器工作原理

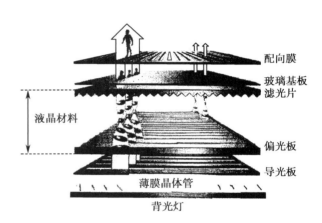

图 9-11　平板液晶显示面板结构和工作原理图

间构成液晶层,这两个平面上列有许多沟槽,单独平面上的沟槽都是平行的,但是这两个平行的平面上的沟槽却是互相垂直的。位于两个平面间液晶分子的排列会形成一个 z 轴向 90° 的逐渐扭曲状态。背光光源即灯管发出的光线通过液晶显示屏背面的背光板和反光膜,产生均匀的背光光线,这些光线通过后层会被液晶进行 z 轴向的扭曲,从而能够通过前层平面,作为显示器的亮态(最高亮度)。如果给液晶层加电压将会产生一个电场,液晶分子就会重新排列,光线无法扭转从而不能通过前层平面,以此来阻断光线,呈现暗态(最小亮度)。如果电场不特别强,液晶分子处于半竖立状态,旋光作用也处于半完全状态,则会有部分光透过前层平面,可呈现出中间不同等级的灰阶和亮度。

液晶甫板是被动式显示器件,自己无法发光,只能通过光源的照射显示影像。目前 LCD 一般采用冷阴极荧光管作为背光光源。冷阴极荧光灯管内充满惰性气体和微量水银,并在玻璃管内壁涂有荧光粉,当加高电压到管两端的电极上时,两极便开始放电,水银会因电子或充入的惰性气体的原子等相互碰撞而被激活,发出紫外线,紫外线再激活荧光粉发光。经过长期不断的改良,目前的冷阴极荧光管技术已经非常成熟,其使用寿命长,在亮度、节电性等方面性能优异。冷阴极荧光管属于管状光源,为了使荧光屏不同区域的亮度能够均匀分布,需要大量附件。

3. LCD 性能和特点　LCD 的性能主要取决于其亮度、画面均匀度、可视角度和反应时间等。其中反应时间和可视角度均取决于液晶面板的质量,画面均匀度则和辅助光学模块有很大关系,而 LCD 的亮度主要取决于背光光源的光亮度。当然,整个模组的设计也是影响产品亮度的一个重要因素。

从技术角度来说,提高亮度的方法有三种:①提高液晶板的光通过率,但这是有极限的;②增加背光灯管数量,亮度有很大提高,在相同的参数下,液晶的明亮度效果要好一些,不过更多的冷阴极荧光管意味着功率消耗增大;③通过在荧光屏表面加入数层带有特殊化学涂层的薄膜光学物质对外来光线进行处理,一方面折射成不同的比例,使反射的光线得以改变方向并互相抵消,另一方面能最大限度地吸收外来光线,改变光线传播的波长和反射,经过这样的处理后,就能最大限度地减少外来光线在荧光屏造成的反射,把在荧光屏上产生的反光度和反光面积降低至最低的程度,从而使背光源的光线能更好地透过液晶层,使亮度更高,反射更低。

(三)医用发光二级管显示器(LED)

LED 是一种低场型电致发光器件,它的工作原理是在Ⅲ-Ⅴ族化合物的 PN 结上加正向偏压,使势垒高度降低并产生小数载流子的注入。注入的少数载流子和该区的多数载流子复合,将多余的能量以光子的形式辐射出来。LED 包括可见光、红外光和半导体激光器 3 种,但用于电子显示的仅限于可见光 LED。由于 LED 从本质上讲是一种半导体二极管,它具有如下特点:

1. 工作电压低,一般在 2V 左右,能直接用 CMOS 电路驱动。

2. 发光效率高,可大于 101m/w。

3. 响应速度快,可达 1ns 量级。

4. 可靠性高。

LED 构造的核心是用半导体发光材料制作的 PN 结,芯片大小约 0.3mm × 0.3mm × 0.3mm,芯片外用高透明度和高折射率的材料封装,封装材料可减小芯片材料和大气在折射率上的失配,提高光的出射率。不同外形的封装,可调节出射光的角向分布。有时在一个底座上安装发不同颜色光的几枚芯片,使 LED 显示不同的光色。LED 的伏安特性与半导体二极管大致相同,它的发光亮度与电流呈正比。在光纤通讯中用作调制光源,在光电偶合器中用作电光转换等。

(四)医用液晶硅显示器(LCOS)

LCOS 是由 Aurora Systems 融合半导体和液晶两项技术的优势在 2000 年开发出来的分辨率更高、价格却可能更低的新技术。由于 LCOS 采用半导体的方式来控制分辨率,而较高的分辨率又导致较小的画面颗粒,所以画质自然真实。LCOS 技术代表了倍频扫描电视和电脑显示器的完美结合,分割画面和多重扫描可使其应用多样化、生活化和人性化。

1. LCOS 的构造 液晶材料涂于 CMOS 硅芯片表层。芯片包含了控制电路,并在表层涂有反射层。在芯片外部或者内圈设置有隔离器以保持盒厚的均匀性。盒厚只有 1μm 左右。取向层可以确保液晶分子取向一致。由于液晶须通过一部分电流,因而在晶体上部加设了一个次级透明电极。玻璃基板用以保护液晶和稳定液晶的位置。

LCOS 面板的结构有些类似薄膜晶体管(thin-film transistor,TFT)LCD,一样是在上下二层基板中间撒布用来加以隔绝后,再填充液晶于基板间形成光阀,借由电路的开关以推动液晶分子的旋转,从而决定画面的明与暗。

2. LCOS 工作原理 在 LCOS 微显示器中所采用的是扭曲向列相液晶材料。当电流到达液晶体时,液晶分子的扭曲程度会发生变化。根据这个原理,光束要首先通过一个起偏器以使光波传播保持特定的偏振方向,然后在液晶介质中光的偏振方向随着液晶分子的扭曲方向的变化而变化,接着光束又经过 LCOS 反射表面的定向反射,然后再穿过一个检偏器。

三、医用显示器主要技术参数和功能

由于数字化放射科及 PACS 的运行是在计算机环境下的图像工作站上进行浏览、分析和诊断。因此确保电子化显示设备的图像显示质量是至关重要的,其影响因素也远较传统模式复杂。

(一)主要技术参数

1. 亮度 人眼进行图像分辨的主要参数为:物体与背景的亮度差以及人眼辨别细节的能力(即视觉灵敏度)。如果背景亮度太低,医生就会感觉不舒服,影响读片效果。一般读片灯箱的亮度为 500cd/m²,要求医用显示器的亮度也能达到同等亮度。

医用显示器的最高亮度应达到 700~1000cd/m²(LCD 的亮度标称值为背光管所产生的最大亮度)。医用显示器需要高灰阶来表达医学影像,高亮度可增加最黑到最白之间的灰阶,为医生准确诊断提供保障。

2. 分辨力 它包括密度分辨力及空间分辨力。

密度分辨力用离散灰阶级的总数来度量,例如 CT 的密度分辨力可达 2^{14}(16 384 级灰阶)。目前医用 LCD 中的 10 位薄膜晶体管(thin-film transistor,

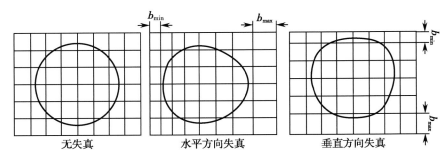

图 9-12　扫描非线性引起的图像失真

TFT)可以显示真正的 1024 级灰阶,与 8 位 TFT 显示器相比,可以提供比 8 位分辨力显示器多 4 倍的数据,从而能够显示更加精确的诊断图像。

空间分辨力常以描述物体的像素总量来度量。与此相关的是可寻址像素的数目与可分辨像素的数目。高分辨力 CRT 显示器的可寻址像素矩阵高达 2048×2560,但其可分辨矩阵远小于此值。CRT 显示器的分辨像素数由电子束点尺寸(spot size),显示信号的带宽(bandwidth)和每一刷新周期内光栅数确定。

3. 灰阶　它又称为灰度等级,显示器荧光屏上人眼能观察并区分的灰度级数就是显示器的灰阶。灰阶数越大,则图像的层次越丰富,真实感越强。

对医用显示器来讲,灰阶十分重要,因为灰阶越多,图像上可区分的组织厚度越薄。这对增加临床诊断的准确性是很重要的。

4. 响应时间医用显示器多数是对放射数字化影像的显示,CT、MRI、CR、DR 影像均为静态,响应时间不是重要指标。因此,医用显示器的响应时间有 50ms、35ms、25ms,浏览影像时没有太大的差异。当应用于 DSA 或数字胃肠机时,应当首选 25ms(1MP、2MP)的显示器。

5. 扫描非线性失真　在扫描正程期间,扫描点的位移与时间呈正比,扫描就是线性的;如果扫描点的位移与时间不呈正比,那么扫描就是非线性的,可能产生非线性失真,表现为图像失真。

非线性失真分为水平方向失真与垂直方向失真。图 9-12 是输入方格信号时,图像显示的非线性失真的情况。

扫描非线性失真的大小定义为[公式(9-1)]:

$$e=\frac{b_{max}-b_{min}}{(b_{max}+b_{min})/2}\times100\% \qquad 公式(9-1)$$

式中 e 为扫描非线性失真的平均百分数;b_{max} 为最大宽度;b_{min} 为最小宽度。一般要求 e<10%,如果

e<5%,则人眼感觉不到图像失真。

6. 几何失真　它也由扫描非线性引起,主要与偏转线圈绕制不对称有关系。常见的几何失真如图 9-13 所示。

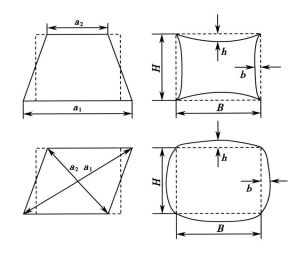

图 9-13　几何失真的类型

对于梯形和菱形失真,失真的大小可用平均百分数表示为公式(9-2):

$$e=\frac{a_1-a_2}{(a_1+a_2)/2}\times100\% \qquad 公式(9-2)$$

式中 e 为几何失真的平均百分数;a_1 为最大形变尺寸;a_2 为最小形变尺寸。对于枕形失真和桶形失真,失真的大小可用形变百分数表示为公式(9-3):

$$e=\frac{h}{H}\times100\% \qquad 公式(9-3)$$

式中 e 为垂直几何失真的形变百分数,h 为垂直形变尺寸,H 为垂直基本尺寸,当 b、B 分别替换 h、H 时,e 为水平几何失真的形变百分数。

几何失真可以通过调节偏转线圈上的调整磁片或者在偏转线圈上增加磁性贴片的方法加以校正。

7. 信噪比　在显示器整个荧光屏上,除目标图

像外,往往还有密密麻麻的小亮点,这就是噪声。为了得到高质量的图像,就要控制噪声的大小,使噪声尽可能的小。

噪声的大小可用信噪比表示。信噪比(S/N)的定义为信号的电压峰值 V_S 与噪声电压 V_N 之比的分贝数(dB)。即:$S/N=20\lg(V_S/V_N)$。S/N 越大,图像的噪声越小。噪声的大小,还影响图像的清晰度。如果显示器噪声很大,就不能很清楚的显示图像的细节。

8. 坏点　对 LCD 来讲,像素在 1MP、2MP、3MP、5MP 时,行业标准要求每屏不允许出现分散的 5 个坏点或集中的 3 个坏点,以保证图像质量。

(二)主要功能

医用显示器与普通显示器相比较,医用显示器要求有更严格的技术参数与更强大的功能扩展。医用显示器与普通显示器的参数比较如表 9-5 所示。

1. DICOM 校正　人眼对灰阶的反应并不是线性关系,眼睛对明亮部分的反应较黑暗部分灵敏。DICOM 3.0 为显示灰阶图像提供了灰阶标准显示函数,以使给定图像在不同亮度的显示系统上表现出的灰度感或基本外貌呈现较好的相似性,并且为给定显示系统提供便于使用的数字驱动级别。为得到严格的感知线性,需应用软件对重现的图像进行调节以和用户的期望值相匹配。

医用显示器必须具备调整灰阶显示曲线以符合 DICOM 3.0 中规定的灰阶显示函数功能且有较高

亮度的显示系统能显示更多可分辨的灰阶数。

一般是用 SMPTE 图案检验显示系统是否符合 DICOM 显示函数。在诊断中,能区分的灰度差异(组织密度差异)越小越好,这对早期病灶的诊断有很大帮助。彩色显示器和没有 DICOM 显示函数校准的黑白显示器,无法清楚显示 5% 以下、95% 以上的灰阶,若病灶影像灰度刚好处在此灰阶范围内时,就很容易造成漏诊。

2. 亮度恒定　不论是 CRT 还是 LCD,亮度都会随着使用时间的延长而衰减。LCD 内部设有传感器(sensor),能检测 LCD 的亮度并自动调整。使 LCD 在使用寿命内能始终保持稳定的亮度,使不同 LCD 具有相同的亮度和灰阶表达。通过传感器电路对 LCD 的亮度进行恒定亮度控制,达到 PACS 网络医用 LCD 的一致性和整体性要求。其实现方式如下:

(1)亮度恒定:每次开机都将 LCD 设定在恒定亮度值,并保证 LCD 有 3 万 ~5 万小时的亮度恒定寿命,按每天工作 10 小时计算,LCD 的寿命为 10 年。

(2)亮度自动调整:LCD 的亮度会随温度的变化而变化,亮度传感器能检测 LCD 的亮度并自动调整使之稳定。

(3)30 秒预热:LCD 在刚开机时,不会立刻达到设定的亮度,大约需经过 20~30 秒后才会达到设定的亮度。在亮度未达到设定亮度时,LCD 不能用作诊断。

3. QA 校正软件　医用 LCD 应配备 QA 校正软件,

表 9-5　医用显示器与普通显示器的参数比较

	普通彩色显示器	普通黑白显示器	医用显示器
最大亮度	200~300cd/m²	600~800cd/m²	600~1000cd/m²
分辨力	1280×1024	1280×1024	1280×1024
		1200×600	1200×600
		1560×2048	1560×2048
			2048×2560
对比度	300:1	600:1	1000:1
灰阶	8bit	8bit	10~12bit
横/竖屏	横	横/竖	横/竖
专用灰阶显卡	×	×	√
内置亮度恒定控制器	×	×	√
DICOM 校正	×	×	√
QA 校正软件	×	×	√
PM 远程管理软件	×	×	√

在 LCD 安装后,LCD 的校正,以保证显示图像符合 DICOM 要求。

用 QA 校正软件驱动 LCD,在单位时间内依次显示 1024 或 2048 个灰阶的原始亮度值,并与 DICOM 标准值进行误差计算,然后进行灰阶亮度差值补偿校正,并将校正值存入显示灰阶数据库,驱动每一次开机时的灰阶亮度,保证 LCD 显示的图像符合 DICOM 3.0 的要求。一般 DICOM 校正数据存储到 LCD 或显示卡中。具有校正数据存储功能的 LCD 可解决由于系统故障重新装机,必须重新进行 DICOM 校正的问题,保证 PACS 系统的工作效率。

四、医用显示器的信号输入接口和驱动卡

(一) 信号输入接口

1. 信号分离型 BNC 接口采用这种方式,信息传输的质量好,不易受到外界信号的干扰。目前,还有一部分医用显示器产品仍在使用此种模拟视频信号接口方式。

2. DVI(DVI-I、DVI-D、DVI-A)接口目前,绝大多数医用显示器均使用 24 芯数字显示界面(digital visual interface,DVI)接口。DVI 接口用于与具有数字显示输出功能的显卡相连接。

(二) 驱动卡

医用显示器是由医学成像设备主控计算机或者 PACS 系统医生诊断工作站的主机箱内置的显示驱动卡(简称显卡)驱动的,因而其显示图像、扫描场频、行频、亮度和对比度控制、DICOM 显示校正曲线也是受显卡控制的。

一般医用显示器均配有专门的显卡,还有一部分医用显示器除了可以接驳自身所配原厂显卡以外,还能够接驳通用显卡,当然,使用通用显卡会损失一些专业性能。

医用显示器驱动卡按照可接驳的显示器数量可分为单头显卡、双头显卡以及四头显卡。其视频信号输出接口类型一般为 BNC 模拟接口,以及 DVI 数字显示界面接口。显卡电路板上内置 10bit 数字化显示控制器,可输出还原 1024 级灰阶。显卡与计算机的接口一般为 64-bit,66MHz PCI 总线接口,其数据总线吞吐能力高达 400MB/S。显卡内置的数模(D/A)转换器可输出分辨力高达 2048×2560,无闪烁刷新率高至 75Hz。显卡支持的主机平台既有 microsoft windows NT/2000/XP,也有专业的 UNIX 平台例如 sun solaris 等。

显卡又称显示器适配卡,是连接主机与显示器的接口卡。其作用是将主机的输出信息转换成字符、图形和颜色等信息,传送到显示器上显示。

1. 主要技术参数

(1) 架构:图形显示卡架构表示像素渲染管线与纹理贴图单元的数量关系。目前主流中低端显卡,基本上是 8×1 架构或 4×2 架构,而高端产品则拥有 12×1 架构甚至 16×1 架构。8×1 架构代表显卡的图形核心具有 8 条像素渲染管线,每条管线具有 1 个纹理贴图单元;而"4×2 架构"则是指显卡图形核心具有 4 条像素渲染管线,每条管线具有 2 个纹理贴图单元。即在一个时钟周期内,8×1 架构可以完成 8 个像素渲染和 8 个纹理贴图;而 4×2 架构可以完成 4 个像素渲染和 8 个纹理贴图。从实际显示效果看,两者在相同工作频率下性能相近。

(2) 核心频率 / 显存频率:显卡的核心频率是指显示核心的工作频率,其工作频率在一定程度上可以反映出显示核心的性能,但显卡的性能是由核心频率、显存、像素管线、像素填充率等多方面的情况所决定的。显存频率与显存时钟周期是相关的,两者成倒数关系,也就是显存频率 =1/ 显存时钟周期。

(3) 显存容量:显存容量是显卡上本地显存的容量数,决定显存临时存储数据的能力,在一定程度上影响显卡的性能。目前主流的 256MB 和 512MB,专业显卡已具有 1GB 显存。

在显卡最大分辨力方面,最大分辨力在一定程度上跟显存有着直接关系,因为这些像素点的数据最初都要存储于显存内,因此显存容量会影响到最大分辨力。

显存容量越大并不意味显卡性能高,决定显卡性能因素首先是其所采用的显示芯片,其次是显存带宽(取决于显存位宽和显存频率),最后是显存容量。

(4) 像素填充率:像素填充率的最大值为 3D 时钟乘以渲染途径的数量。像素填充率 = 架构参数 × 核心频率。如当核心频率为 200MHz,4 条渲染管道,每条渲染管道包含 2 个纹理单元,其填充率就为 4×2 像素 ×2 亿 / 秒 =16 亿像素 / 秒。这些像素构成显示画面,每针在 800×600 分辨力下一共就有 800×600=480 000 个像素,以此类推 1024×768 分辨力就有 1024×768=786 432 个像素,故在不超过处理极限时,分辨力越高时显示芯片就会渲染更多的像素,因此填充率对衡量显卡性能有重要意义。

(5) 显存位宽:显存位宽表示一个时钟周期处理的数据位数,显存位宽决定显存带宽。显存带宽 =

GPU 时钟频率 × 显存位宽 /8。在显卡工作过程中，Z 缓冲器、帧缓冲器和纹理缓冲器都会大幅占用显存带宽资源。当显示卡进行大量像素渲染工作时，显存带宽不足会造成数据传输堵塞，导致显示芯片等待而影响处理速度，成为显卡整体的性能瓶颈。显存带宽的计算方法是带宽 = 工作频率 × 数据位宽 /8。目前显存主要分为 64 位和 128 位，在相同的工作频率下，64 位显存的带宽只有 128 位显存的一半。

（6）顶点着色引擎数：顶点着色单元是显示芯片内部用来处理顶点（vertex）信息并完成着色工作的并行处理单元。顶点着色单元决定了显卡的三角形处理和生成能力，所以也是衡量显示芯片性能特别是 3D 性能的重要参数。中高端图形显示卡的顶点着色引擎数一般在 6~8 之间。

2. 工作原理

（1）CPU 到显卡的数据传输：CPU 将有关作图的指令和数据通过总线经总线接口传送至显卡。

（2）显卡内部图像处理：GPU 根据 CPU 的要求，完成图像处理过程，并将最终图像数据保存在显存中。

（3）最终图像输出：在 VGA 接口显卡中，RAMDAC 从显存中读取图像数据，转换成模拟信号传送给显示器。对于具有 DVI 接口显卡，则直接将数据传递给显示器相应接口。

3. 医用图形显示卡的特殊要求 医用影像工作站应用医用显示器，具高亮度高灰阶分辨力，同时出于医生及临床医生在读片过程中的实际需要，对适配医用显示器的图形显示卡在性能和功能上提出了更高要求：

（1）显示模式：由于诊断工作站需要两台或多台显示器时，显卡能够实现独立显示、扩展显示、复制显示等显示模式之间的灵活转换，便于医生的诊断；

（2）一卡两显：当一台工作站配有两台显示器时，显卡有两个输出口；

（3）主副显示互换：当工作站有一台普通显示器，同时有一台或多台医用显示器时；设定普通显示为主显，医用为副显时，普通显示器和医用显示器分别显示彩色和灰阶图像时，彩色不应有缺色，灰阶不应有断层，不应出现普通显示器为主显时，医用显示器会有灰阶断层；医用显示器为主显示时，彩显会缺彩色，且程序菜单打开时，总出现在高分辨力的医用显示器上字单色且缩小；

（4）彩色 - 黑白转换：医用显卡（灰阶显卡），配医用显示器，显示彩色图像时，RGB 三原色信号，往往只使用 G 色表现灰阶图像，使彩色图像显示成灰阶图像时，丢失了 R、B 两个原色的信息；

（5）10bit 灰阶输出：普通显卡技术建立在 windows 技术平台上，输出 8bit 信号，灰阶应为 256 灰阶，但 windows 系统调色盘独占去了 20 个灰阶，显示器实际显示的灰阶只有 236 个灰阶，有些影像会出现明显的灰阶断层，这也是普通显卡不能替代医用显卡的原因；

（6）横 / 竖屏转换：医用显卡有横 / 竖屏显示设置，一般 CT、MRI、DSA、乳腺用于横屏显示，CR、DR 胸片用于竖屏显示。

五、医用显示器质量评价和检测

医学显示器质量评价测试标准包括三个：显示亮度和空间分辨率测试标准 SMPTE RP 133—1991、DICOM 显示一致性标准和医用影像显示质量评测指南 AAPM -TG18。

（一）显示亮度、空间分辨率测试标准（SMPTE RP 133—1991）

20 世纪 90 年代初，美国电影与电视工程师学会提出了 SMPTE RP 133—1991 标准，即"用于医学影像诊断的监视器和相机硬拷贝测试图规范"（SMPTE 1991）。SMPTE RP 133 详细描述了用于评测模拟和数字显示系统分辨率的测试图和各项要求，包括所需的格式、尺寸和对比度等。该标准为用户提供了对软拷贝和胶片硬拷贝显示系统的质量检测方法，该方法适用于显示系统初始安装阶段及日常维护阶段。

图 9-14 是被广泛使用的 SMPTE 测试图，将其显示在显示器上或通过相机输出打印到照片上观察，可检测显示系统的亮度、对比度、空间分辨率、一致性和失真度等特性。

在 SMPTE 测试图中央位置，分布一组亮度不同的方块，由白色块（亮度 100 环）渐变到黑色块（亮度 0%），其中在图中白色箭头所示方块中嵌入了一个 5% 的亮度的小色块，在图中黑色箭头所示方块嵌入了一个 95% 亮度的小色块。对显示系统检测时，若能够看见上述 5% 和 95% 两个小色块，就可认为该显示系统的亮度和对比度是合乎要求的。同时，在 SMPTE 测试图四个角落和中央位置，分布着一些黑白相间、水平和竖直走向、宽度不一的条块，对显示系统检测时，若能够清楚的分辨出所有条块，并且没有重叠,变形,则可认为显示系统的空间分辨率和失真度是合乎要求的,图9-15为几何失真测试图。

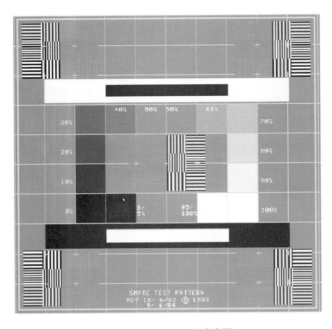

图9-14 SMPTE测试图

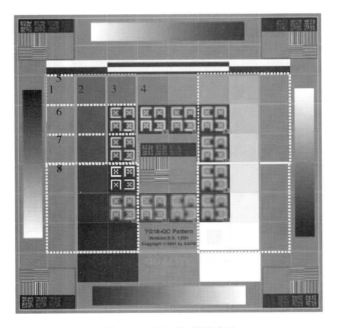

图9-15 几何失真测试图

由BWH(brigham and women's hospital)提出的BWH测试图经常被用于测试显示系统的显示灰阶范围。该图显示时,若出现类似于同心圆环状的显示效果,则表明该显示系统所提供的灰阶范围不足。

(二)显示一致性测试(NEMA-DICOM)

DICOM是由美国放射学会(ACR)和国际电气制造业协会(NEMA)共同制定,用于规范系统间、设备间医学图像通信的标准。自公布后,得到医学成像设备厂商、PACS厂商广泛的支持。今天,DICOM标准已被公认为必须共同遵循的最低标准。实际上,DICOM每年都会增加新的内容,涵盖的范围也从图像通信扩展到医学图像信息安全、显示一致性等更为广泛的领域。

2000年,DICOM标准推出了关于灰度图像显示标准方面的内容(Part14):灰度标准显示函数(GSDF),其目的是:医学图像传输到任意地点,在任一DICOM兼容的显示设备上(无论是胶片,还是显示器),图像能够以一致的灰度表现得到表达。"一致的灰度表现"即相同的图像灰度变化(如图像中两个区域的灰度值差异)对应到相同可感知的亮度级别变化。需要强调的是,GSDF要求的并不是灰度变化与亮度呈线性关系,而是灰度变化与人眼视觉感知呈线性关系。

(三)医用图像显示质量评测指南(AAPM-TG18)

美国医学物理师协会第18工作组(The American Association of Physicists in Medicine Task Group18)是由政府机构(如FDA)、医学物理师、放射医师、高校研究机构、医疗设备厂商、医用显示器厂商共同组成的,专注于医用显示器效果评价的机构。

TG18推荐了一系列标准测试图来评价显示设备的功效,包括对显示设备的:反射、几何失真、亮度、分辨率、噪声、闪烁、色度、伪影等特性的测试,提供了定量测试和视觉测试两种方法。TG18提供了DICOM16Bits TIFF和8Bits TIFF格式的测试图,测试图分为1024×1024(1K)和2048×2048(2K)两种规格,用户可直接在TG18网站上下载使用,同时TG18还提供了通过测试软件自行生成测试图的方法。

TG18还详细定义了如何使用测试图来评价显示质量的方法、所需测试工具以及不同等级别显示器的最低指标。TG18强调医学图像显示质量控制应该成为医疗影像技术业务的日常工作之一,并详细定义了医用显示设备初始安装、每天、每月、每年医学图像显示质量控制所必须完成的评测内容、方法和必须达到的指标以及针对评测结果建议的操作。

第四节 心电门控装置

随着医学成像设备的不断发展,无创的心脏及冠状动脉影像学检查已成为现在临床医生在诊治心脏疾病前重要的常规检查项目。但由于心脏器官的搏动(例如呼吸、心跳,房、室搏动等)容易使得成像设备(SPECT、MRI 及 CT 等)在采集图像过程中产生心脏器官正常搏动带来的伪影,从而降低了图像的分辨率,给影像诊断带来极大困难。为了获得更好的图像质量,一般运用诸如呼吸补偿和呼吸门控、心电门控和心电触发等技术来做影像采集技术修正。所谓心电门控(cardiac electrical gating)技术就是为了减少或消除心脏大血管的搏动对图像造成的影响而采取的技术手段。

一、SPECT 心电门控结构

门电路帧模式采集(gated frame mode acquisition)是研究运动脏器功能和提高运动图像分辨力的重要方法。SPECT 中应用最多的是心电门控采集(图9-16),以动态帧模式采集为基础,用周期性的心电 R 波信号对采集过程进行门控。以 R 波为标志,把每个心动周期等分成 n(8、16 或 32)个时间段,计算机在存储器中建立对应的 n 个独立的矩阵(如 128×128)。每个 R 波到来时,顺序在相应的矩阵中存入相等时间段的计数。从第二个 R 波开始,数据的存储则重复上一过程。此过程一般要累积数百个心动周期的计数,以尽可能增加信息量,减少统计误差。

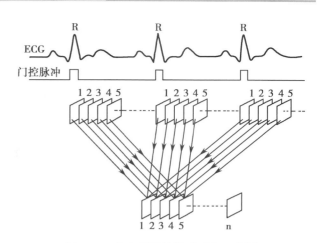

图 9-16 心电门控帧模式采集示意图

二、MRI 心电门控结构

(一)MRI 心电门控结构

ECG 波形、脉搏波形和呼吸波形由各自的探测器取出,送至安装在检查床尾部的生理测量模块(physiologic measurement module,PMM)。图 9-17 所示,PMM 将每一波形数字化并提取触发信号。这些信号和触发信号以串行方式输出,并经光缆送到控制台。IPU 中的图形处理板 GRD PCB 将接收的信号分离为信号和触发信号,并将信号转化成模拟信号送到 PSC PCB。PSC PCB 负责梯度磁场电源分配和触发信号对 RF 发射装置和接收装置的同步控制。

(二)MRI 心电门控技术

1. 心电触发及门控技术(ECG trigger and gating) 心电触发技术是利用心电图的 R 波触发信号采集,使每一次数据采集与心脏的每一次运动周

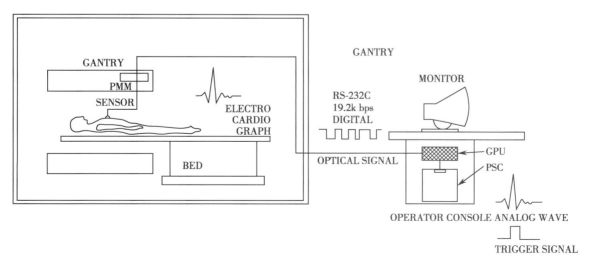

图 9-17 MRI 心电门控结构示意图

期同步。门控技术则是采用域值法,根据心电图与心动周期的关系设上、下域值(即"门"),所有数据采集在"门"内进行,超出"门"则不采集。

2. 回顾性心电门控技术(retrospective AC) 回顾性心电门控与前瞻性心电门控的不同之处在于,它不是利用心电图 R 波为触发信号,不以一个心动周期为一个数据采集单位,而是连续采集数据,心电图的变化与数据采集互不影响。在每一次数据采集时,相应的心电图位置被记录并储存。

三、CT 心电门控装置结构

(一) CT 心电信号采集

心脏搏动时,随着心肌的极化、去极化过程,人体的不同部位有着微弱的电位区别,这些电位信号反映了心脏的工作状态。三导联测量法是一种简便有效的心电信号采集方式(图 9-18),原理是通过测量左锁骨下(LA)、右锁骨下(RA)、左肋弓下(LL)的电位,进行差分运算:

一导联 I =LA-RA

二导联 II =LL-RA

三导联 III =LL-LA

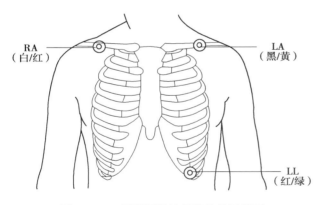

图 9-18　三导联测量法导线连接示意图

人体体表的电位信号很微弱,一般在 0.5~5mV 之间,并且伴随着干扰引入的杂波,需要特殊设备采集处理。心电门控采集装置的基本原理如图 9-19 所示:

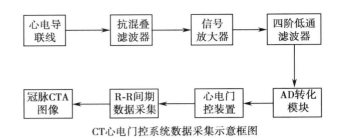

图 9-19　CT 心电门控采集框图

电位信号经过与人体良好接触的电极片,传输到抗干扰性能良好的导联线上,再传输到信号采集前端。采集前端的信号放大器将微弱的电信号放大,通过一个四阶低通滤波器,滤除噪声信号,得到人体的特征信号波形。该波形经过采集前端处理器内部的高性能 AD 转化模块对信号进行实时的数字化,通过门控装置,在 R-R 间期内进行有效的采集,最后形成图像。

(二) CT 心电门控技术

一般来说,在心脏舒张中、晚期心脏的运动最慢,这一时段持续 100~150ms。因此,CT 冠状动脉的图像采集应在心动周期这一很短的时间内进行。心电门控的本质是在心脏搏动最慢的心动周期时点采集数据,将图像质量所受的影响减低到最小。

1. 前瞻性心电门控触发(prospective ECG trigger) 采用步进式扫描,采集既定时相,如 R-R 间期 75% 时点的心脏图像。采用前瞻性门控方式较回顾性心电门控可降低患者接受的辐射剂量。在先进的 CT 设备中结合大螺距扫描能将冠状动脉 CTA 的辐射剂量降至 1mSv,甚至 1mSv 以下。

2. 回顾性心电门控(retrospective ECG-gating) 采集的是整个心动周期的容积数据,可在 R-R 间期的任意百分点重建心脏图像,弥补了前瞻心电门控的不足,也克服了心律失常时心动周期不一致的限制。回顾性心电门控最佳重建时点增加了诊断的准确性,有助于避免因心脏运动伪影造成的误释。在需要进行动态分析、心功能评价以及患者心率不能满足前瞻性心电门控要求时推荐临床使用回顾性心电门控方式采集冠状动脉 CTA 数据。

参 考 文 献

1. 石明国.医学影像设备学.北京:人民卫生出版社,2016.

2. 石明国.医学影像技术学·影像设备质量控制管理卷.北京:人民卫生出版社,2011.

3. 石明国.医学影像设备学.北京:高等教育出版社,2008.

4. 石明国.放射师临床工作指南.北京:人民卫生出版社,2013.

5. 石明国.医学影像设备(CT/MR/DSA)成像原理与临床应用.北京:人民卫生出版社,2013.

6. 韩丰谈,朱险峰.医学影像设备学.北京:人民卫生出版社,2010.

7. 余建明.实用医学影像技术.北京:人民卫生出版社,2015.

8. 石明国.现代医学影像技术学.西安:陕西科学技术出版社,2007.

9. 石明国.实用CT影像技术学.西安:陕西科学技术出版社,1995.

10. The Phantom Laboratory.CATPHAN 500 and 600 Manual. Salem,NY 12865-0511 USA,2009.

11. AAPM Report No.39. Specification and Acceptance Testing of Computed Tomography Scanners Report of Task Group 2 Diagnostic X-Ray Imaging Committee. Published for the American Association of Physicists in Medicine by the American Institute of Physics.1993.

12. 詹松华,吴沛宏,杨振燕.MRI临床工程师必读.北京:科学出版社,2003.

13. 杨正汉,冯逢,王霄英.磁共振成像技术指南.北京:人民军医出版社,2007.

14. 韩鸿宾.临床磁共振成像序列.北京:北京大学医学出版社,2007.

15. 赵喜平.磁共振成像系统原理及其应用.北京:科学出版社,2000.

16. 谢敬霞.磁共振新技术研究与临床应用.北京医科大学出版社,2001.

17. Woodward P,Freimarck R. MRI for Technologists. New York:McGraw_Hill Inc.,1995.

18. 袁光华.超声诊断仪技术进展与操作应用.北京:北京医科大学中国协和医科大学联合出版社,1991.

19. 别尔格曼.超声.第2版.曹大文.北京:国防工业出版社,1964.

20. 朱霆等.医用超声诊断仪—原理与应用.西安:第四军医大学出版社,2001.

21. 钱蕴秋.实用超声诊断手册.第3版.北京:人民军医出版社,2001.

22. 钱蕴秋.临床超声诊断学.第3版.北京:人民军医出版社,2003.

23. 潘中允.实用核医学.北京:人民卫生出版社,2014.

24. 黄钢.核医学与分子影像临床操作规范.北京:人民卫生出版社,2014.

25. 段炼.核医学.南京:江苏科技出版社,2013.

26. 燕树林,牛延涛.医学影像技术学术语详解.北京:人民军医出版社,2010.